운동손상 분석과 관리를 위한

KEMA 접근법

총론

운동손상 분석과 관리를 위한

KEMA 접근법 총론

Foundations and principles of
KEMA Approach for Analysis & Management of Movement Impairment

2023년 1월 20일 1판 1쇄 발행
2026년 1월 20일 1판 2쇄 발행

지은이 | 권오윤 저
펴낸이 | 김진환
펴낸곳 | 학지사메디컬
04031 서울특별시 마포구 양화로 15길 20 마인드월드빌딩
대표전화_ 02-330-5188 팩스_ 02-326-0338
등 록 | 2010년 2월 8일 제313-2010-36호
메 일 | hakjisamd@hakjisamd.co.kr
홈페이지 | http://www.hakjisamd.co.kr

ISBN 979-11-92867-15-1 93510

가 격 | 34,000원

운동손상 분석과 관리를 위한

KEMA 접근법

권오윤 저

총론

Foundations and principles of KEMA Approach for Analysis & Management of Movement Impairment

KEMA: Kinetic Exercise based on Movement Analysis

운동분석 기반 근골격계 관리 솔루션

학지사메디컬
HAKJISA MEDICAL

저자 소개

권오윤

연세대학교 재활학과(보건 학사)

연세대학교 보건대학원(보건학 석사)

계명대학교 대학원(보건학 박사)

Washington University (M.O): Post-Doc Fellow

전) 연세대학교 세브란스병원 근무

전) 원광보건대학교 조교수

전) 한서대학교 조교수

전) Washington University Visiting Research Professor

현) 연세대학교 물리치료학과, 보건대학원 인간공학치료학 전공 교수

전) 한국전문물리치료학회 회장, 이사장, 편집위원

현) 대한재활승마협회 이사

현) KEMA 학회 이사장

현) Journal of Musculoskeletal Science & Technology 편집장

근골격계 관련 연구 논문: SCI 국제 학술지 130편 게재

연세대학교 최우수 · 우수 연구 교수 12회 수상

저서: 「운동손상 분석과 관리를 위한 KEMA 접근법 I, II」 등 다수

역서: 「운동손상증후군의 진단과 치료」, 「팔 다리 목뼈와 등뼈의 운동계손상증후군」, 「운동역학조절」, 「기능해부학」 등 다수

삼성전자, 삼성물산, 쿠팡, 만도 등 10여개의 대기업과 산학협력 KEMA 프로그램 운영

머리말

현대 산업사회에 들어서면서 전 인구의 20%는 3개월 이상 통증에 고통받고 있다. 우리나라의 경우, 서울시민의 숫자만큼 매일 근골격계 관련 통증에 시달리고 있다. 다양한 진통제, 주사치료, 수술, 도수치료가 실행되고 있고, MRI, CT 등 최첨단의 진단 장비가 개발 및 활용되고 있지만, 근골격계 통증으로 고통받는 사람은 급격하게 증가하고 있다. 자료에 의하면 전 세계 인구가 복용하는 아스피린은 연간 4만 톤으로, 한 줄로 연결하면 100만km이다. 이는 달을 왕복할 정도의 엄청난 양이다. 이처럼 근골격계 통증 환자가 증가하면서 척추, 관절 병원 간판은 자주 눈에 띄고, 지하철이나 버스에서 광고를 쉽게 접할 수 있게 되었다.

많은 의료전문가가 근골격계 통증을 치료하기 위해 다양한 방법으로 치료를 시도하고 있지만, 치료 효과에 대해서는 아직도 논쟁이 되고 있다. 특히 만성 비특이성 기계적 근골격계 통증의 발생 원인은 완벽하게 밝혀지지 않았기 때문에 근본적인 해결책을 제공하지 못하고 있다. 기존의 이론은 주로 단면적인 관점으로 접근하였다. 관절이 아프면 관절을 통증 원인으로 생각하여 관절 치료에 집중된 치료법을 개발하여 사용하였다. 그러나 만성 비특이성 기계적 근골격계 통증 원인은 단순하지 않고 근골격계 요소, 신경학적 요소, 관절 시스템 요소, 연부조직(결합조직) 요소, 자세, 심혈관 · 호흡계 요소, 정신적 요소, 인체공학적 환경, 직업, 취미, 스포츠와 관련된 활동 요소, 개인적 요소들이 복합적으로 작용하여 통증을 유발한다.

위에 나열한 여러 요소들을 적절히 유지할 때 인체에서 올바르게 운동이 일어나며, 건강한 신체의 운동은 이러한 요소들을 정상적으로 유지하는 데 필수적이다. 그러나 이러한 요소 중에 하나라도 이상이 생기면 정상적인 운동시스템에서 벗어나 운동손상이 발생한다. 정상적인 생리학적 운동에서 벗어난 운동손상이 발생하면 관절이나 조직에 과도한 스트레스가 누적되어 관절, 관절 주위 조직, 근육에 손상을 초래한다.

잘못된 운동 및 자세는 운동손상을 유발하고 운동손상은 근골격계 통증의 근본 원인이 될 수 있기 때문에, 운동손상을 유발하는 원인을 규명해야 근골격계 통증의 근본 원인을 해결할 수 있다. 운동손상이 발생하면 관절의 중립, 회전조절, 운동의 다양성에 손상을 받게 된다. 관절의 중립, 회전조절, 운동의 다양성에 손상이 있는지 평가하고 이러한 손상에 기여하는 요인을 찾게 되면, 운동손상에 기인한 근골격계 통증을 대부분 해결할 수 있다.

저자는 과거 30년 동안 근골격계 통증의 원인을 규명하기 위해 다양한 연구를 수행하였고, 그동안의 경험과 연구결과를 기초로 운동손상 분석과 관리를 위한 KEMA 접근법을 이 책에 기술하였다. 이 책은 근골격계 통증의 원인을 찾기 위한 다면적 접근법과 통증 유발의 기전을 찾아 해결하는 기전-기반 접근법에 대한 기초와 원리를 기술하고 있다. 또한 관절 중립, 회전조절 손상에 대한 새로운 평가방법을 기술하고 있다.

과거 근골격계 치료 과정에서는 “No pain, no gain(통증 없이는 치료가 되지 않는다).”이라는 말이 자주 사용되었다. 이제 이 문장을 “Know pain, no pain(통증에 대하여 알면 통증이 없다).”으로 바꿔야 할 것이다. 통증의 발생 원인을 알게 되면 근골격계 통증이 없는 삶을 살 수 있을 것이다. 통증의 근본적인 원인을 알게 되면 치료 방법도 명확할 것이다. KEMA 접근법은 근골격계 통증의 근본 원인을 찾기 위한 분석과 해결 방법을 제공하여, 약물 없는, 비수술적, 비침습적, 비전기물리치료 방법으로 근골격계 통증을 예방 · 관리할 수 있는 방법을 제공하고 있다. 이러한 목적을 달성하기 위해서는 근골격계 통증의 근본 원인이 되는 운동손상의 원인을 규명해야 한다. 이 책은 운동손상을 유발하는 원인을 찾는 새로운 방법을 제공하고 있다.

머리말

1~2주의 약물치료에도 호전이 없는 경우, X-ray나 영상진단에도 비정상적인 소견이 없으면서도 통증이 있는 경우, 여러 번의 주사 치료에도 효과가 없는 경우, 수술을 했음에도 통증이 지속되는 경우, 전기치료, 도수치료와 같은 수동적 치료를 해도 효과가 없는 경우, 특정 동작이나 작업자세에서 통증이 발생하는 경우, 내 몸에 무엇이 잘못되어 통증이 발생하는지? 통증의 원인이 무엇인지? 어떤 것은 좋고, 어떤 것은 나쁜지? 어떤 자세와 운동이 좋고, 나쁜지? 환자가 통증을 해결하기 위해 무엇을 해야 하는지? 당신이 나의 통증을 위해서 무엇을 해 줄 수 있는지? 통증이 호전되는 데 얼마나 걸리는지? 이와 같은 환자의 질문에 명확히 답을 해 줄 수 없다면 KEMA 접근법을 적극 추천하고 싶다.

새로운 방법은 기존의 이론과 대립 또는 충돌이 발생할 수 있고, 또한 기존 이론가 간의 논쟁이 될 수 있다. 이러한 논쟁은 과학적인 연구를 통해 입증하면서 더욱 완벽한 이론으로 발전될 것이다. 모든 이론은 변한다. 과거의 이론으로 근골격계 통증의 원인을 밝혀내지 못했다면 새로운 방법으로 도전이 필요한 시점일 수 있다.

KEMA 접근법이 탄생할 수 있도록 저자에게 많은 학문적 영감을 주신 분이 있다. 미국 워싱턴대학의 Sahrmann 교수와 Mueller 교수의 지도를 받으면서 운동시스템의 손상이 근골격계 통증의 원인이 될 수 있다는 원론을 배울 수 있었고, 또한 운동계 손상을 연구할 수 있는 방법들을 배우고 연구를 수행해 볼 수 있었다. 두 분의 학문적 도움 없이는 불가능했을 것이고 항상 감사를 드린다.

이 책은 근골격계 통증을 유발하는 운동손상에 기여하는 요인과 유발 기전 그리고 운동손상을 객관적으로 평가할 수 있는 방법과 운동손상을 관리하기 위한 원칙을 기술하고 있다. 각 관절별 자세한 평가와 관리방법은 『운동손상 분석과 관리를 위한 KEMA 접근법 I, II』에 기술되어 있다. 이 책을 학습한 후에 위의 책들을 학습하면 더욱 효과적일 것이다. 이 책은 근골격계 통증을 치료하는 의료인과 물리치료사에게 유용할 것이다. 또한 운동과 관련된 직종에 종사하는 운동 전문가(필라테스, 요가, 운동 트레이너)에게도 올바른 운동에 대한 이해 증진과 운동지도 시 부상 방지와 올바른 운동지도에 대한 유용한 정보를 제공할 것이다. 이 책이 근골격계 통증의 원인을 찾아 해결하는 새로운 방법을 제공하는 데 작으나마 도움이 되었으면 한다. 책만으로 이해하기 어려운 경우, KEMA 학회(www.kema-academy.com)에서 매년 실시하는 KEMA 연수 강좌를 추천한다.

비록 30년의 경험과 연구결과를 바탕으로 최대한 객관적 시각과 근거 기반으로 서술하려고 노력하였지만, 초판이라 많은 결함이 있을 수 있다. 책에 대한 논리적인 비판과 고견은 항상 존경하는 마음으로 수용하겠으며, kwonoy@yonsei.ac.kr로 연락 주시면 감사의 마음으로 학문 발전과 재판에 참조하여 개선하도록 노력하겠다.

이 책이 나오기까지 협조해 주시고 조언해 주신 KEMA 학회 김태호 회장님 이하 임원들과 사진 촬영과 교정에 정성을 다해 준 연세대학교 대학원 KEMA 연구실 대학원생 모두에게 감사드린다. 그리고 어려운 상황에서도 이 책을 출판해 주신 학지사 김진환 대표님과 일러스트, 편집, 교정에 헌신해 주신 편집부 모든 분들께 진심으로 감사를 표한다.

2023년 1월

저자 **권오윤**(연세대학교 교수)

목차

목차

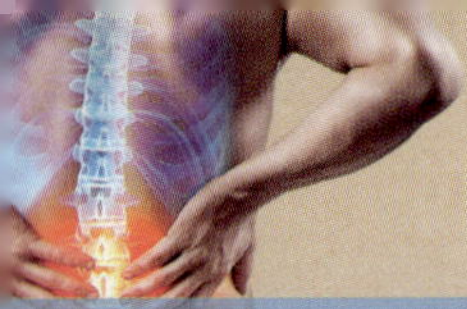

목차

목차

목차

CHAPTER

1

서론

Introduction

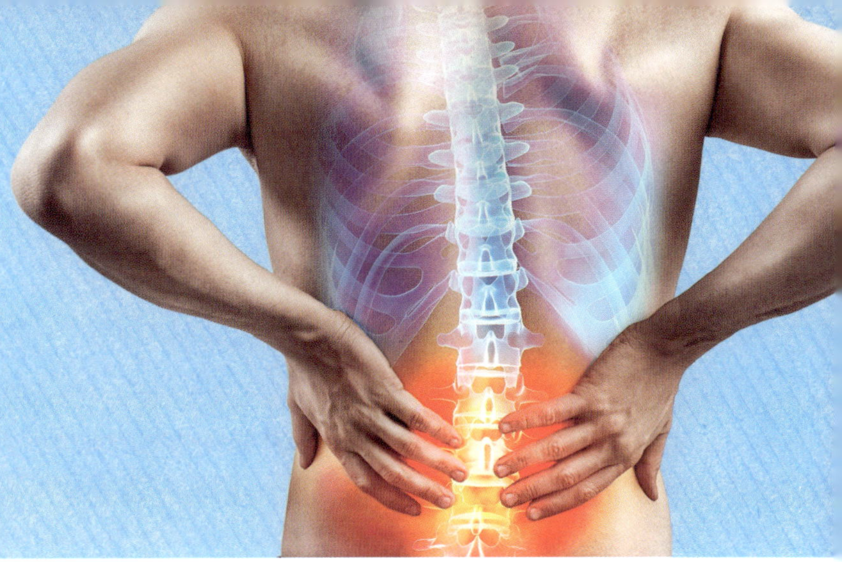

지난 20년간 근골격계 통증을 평가하고 진단하는 기술(MRI, CT 등)은 놀랄 만큼 발전하였고, 다양한 수술, 약물, 물리치료, 도수치료, 카이로프랙틱, 운동, 보조기 등과 같은 치료/중재 방법이 개발되었다. 또한 통증을 감소시키는 데 가장 효과적인 치료 방법이 무엇인지 결정하기 위해 매년 수백 개의 연구가 진행되고 있으며, 연구결과가 발표되고 있다. 이처럼 진단 방법의 첨단화와 다양한 치료 방법이 개발됨에도 불구하고 근골격계 통증은 성인 50%에서 발생할 정도로 더욱 증가하고 있고, 사회적 비용 부담은 역사상 가장 가파르게 증가하고 있다.

통증의 원인은 같은데 다양한 방법이 존재하고, 가장 효과적인 치료방법이 밝혀지지 않았다는 것은 무엇 때문일까? 본인은 과거 30년간 다양한 영역에서 근골격계 통증과 관련된 치료, 연구, 컨설팅, 교육을 진행하였고, 현재에도 매달 50여 명의 다양한 근골격계 통증으로 고통받는 사람들을 만나고 있다.

과거의 근골격계 통증의 치료 접근은 대부분이 아픈 부위가 치료 부위로 결정되는 것이었다. 예를 들어, L4~5 부위에 통증을 호소한다면 L4~5 통증 부위가 치료 부위가 되는 것이다. 이 부위에 통증을 줄이기 위한 다양한 방법들이 적용되었다. 통증 부위에 1차적으로 적용하는 것이 온열치료를 적용하고, 초음파 치료, 통증 경감을 위한 전기치료를 적용하였다. 통증 부위에 비스테로이드 소염 진통제를 주사하여 통증 및 염증을 줄이는 방법을 적용하기도 하고, 강력한 스테로이드 약물을 주사한다. L4~5 관절에 관절가동화(joint mobilization), 관절 매니퓰레이션(joint manipulation)을 적용하여 통증을 줄여 주거나 관절가동을 정상화시키려고 시도한다. L4~5 통증 부위에 침을 시술하여 통증을 감소시키는 시도를 하는 전문가도 있다. L4~5 주위의 근육을 이완시키기 위해 마사지를 적용하기도 하고, 또한 L4~5 인대의 강화를 위해 프롤로주사(prolotherapy injection) 치료를 실시하기도 한다. 이러한 모든 치료 방법들이 아픈 부위의 통증을 줄이기 위한 방법들이다. 이것이 큰 문제일 수 있다. 아픈 부위의 증상을 치료한 것은 원인을 치료한 것이 아니다. 진통제(pain killer)는 증상을 완화시켜 준 것이지 원인을 제거한 것이 아니다. 때로는 수술 후에도 통증이 지속될 수 있고, 수술 후 다시 통증이 재발할 수도 있다. 수술이 모든 통증의 원인을 해결했다고 보장할 수 없는 경우도 많다.

L4~5에서 통증을 유발하는 원인이 무엇인가? 아니 땐 굴뚝에 연기 날까? 과학적 접근에서 원인과 결과에 대한 추론은 매우 중요하다. 예를 들어, 갑자기 방향을 회전하다가 근육이 좌상(strain)을 받고 파열되었다면, 통증을 느끼게 될 것이고, 근육 내 출혈로 부종과 멍이 생길 것이다. 근육 세포에서 근섬유를 합성하여 근육이 치유되면 통증은 점차 사라진다. 근육 좌상이 통증의 원인이고, 근육의 치유가 통증을 감소시킨다. 이것은 원인과 결과(cause and effect)의 분명한 논리가 성립된다. 그러나 만성적으로 L4~5에 통증이 발생한 경우는 그 원인이 무엇일까? 이러한 만성 통증은 계속되기보다는 통증을 느낄 때가 있고 느끼지 못할 때가 있다.

근육 좌상의 경우, 근육이 완전히 치유되면 통증이 없어지고 다시 통증이 발생하지 않는다. 근육의 치유로 통증을 유발하는 유발 요인이 없어진 것이다. 그러나 만성적인 L4~5 통증은 왜 발생했다가 없어지고, 왜 자세에 따라 신체의 움직임에 따라 통증이 없어지거나 감소하거나 더 악화되는 것인가? 무엇이 L4~5에 통증을 유발했는가? 무엇 때문에 L4~5에 비정상적인 스트레스가 가해지고 있는가? 이 질문은 L4~5의 통증 원인을 찾고 해결하는 데 정답이 될 수 있다. 인체는 회복, 재생능력을 가지고 있는 강력한 자연치유 잠재력을 가지고 있다. 회복과 재생을 방해하는 물리적 자극(physical stimulus)이 지속적으로 인체에 가해지는 한 만성 통증은 지속될 것이다. 회복과 재생을 방해하는 물리적 자극이 무엇인가를 찾는 것이 통증의 원인을 찾는 것이고, 이 원인을 제거하는 것은 인체의 자연 치유를 극대화시키는 것이다. 이것이 근골격계 통증으로부터 해방되는 핵심이다.

최근 들어 MRI, CT, 초음파, X-ray 영상 촬영이 과거보다 근골격계 진단을 위해 더 자주 사용되고 있고, 더 많은 정보를 얻을 수 있는 장점이 있다. 그러나 이러한 영상진단은 아픈 부위에 대한 국소부위의 정보만을 제공하고, 제한된 정적인 자세에서 촬영이 이루어지기 때문에 움직일 때 발생하는 통증 유발 원인에 대한 정보를 충분히 제공하지 못한다. 예를 들어, 엉덩관절의 문제로 엉덩관절 굽힘 시 허리 통증이 발생하는 경우라면 허리뼈에 초점이 맞춰진 영상 자료만으로 진짜 원인을 찾지 못할 것이다. 값비싼 영상진단을 실시 후에 통증의 원인이 되는 물리적인 자극을 찾지 못하고 단지 잘못된 자세가 원인인 것 같다는 설명을 듣는다면 환자는 당황할 것이다.

통증의 원인과 해결책을 찾기 위해 지난 30년간의 시간이 필요했다. 1980년대 대학에서 통증 치료를 위해 배운 것은 온열치료, 냉치료, 초음파치료, TENS가 전부였다. 이 시기에는 근골격계 통증이 왜 발생하는지에 대한 기전을 기술한 교과서도 없었고, 연구자나 교수도 없었다. 대학 졸업 후 대학병원에서 의사가 처방하는 다양한 전기치료를 적용해 보았다. 이러한 치료가 일시적이고 병원에서 치료 후 집에 돌아가면 다시 재발된다는 것을 알았다. 1990년대 관절가동기법이 도입되었다. 이것을 적용한 후 통증이 감소했지만, 이것 역시 일시적이고, 적용 후 왜 통증이 감소하는지에 대한 기전도 규명되지 않고 있다. 1990년 후반에 다양한 운동 방법들이 소개되었으나 사람마다 동일한 운동을 적용하였고, 그로 인해 운동의 효과를 밝히기 위한 연구를 실시했지만 근거를 밝히지 못하였다. 대학교수가 되어 원인과 결과에 대한 논리가 부족한 것을 학생들에게 가르치는 것에 죄의식을 느끼게 되었다. 다행히 미국 워싱턴대학의 Sahrmann 교수와 Mueller 박사의 지도를 받으면서 운동시스템의 손상이 근골격계 통증의 원인이 될 수 있다는 원론을 배울 수 있었고, 또한 운동계손상을 연구할 수 있는 방법들을 배우고 연구를 실행해 볼 수 있었다. 2000년에 귀국 후 연세대학교에 재직하면서 22년간 20여 개 기업체에서 작업관련성 근골격계 통증 근로자들을 대상으로 통증의 원인을 찾고 해결하는 방법을 개발할 수 있는 기회를 얻었고, 다양한 직종의 근로자, 스포츠 운동선수를 접할 수 있었다.

지난 20년간 3만 명 이상의 근골격계 통증 근로자를 접하면서 한 가지 중요한 사실을 얻게 되었다. 약 80%에서 통증의 원인이 같지 않았다. 심지어 같은 작업공정에서 동일한 장비로 작업을 하여도 통증부위와 통증의 원인이 다른 경우가 대부분이다. 이것이 현대 의학에서 사용하는 하나의 치료 방법으로 모든 것을 해결하지 못한 이유일 것이다. 이것이 KEMA 접근법을 개발한 가장 큰 동기가 되었다. 원인을 찾는 객관적인 분석방법을 개발하는 것이 일차적인 목표였고, 원인에 따른 해결방법을 개발하여 그 효과를 입증하는 것이 두 번째 목표였다.

만성근골격계 통증 원인은 운동손상(movement impairment)으로 인해 관절 중립화(joint centration), 회전조절(rotation control), 운동의 다양성(variety of movement) 손상이 초래되어 인체의 자연치유과정을 방해하는 물리적인 유해 자극이 지속되어 발생하는 것이다. 관절의 중립화, 회전조절, 운동의 다양성에 대한 분석방법을 통해 운동손상의 원인을 찾고 그 원인을 해결하는 것이 근골격계 통증으로부터 해방되는 유일한 방법이다.

인체 운동 시스템은 매우 복잡하고 손상받기 쉽지만 자연 치유, 회복/재생할 수 있는 무한한 잠재력을 가지고 있다. KEMA 접근법을 통해 근골격계 건강을 유지하기 위한 인간의 잠재력을 극대화하여 통증 없는 삶을 구현하여 삶의 질을 극대화하는 것이 궁극적인 목적이다.

이제까지 만난 3만 명의 근골격계 통증 원인이 같지 않았던 것처럼 앞으로 만날 또 다른 만성 근골격계 통증을 가진 사람들의 원인도 다를 것이라고 생각된다. 이처럼 원인의 다양성을 인정하고 그 원인을 찾아 끝없이 도전하면서 연구하여 근골격계 통증이 없는 세상을 구현하는 데 기여하고자 한다. 개개인의 근골격계 통증 원인과 기전을 찾는 방법과 해결 방법을 추구하는 모든 사람들에게 자신감을 줄 수 있는 책으로 발전할 수 있기를 희망한다.

CHAPTER

2

KEMA 접근법

Kinetic Exercise Based on Movement Analysis Approach

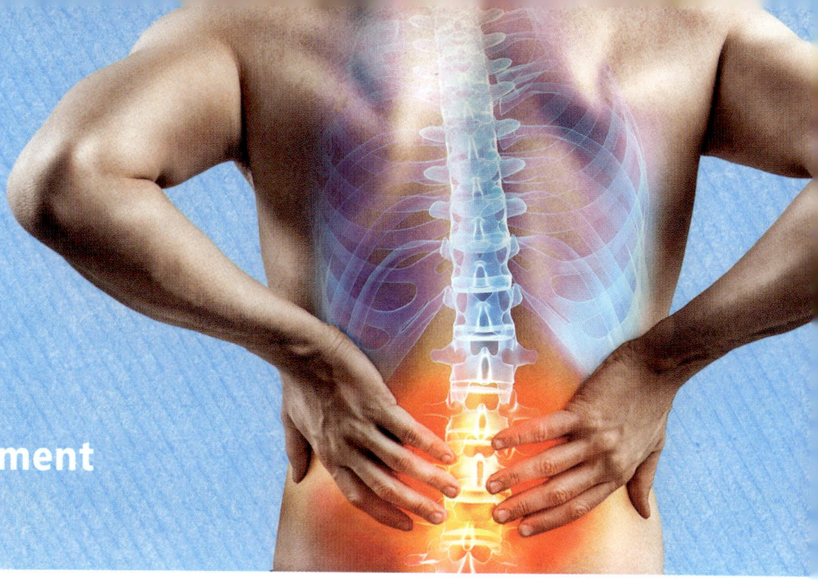

KEMA란 Kinetic Exercise based on Movement Analysis의 첫 철자를 명명한 것으로, 운동분석에 기초한 동역학적 운동을 통해 근골격계 문제를 해결하여 인류에게 통증 없는 삶의 질을 극대화시켜 주기 위한 접근법이다.

1 동역학 Kinetics

인간은 동물(動物)이며 동물은 지속적으로 움직이는 특성을 가진다. 움직임이 없다는 것은 죽은 것이다. 가만히 누워서 호흡만 하여도, 복장뼈(sternum), 갈비뼈(rib), 척주(spinal column)와 연결된 약 150개의 관절에서 하루에 300만 가지 운동이 발생한다(Barral, 2001). 심장은 하루에 약 10만 번 정도의 박동을 한다. 운동을 발생시키거나 자세를 유지하기 위해서는 힘(force)이 작용해야 하는데, 이러한 힘은 내적인 힘(intrinsic force)과 외적인 힘(extrinsic force)으로 나누어 설명할 수 있다. 내적인 힘은 근육의 수축으로 발생하는 힘이며, 외적인 힘은 외부에서 가해지는 힘(중력, 다른 사람이나 물체에 의해서 신체에 가해지는 힘, 걸어갈 때 저항으로 작용하는 바람 등)이다.

인체(human body)는 건강 유지와 운동, 활동을 위해 창조된 완벽한 기계와 같다. 기계가 비정상적으로 작동하면 고장이 발생하는 것과 마찬가지로 인체에서 비정상적인 움직임이 발생하면 운동시스템에 손상이 발생하고, 정상적인 운동시스템으로 회복되지 않으면 근골격계 통증이나 질병이 발생할 수 있다. 운동시스템(movement system)은 인간의 생명을 유지하는 생리학적 시스템(physiological system) 중에 하나이다(Sahrmann, 2001). 운동은 이중성을 가지고 있다. 잘못된 운동이나 자세는 근골격계 손상과 통증 증후군의 원인으로 작용하지만, 올바른 운동 수행은 통증을 치유하는 유용한 치료제의 역할을 하기도 한다. 운동역학은 인체에서 발생하는 운동을 연구하는 학문이다. KEMA 접근법은 운동시스템에서 발생하는 운동손상이 왜 발생하는지 그 기전을 찾아 해결 방법을 제공하는 접근법이기 때문에, 인체의 운동역학은 KEMA 접근법의 기초과학이다.

2 운동 Exercise

근골격계 통증 증후군은 신체적(physical), 환경적(environmental), 사회적(social), 정신적(mental), 행동적(behavioral) 요인 등의 다요인적 원인(multifactorial cause)에 의해 발생한다. 각각의 요인들은 단독적으로 작용하거나 혹은 여러 가지 요인들이 복합적으로 작용하여 근골격계 문제들을 발생시킨다. 의심할 여지없이 현대인의 생활환경은 과거 근골격계 통증 치료를 위한 치료법이 개발되었던 시대와는 매우 다른 환경으로 변하였다. 비만이 급증하였고, 의자에 앉아서 보내는 시간이 증가하였으며, 20~30년 전에는 없었던 새로운 직업에 종사하는 사람들이 많아졌다. 기술 주도(technology driven), 전자와 전기 주도의 생활양식으로 변하였다. 현대인들은 전문 직업에 종사하고, 취미활동을 하고, 스마트폰이나 디스플레이, 영상표시 단말기에 지속적으로 노출되는 삶을 살고 있다. 전문직종에 근무하는 사람들은 반복적인 작업자세나 작업동작에 노출되어 있으며, 심지어 일상생활조차도 반복적인 패턴으로 이뤄지고 있다. 또한 소파에서 감자튀김을 즐기고 텔레비전에 심취하는 비활동적 생활로 비만 인구가 증가하여 피트니스 산업이 열풍적으로 증가하고 있다.

올바른 운동은 신체의 건강에 도움이 되지만, 잘못된 자세나 방법으로 피트니스 운동이나 웨이트 훈련을 한 후에는 근골격계 손상이나 통증이 발생하는 것과 같이, 잘못된 작업자세나 작업방법으로 일을 하는 사람과 올바른 자세와 방법으로 일을 하는 사람의 근골격계 건강은 큰 차이를 보일 것이다.

대부분의 척추 또는 사지 관절의 통증 문제는 습관적이고 비효율적인 운동패턴이나 잘못된 운동과 직간접적으로 연관될 수 있다. 올바른 자세와 동작으로 작업이나 취미활동, 일상생활을 한다면 우리의 신체는 건강하게 잘 유지될 것이다. 올바른 자세와 올바른 방법으로 움직이기 위해서는 작업환경이나 생활환경의 수정과 더불어 올바른 자세 유지와 과업을 실행하기 위한 신체 능력을 증진시키는 것이 필수적이다.

그림 2.1과 2.2는 실제 목뼈에 통증이 있는 근로자들의 작업자세이다. 동일하게 목 부위 통증을 호소하

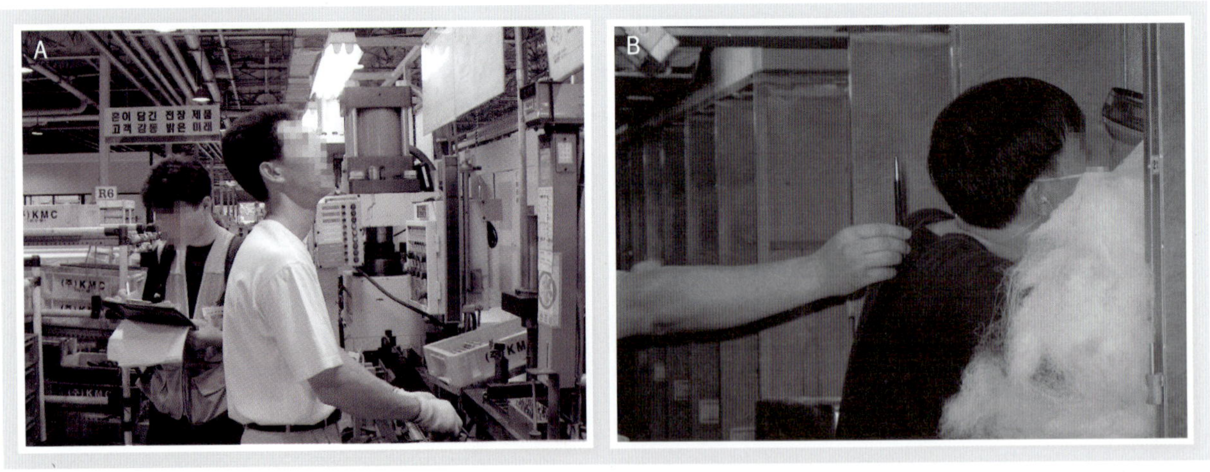

그림 2.1 목뼈를 과도한 폄 자세로 하는 작업.
A: 모니터의 높이가 높아 목뼈의 과도한 폄을 유발하는 작업자세, B: 목뼈의 과도한 내밈과 폄을 유발하는 작업자세

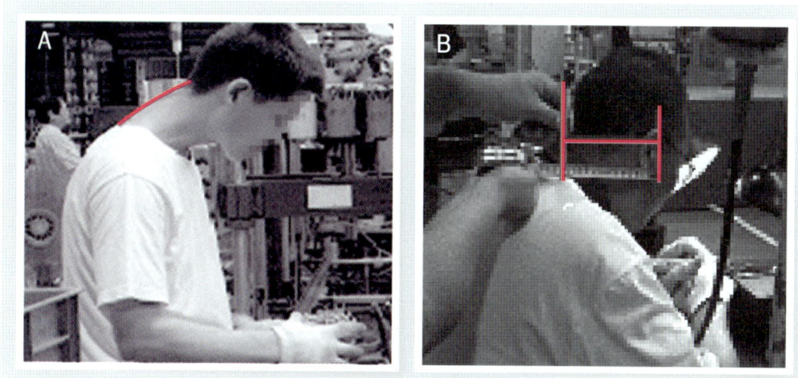

그림 2.2 목뼈를 과도한 굽힘 자세로 하는 작업.
A: 목뼈 전체가 과도하게 굽은 자세 , B: 아래쪽 목뼈는 굽혀지고 위쪽 목뼈는 펴진 자세

지만 통증을 유발하는 원인은 완전히 다르다. 그림 2.1과 같은 자세로 작업을 하는 사람에서는 목 뒤쪽 근육의 단축(shortness)과 후관절(facet)에 압박이 가해지고, 목의 앞쪽 근육과 근막은 늘어날 것이다. 그와 반대로 그림 2.2처럼 일하는 사람은 뒤쪽 근육과 인대, 근막은 늘어나고 앞쪽 근육과 근막은 단축되어 추간판(intervertebral disc)의 뒤쪽 탈출에 기여할 것이다. 병원에서 전기치료, 초음파치료, 도수치료를 받아도 일시적으로는 호전이 있을 수는 있지만, 완전하게 증상의 호전이 없거나 재발되는 경우가 대부분이다. 그 이유는 병원에서 치료받는 30분보다 그림 2.1과 2.2의 자세로 8시간을 근무하는 것이 인체 조직(근육, 인대, 관절)에 더 많은 스트레스와 변화를 초래하기 때문이다.

그림 2.3과 2.4의 남성은 뒤쪽 위쪽 목뼈의 통증과 C7 신경병증(radiculopathy) 증상을 호소하는 남성으로 다양한 치료를 받았지만 호전이 없던 사례이다. 또한 새끼손가락에 힘을 주면 근 경련이 자주 발생하여 물건을 오랫동안 쥐는 동작이 어렵다고 호소하였다. 이 남성은 휴대폰으로 업무를 확인하기 위해 반복적으로 머리를 구부려서 일하는 택배 배달업에 종사하고 있다. 업무 외 시간에는 프로 당구선수로도 활동을 하기 때문에 주로 당구 게임을 하는 남성이다. 당구 게임을 할 때, 그림 2.3처럼 목뼈가 과도

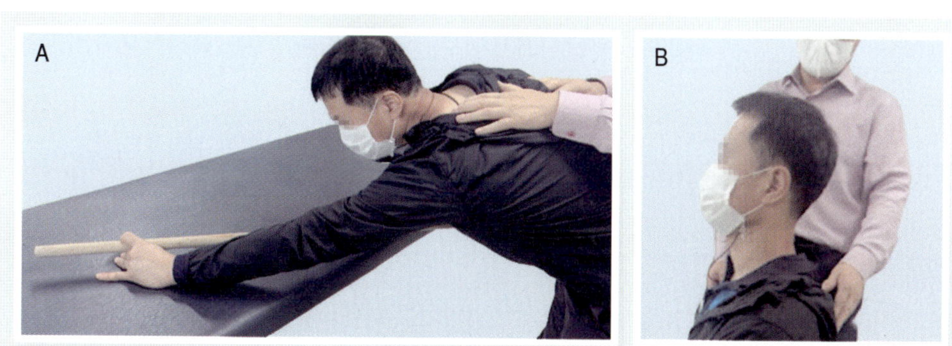

그림 2.3 당구 게임 자세.
A: 당구 게임 시 목뼈가 과도한 폄과 왼쪽 가쪽굽힘, 돌림 발생으로 목 뒤에 깊은 주름 발생, B: 목뼈 폄 자세와 굽힘 제한

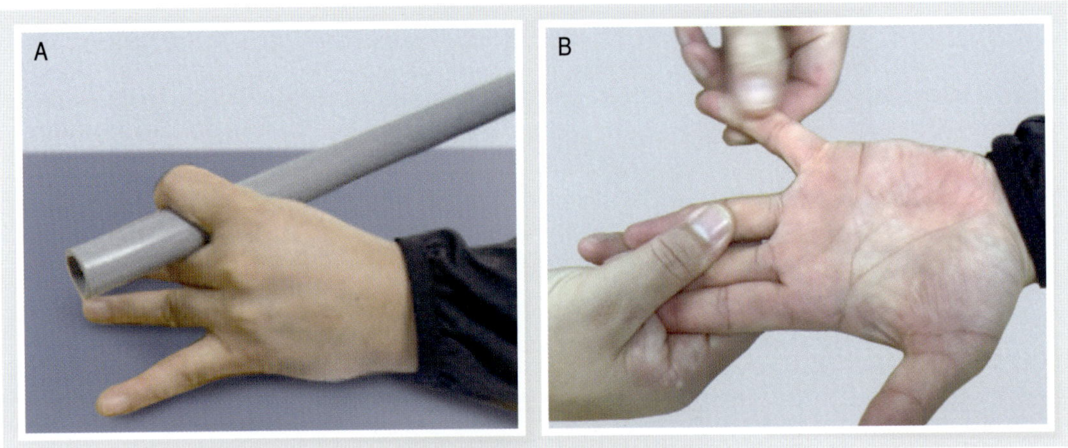

그림 2.4 당구 큐대 지지 자세.
A: 당구 큐대를 지지하기 위해 지속적으로 과도한 새끼손가락 벌림 자세를 유지, B: 새끼손가락 모음근의 근력 약화를 보임

한 폄(hyperextension)과 왼쪽 가쪽굽힘(side flexion), 돌림(rotation)이 발생하여 목 뒤에 깊은 주름이 발생하였다. 옆에서 보았을 때 앉은 자세에서 목이 과도한 폄 자세를 유지하고 있었고, 위쪽 목뼈(upper cervical)에서는 굽힘이 되지 않았다. 휴대폰을 보기 위해 고개를 숙일 때는 C6~T1 수준에서 과도한 굽힘(hyperflexion)이 발생하였다. 위쪽 목뼈에서의 굽힘이 부족한 것을 아래쪽 목뼈에서 보상으로 과도한 굽힘이 반복적으로 발생하여 C7 디스크 탈출이 발생한 사례이다. 또한 당구 큐대를 고정하기 위하여 새끼손가락의 과도한 벌림(abduction)을 반복적으로 장기간 유지하였기 때문에, 모음근(adductor)이 과도하게 늘어나서 근력이 약화되어 새끼손가락에 힘을 주게 되면 근육 경련이 발생한다.

그림 2.5는 무지외반증(hallux valgus)이 심해서 엄지발가락의 발허리발가락관절(metatarsophalangeal joint) 안쪽에 통증이 발생하며, 특히 배드민턴 운동을 한 후에는 통증이 더 심해진다고 호소하는 남성이었

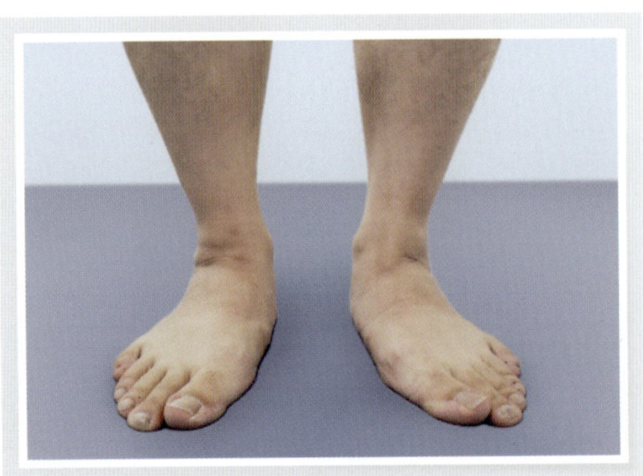

그림 2.5 왼쪽 무지외반증

다. 이 남성의 배드민턴 동작 시 왼쪽 다리를 끌고 갈 때 왼쪽 엄지발가락이 바닥에 끌리면서, 그림 2.6에서처럼 반복적으로 무지외반 스트레스(valgus stress)가 발생하였다. 이와 같은 방법으로 배드민턴 훈련과 연습을 지속한 결과, 왼쪽에 무지외반증이 발생하였고 배드민턴 운동 후 통증이 증가하는 원인이 되었다.

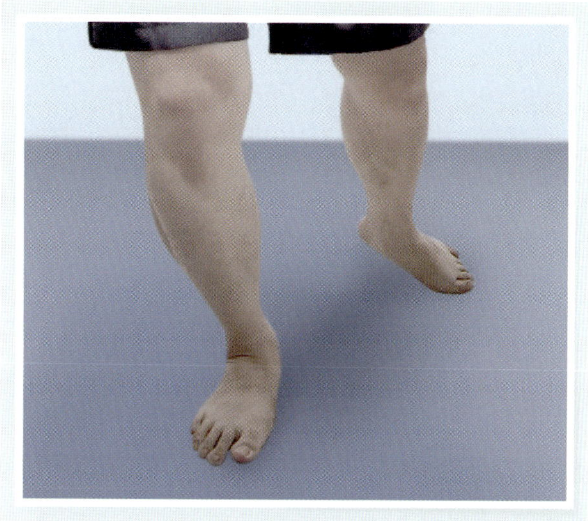

그림 2.6 배드민턴 운동 시 왼쪽에 가해지는 무지외반 스트레스

국가대표급 양궁선수의 경우에는 왼쪽 손목에 통증을 호소하였고, 양궁 시합을 지속하면 엄지손가락에 힘이 약화가 발생하였다. 다양한 약물, 주사, 전기치료를 실행하였지만 효과가 없었다. 이 여성은 양궁의 핸들을 잡을 때 아래팔에 엎침(pronation)이 발생하여 손목관절에 중립자세를 유지하지 않고 폄 자세로 훈련이나 시합을 하여 손목에 통증이 발생하였다(그림 2.7). 지속적인 엎침 자세를 유지하면서 양궁 훈

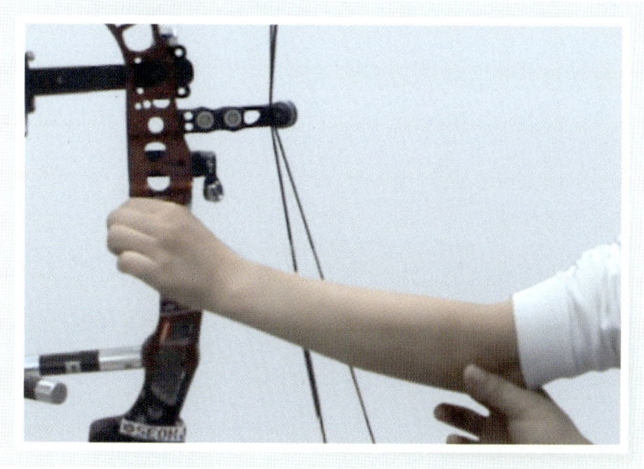

그림 2.7 양궁 운동 시 왼쪽 아래팔 엎침 자세와 손목관절 폄 자세

련을 실시한 결과 왼쪽 아래팔 뒤침(supination) 가동범위는 심하게 제한되어 있었고(그림 2.8), 엎침근(pronator)은 단축되어 있었으며, 동시에 뒤침근(supinator)은 약화를 보였다. 단축된 엎침근은 그림 2.9처럼 원엎침근증후군(pronator teres syndrome)을 유발하여, 정중신경(median nerve)이 압박을 받아 엄지손가락에 힘이 약화되는 것을 유발한 경우이다. 이 여성의 경우 엎침근을 신장시키고, 뒤침근의 근력을 증진시켜 양궁 핸들을 잡을 때 손목의 중립을 유지할 수 있게 한 결과, 모든 증상이 없어졌다.

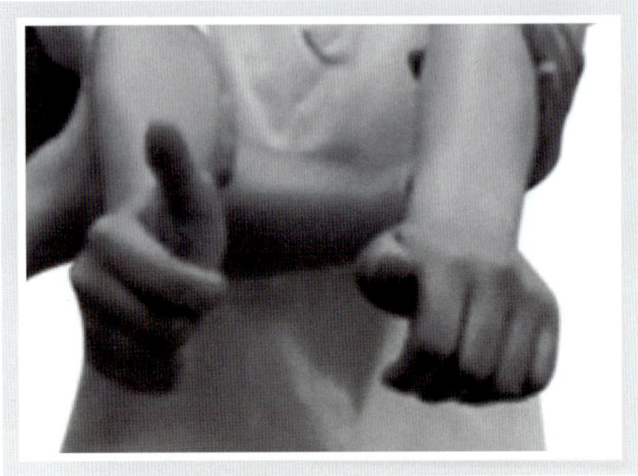

그림 2.8 왼쪽의 뒤침 가동범위 제한

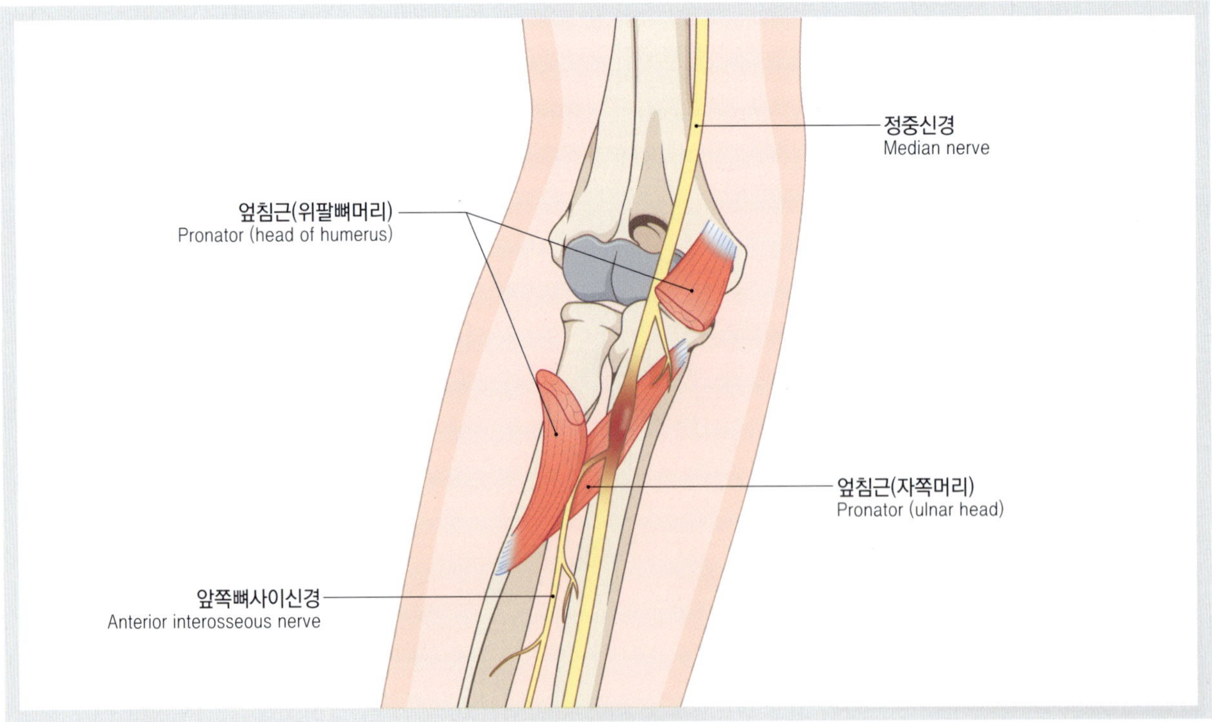

그림 2.9 원엎침근증후군

내시경을 할 때 주로 왼쪽 손에 경련(cramp)이 자주 발생하는 내시경 전문의사였다. 내시경을 하는 동안 지속적으로 왼쪽 팔꿈치를 장기간 구부린 자세를 유지하여(그림 2.10), 왼쪽에 팔꿈치 터널 증후군(cubital tunnel syndrome)으로 자신경(ulnar nerve)이 압박을 받아 이 신경이 지배하는 새끼두덩근군(hypoth-enar eminence group)인 새끼벌림근(abductor digiti minimi), 새끼굽힘근(flexor digiti minimi), 새끼맞섬근(opponens digiti minimi), 3~4번째 벌레근(lumbrical)의 약화(그림 2.11)가 발생하여 장시간

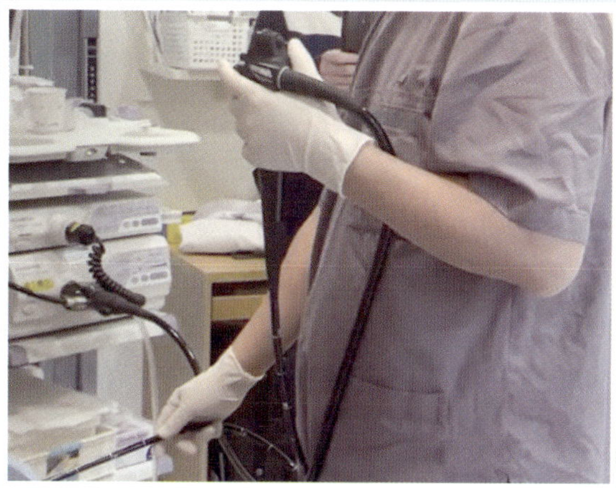

그림 2.10 내시경 작업 시 왼쪽 팔꿉관절

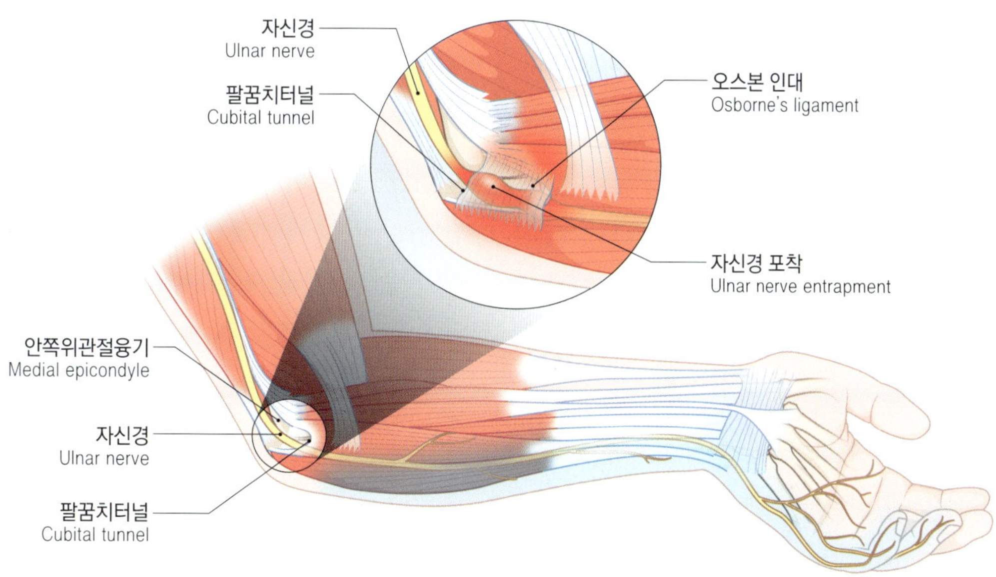

그림 2.11 팔꿈치 터널 증후군

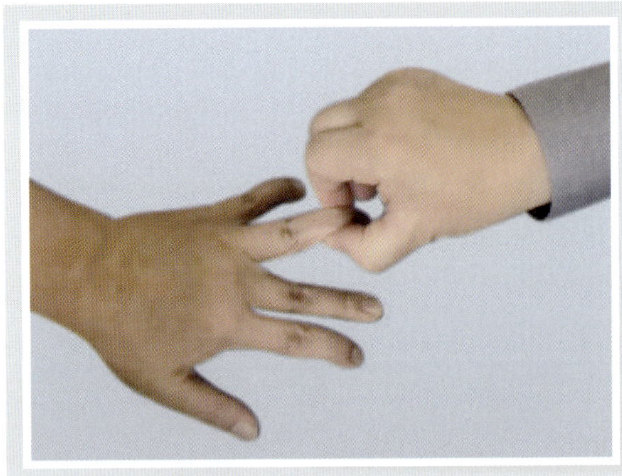

그림 2.12 벌레근 근력 약화

이 근육을 사용하는 내시경 시술 도중에 왼손에 경련이 발생한 경우이다.

이처럼 작업이나 스포츠 활동, 일상생활을 어떻게 하느냐에 따라 신체조직의 변화가 다르게 발생하고, 문제해결 방법도 다를 것이다. 개개인이 종사하는 일, 활동, 일상생활, 스포츠 활동이 모두 다르기 때문에 개별적인 인체공학적(ergonomic) 평가를 통해 근골격계 통증 유발 기전을 찾는 것이 필요하다. KEMA 접근법은 작업, 운동, 취미, 일상생활 동작을 인체공학적으로 분석하여, 운동손상과 근골격계 통증에 기여하는 요인을 찾고, 작업 개선, 자세 및 동작 교정, 개인별(person-specific), 작업별(work-specific), 활동별 맞춤형 운동(activity-specific exercise)을 제공해 준다.

3 운동분석 Movement analysis

올바른 자세 정렬(postural alignment)과 건강한 움직임은 근골격계 건강에 필수 요소이다. 인체에서 발생하는 운동은 보이지 않는 다양한 힘에 의해서 발생하기 때문에 올바른 운동인지 또는 비정상적인 운동인지를 평가하기 위해서는 정밀한 운동분석이 필요하다. 운동 발생을 위해 근육에서 발생하는 근활성도(muscle activity)는 근전도(electromyography)를 이용하여 측정할 수 있다. 근육의 장력(tension)은 장력 센서(tensiometer)로 개개의 근육을 측정할 수 있지만, 얼마만큼의 힘이 어느 방향으로 발생되고 있는지는 눈으로 측정할 수 없다. 또한 이러한 근육의 장력 발생은 뇌에서 조절된다. 뇌에서 발생한 전기적 신호는 뇌파를 통해 측정할 수는 있지만, 신경접합부까지 도달하는 것을 우리가 직접 관찰, 촉진, 측정할 수는 없다. 이러한 측정이 실험실 상황에서는 가능할 수 있다고 하여도 실제 현장에서는 사용성에 한계가 있다.

그러므로 그림 2.10에서처럼 뇌의 조절을 통해 근육에서 발생한 장력이 뼈의 분절(segment)로 전달되어 만들어진 최종 산물인 운동을 분석해야만 각 분절에서 올바르고 정밀한 운동이 발생하고 있는지 또는 운동시스템에 손상이 있는지 알 수 있다. 동일한 환경에서 동일한 작업이나 일상생활을 하여도 개인의 자세와 움직임은 동일하지 않다. 개인이 가지고 있는 신체적 특성과 이미 각 개인에게 습관적인 운동패턴(habitual movement pattern)이 다르기 때문에, 개별적인 운동분석은 개인이 가지고 있는 운동손상 문제를 규명하는 데 필수적이다. KEMA 접근법에서는 각 관절에 운동손상이 있는지를 확인할 수 있는 다양한 운동분석 방법을 제공한다.

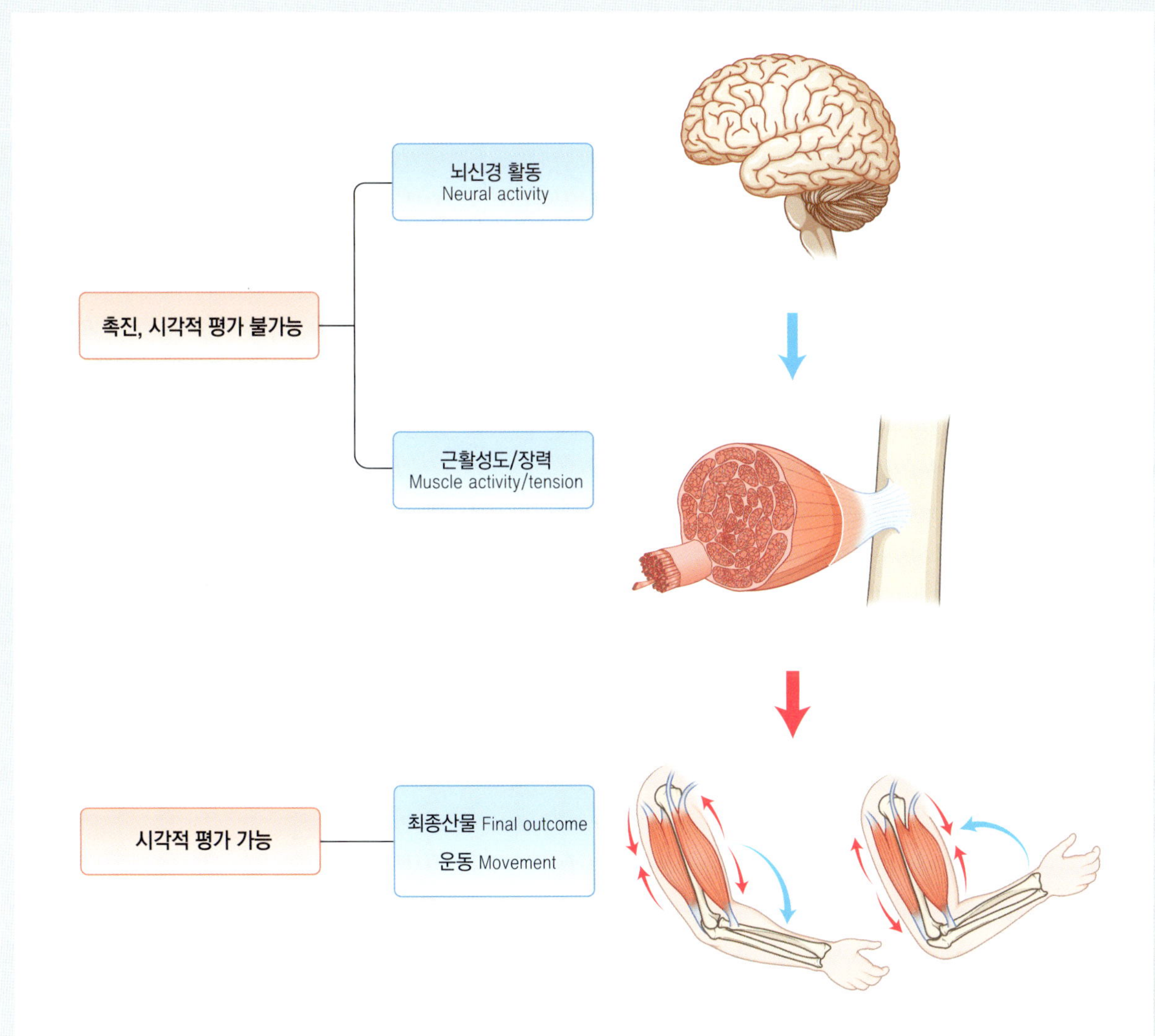

그림 2.13 운동분석의 필요성

CHAPTER

3

근골격계 통증 관리의 변화

Change of Management of Musculoskeletal Pain

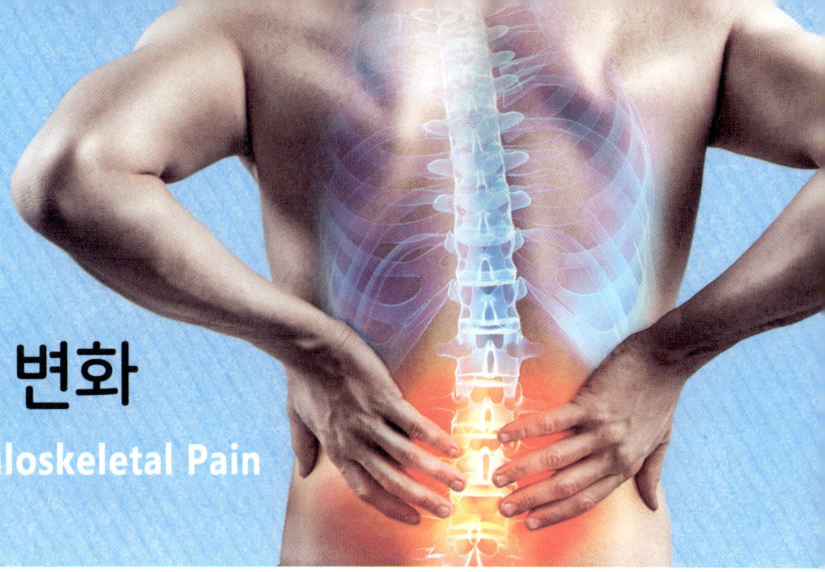

1 기능과 장애모델 변화

개인의 건강상태, 기능, 장애에 대한 연관성은 과거 40년 동안 여러 가지 모델로 기술되었다. 그중 대표적인 것이 Nagi 모델, 세계보건기구(WHO)의 ICIDH (International Classification of Impairment, Disabilities, and Handicap) 모델, NCMRRC (National Center for Medical Rehabilitation Research Classification) 모델이다.

Nagi 모델은 병리(pathology)가 인체에 발생하면, 해부학적(anatomical), 생리학적(physiological), 정신적(mental), 심리학적(psychological) 구조나 기능에 비정상(abnormality) 또는 손실(loss)을 유발시키는 손상(impairment)이 발생하고, 그 결과로 전체 기관(organ) 또는 개인 수준에서 수행하는 것에 제한이 발생하는 기능제한(functional limitation)이 발생하며, 기능제한으로 인해 사회 문화적, 물리적 환경(physical environment) 내에서 사회적으로 정의된 역할과 과제 수행의 제한이 발생하는 불능(disability)이 초래된다는 모델이다(Nagi, 1965).

ICIDH 모델(1980)에서는 질병(disease), 손상, 불능, 장애(handicaps)로 구분하였다. 이 모델에서 불능은 정상적인 방식의 활동을 수행하는 능력의 부족 또는 제한으로 정의하였고, 장애는 손상 또는 불능으로 인한 불이익(disadvantage)으로 정의하였다.

NCMRRC 모델(1992)은 Nagi 모델과 ICIDH 모델로부터 파생된 것으로 병태생리학(pathophysiology), 손상, 기능제한, 불능, 사회적 제한(social limitation)으로 구분하였지만, 큰 지지를 받지 못하였다. 이 모델들에서 불능, 장애, 사회적 제한은 같은 개념으로 간주되고 있다(그림 3.1).

이러한 모델들이 다양한 의료전문직에서 활용되고 있지만, 이 모델들은 모두 질병에 초점이 맞춰져 있고, 건강과 관련된 인간의 기능(function)에 대한 것은 충분히 내포하지 못하는 단점을 가지고 있다.

이러한 장애모델에 기초한 운동관련 모델로는 병리운동학(pathokinesiology) 모델이 있다. 병리운동학 모델은 질병 또는 손상으로 발생하는 비정상적인 운동과 관련된 해부학과 생리학을 연구하는 학문으로 Hislop에 의해 제안된 모델이다(Hislop, 1975). 병리운동학 모델은 비정상적인 운동을 일으키는 병

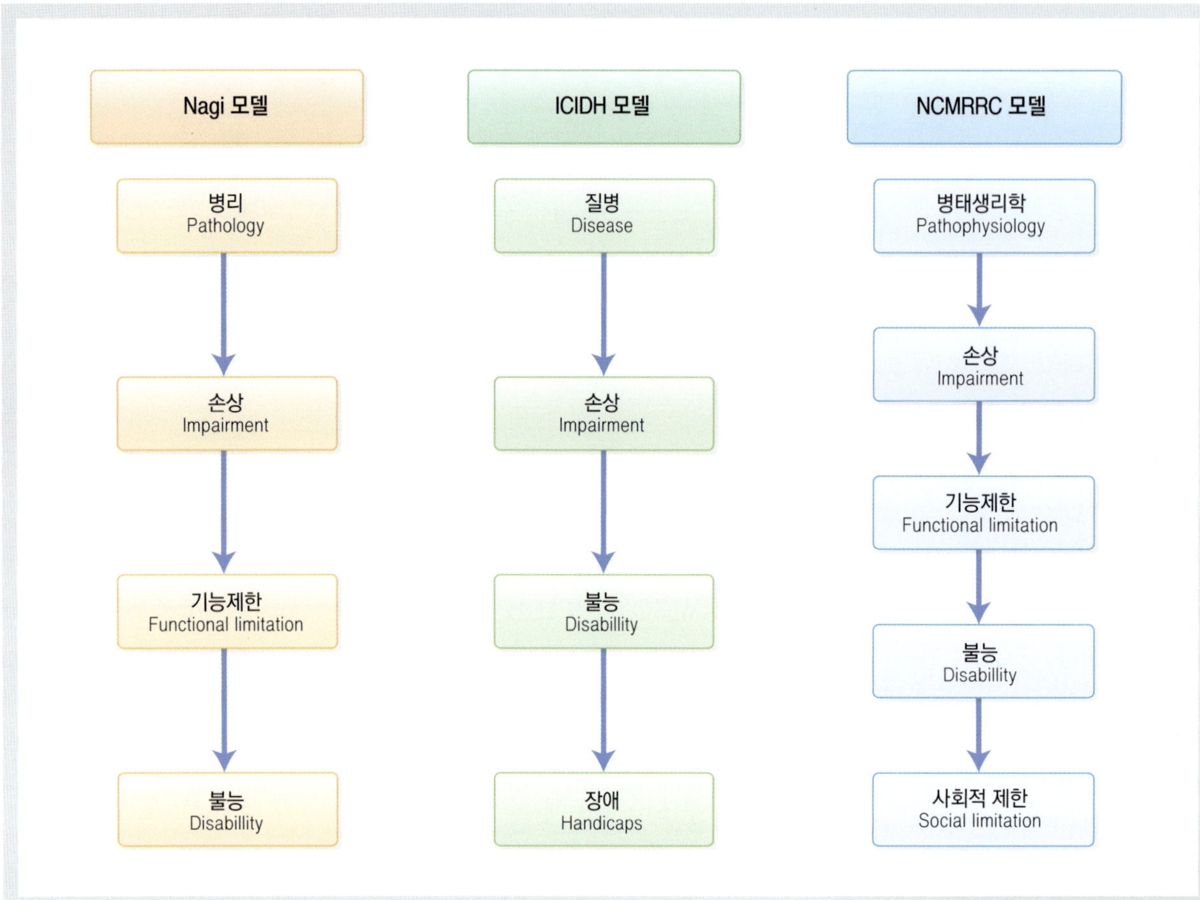

그림 3.1 Nagi 모델, ICIDH 모델, NCMRRC 모델

(pathology)에 초점을 두고 있다. 예를 들어, 뇌성마비(cerebral palsy)의 경우 뇌의 병변으로 뇌신경에 손상이 발생하고, 그로 인해 운동손상이 발생하고 운동손상으로 기능제한, 장애가 발생하기 때문에 운동손상과 병과의 관계를 연구하는 것이다. 이러한 것은 기존의 Nagi 모델, ICIDH 모델, NCMRRC 모델과 일맥상통하는 모델이다. 병리운동학 모델은 근골격계, 신경계, 심혈관계에 질병이나 부상으로 인해 발생하는 비정상적인 운동손상을 평가 및 관리하는 데 적합한 모델이다. 현재 임상에서 질병으로 인해 나타나는 여러 가지 운동시스템의 문제를 평가하고 관리하는 데 널리 활용되고 있는 모델이다. 그러나 병리운동학 모델은 특별한 질병이나 부상이 없는데 발생하는 운동손상과 그로 인해 발생하는 근골격계 통증에 대한 원인과 기전을 설명하는 데는 한계가 있다. 예를 들어, 무릎관절에 골관절염(osteoarthritis)이 있는 경우 이미 발생한 골관절염 때문에 통증이 발생하고, 그로 인해 보행을 하지 못하면서 근력 약화가 발생하고, 보행기능, 균형기능이 소실될 것이다. 이로 인해 장애가 발생할 수도 있다. 이 경우 골관절염이라는 질병으로 발생한 문제를 평가하고 회복시켜 장애를 최소화하는 것이 중요하다. 이러한 상황은 병리운동학 모델로 설명이 가능하다.

그러나 골관절염이 왜 발생했는지에 대한 원인을 규명하는 데 한계가 있는 모델이다. 또 다른 병리운동학 모델의 제한점은 이미 발병한 질병에 대한 평가와 치료를 결정하는 것에는 유용하지만, 운동손상과 근골격계 통증 발생을 예방하는 방법을 제공할 수 없는 모델이다(Sahrmann, 2014). 특히 중추신경계 손상으로 인해 발생하는 병리운동학적 접근으로 개발된 신경발달기법(neurodevelopmental technique)과 고유수용성신경근촉진법(proprioceptive neuromuscular facilitation)은 아직도 운동장애에 대한 기전과 원인을 찾고 해결하는 데 큰 진전이 없는 상황이다(Lennon et al., 2001; Paci, 2003).

2001년, WHO에서는 과거 모델들의 단점을 보완하였다. 기능(functioning)과 장애(disability)에 대하여 기술하고 조직화하기 위해 ICF 틀(International Classification of Functioning, Disability and Health framework)을 발표하였다. ICF 틀은 다면적 개념(multi-dimentional concepts)이다. 신체기능과 구조(body function and structure), 활동(activities), 참여(participation), 환경적 요소(environmental factors), 개인적 요소(individual factors)가 포함된다(WHO, 2001). 과거의 Nagi 모델, ICIDH 모델, NCMRRC 모델은 질병 중심에 단일방향성(uni-direction) 모델인 반면, ICF는 양방향(bidirection) 모델로 여러 구성 요소들이 서로 상호작용을 하는 것이다(그림 3.2). ICF 틀은 건강과 건강관련 상태를 광범위한 관점에서 기술하고 있다. 신체기능은 심리학적 기능을 포함한 신체 시스템(body system)의 생리학적 기능(physiological

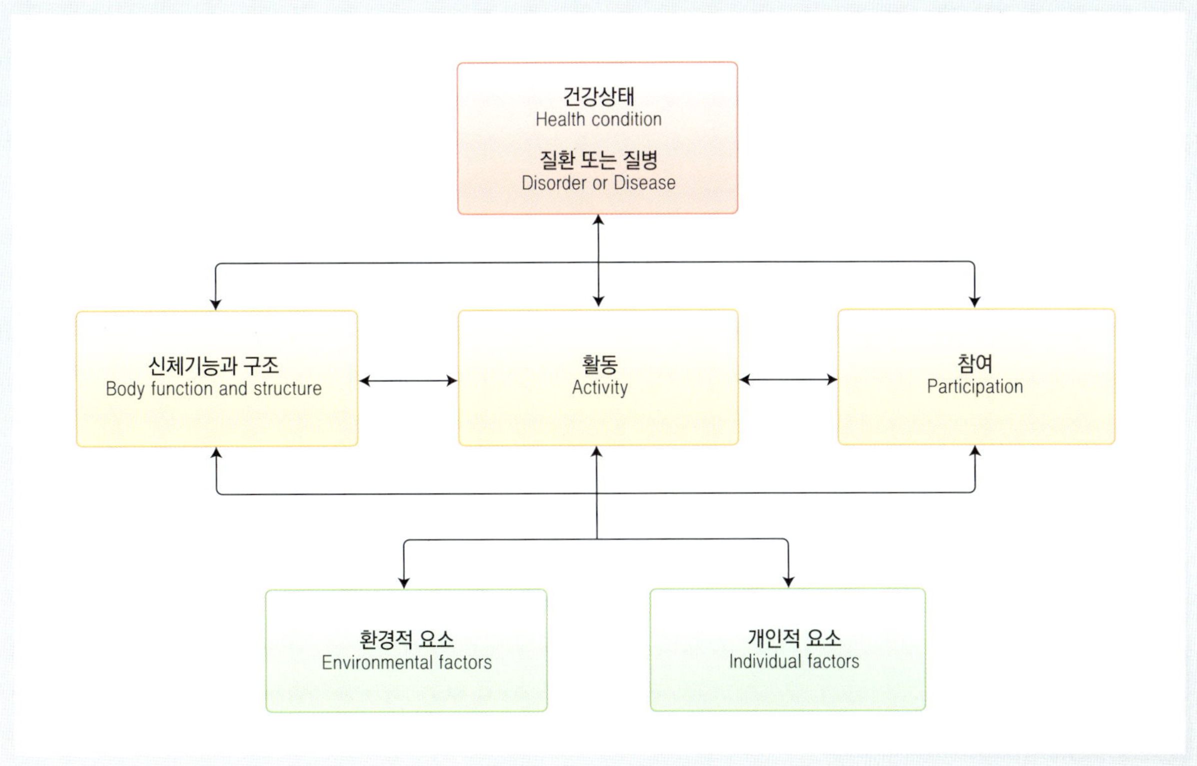

그림 3.2 ICF 틀(양방향)

function)을 의미하며 정신기능, 감각기능, 소통기능, 심혈관, 혈액, 면역, 호흡기능, 소화, 대사, 내분비, 비뇨, 생식기능, 신경근골격과 운동 관련 기능, 피부 관련된 기능이 포함된다. 신체구조(body structures)는 기관(organ), 사지(limbs)와 관련된 신체의 해부학적 부분(anatomical part)을 말한다. 신경계의 구조, 눈, 귀와 관련된 구조, 목소리와 말과 관련된 구조, 심혈관, 면역, 호흡시스템의 구조, 소화, 대사, 내분비와 관련된 구조, 비뇨, 생식 구조, 운동과 관련된 구조, 피부와 관련된 구조들이 포함된다(박스 3.1). 손상(impairment)이란 중대한 일탈(deviation), 손실(loss)과 같은 신체구조와 기능에 문제가 있는 것을 의미한다. 활동은 개인 수준에서 과업(task), 활동(action)을 수행하는 것이다. 참여는 전반적인 삶(life)에 속하는 것이다. 기능적이란 것은 신체구조 기능, 활동과 참여가 정상적인 것을 의미하고, 장애는 신체구조 기능의 손상으로 활동과 참여에 제한이 있는 것을 의미한다.

박스 3.1 ICF 틀에서 신체기능과 신체구조

신체기능(body function)

- 정신기능
- 감각기능
- 목소리와 말(speech) 기능
- 심혈관, 혈액, 면역, 호흡기능
- 소화, 대사, 내분비, 비뇨, 생식기능
- 신경근골격과 운동 관련 기능
- 피부와 관련된 기능

신체구조(body structure)

- 신경계의 구조
- 눈, 귀와 관련된 구조
- 목소리, 말과 관련된 구조
- 심혈관, 면역, 호흡시스템의 구조
- 소화, 대사, 내분비와 관련된 구조
- 비뇨, 생식 구조
- 운동과 관련된 구조
- 피부와 관련된 구조

근골격계 통증과 관련된 신체의 기능과 구조는 신경근골격(neuromusculoskeletal)과 운동 관련 기능과 구조가 있고, 과거의 모든 임상적 평가는 신체구조와 기능에만 집중되어 있었다. 그래서 신경근골격계와 관련된 근력, 관절가동범위, 자세, 신경 가동성(nerve mobility), 운동조절(motor control) 등과 같은 검사를 통해 신체적 손상(physical impairment)이 있는지 알아보는 것에 교육과 평가, 치료 방법이 집중되어 있었다. 그러나 ICF 모델에서는 질병과 신체구조와 기능, 활동, 참여, 환경적 요소, 개인적 요소가 상호 작용을 하기 때문에 질병을 치료, 예방, 건강증진을 위해서는 모든 영역을 평가하고 관리해야 한다.

같은 허리 통증(lumbago) 진단을 받았다고 하더라도 각 사람마다 하는 활동, 참여, 직업, 스포츠, 작업 강도, 작업환경이 모두 다르기 때문에 허리 통증이 발생하게 하는 기여요인(contributing factor)이 각각 다를 수 있다. 같은 허리 통증 진단을 받았다고 하더라도, 어떤 사람은 앉아서 작업을 하는 사람이 있고, 다른 사람은 허리를 반복적으로 구부려서 작업을 하는 사람이라면 요통의 원인도 다를 것이고, 관리도 다르게 해야 할 것이다. 과거에는 신체기능과 구조에 집중된 평가와 치료였다면, ICF 틀에서는 신체기능과 구조에 영향을 미치는 활동, 참여, 개인적 요소, 환경에 대한 평가와 관리가 필요한 상황이다. 하지만 아직 개인의 활동, 참여, 개인적 요소, 환경적 요소가 어떻게 근골격계 통증 발생과 관련이 있는지에 대한 연구와 관심은 매우 부족한 상태이고, 앞으로 도전해야 할 영역이다(그림 3.3).

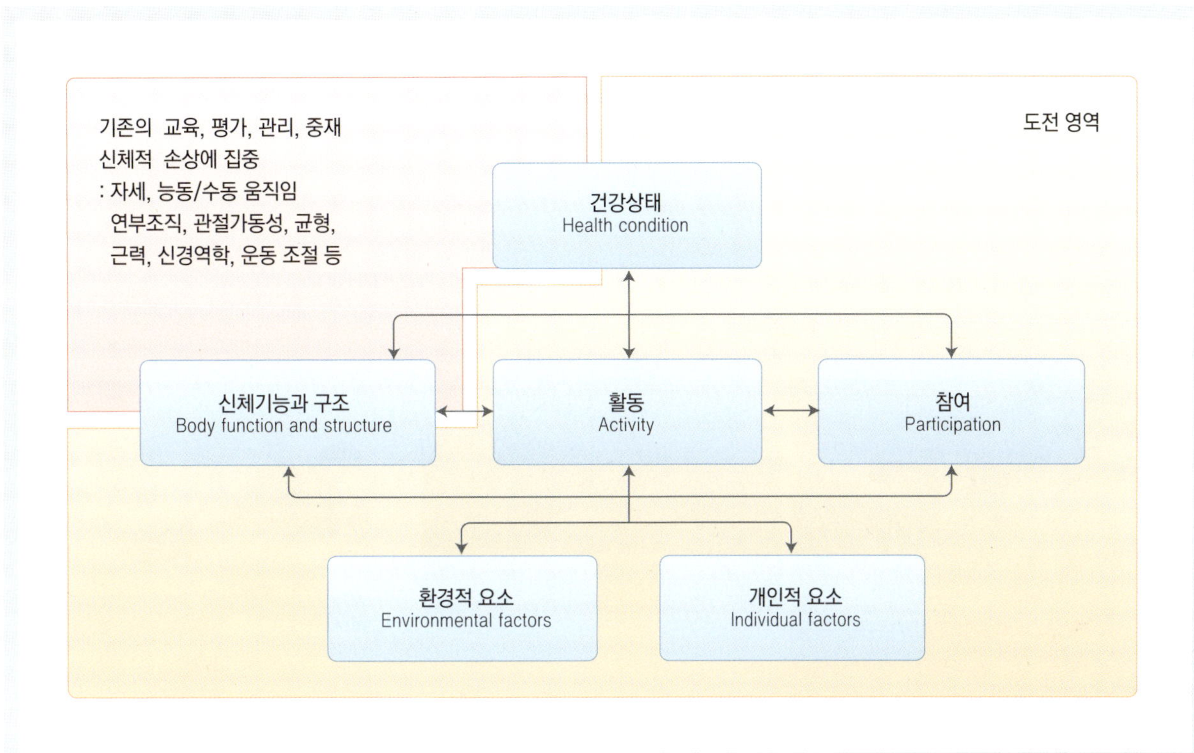

그림 3.3 ICF 틀: 활동, 참여, 환경적 요소, 개인적 요소가 신체기능과 구조 손상, 질병과 상호작용

2 근골격계 통증 관리 방법의 변화 필요성

현대 산업사회에서 근골격계 통증 환자는 꾸준히 증가하고 있다. 근골격계 통증 증가는 수명의 연장과 사회 환경적 요인의 변화가 크게 기여하고 있다. 현대인들은 하루 평균 13시간의 좌식 생활을 하고 있고, '신체활동 감소'로 인하여 연간 3백20만 명이 사망한다(physical inactivity, WHO). 과거 농경사회에서는 한 사람이 하는 작업이 봄에는 논밭을 갈고, 씨를 뿌리고, 여름에는 곡식이 잘 자라게 거름을 주고, 가을에는 추수하는 것과 같이 서로 다른 작업을 수행하였다. 추운 겨울에는 휴식기를 갖기 때문에 휴식기를 통해 생체 조직이 다시 재생될 충분한 시간이 있었다(그림 3.4A). 그러나 산업사회가 되면서 현대인들은 같은 자세를 오

랫동안 유지하고 같은 동작을 반복하는 환경에 노출되었다.

그림 3.4B에서처럼 산업사회에서 근무하는 근로자는 하루 8시간 동안 목뼈(cervical spine)를 약 70° 굽히고 작업을 한다. 년 단위로 계산하면 약 2,080시간(8시간×260일)을 목을 구부린 자세에서 생활하고 있는 것이다. 추가적으로 매일 2시간 목을 구부리고 스마트폰을 사용한다고 가정하면, 730시간(2시간×365일)이 추가되어 1년에 약 2,810시간 동안 목뼈를 구부린 상태로 생활한다. 장기간 목뼈를 구부리고 있게 되면 뒤쪽 근육, 뒤세로인대(posterior longitudinal ligament), 관절주머니(joint capsule)는 모두 신장되고, 앞쪽 조직과 근육은 단축될 것이다. 이러한 변화는 목뼈 디스크 탈출을 쉽게 발생시킬 수 있다. 이 근로자의 활동과 참여가 신체구조 기능에 손상을 초래하고 목뼈 디스크 탈출이라는 질병을 유발하는 직접적인 요인이 될 수 있다(그림 3.4).

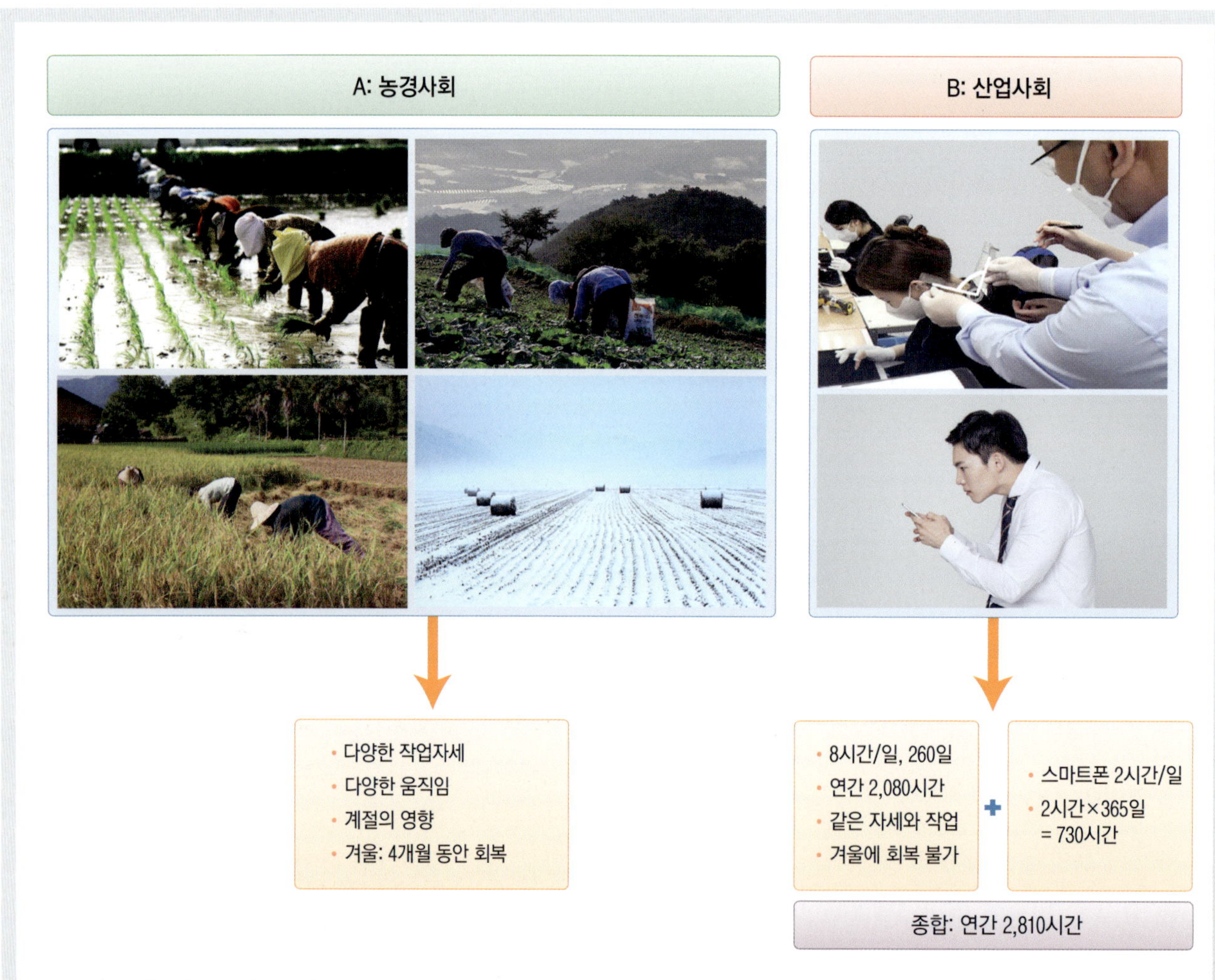
A: 농경사회
B: 산업사회
• 다양한 작업자세
• 다양한 움직임
• 계절의 영향
• 겨울: 4개월 동안 회복
• 8시간/일, 260일
• 연간 2,080시간
• 같은 자세와 작업
• 겨울에 회복 불가
+
• 스마트폰 2시간/일
• 2시간×365일 = 730시간
종합: 연간 2,810시간

그림 3.4 농경사회와 현대 산업사회의 작업자세 비교.
A: 농경사회에서의 다양한 작업자세, B: 산업사회에서의 고정된 작업자세

이러한 목 통증의 문제를 해결하기 위해서 단기간에 실시하는 전기치료, 신장운동(stretching), 도수치료(manual therapy)만으로는 근본적인 문제를 해결하기 어렵다. 이러한 경우 그림 3.5처럼 경사대를 설치하여 목뼈를 구부리는 각도를 줄여 주고 올바른 자세를 유지할 수 있는 신체기능을 증진시켜야 근본적인 문제를 해결할 수 있다.

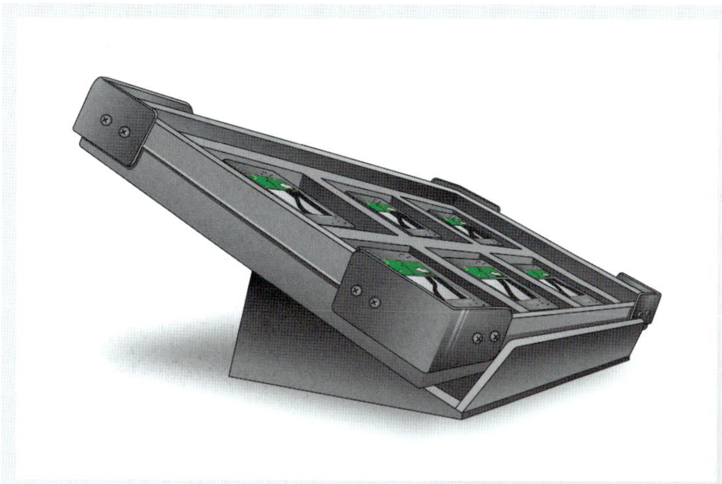

그림 3.5 목뼈 굽힘을 감소시키기 위한 경사대

3 운동학적 모델 Kinesiologic model

근골격계의 건강을 유지하기 위해서는 근골격계(musculoskeletal system), 신경계(nervous system), 생체역학(biomechanic), 심폐, 호흡, 대사 시스템이 기능을 유지하는 것이 필요하다. 운동학적 모델에서 근골격계 건강을 유지하기 위해서는 다양한 자세를 유지하고, 각 관절의 운동이 여러 방향으로 움직이는 것이 필수적이다(그림 3.6).

인간은 적절히 신체를 움직여야 운동시스템을 유지하고, 신체 기관이 항상성을 유지할 수 있다. 근육은 유연성(flexibility)과 수축성(contractility)을 유지하기 위해서 사용해야 하고, 뼈는 강도를 유지하기 위해 적당한 부하를 받아야 한다. 심장은 지구력과 효율을 유지하기 위해 심장근에 부하를 받아야 하며, 폐의 용량을 유지하기 위해서는 폐가 확장할 수 있는 부하를 받아야 한다. 운동은 지구력, 근력, 심혈관 건강뿐만 아니라 행복, 자신감, 사회관계와 같은 정신사회학적 기능 증진에 필요하다. 운동이 없으면 이러한 신체기능을 최적으로 유지할 수 없고 에너지를 생산하는 대사율도 감소한다.

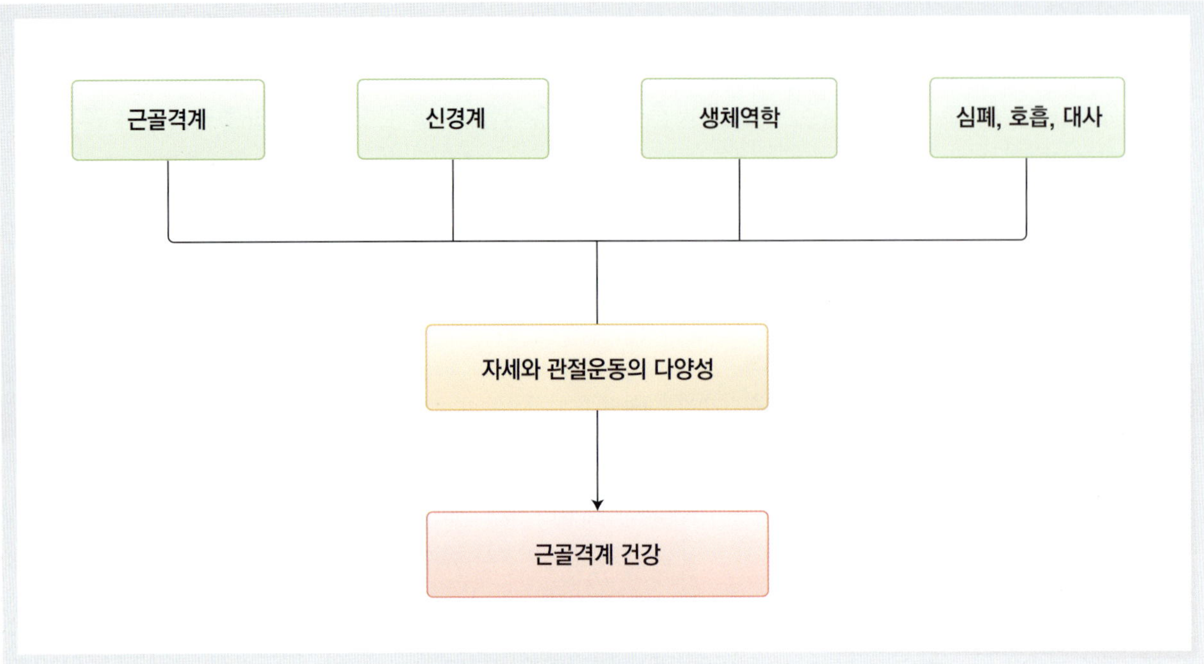

그림 3.6 운동학적 모델

현대 사회는 신체동작 제로(zero physical motion)의 생활환경으로 바뀌고 있다. 정보통신 기술의 급속한 발전은 인간의 일상생활, 일, 취미생활 모두가 바뀌고 있다. 음식을 만들기 위해 마트에 가거나 요리를 해야 하는 과거의 생활 방식에서 AI 비서를 통해 입으로 음식을 배달시키고, 버튼 하나만 누르면 필요한 상품이 배달되는 시대에 살고 있다. 자율 주행차는 손을 사용하여 핸들을 조작할 기회와 발을 사용하여 브레이크를 밟을 기회마저 빼앗아 가고 있다. 앞으로의 사회는 말하는 기능과 손가락으로 버튼만 누를 수 있는 기능만 있으면 많은 일상생활이 가능한 시대가 되고 있다. 인간은 이제 더 이상 짐승을 사냥하거나 열매를 채집하기 위하여 움직일 필요가 없어졌다. 대신 직장에서 앉아 있는 시간, 가정에서 소파에 누워 있는 시간은 더욱 많아졌다. 산업장에는 상품제조를 로봇이 대신하고 자동화되어 더 이상 근로자는 팔을 사용하거나 반복 자세, 반복 동작이 없어질 시대로 접근하고 있다. 이렇게 되면 근골격계 통증은 없어질 것인가? 동작 없는 세상(motionless world)은 또 다른 근골격계 문제를 만들 수 있다. 우주비행을 하면 근위축(muscle atrophy)과 근력이 감소하는 것을 생각하면 동작 없는 세상에 살아야 하는 현대인은 근력약화가 가장 큰 문제로 대두될 것이다. 앞으로 인간의 근골격계 통증 예방뿐만 아니라 신경계, 심폐, 대사 시스템의 건강을 유지하기 위해서 고혈압, 당뇨 환자가 매일 혈압, 당뇨약을 복용하는 것처럼 하루 중 루틴으로 1~2시간 운동이 필수적인 사회에 진입하고 있다. 오늘날 운동은 인간의 생존과 영속을 위해 필수적인 것이 되었다. 이러한 측면에서 KEMA는 신체동작 제로 인간에서 운동이 있는 삶으로 귀환하도록 하여 근골격계 통증 없는 건강한 삶을 유지하는 데 필요한 운동을 제공하는 데 목적이 있다.

4 운동병리학적 모델 Kinesiopathologic model

운동병리학적 모델은 Sahrmann(2001)에 의해 만들어진 이론이다. 특정 관절(specific joint)에 움직임이 지속적으로 반복되거나 지속적인 자세를 장시간 유지하면 근골격계, 신경계, 생체역학에 영향을 미치고, 결국 운동시스템에 변화를 초래하여 운동손상(movement impairment)을 유발하며, 그로 인하여 조직이 미세외상(microtrauma)을 받고, 미세외상이 지속되면 거대외상(macrotrauma)으로 발전하게 된다는 이론이다.

5 ICF, 운동학, 운동병리학적 모델과 KEMA 접근법과의 연관성

장애, 기능, 건강 수준과 관련된 과거의 Nagi, ICIDH, NCMRRC 모델은 질병에 초점이 맞춰져 있는 반면, ICF 모델은 건강과 질병, 기능에 대하여 폭넓은 관점을 제공해 주고 있다. KEMA 접근법은 ICF, 운동학, 운동병리학적 모델을 기반으로 신체구조와 기능 중 신경근골격 기능과 구조의 손상으로 발생하는 근골격계 문제를 해결하고, 올바른 운동을 통해 신체의 기능을 증진하여 삶의 질을 향상시키는 데 목적이 있다. 통증, 근력 약화, 근지구력(muscle endurance) 감소, 관절가동범위 제한, 관절주머니 단축, 관절 주위 결합조직 제한, 근육 길이 감소, 관절 과운동성(hypermobility), 잘못된 자세, 근육 길이/근력 불균형과 같은 신체적 손상(physical impairment)에 국한된 평가와 중재에서 벗어나, 환경적 · 직업적 · 개인적 요인 중 지속적 또는 반복적으로 특정 관절과 방향으로 발생하는 동작과 자세를 운동분석을 통해 조직에 가해지는 물리적인 스트레스(physical stress)를 규명하고, 운동손상을 유발하는 기전을 찾아 분류, 중재를 제공할 수 있는 다면적(multi−dimensional), 기전−기반의 접근법(mechanism−based approach)을 제공한다.

CHAPTER

4

인체운동

Human Movement

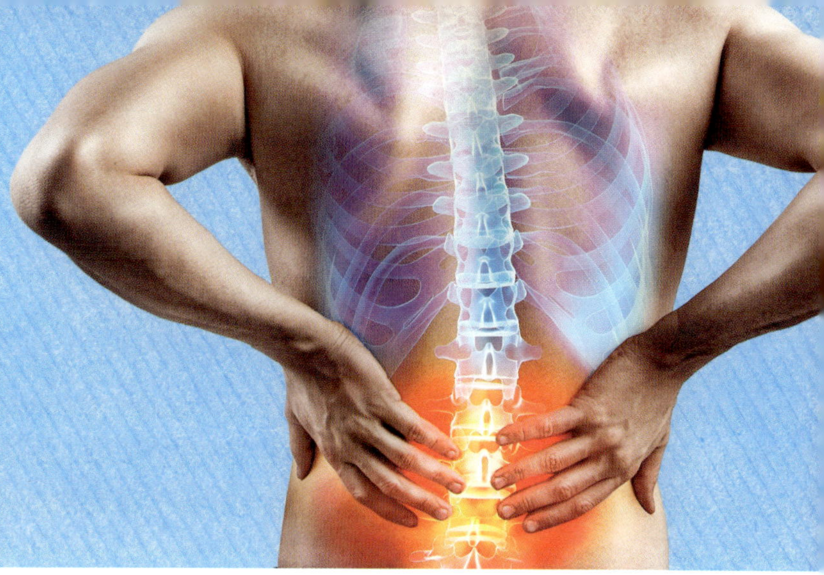

1 운동과 생존 Movement and survival

인간의 신체는 움직이기 위해서 최적으로 디자인되어 있고 운동은 우리가 생존하는 데 필수적인 것이다. 주변의 환경에 잘 대처하고 효율적으로 움직일 수 있도록 인체에는 감각 시스템이 존재한다. 공간에서의 신체의 자세와 운동을 감지하는 운동감각(kinesthetic sense)으로부터 오는 정보를 통해 현재 환경에서 적응하고 기능을 최적화할 수 있다. 우리가 걸을 수 없다면, 위험한 화재가 발생했을 때 피신하지 못할 것이다. 그러나 어린 아이가 걷기 위해서는 한 번의 시도만으로는 할 수 없다. 여러 번 넘어지는 것을 경험한 후에 한 발자국을 뗄 수 있다. 걷는 것을 배우기 위해서는 서는 것을 배우고, 선 자세에서 고정된 물체를 잡고 균형을 유지하고, 발걸음을 떼며 움직이면서 운동감각을 통해 보행을 배우는 것이 필요하다. 인간이 서게 되면 지구에서 이동하기 위해서, 생존하기 위하여 제일 먼저 중력(gravity)과의 전쟁에서 승리해야만 한다. 다양한 중력 상황에 적응하는 것은 지구에서 생존의 선제 조건이다. 다행히 인체는 생존을 위해 적응을 할 수 있는 무한한 잠재학습능력을 가지고 있다. 중력이 없는 우주에서 생활하면 근위축, 근력 약화, 뼈의 약화, 심장기능 약화가 발생하지만, 지구 귀환 후 다시 적응하게 되어 중력을 이기면서 생존할 수 있게 된다. 귀환 후 4~6주 동안 균형, 신체 협응력, 근력을 회복하는 과정에 가장 필수적인 것이 운동이다. 그러므로 중력과의 전쟁에서 이기고 지구에서 생존하기 위해 운동은 가장 중요한 것이다.

2 기계학과 인체운동의 비교

기계학(mechanics)은 힘(force), 물질(matter), 운동(motion) 간의 상관관계, 물체(physical object)의 운동과 관련된 물리학의 한 분야이다. 기계는 힘을 제공하는 원료와 엔진 그리고 기계 접촉면의 마찰을 최소화하기 위한 윤활유, 노폐물 제거 없이는 작동할 수 없다. 기계가 작용하여 회전운동을 만들 때 회전축(axis of rotation)이 있고 회전 중심(center of rotation)이 있다. 회전 중심이 잘 유지되고 마찰이 없는 경우에 기계의 효율성과 수명이 오랫동안 유지된다. 회전 중심이 잘 유지되지 않으면 기계 표면의 마찰로 인해 열과 함께 마모가 발생한다. 기계시스템에서 정교한 회전 운동을 유지하는 것은 매우 중요하기 때문에 표면 마찰(friction), 윤활(lubrication), 마모(wear)를 연구하는 마찰학(tribology)이 중요하다. 마찰학에는 코팅 기술(coating technology), 윤활유 기술(lubricant technology), 표면 기술(surface technology), 건설 기술(construction technology)을 통해 마찰을 최소화하기 위해, 재료공학, 기계공학, 화학, 기술학 등의 여러 분야가 협력하고 있다(그림 4.1).

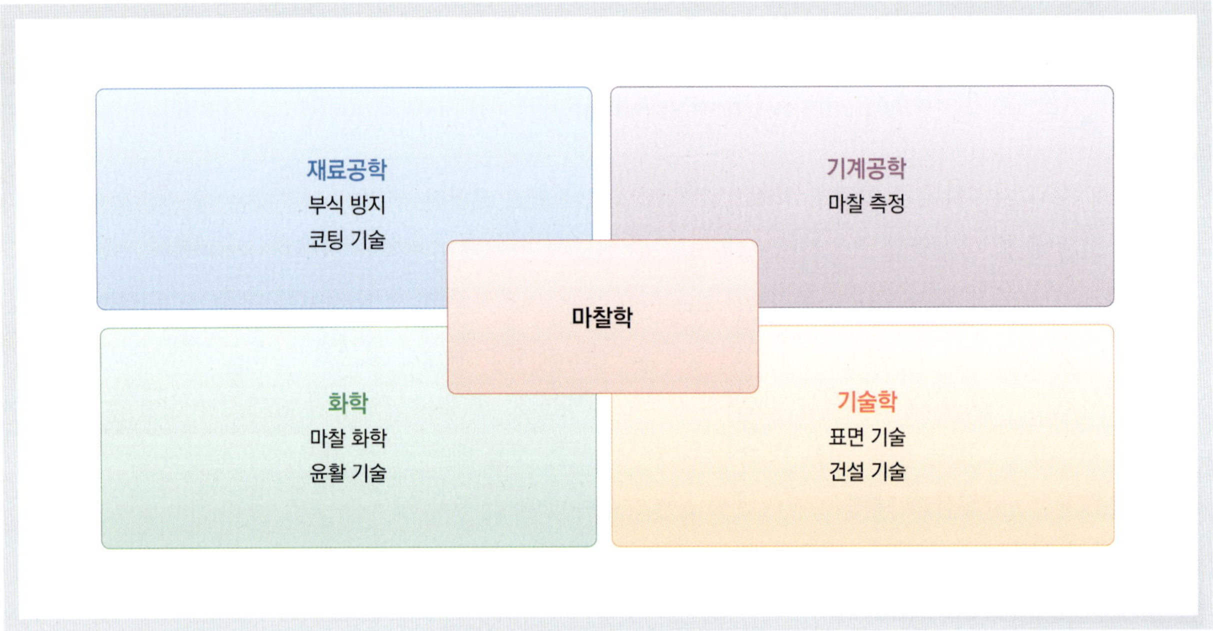

그림 4.1 마찰학과 관련된 분야

인체에서 발생하는 건강한 운동(healthy movement)이란 쉽게(easy), 물 흐르듯이(fluidity), 정교한 조절(fine control)로 미리 설정된 과업(task)을 성공적으로 달성하는 것이다. 인간 생체에서 일어나는 운동의 대부분은 기계시스템과 같이 회전 운동이다. 팔꿈치와 무릎관절을 폈다가 구부릴 때 회전축을 중심으로 회전운동이 발생한다. 회전이 정교하게 조절되는 것은 그 관절의 운동시스템이 정교하게 조절된다는 것을 의미한다.

인체의 관절에서도 관절 접촉면의 마찰을 최소화하기 위하여 코팅 대신 연골(cartilage)이, 윤활제(lubricant) 대신 활액(synovial fluid)이 그 역할을 하고 있다. 인체에서 관절이 정교하게 조절되면 관절 운동의 효율성이 높고, 마모 없이 오랫동안 사용할 수 있다. 인체의 관절에서 발생하는 운동 역시 회전축을 중심으로 정교하게 조절되지 못하면 기계시스템과 동일하게 관절면의 마찰이 발생하고, 관절을 움직일 때 마찰음이 발생한다. 청진기를 운동이 일어나는 관절에 대고 듣거나, 귀를 관절에 밀착시키고 관절을 움직일 때 마찰음이 발생하는지 확인할 수 있다(그림 4.2).

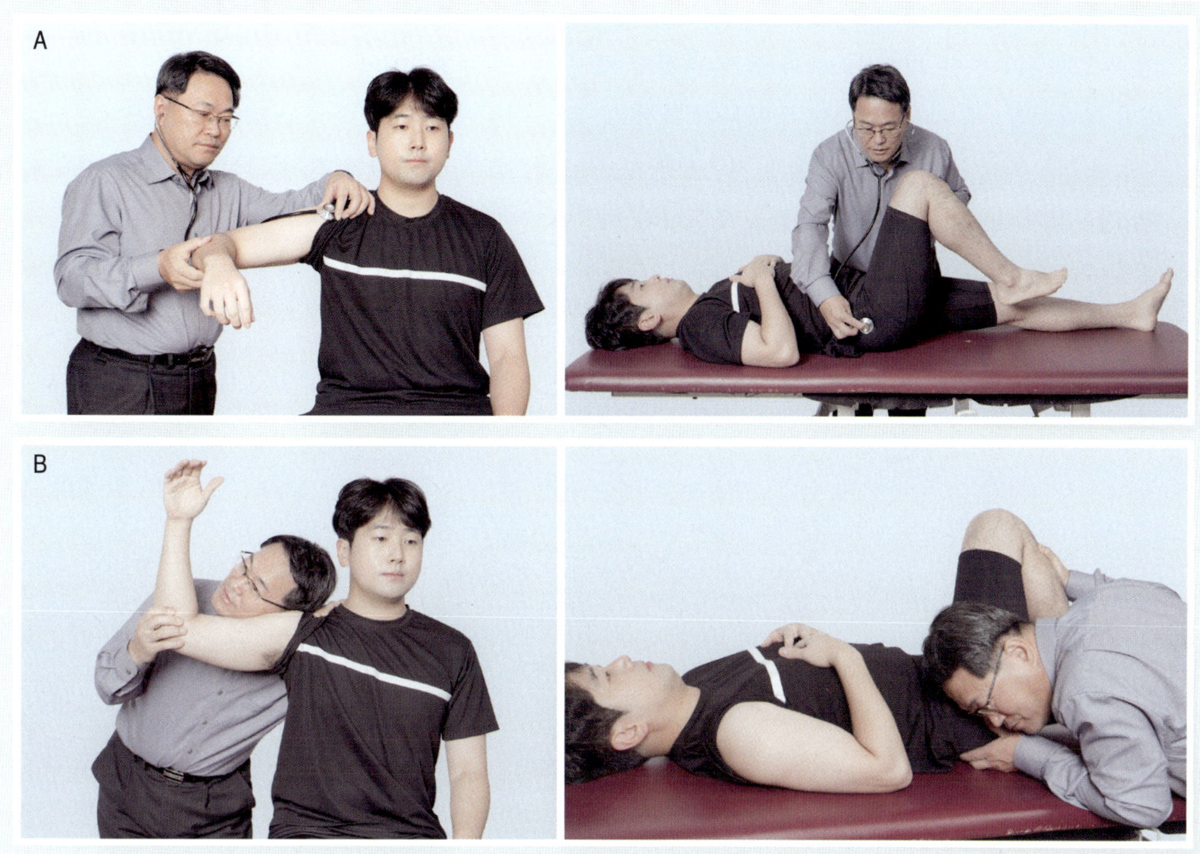

그림 4.2 어깨와 엉덩관절 마찰음 평가. A: 청진기 사용, B: 귀를 관절에 밀착시킴

이러한 마찰과 마모가 지속되면 통증이나 관절의 퇴행성 질환이 진행된다. 그림 4.3은 동일한 사람의 무릎관절이다. 그림 4.3A의 무릎관절은 반월판과 관절면이 온전하지만, 그림 4.3B의 무릎관절은 반월판, 연골이 마모된 것을 볼 수 있다. 이러한 마모는 관절의 회전 조절이 손상되어 발생하는 마찰로 인한 것으로 추정된다.

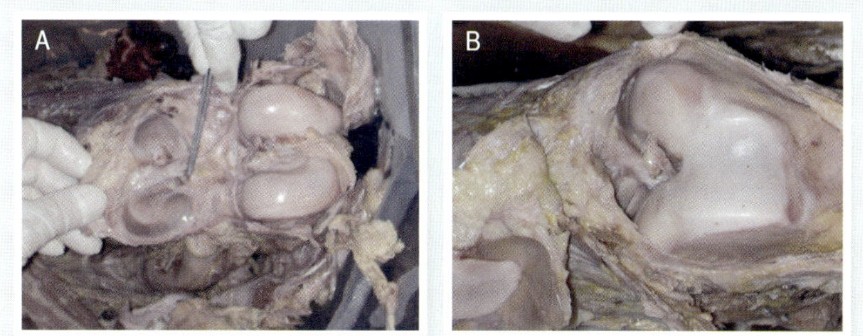

그림 4.3 관절면의 상태.
A: 무릎관절의 반월판과 연골이 온전함, B: 반월판도 없고, 연골이 갈라져 있으며, 대퇴연골 마모를 보임

운동과 관련하여 기계시스템과 인체 관절의 차이점은 크게 8가지가 있다. 첫 번째, 기계시스템은 회전축이 하나이다. 즉 자유도가 1이기 때문에 회전 시 축의 이동이 없다(그림 4.4). 하나의 축을 중심으로 회전운동이 정교하게 조절된다면 효율과 지속성(longevity)이 좋다. 그러나 인간의 관절은 대부분 자유도가 3이다. 자유도가 많을수록 정교한 회전을 조절하기 어렵다.

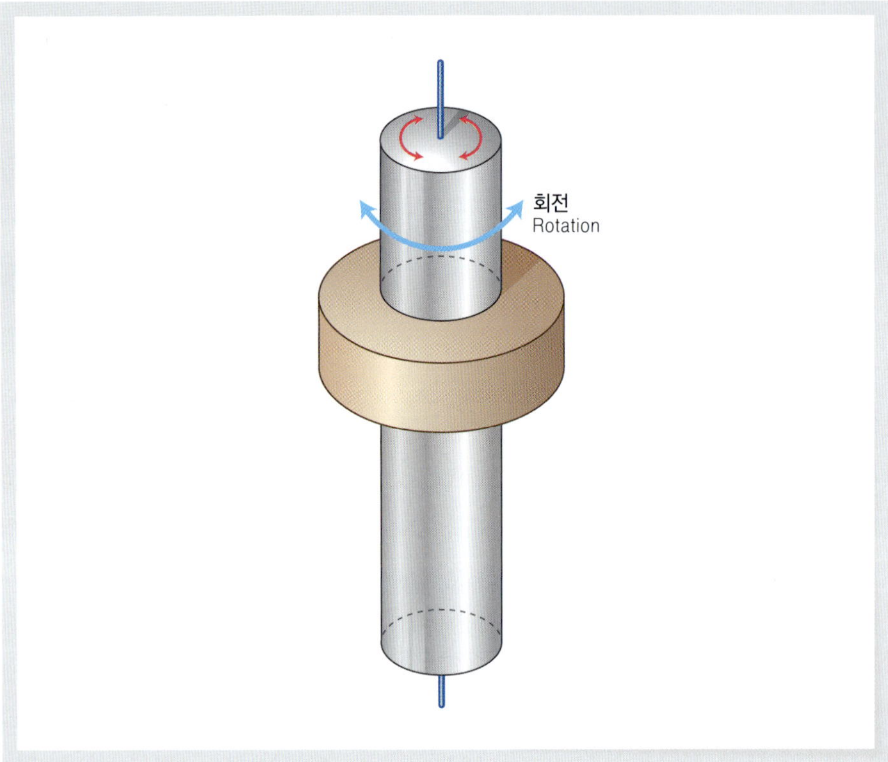

그림 4.4 회전축이 하나이고 완전 구형체로 접촉면이 잘 맞음

두 번째, 기계시스템은 두 접촉면이 완전 구형체이지만 인체에서 두 관절면이 완전한 구형체를 이루고 있는 관절은 없다. 그렇기 때문에 순수한 회전만 발생하지 않고 병진(translation)운동이 동반된다. 예를 들어, 어깨뼈 위쪽돌림(scapular upward rotation)이란 Z축을 중심으로 순수 회전만 발생하는 것이 아니라 위쪽으로 병진운동이 발생한다.

세 번째, 기계는 분절이 단단하고 다른 분절과 독립되어 작동한다. 인간의 관절은 척추의 경우, 인접한 관절이 상호 의존적으로 영향을 준다. 인접 관절이 상호 의존적으로 영향을 미치면 수학적으로 관절에서 발생하는 운동 방향, 운동 각도, 작용하는 힘을 계산하거나 예측이 어렵다.

네 번째, 기계시스템은 회전을 하기 위해 한 방향으로 동력이 전달된다. 인간의 관절을 움직이는 근육은 한 방향으로 작용하기보다 여러 방향의 힘이 협력 작용하여 회전을 만든다. 예를 들어, 어깨관절의 안쪽돌림(internal rotation)을 위하여 어깨밑근(subscapularis), 큰가슴근(pectoralis major), 큰원근(teres major), 넓은등근(latissimus dorsi)은 협력근(synergist)으로 일을 하지만, 작용하는 힘의 방향이 모두 다르다. 작용하는 힘의 방향이 서로 다르게 작용하면 회전 운동을 정교하게 조절하는 데 더 어려움이 있다.

다섯 번째, 기계시스템은 한 번 마모나 고장이 발생하면 교체해야만 한다. 인간의 관절 시스템은 생체조직(biological tissue)이기 때문에 약간의 손상이 있더라도 어느 정도 치유 · 재생 능력이 있다. 예를 들어, 발목관절에 앞쪽말종아리인대(anterior talofibular ligament)가 염좌로 늘어난 경우, 발목을 고정하고 시간이 지나면 다시 인대가 치유 및 재생될 수 있다.

여섯 번째, 기계는 한 부분이 마모가 되면 정지하지만, 인체는 한 부분에 문제가 발생하여도 보상 전략(compensatory strategy)으로 기능을 유지한다. 보상 전략에는 문제가 발생한 관절 대신 다른 관절을 활용하는 방법, 통증을 감소시키기 위한 자세나 운동을 바꾸는 다양한 방법이 있다. 예를 들어, 아킬레스 힘줄염(Achiles tendinitis)이 있으면 보행 시 아킬레스 힘줄에 스트레스를 줄이기 위해 발뒤꿈치를 들고 발가락으로 보행한다.

일곱 번째, 기계는 물리적 스트레스를 받으면 마찰로 인해 마모가 발생하지만, 적당한 스트레스는 인체 조직의 최적 상태를 유지시키는 데 필수적인 요소이다. 관절에 적절한 스트레스를 제공하지 않으면 관절내에 윤활액(synovial fluid)이 이동하지 못한다. 윤활액이 이동하지 못하고 정체되면 윤활액으로부터 영양분을 받는 연골에 영양결핍이 발생하여 연골 퇴화로 손상이 쉽게 발생한다. 연골과 뼈에 적당한 물리적 스트레스는 연골과 뼈의 강도를 유지하는 데 매우 중요하다.

여덟 번째, 인간의 운동은 움직이는 동안 다양한 감각 조직으로부터 피드백(feedback)을 받는다. 이런 피드백은 시각을 통한 환경으로부터 또는 인체 내에 존재하는 다양한 감각기관으로부터 운동상태를 인식하고 조절한다. 근육 안에 있는 근방추(muscle spindle)로부터 근육의 길이, 긴장도, 길이의 변화에 대한 정보, 힘줄에 있는 골지힘줄기관(Golgi tendon organ)으로부터 근육의 장력 상태, 관절수용기(joint receptor)로부터 관절의 위치, 움직임, 전정기관(vestibular system)으로부터 중력, 머리의 움직임을 지속적으로 피드백 받으면서 운동을 조절해 나간다. 그러나 기계는 자체적으로 이러한 정보를 피드백 받지 못한다. 인체의 움직임은 이러한 다양한 감각 피드백 시스템을 통하여 조절되기 때문에 운동을 학습하기 위해서는 운동학습(motor learning)이 절대적으로 필요하다. 수동적인 운동으로는 운동조절을 습득하는 데 한계를 가지고 있기 때문에 올바른 운동학습을 하기 위해서는 반복적인 운동 연습이 필수적이다.

이처럼 기계시스템과 인간에서 발생하는 운동시스템은 같은 면도 있지만 다른 측면도 있기 때문에 수학적으로 해결되지 못하는 것이 많다. 인간의 운동시스템은 약간의 문제가 발생하여도 조직의 교체 없이 기능을 회복하고 문제를 해결할 수 있는 강력한 치유 잠재력이 있다는 것이 기계보다 유리한 점이다.

3 기계시스템과 KEMA 접근법의 관련성

기계학은 힘, 물질, 운동간의 상관관계, 물체의 운동과 관련된 물리학의 한 분야이다. 인체에서도 근육이 발생하는 힘, 기계에서 샤프트(shaft) 역할을 하는 뼈, 운동이 일어나는 관절(joint)이 있다. 인체의 관절도 기계의 조인트처럼 동일한 원리에 의해서 작동된다. 기계시스템의 조인트에서 발생하는 문제는 인체의 관절에서도 동일하게 발생한다. 기계에서도 축 회전이 정교하게 발생하지 않으면 두 분절이 맞닿는 표면에 마찰(friction)이 발생하고 마찰에 의해 열이 발생하며 관절면의 마모로 인해 결국 고장이 발생한다. 인체의 관절에서도 회전이 정교하게 조절되어 운동이 발생하면 관절에 마모가 없고, 효율성과 지속성이 오래 유지될 것이다. 만약 회전이 정교하게 조절되지 않으면 관절에서 움직일 때 마찰음이 발생한다. 그러나 기계의 조인트 축에서 발생하는 운동 자유도는 1로 일축성 관절(uniaxial joint)이지만 인체에서는 3개의 자유도로 움직이는 삼축성 관절(triaxial joint)이기 때문에 더 복잡하고, 때로는 육안으로 관찰이 불가능하여 정밀한 평가가 필요하다.

KEMA 접근법은 관절에서 정교한 회전이 일어나는지 아니면 비정상적인 회전이 발생하는지 평가하고, 비정상적인 회전 운동을 발생시키는 근본적인 원인을 찾아 해결하는 접근법이다. 또한 기계시스템과 달리 인체의 관절 시스템은 최적의 건강 상태를 유지하기 위해서 적당한 물리적 스트레스를 받아야만 한다. KEMA 접근법은 개인에 따라 관절 또는 조직에 가해지고 있는 스트레스를 평가하고, 필요에 따라 손상을 감소시키기 위한 스트레스 경감 또는 건강증진을 위한 스트레스를 적절히 제공해 주는 전략을 제공한다.

4 건강한 운동의 기준

1) 운동의 균형

근골격계에서 마모나 파열 없이 효율적으로 기능을 하는 데 있어서 균형은 매우 중요하다. 인체의 근육은 항상 반대 기능을 하는 근육과 짝을 이루고 있다. 예를 들어, 위팔두갈래근(biceps brachii)은 팔꿈치를 구부리고, 위팔세갈래근(triceps brachii)은 팔꿈치를 펴는 기능을 한다. 척추를 구부리는 근육이 있으면 반대로 펴는 근육이 있다. 이러한 근육의 길이, 근력, 뻣뻣함(stiffness), 역동성 장력(dynamic tension)에 의해 다양한 위치나 환경에서 뼈의 위치, 관절이 조절된다. 이러한 근육의 균형이 깨지면 정상적인 정렬이나 운동에서 벗어나게 된다. 우리의 신체에서 근골격계는 체중과 충격의 큰 스트레스를 흡수해야 하며, 동시에 협응적으로 움직이고 자세를 유지해야 한다. 운동의 균형이 정상인지 비정상인지를 확인하는 것은 쉽지 않다. 운동이 균형을 유지하면서 정교하게 조절되는지는 관절에서 일어나는 운동의 순간회전중심을 평가해 판단할 수 있다.

2) 순간회전중심

인체에서 일어나는 대부분의 운동은 회전운동이기 때문에 관절에서 회전이 정교하게 발생하고 있는지는 운동시스템이 건강한지를 평가하는 기준으로 사용될 수 있다(Sahrmann, 2001). 정교하고 균형된 운동패턴을 평가하는 데 자주 활용되는 개념이 순간회전중심(instantaneous center of rotation)과 순간회전중심경로(path of instantaneous center of rotation)이다. 순간회전중심이란 회전운동이 일어나는 축의 중심을 의미한다. 예를 들어, 고정된 정강뼈(tibia)에 대하여 넙다리뼈(femur)가 펴지면서 회전이 발생했다면 최초의 넙다리뼈 위치(a1, b1)와 B의 위치로 펴졌을 때의 넙다리뼈(a2, b2)의 동일한 지점을 연결하고, 이 연결선에 직각으로 이어진 선이 교차하는 지점이 무릎관절을 A 자세에서 B 자세로 펼 때 발생한 회전축의 중심을 순간회전중심이라고 한다(그림 4.5).

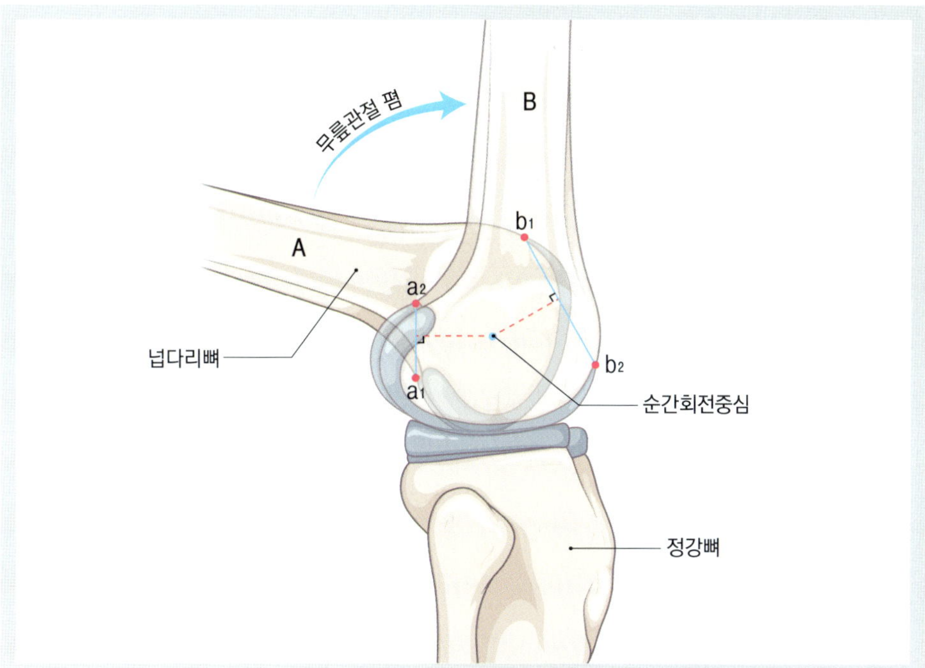

그림 4.5 순간회전중심

순간회전중심은 X-ray 방사선 촬영 이미지를 이용하여 측정이 가능하다. 목뼈의 경우, 연속적으로 촬영한 두 개의 X-ray 영상을 서로 겹쳐 놓은(superimposing) 상태에서 순간회전중심의 위치를 측정할 수 있다. 목뼈 굽힘 시 C5와 C6의 두 분절에서 발생한 순간회전중심을 측정하는 방법은 A 자세에서 촬영한 영상과 B 자세에서 촬영한 영상을 겹쳐 놓고, C6 추체(vertebral body) 영상이 완전 일치하게 겹쳐 놓은 상태에서 C5 추체가 이동한 a1-a2, b1-b2 사이의 직선의 중간점에서 수직선이 서로 교차하는 점을 표시한다. 이 지점이 굽힘 동작 시 순간회전중심이다(그림 4.6).

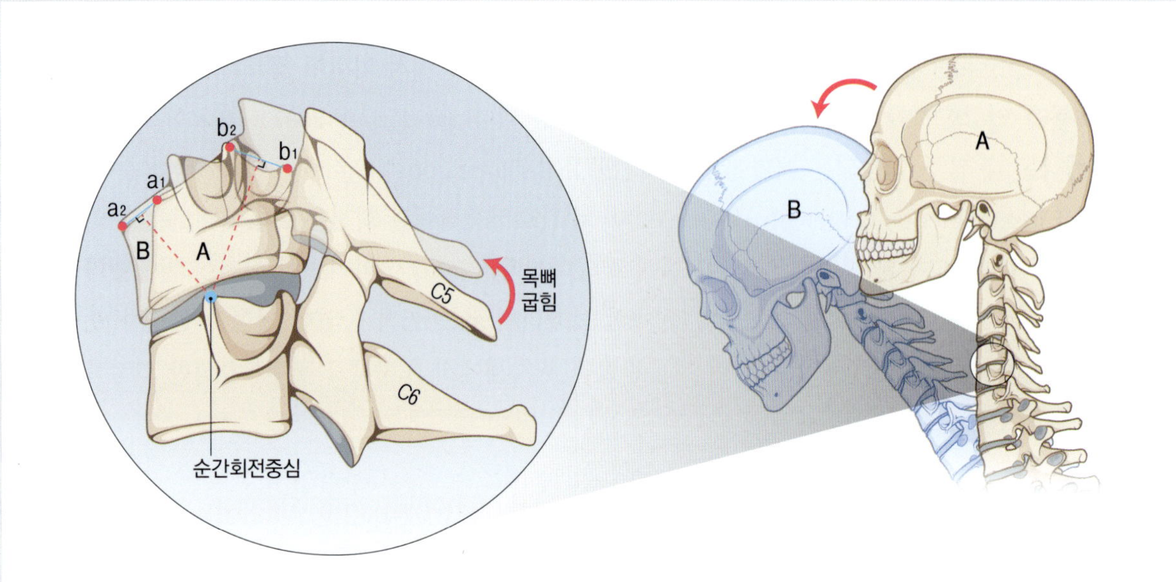

그림 4.6 목뼈 굽힘 시 C5와 C6 사이에서 발생하는 순간회전중심

Liu 등(2014)은 680명을 대상으로 증상이 없는 대상자는 회전 중심이 C5~6 분절에서 아래 추체 높이 중간의 위쪽 반(superior half)과 폭 중간의 뒤쪽 반(posterior half)에 위치하지만, 젊은 사람에 비해 50세 이상에서는 좀 더 앞쪽, 위쪽으로 이동하고, 척추사이 퇴행성 변화(intervertebral degenerative change)가 있는 대상자는 유의하게 앞쪽, 위쪽으로 이동한다고 보고하였다(그림 4.7).

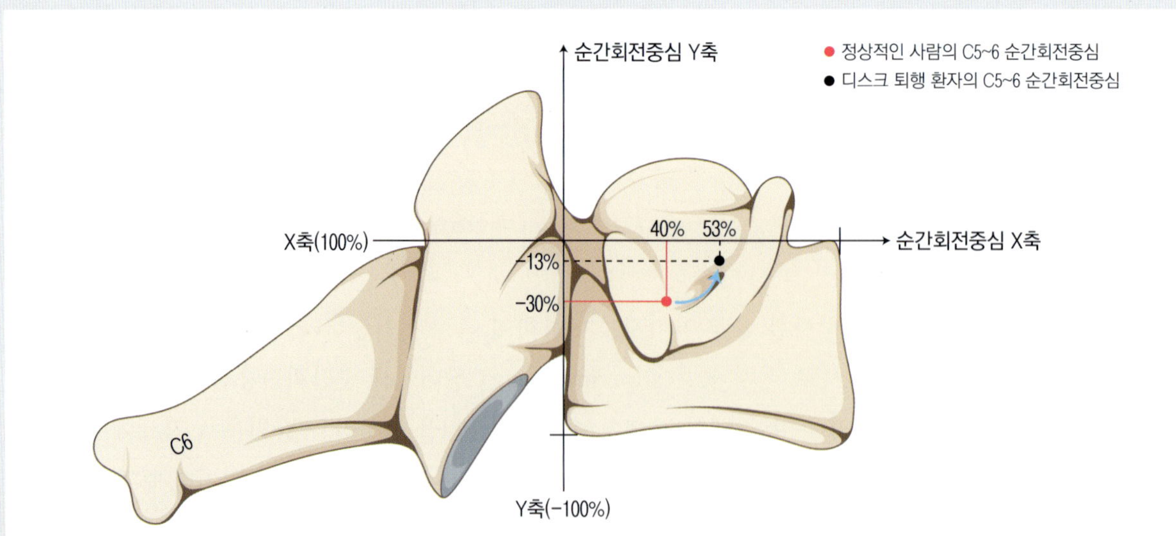

그림 4.7 퇴행성 변화가 있는 군과 증상이 없는 군의 순간회전중심축

3) 순간회전중심경로

순간회전중심경로는 순간회전중심을 연결한 경로를 의미한다. 그림 4.8A는 무릎관절에서 열린고리(open-chain) 무릎관절을 펼 때 정상적인 무릎관절에서 순간회전중심을 연결한 순간회전중심경로를 묘사한 것이다. 그림 4.8B는 전방십자인대가 파열되어 정강뼈가 앞쪽으로 병진된다는 것을 가정하여 컴퓨터로 재구현한 순간회전중심경로이다. 무릎관절을 펼 때 정강뼈에서 회전이 정교하게 발생한 경우 넙다리뼈 융기(femoral condyle)에 일정한 형태의 호를 이루며 순간회전중심경로가 형성되었지만, 전방십자인대가 파열되어 정강뼈가 앞쪽으로 병진이 발생할 것을 가상한 경우에는 정상과 다른 형태의 순간회전중심경로가 형성되었다.

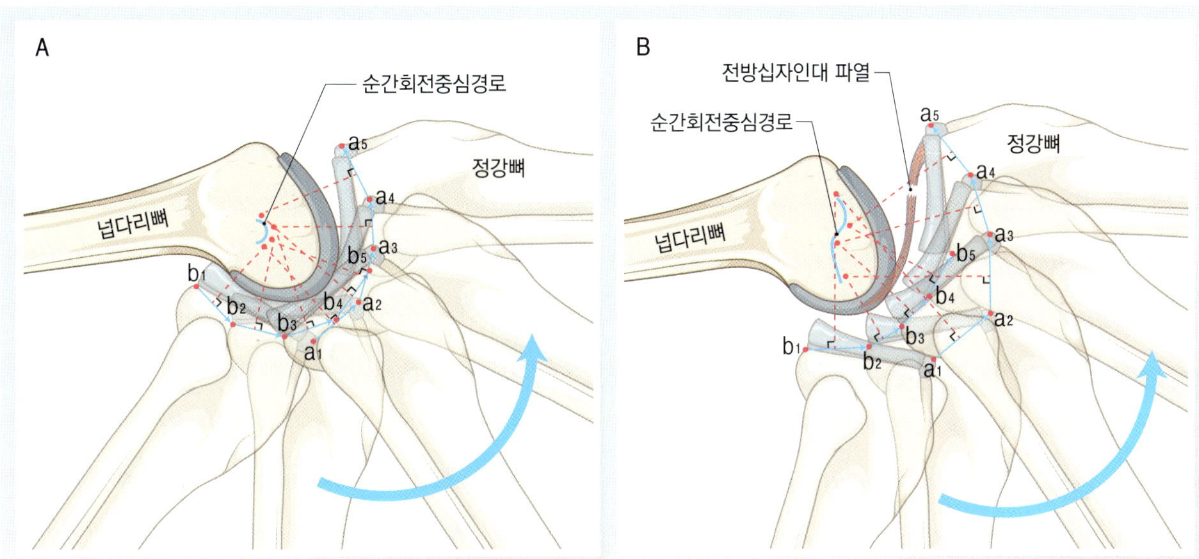

그림 4.8 A: 정상적인 무릎에서 열린고리 무릎관절을 펴는 운동 시 순간회전중심경로, B: 전방십자인대 파열 시 예상 순간회전중심경로

그림 4.9는 발이 지면에 고정된 상태에서 닫힌고리(closed-chain) 무릎관절 굽힘 시에는 정강뼈가 고정되고 넙다리뼈가 정강뼈에 대하여 굽힘이 발생한다. 그림 4.9A는 닫힌고리 무릎관절 굽힘 시 전방십자인대가 정상인 경우를, 그림 4.9B는 전방십자인대가 파열된 상태를 가정한 순간회전중심경로를 가정하여 묘사한 것으로, 두 경우의 순간회전중심경로는 차이를 보이고 있다.

순간회전중심경로는 관절면의 형태, 인대의 조절, 협력근의 짝힘(force couple)에 의해서 영향을 받는다. 관절면이 볼과 소켓(ball and socket) 관절인지, 아니면 다소 평편한 관절면을 가지고 있는지 또는 관절면에 퇴행성 변화가 있는지, 연골에 손상이 있는지에 따라 순간회전중심경로는 달라진다. 또한 관절의 운동을 제한하는 역할을 하는 인대의 상태에 따라 달라질 수 있다. 인대가 늘어나거나 파열되면 관절에 불안정으로 순간회전중심경로가 변할 것이다. 협력근의 짝힘 작용이 정교하게 조절될 때와 그렇지 못할 경우에 순

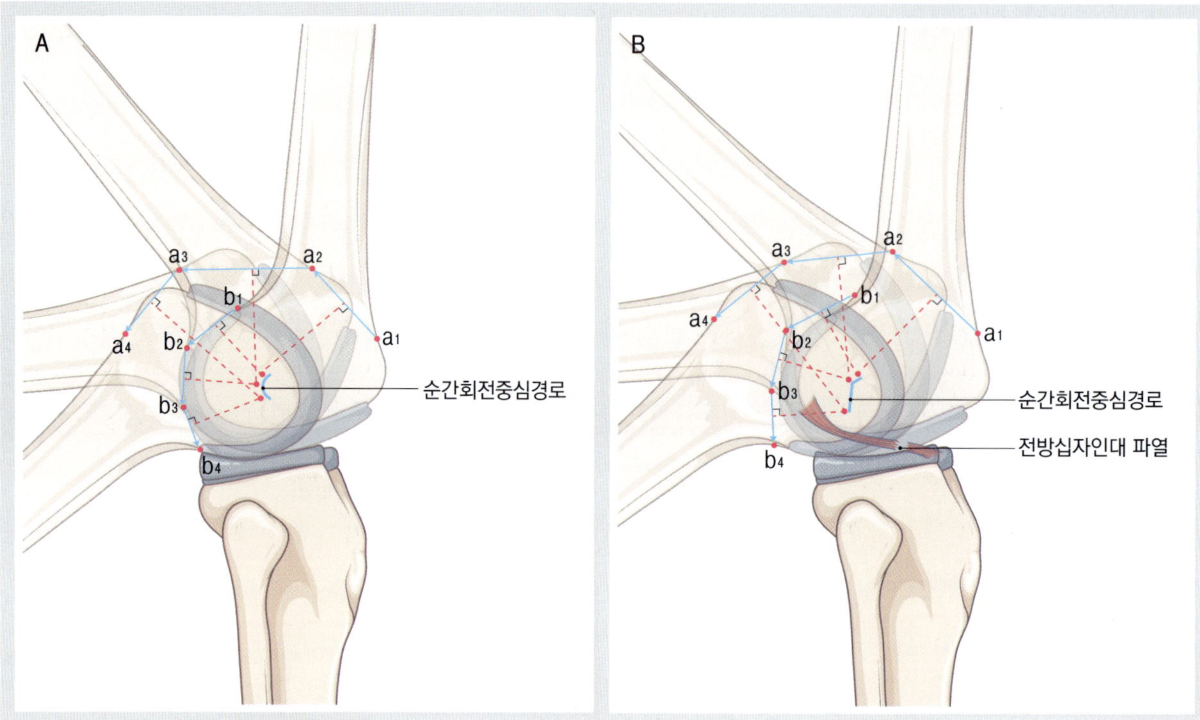

그림 4.9 A: 정상 무릎에서 닫힌고리 무릎관절 굽힘 운동 시 순간회전중심경로, B: 전방십자인대 파열 시 예상 순간회전중심경로

간회전중심경로는 변화가 발생할 것이다. 예를 들어, 어깨뼈를 위쪽돌림(upward rotation)시키는 근육인 위등세모근(upper trapezius), 아래등세모근(lower trapezius), 앞톱니근(serratus anterior)이 서로 다른 방향에서 작용하여 어깨뼈를 위쪽돌림시킨다. 만약 아래등세모근과 앞톱니근의 근력 약화가 있을 경우 위등세모근이 우세하게 작용하게 되면, 어깨뼈는 위쪽돌림보다 올림(elevation)이 더 많이 발생하여 순간회전중심이 정상보다 위쪽으로 이탈할 것이다(Sahrmann, 2002). 이러한 순간회전중심과 순간회전중심경로를 정확하게 알아보기 위해서는 방사선 촬영이 필요하다. 어깨관절, 척추관절, 무릎관절, 발목관절 등에서 순간회전중심과 순간회전중심경로를 육안으로 정확히 평가하는 것은 불가능하다.

4) 순간회전중심, 순간회전중심경로 평가에 대한 문제점

관절에서 일어나는 순간회전중심과 경로는 관절 운동이 정상인가 또는 비정상인가를 판결하는 데 중요한 기준이 된다. 순간회전중심, 순간회전중심경로에 대한 검사는 이론적으로 건강한 관절 운동시스템을 정의하고, 운동손상의 기전을 설명하는 방법으로는 유용하다. 하지만 이것을 이용하여 관절기능을 평가하는 데는 몇 가지 제한점이 있다. 첫 번째, 방사선 촬영이나 영상분석시스템이 없는 경우에는 활용하기 불가능하다. 또한 반복적인 X-ray 노출은 건강에도 위험하여 치료 전후 즉각적인 변화를 알아보기 위해 자주 촬영하기 어렵다. 또한 방사선은 시간적 제약과 비용적인 문제가 있다. 두 번째, 방사선 촬영은 자연스럽게 움직이는 동작을 할 때 촬영되는 것이 아니라 인위적으로 세팅해 놓은 기본 자세에서만 측정이 가능하다. 또한 움직이지 않은 정적인 상태에서 촬영하기 때문에 움직일 때의 나타나는 많은 운동학적 요소(3축의 운동, 속도, 가속도)를 평가할 수 없다. 세 번째, 시각적으로 순간회전중심을 측정 또는 평가할 수 없다. 특히 피부나 근육층 아래에서 움직이는 뼈(골반, 어깨뼈, 척추)는 육안으로 추적이 불가능하다. 네 번째, 아직 명확한 표준 기준(standard criteria)이 없다. 예를 들어, 어깨관절 굽힘 시 어깨뼈 순간회전중심경로의 정상값이 무엇인지 그리고 객관적인 평가방법이 무엇인지 연구되지 않았다. 다섯 번째, 대부분의 순간회전중심경로에 대한 자료는 한 축에 대한 것이다. 어깨뼈 위쪽돌림 시 X축, Y축, Z축의 3차원 운동이 발생하지만, 대부분 한 축에서 발생하는 순간회전중심을 기술하고 있다. 이러한 제한점 때문에 순간회전중심경로는 이론적이고 실험실에 국한된 개념이며, 실제 임상 현장에서는 사용되지 못하고 있다.

5) 순간회전중심과 순간회전중심경로와 KEMA 접근법의 연관성

인체에서 발생하는 운동패턴을 알아보기 위해서는 관절의 각도를 측정하거나 각속도, 각가속도를 측정하는 방법이 있다. 또한 운동의 경로는 궤적(trajectory)을 통해 측정할 수 있다. 궤적은 두 축의 좌표를 가지고 형성되는 것으로 물체가 움직인 경로를 의미한다(그림 4.10).

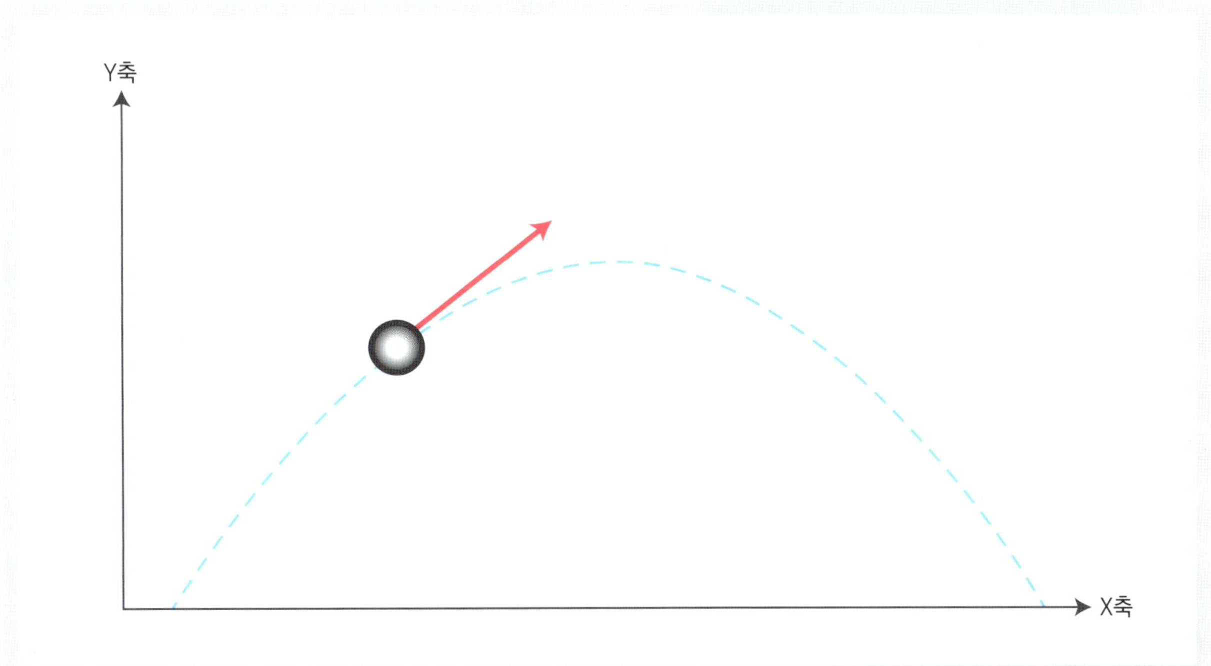

그림 4.10 두 축의 좌표를 이용한 궤적을 이용하여 움직임 분석

그림 4.11과 4.12처럼 어깨관절을 반복적으로 안쪽 및 가쪽돌림을 할 때 팔꿈치머리(olecranon)에 부착한 마커에 대한 궤적을 그려보면 어깨관절이 정상적인 사람과 비정상적인 사람 간의 차이를 확인할 수 있다.

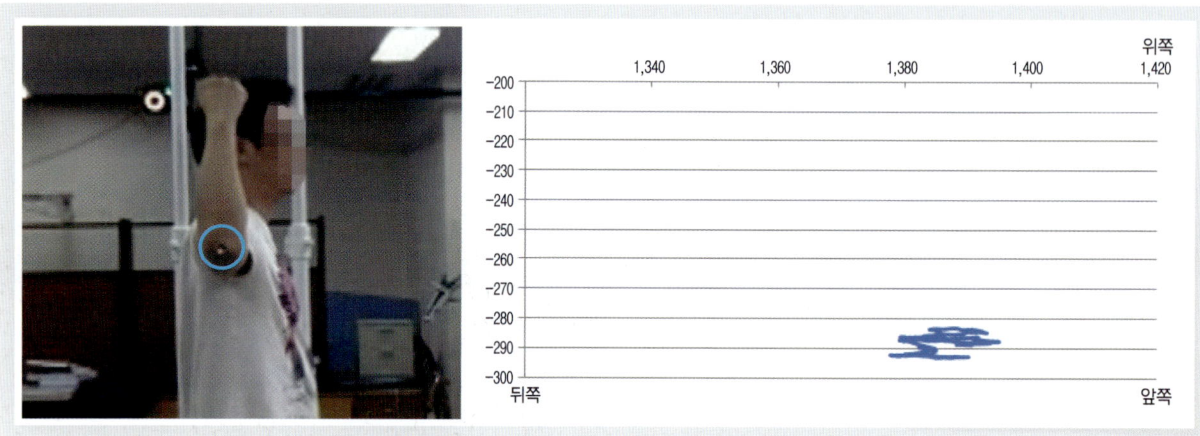

그림 4.11 어깨관절 회전이 정교하게 조절된 사람의 팔꿈치머리의 움직임 궤적

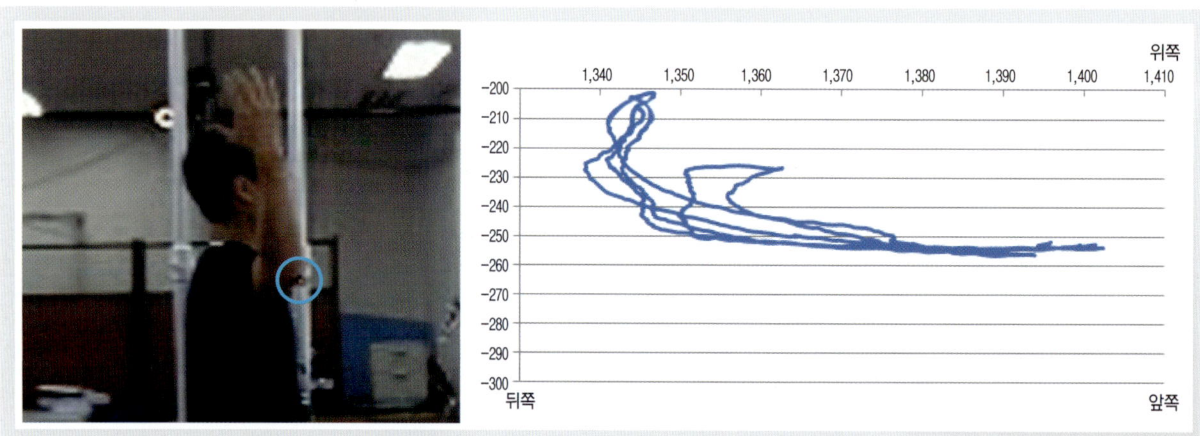

그림 4.12 어깨관절 회전 조절이 비정상적인 사람의 팔꿈치머리의 움직임 궤적

어깨관절에서 회전을 할 때 x, y 좌표를 이용한 궤적을 그려 보면 위팔뼈머리(head of humerus)가 어깨뼈 관절오목(glenoid fossa)에 밀착되어 회전이 일어난다면 위팔뼈가 단단한 분절(rigid segment)이기 때문에 그림 4.11의 궤적처럼 전후, 상하의 이동이 적게 발생하면서 어깨관절에서 회전이 발생할 것이다. 그러나 그림 4.12의 궤적은 팔꿈치머리가 전후, 상하로 많이 움직인 경로를 보인다. 이 경우에는 어깨관절에서 회전이 정교하게 조절된 것이 아니다. 인체의 관절면은 기계처럼 오목면(concave surface)과 볼록면(convex surface)이 완벽하게 볼과 소켓처럼 밀착되어 있지 않고, 약간의 느슨함(lacxity)이 존재하기 때문

에 한 축에서 회전 중심을 기계 조인트처럼 완벽하게 유지하고 회전하는 것은 불가능하다. 그러나 어깨관절에 문제가 있는 경우에는 정상적인 회전 궤적보다 상하, 좌우 이동 거리가 현저하게 증가한다. 그림 4.13은 어깨관절에 회전이 비교적 정교하게 유지된 사례로 어깨 회전 시 마커의 궤적이 최초의 위치에서 5cm 범위를 유지하고 있다.

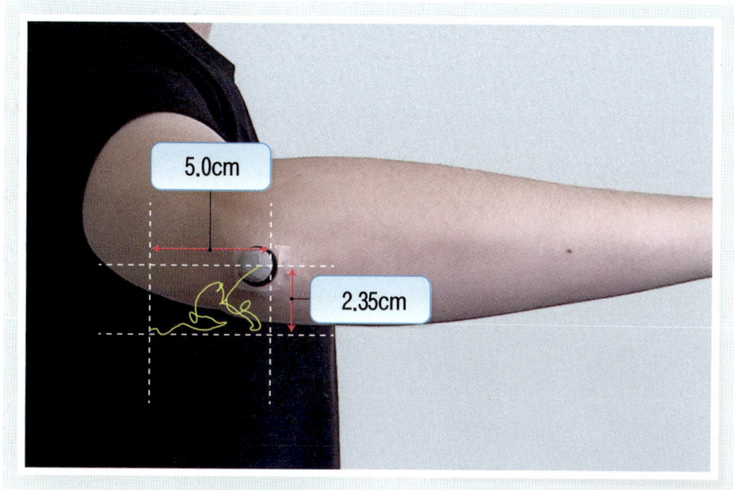

그림 4.13 어깨관절 안쪽돌림/가쪽돌림 시 궤적을 통해 측정한 회전중심 이동 경로

아직 정상 기준은 없지만, 많은 대상자를 통해 얻은 자료를 바탕으로 평균적으로 상하, 좌우 경로 이동이 5cm 범위를 벗어나게 되면 회전이 정교하게 조절되지 않는 것으로 간주할 수 있다. 그림 4.14의 사례는

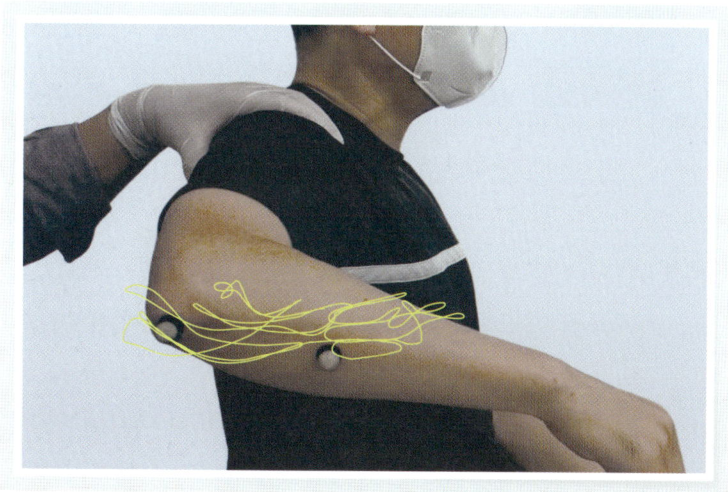

그림 4.14 어깨관절 회전 시 비정상적인 궤적. 궤적이 전후, 상하로 많이 움직임

어깨관절 회전조절의 정교함을 확인하기 위하여 팔꿈치머리에 반사마커를 부착하고 어깨관절 벌림 90°와 팔굽관절 굽힘 90°를 유지한 채 회전을 했을 때 마커가 움직인 궤적을 동작 분석 시스템을 이용하여 그린 것이다. 어깨 회전 시 통증을 호소했던 사례로 회전 궤적이 앞, 뒤로 많이 이동하는 것을 볼 수 있다.

특별한 측정 장비 없이 회전 조절이 잘되는지 확인하는 방법으로는, 대상자의 어깨관절 벌림 90°와 팔꿉관절 굽힘 90°로 유지한 상태에서 최초의 팔꿈치머리 위치에 검사자의 손가락을 위치시키고, 대상자에게 최초의 90° 자세를 유지하면서 어깨관절을 회전하라고 지시했을 때, 회전 시 검사자의 손가락 끝과 팔꿈치머리 사이의 거리를 측정해 보면 확인할 수 있다. 그림 4.15의 대상자는 안쪽돌림 시 어깨관절 뒤쪽에 통증을 호소하는 남성이었고, 회전조절 검사 시 안쪽돌림을 할 때 팔꿈치머리가 뒤쪽으로 현저하게 이동하는 것을 확인할 수 있다.

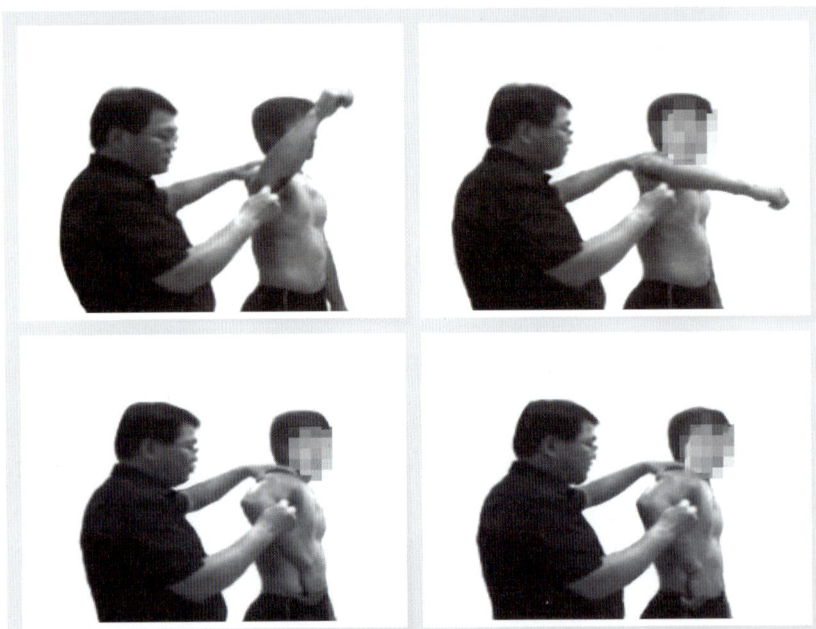

그림 4.15 어깨관절 회전조절 검사

그림 4.16은 어깨뼈를 위쪽돌림을 할 때 어깨뼈봉우리(acromion)와 어깨뼈가시(spine of scapula)에 마커를 부착하고 뒤쪽에서 카메라를 이용하여 촬영한 후, 동작 분석 시스템을 이용하여 궤적을 그린 것이다. 그림 4.16A는 비교적 양호한 호(arc)를 이루는 궤적을 보이면서 위쪽돌림한 경우이다. 그림 4.16B의 경우는 호 성분이 적고 직선 형태의 궤적을 보이고 있다. 궤적을 추정하여 어깨뼈 위쪽돌림 각도를 측정한 결과, 그림 4.17A에서는 어깨뼈 위쪽돌림이 45° 일어났고, 그림 4.17B에서 어깨뼈 위쪽돌림이 30° 일어났다.

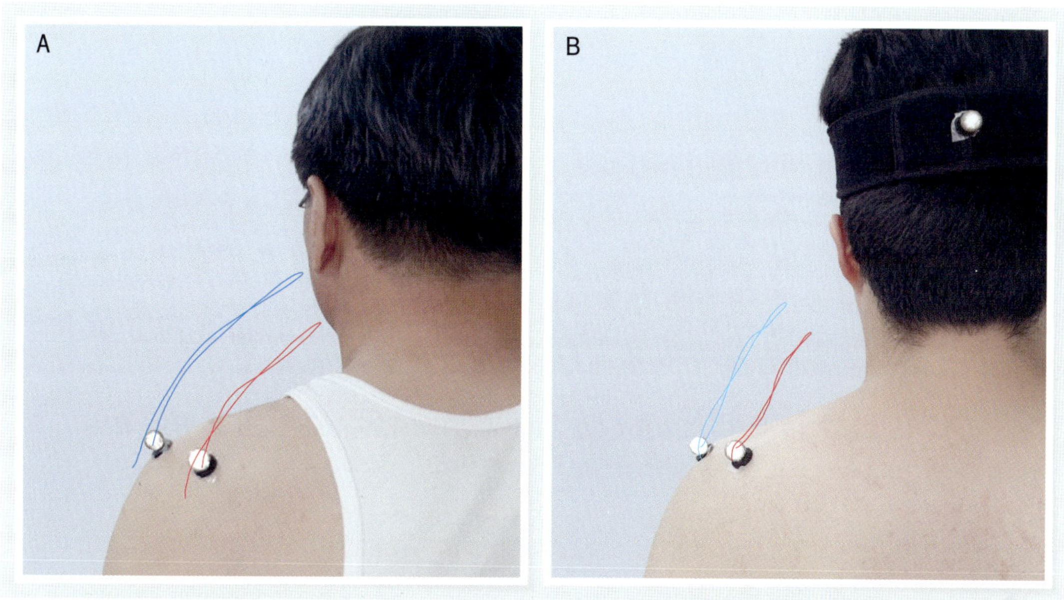

그림 4.16 어깨뼈 위쪽돌림 궤적. A: 정상적인 어깨뼈 위쪽돌림 궤적, B: 어깨뼈 위쪽돌림이 부족한 궤적

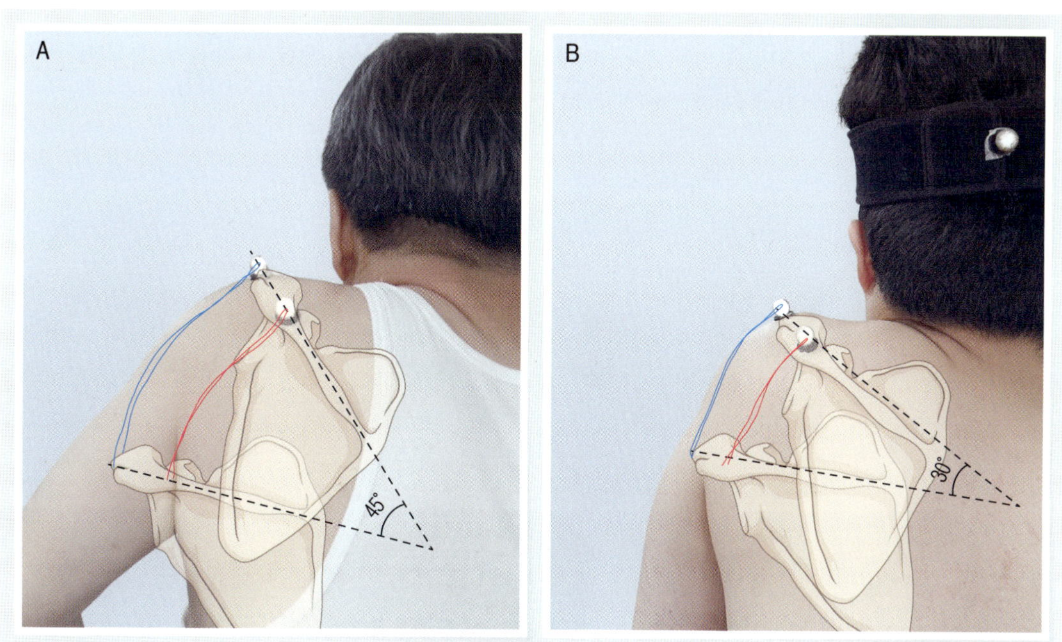

그림 4.17 궤적을 이용하여 추정한 어깨뼈 위쪽돌림 각도. A: 45°, B: 30°

그림 4.18은 목과 위쪽 등뼈에 만성통증이 있는 대상자로 어깨뼈 위쪽돌림 시 측정한 궤적이다. 그림 4.17A와 비교하여 궤적의 크기가 매우 작은 사람으로, 어깨뼈의 위쪽돌림이 매우 제한된 사례이다.

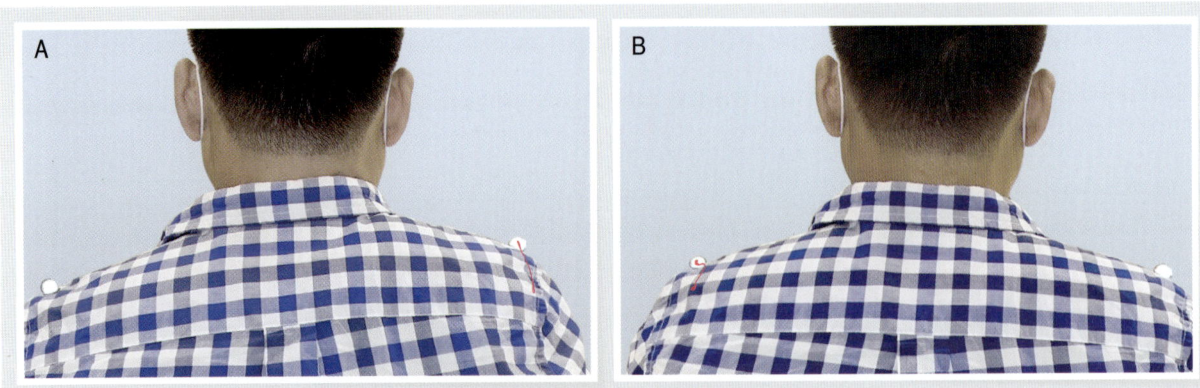

그림 4.18 목과 위쪽 등뼈에 통증이 있는 대상자에서 어깨뼈 위쪽돌림 시 측정한 궤적.
A: 오른쪽 어깨뼈 위쪽돌림 시 궤적, B: 왼쪽 어깨뼈 위쪽돌림 시 궤적

동작 분석 시스템 사용이 불가능한 경우에는 귓볼과 어깨뼈봉우리 간격으로 어깨뼈 위쪽돌림 각도를 예측할 수 있다. 어깨뼈를 위쪽돌림했을 때 귓볼과 어깨뼈봉우리 사이에 네 손가락 폭의 간격이라면 어깨뼈 위쪽돌림은 약 20°, 세 손가락 폭의 간격은 35°, 두 손가락 폭의 간격이라면 약 50°의 위쪽돌림이 발생한 것으로 추정할 수 있다(그림 4.19). 이때 머리와 목뼈는 중립을 유지해야만 한다. 실제적으로 방사선 촬영으로 순간회전중심경로를 측정하기 어려운 경우에는 궤적을 이용하여 관절의 회전이 정교하게 조절되는지 평가할 수 있다.

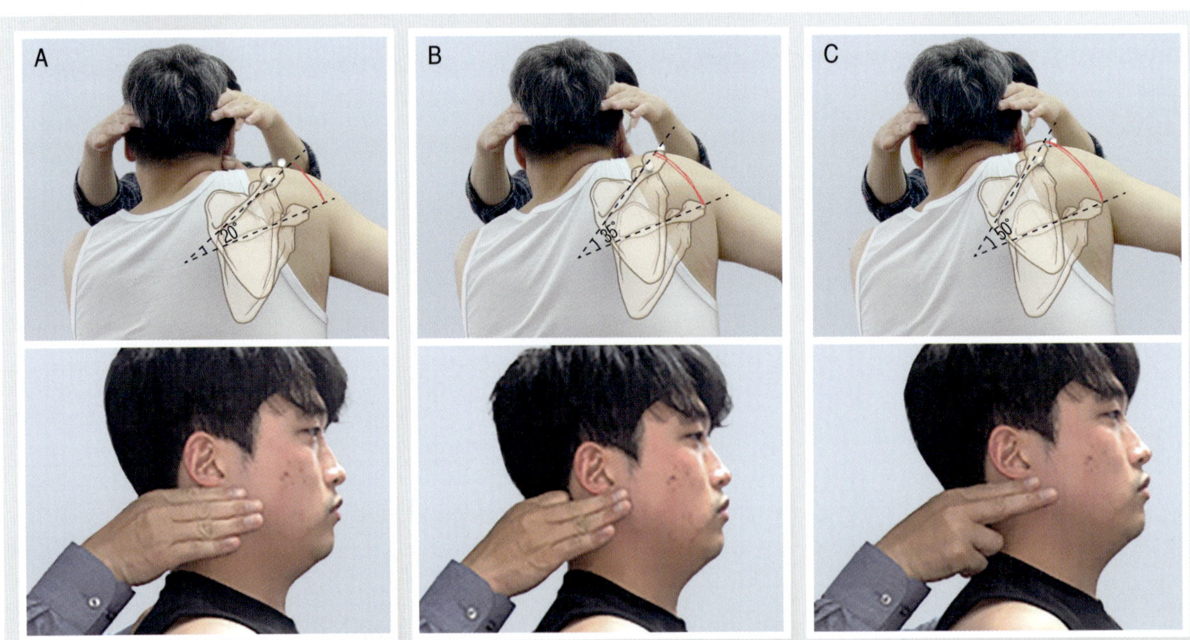

그림 4.19 귓볼과 어깨뼈봉우리 사이 거리로 추정한 어깨뼈 위쪽돌림.
A: 네 손가락 폭, B: 세 손가락 폭, C: 두 손가락 폭

CHAPTER

5

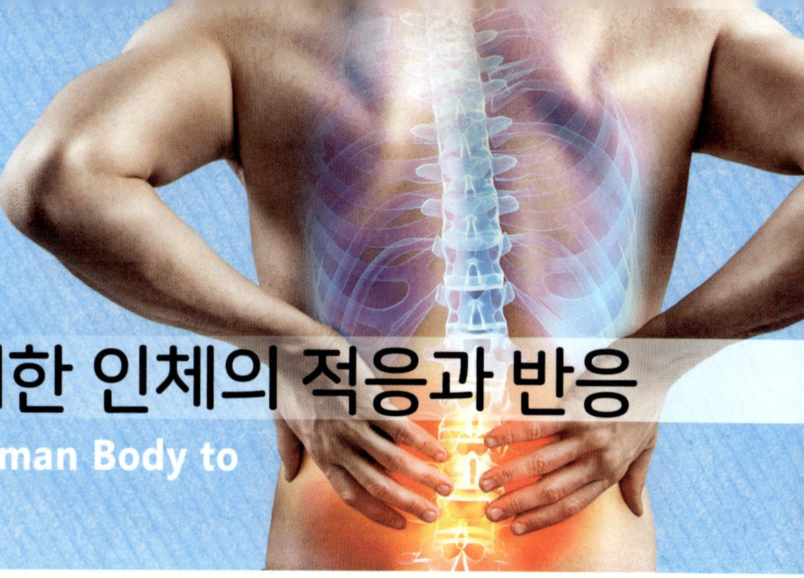

물리적 스트레스에 대한 인체의 적응과 반응

Adaptation and Response of Human Body to Physical Stress

1 물리적 스트레스

인간의 몸은 물리적 스트레스(physical stress)를 지속적으로 받으며, 그 스트레스에 반응한다(Muller & Maluf, 2002). '스트레스(stress) = 힘(force)/면적(area)'이다. 물리적 스트레스는 조직의 단위 면적에 작용하는 힘 또는 부하(load)를 의미한다. 인체는 물리적 스트레스에 반응적(reactive)이며, 스트레스에 적응(adaptation)하는 특성을 가지고 있다. 인체가 받는 스트레스 수준은 작용하는 스트레스의 크기(magnitude), 시간(time), 방향(direction)의 합성 값(composite value)에 의해 결정된다. 스트레스의 크기는 주어진 시간에 단위 면적당 작용하는 힘(force per unit area)이다. 스트레스의 크기는 적은 것에서 큰 충격을 주는 강한 것도 있을 수 있다. 예를 들어, 우리가 인식하지 못하는 중력도 있고, 자동차 사고 시 강하게 충격을 받아 큰 손상을 받거나 사망하는 경우도 있다. 스트레스를 받는 시간 요소(time factor)에는 기간(duration), 반복 횟수(number of repetition), 비율(rate)에 따라 스트레스의 정도는 달라질 수 있다. 100번 반복하더라도 8시간에 걸쳐 하는 것과 10분 동안 하는 것은 스트레스 수준에 차이가 있다. 인체에 부상을 초래하는 과도한 스트레스는 세 가지 경우로 인해 발생한다. 첫째는 단기간에 고강도의 스트레스가 조직에 가해지는 경우, 둘째는 낮은 강도의 스트레스가 오랫동안 지속적으로 조직에 가해지는 경우, 셋째는 중간 정도의 스트레스가 여러 번 조직에 가해지는 경우이다. 피로골절(fatigue fracture)은 낮은 강도가 오랜 기간 조직에 가해져서 발생하는 경우일 것이다. 장시간 컴퓨터 사용으로 인한 누적 손상(cumulative injury)이 원인이 되는 손목굴증후군(carpal tunnel syndrome)은 세 번째 유형일 것이다.

2 물리적 스트레스에 영향을 미치는 요소

스트레스 수준에 영향을 주는 요소로는 운동과 정렬 요소(movement and alignment factor), 외적 요소(extrinsic factors), 정신사회적 요소(psychosocial factor), 생리학적 요소(physiological factor)가 있다. 운

동과 정렬 요소에 속하는 것은 근수행(muscle performance)으로 근육이 발생하는 힘과 근육 길이, 운동조절(motor control), 자세와 정렬, 신체활동, 직업, 취미, 일상생활이 포함된다. 외적 요소에 속하는 것은 보조기, 테이핑, 보조도구, 신발, 인체공학적 환경(ergonomic environment), 중력이 포함되며, 생리학적 요소에는 복용하는 약물, 연령, 성별, 질병, 비만 등이 포함된다. 인체는 위에 열거한 모든 요소들에 의해 지속적으로 물리적 스트레스를 받고 있다(Muller & Maluf, 2002).

3 물리적 스트레스에 대한 조직의 반응

물리적 스트레스는 실제적으로 세포수준까지 영향을 미쳐 조직/기관(tissue/organ)에 영향을 준다. 인체가 물리적 스트레스를 받는 정도가 감소되면 골조직에 골무기질밀도(bone mineral density), 골 강도가 감소하고, 근육은 수축 단백질(contractile protein), 근섬유직경(muscle fiber diameter), 최대 근력, 파워가 감소하고, 힘줄(tendon)과 인대(ligament)는 단면적(cross sectional area), 강도(strength), 뻣뻣함(stiffness)이 감소하며, 연골(cartilage)은 프로테오글리칸(proteoglycan) 양, 강도, 뻣뻣함이 감소할 것이다. 신경근(neuromuscular)에서는 최대방사율(maximum discharge rate)이 감소하고, 동원역치(recruitment threshold)가 증가할 것이다. 반대로 조직의 변화를 유발할 정도로 높은 수준의 물리적 스트레스가 인체에 가해지면 감소했을 때의 반대 현상이 발생한다. 그러나 조직의 내성(tolerance) 이상의 과도한 스트레스가 조직에 가해지면 골조직에서는 골절, 근육, 힘줄, 인대 조직에서는 좌상(strain) 또는 염좌(sprain)가 발생하며, 연골에서는 퇴행성 변화(degenerative change) 또는 파열(tear)이 발생할 것이다.

인체가 극단적으로 물리적 스트레스를 받지 않거나 극단적으로 과도한 물리적 스트레스를 받게 되면 사망하는 경우도 발생한다. 근골격계의 건강을 유지하기 위해서는 인체의 각 조직에 일정 수준의 적당한 스트레스 수준을 유지해야 한다. 만약 인체 조직의 기능을 유지할 정도의 스트레스보다 낮은 강도의 부하 상태에서 장기간 지내는 경우, 예를 들어 근육에 장기간 부하를 주지 않으면 근위축이 발생하고, 신체 내성이 감소되어 부상을 당하는 역치(threshold)가 낮아져 쉽게 부상이 발생할 수 있다. 반대로 평상시 유지하고 있는 스트레스 수준보다 더 큰 스트레스를 조직에 제공하면 신체의 내성(골밀도, 근비대, 근력, 결합조직 단면적, 강도 증가)이 증가되어 부상에 대한 역치가 높아져 부상 발생이 감소할 것이다.

조직의 반응을 유도하는 데 필요한 스트레스 역치(stress threshold)는 개인마다 매우 다르다. 즉, 자극되는 스트레스 수준에 조직의 반응 정도는 개인에 따라 매우 다르다. 예를 들어, 평소에 운동을 하지 않아 근위축이 있는 사람은 저강도의 부하에도 조직이 반응하여 근력이 증가하고, 근섬유의 크기가 커질 것이다. 하지만 주기적으로 고강도의 근력운동을 하여 이미 근비대(muscle hypertrophy)와 근력이 거의 최대에 도달된 사람의 경우에는 매우 큰 부하로 스트레스를 제공해야 조직이 반응할 것이다. 조직 적응(tissue adaptation) 역치는 자극되는 스트레스 수준, 조직이 반응할 수 있는 수준 그리고 생리학적 요소로 성별, 연령, 복용하는 약 등 다양한 변수가 복잡하게 상호 작용한다. 이 때문에 조직적응 역치에 대한 절대값은 현재까지 알 수 없고 사람마다 다르다. 이 때문에 평가를 통해 개인에 적합한 개별화(individualized)된 스트레스 수준을 제공하여야 한다. 그러므로 개개인 수준을 평가하기 위한 정량적인 운동분석이 필요하다.

4 물리적 스트레스의 방향

물리적 스트레스의 방향은 인장(tensile), 압박(compression), 전단(shear), 비틀림(torsion)이 있고 하나의 방향으로만 스트레스를 받는 경우도 있지만 3가지 방향으로 동시에 작용될 수도 있다. 예를 들어, 목뼈를 중립자세로 유지하고 앉아 있는 경우에는 단순히 압박 스트레스만 가해진다. 만약 목뼈를 굽힘하고 앞으로 머리를 내밀면서 회전을 하게 되면 목뼈 앞쪽에서는 압박이 발생하고 목뼈 뒤쪽 인대와 연부조직에는 인장 스트레스와 머리를 앞으로 내밀면 앞쪽 전단 스트레스, 회전이 있으면 비틀림 스트레스가 동시에 발생할 수 있다. 만약 앞쪽 목갈비근(anterior scalene)에 단축(shortness)이 있는 사람이 머리를 뒤당김(retraction)할 때, 그림 5.1처럼 압박과 뒤쪽 전단 스트레스가 증가할 것이다.

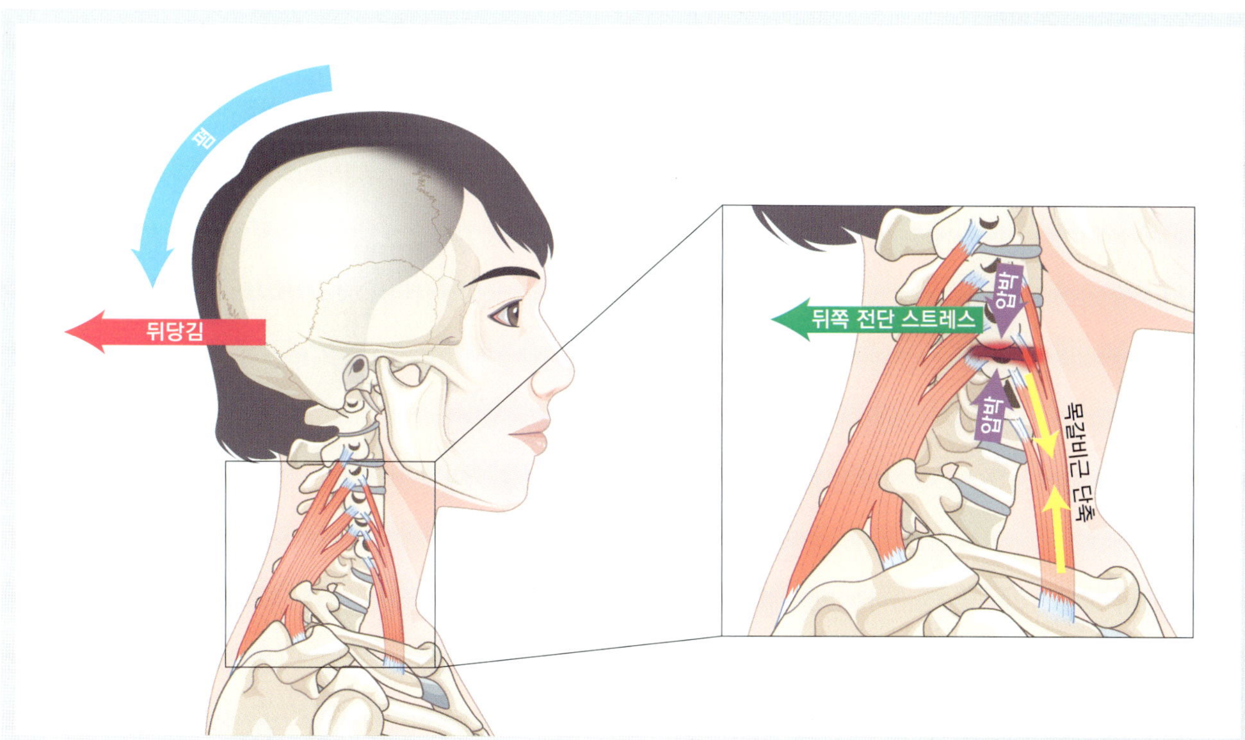

그림 5.1 앞쪽 목갈비근에 단축이 있는 사람이 머리 폄과 뒤당김 시 발생하는 압박과 뒤쪽 전단 스트레스의 예

5 압박 스트레스

압박 스트레스와 관련된 문제로 인한 신경 포착(nerve entrapment)이 다양한 부위에서 발생할 수 있다. 상완신경총(brachial plexus), 긴가슴신경(long thoracic nerve), 등쪽어깨신경(dorsal scapular nerve)이 목갈비근에 압박을 받을 수 있고, 큰뒤통수신경(greater occipital nerve)이 머리반가시근(semispinalis capitis)에 의해 압박을 받을 수가 있다(그림 5.2).

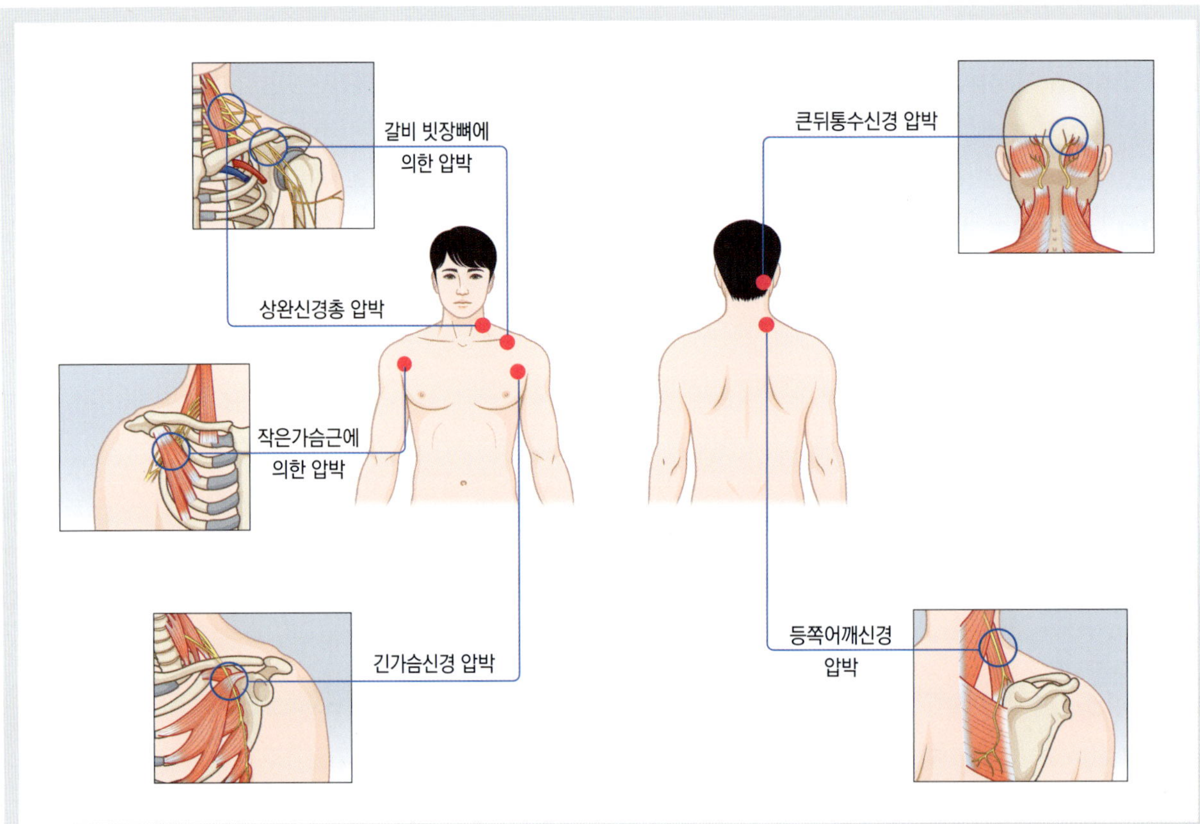

그림 5.2 압박으로 발생하는 여러 부위의 신경 포착

또한 압박은 체중을 지지하는 관절에 작용하므로 적당한 압박은 관절 건강에 유용하지만, 과도한 관절 압박은 그림 5.3에서처럼 연골의 퇴행성 변화를 초래할 수 있다. 척추관절은 자세의 변화에 따라 압박 스트레스를 받는 부위가 달라진다. 척추관절 앞쪽에 센서를 넣고 중립자세를 유지할 때는 5mmHg의 압력 스트레스를 받지만(그림 5.4B), 척추를 굽히면 19mmHg의 압박 스트레스가 발생한다(그림 5.4C). 후관절(facet) 관절면에 센서를 넣고 척추관절을 펴게 되면 후관절의 압력이 13mmHg로 증가한다(그림 5.5).

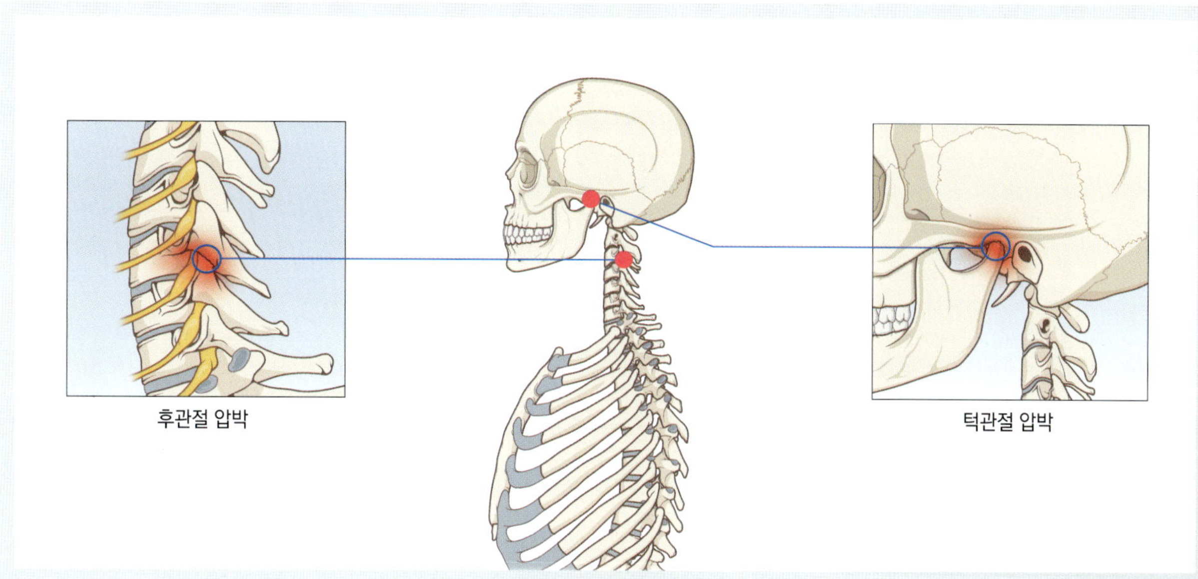

그림 5.3 압박에 의한 관절의 퇴행성 변화

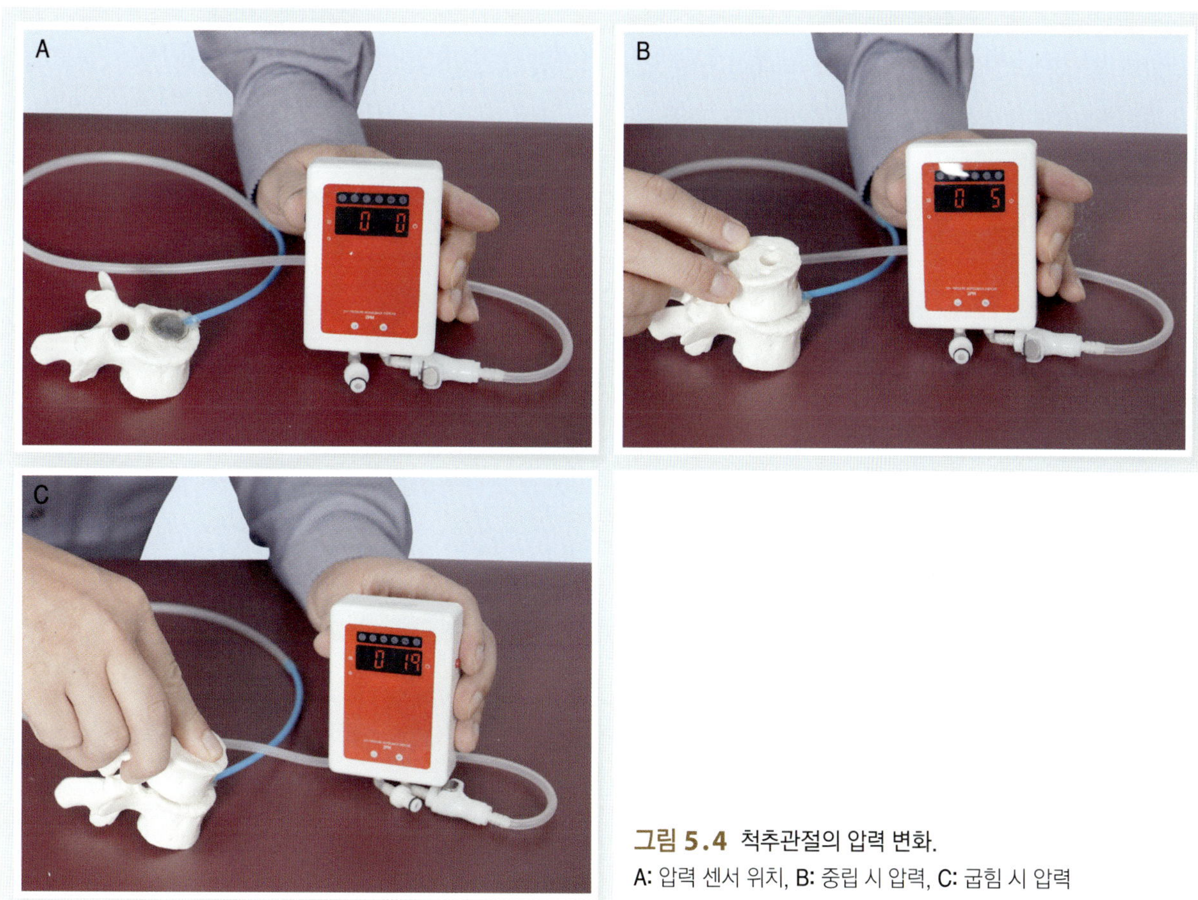

그림 5.4 척추관절의 압력 변화.
A: 압력 센서 위치, B: 중립 시 압력, C: 굽힘 시 압력

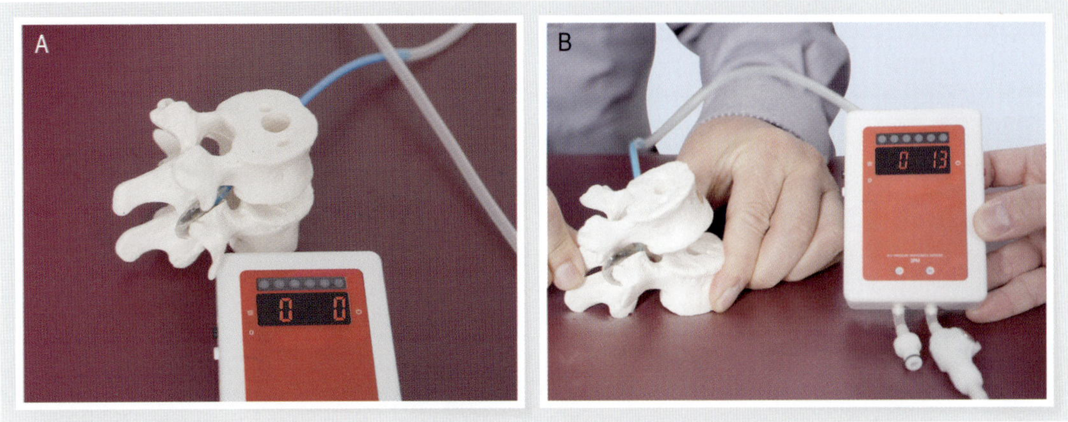

그림 5.5 **척추 후관절의 압력 변화.** **A:** 중립 시, **B:** 폄 시 후관절의 압력: 13mmHg

발바닥에 과도한 압박 스트레스가 발생하면 스트레스에 적응하기 위해 굳은살(callus)이 발생하고, 굳은살이 심해지면 통증을 유발할 수 있다. 그림 5.6은 보행 시 과도한 압박에 의해서 2번째 발허리뼈머리(metatarsal head) 아래에 생긴 딱딱한 굳은살이다. 이 대상자는 보행 시 통증이 발생하여 출퇴근 시 자전거를 이용하였다. 주기적으로 수술을 통해 굳은살을 제거했지만 제거 후 보행을 하면 다시 굳은살이 생겼다. 발바닥에 과도한 압박 스트레스에 대한 반응으로 굳은살이 생겨 보행 시 통증이 유발된 경우이다. 보행 시 과도한 압박을 받는 스트레스를 줄이기 위한 운동과 보행 교정을 실시한 지 6개월 후, 굳은살은 현저하게 감소하였고 통증 없이 정상 보행이 가능해졌다.

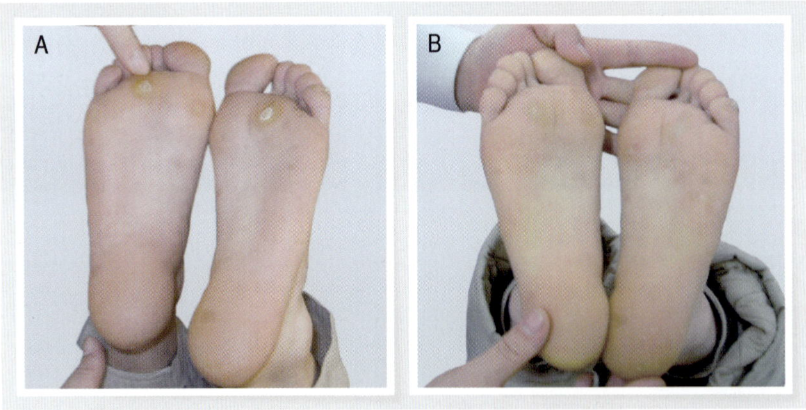

그림 5.6

A: 보행 시 국소적인 높은 압박에 의해 발생한 굳은살, **B:** 압박 스트레스를 감소시키는 운동과 보행 교정 6개월 후 굳은살이 없어짐

6 인장 스트레스

인장(tensile) 스트레스가 과도하게 가해지면 힘줄 및 인대에 파열 또는 염좌가 발생할 수 있고, 근육에 좌상이 발생할 수 있으며, 이로 인한 염증과 통증이 발생할 수 있다(그림 5.7). 더 강한 인장 스트레스가 작용하면 인대, 힘줄, 근육에 파열이 발생할 수 있다.

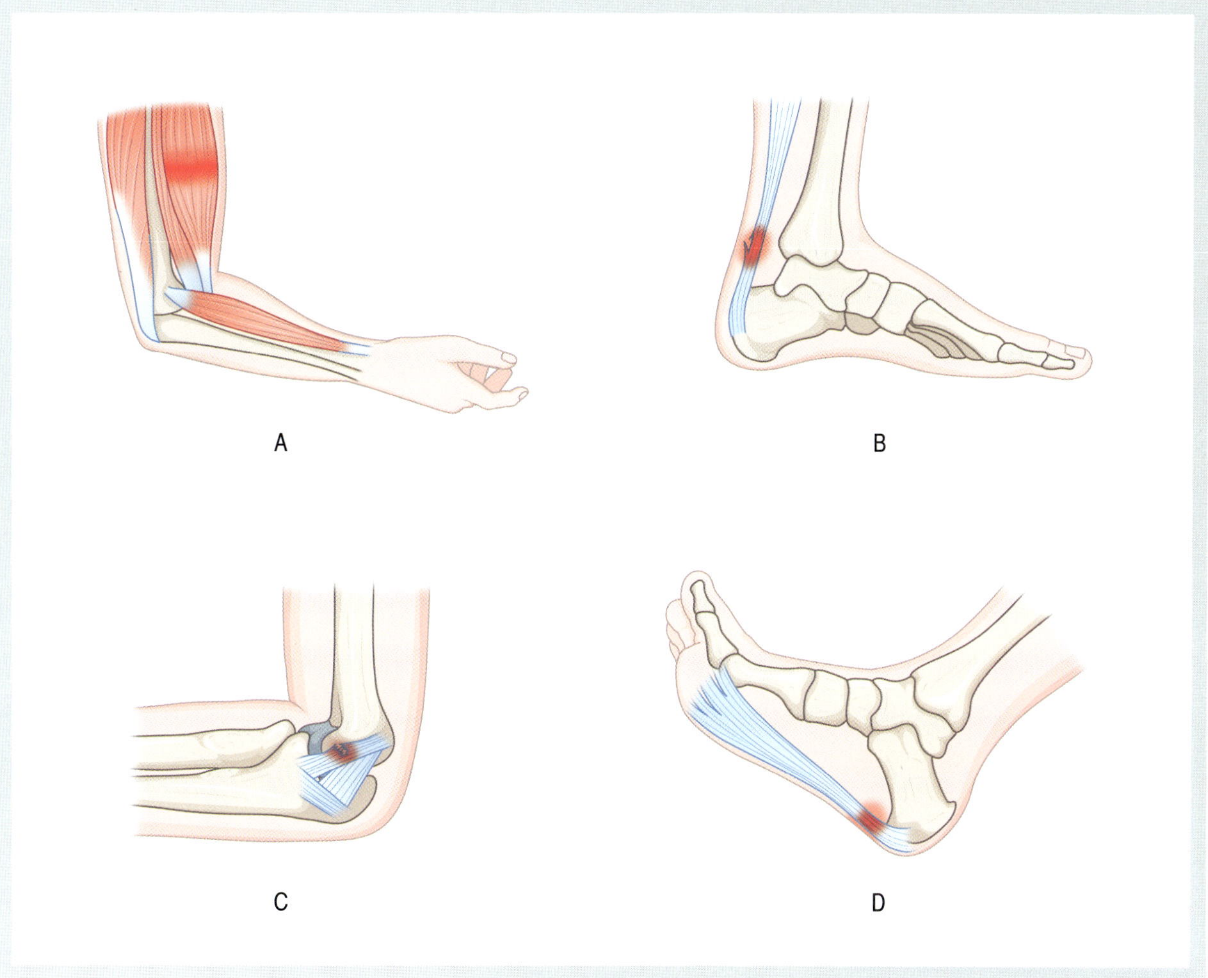

그림 5.7 인장 스트레스.
A: 근육 좌상, B: 힘줄 염좌, C: 인대 염좌, D: 근막 좌상

7 물리적 스트레스와 KEMA 접근법의 연관성

신체에 가해지는 힘 = 질량(mass) × 가속도(acceleration)이며, 스트레스 = 힘/면적이다. 인체에 가해지는 스트레스를 적절히 조절하는 것은 인체 조직을 건강하게 유지할 수 있다는 좋은 측면이 있지만, 인체가 가지고 있는 내성의 한계를 초과하면 조직에 손상을 받을 수 있다. 그렇기 때문에 인체에 가해지는 스트레스를 조정하기 위해서는 여러 가지 변수를 고려해야 한다. 여러 변수 중 질량의 조절이 중요하다. 만약 개인 근력이 약한 사람이 무거운 중량을 들어 올리는 작업을 한다면, 작업 중량을 줄여 주거나 관절에 부담이 가지 않는 방법으로 물리적 부하 스트레스를 조절할 수 있을 것이다. 작업 중량을 감소시키는 방법이나 작업 방법 개선이 불가능한 작업환경이라면 다른 전략으로 인체의 내성을 향상시켜 부상 가능성을 낮추는 것이다.

스트레스 크기와 관련된 또 다른 변수는 가속도이다. 스트레스의 크기를 조절하는 방법 중에 하나는 가속도를 조절하는 것이다. 운동의 속도를 조절하게 되면 가해지는 힘이 감소하고, 그로 인해 인체에 가해지는 스트레스를 줄여 줄 수 있다. 마지막 전략은 스트레스가 작용하는 면적을 조정하는 것이다(Kwon & Mueller, 2001). 척추를 중립으로 유지할 때 각 추체 관절면 전체에서 스트레스를 받지만 과도한 폄, 과도한 굽힘과 같은 자세를 취하면 압박 스트레스가 증가될 수 있다. 척추 폄 자세에서 압박 스트레스가 가해지는 경우에는 후관절에 압박이 집중될 것이고, 과도한 굽힘은 추체 앞쪽에 압박 스트레스가 집중될 것이다.

인체에 가해지는 스트레스는 인장, 압박, 전단, 비틀림이 있고, 압박의 유형에 따라 조직에 가해지는 스트레스는 다르며, 조직의 적응도 달라진다. KEMA 접근법은 인체가 받는 스트레스의 방향과 강도, 인체 내성을 운동분석을 통해 평가하고 질량, 가속도, 단면적, 인체 내성, 스트레스 방향을 조율하여 근골격계 시스템에 건강을 증진시키고 부상을 방지하는 것이다. 과도한 물리적 스트레스에 노출되어 이미 운동손상, 운동 장애(movement dysfunction)와 관련된 근골격계 통증이 있다면, 스트레스의 유발 기전을 찾아서 해결하는 다양한 기법을 통해 운동손상을 개선하고 정상적인 운동으로 회복하여 근골격계 통증의 근본 원인을 해결함으로써 통증 없는 건강한 삶을 향유하게 될 것이다.

8 인체의 보상운동

보상이란 신체의 구조 또는 기능에 제한, 부족, 손상에 대하여 균형을 맞추는(counterbalancing) 것이다. 인간은 신체 구조나 기능에 문제가 발생하면 기능유지와 균형을 맞추기 위해 다양한 방법으로 보상운동을 만들어간다. 통증을 피하기 위해, 충격을 흡수하기 위해, 나쁜 자세를 유지하기 위해 보상(compensation)을 한다. 보상운동이 지속되면 새로운 운동패턴을 만들어 습관이 되고, 습관화된 운동패턴을 일상생활에서 지속적으로 사용한다. 이러한 보상운동은 초기에는 보상이 발생하는 관절에 통증이나 심각한 문제가 발생되지 않는다. 통증을 느끼지 못하기 때문에 지속적으로 보상운동이 발생하는 관절에서 특정 방향으로 스트레스가 누적되어 누적손상(cumulative injury)을 유발한다. 인체 운동시스템에서 발생하는 보상운동은 다양하다.

1) 심부에 대한 표층근육 보상

척추에는 척추뼈 근처에 위치한 심부근육이 있고 이러한 심부근육은 척추관절을 중립으로 유지시키고 안정화시켜 주는 근육이다. 목뼈에서는 앞쪽에 긴머리근(longus capitis), 긴목근(longus colli)이 있고, 뒤쪽에 가시사이근(interspinales), 가로돌기사이근(intertransversarii), 돌림근(rotators), 뭇갈래근(mutifidus) 등이 있다. 이러한 근육들은 목뼈에서 기시하고 정지하는 근육으로 근육의 크기가 작고, 짧아 큰 힘을 발생시키기보다는 자세유지에 기여하며 고유수용성감각(proprioceptive sense) 기능을 한다. 허리뼈에서는 뒤쪽에 뭇갈래근, 가시사이근, 가로돌기사이근, 앞쪽에는 배가로근(transverse abdominis), 배속빗근(internal abdominal oblique) 중 가슴허리근막(thoracolumbar fascia)에 붙어 있는 근육과 위쪽에는 가로막(diaphragm), 아래에는 골반바닥근(pelvic floor)이 안쪽 코어(inner core)를 구성하는 심부근육으로 작용한다(그림 5.8).

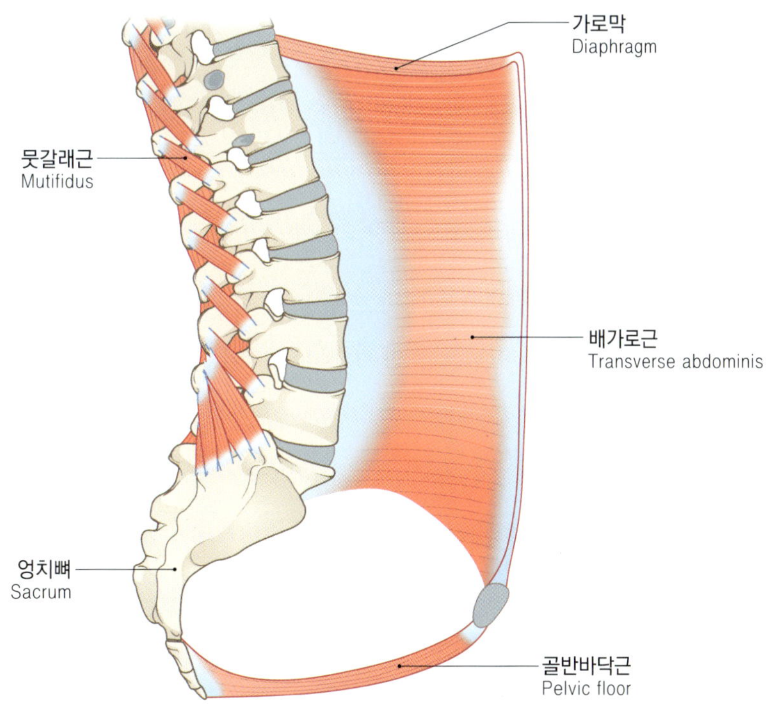

그림 5.8 안쪽 코어를 구성하는 근육

이러한 심부근육들이 잘 작용하는지는 초음파를 통해서 확인할 수 있고(그림 5.9), 초음파 영상을 실시간으로 보면서 심부근육의 조절을 훈련할 수 있다.

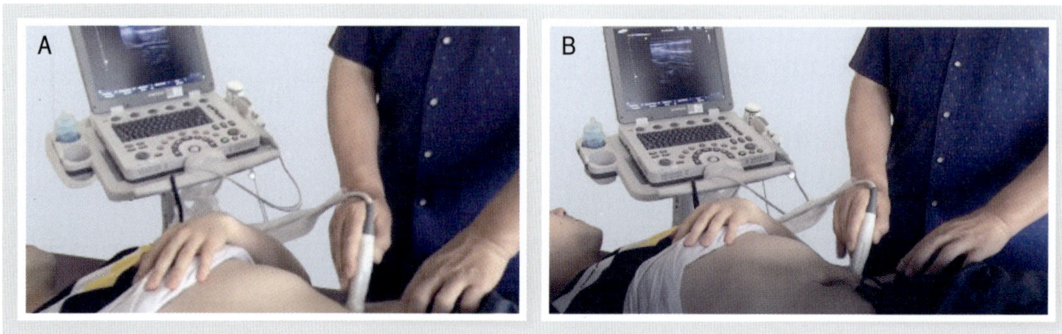

그림 5.9 A: 초음파를 이용한 심부근육 관찰, B: 실시간으로 배가로근 관찰

그림 5.10은 배가로근만 선택적으로 수축하는 것이다.

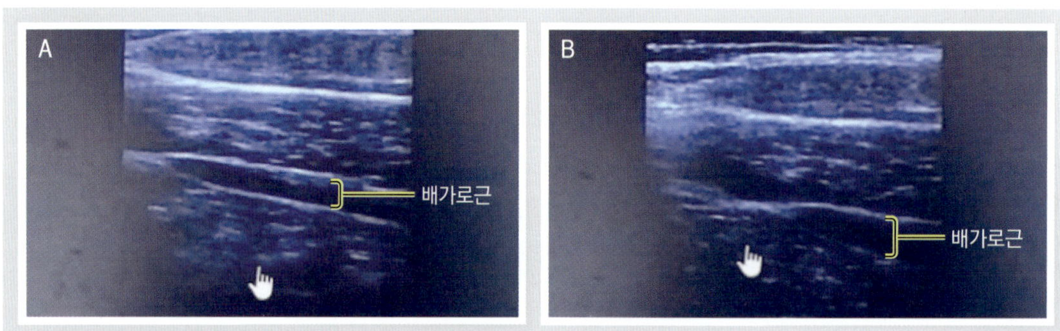

그림 5.10 A: 안정 시 배가로근의 두께, B: 수의적인 배가로근 수축 시 두께 증가

가로막의 조절과 운동성을 초음파로 평가하고 운동을 할 수 있다(그림 5.11). 가로막이 호기 시와 흡기 시 상하로 움직이는 것을 측정하여 가로막이 효과적으로 호흡에 사용되는지 확인할 수 있다.

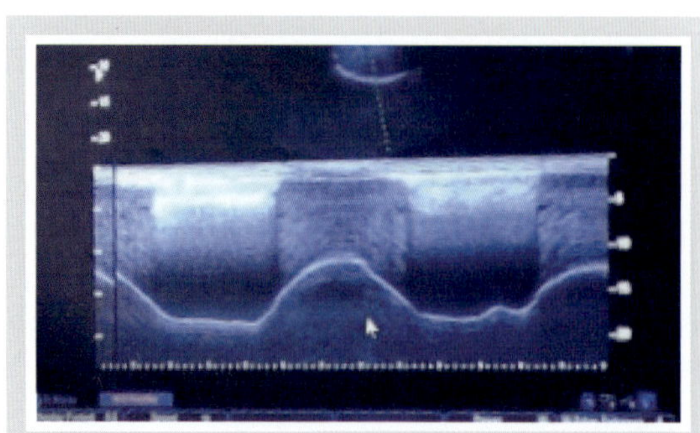

그림 5.11 초음파를 이용한 가로막 이동 거리 평가

골반바닥근의 이완과 수축 시 초음파 영상을 보면서 확인할 수 있다(그림 5.12). 검게 보이는 것은 방광이며 골반바닥근이 수축하면서 위로 올라온다.

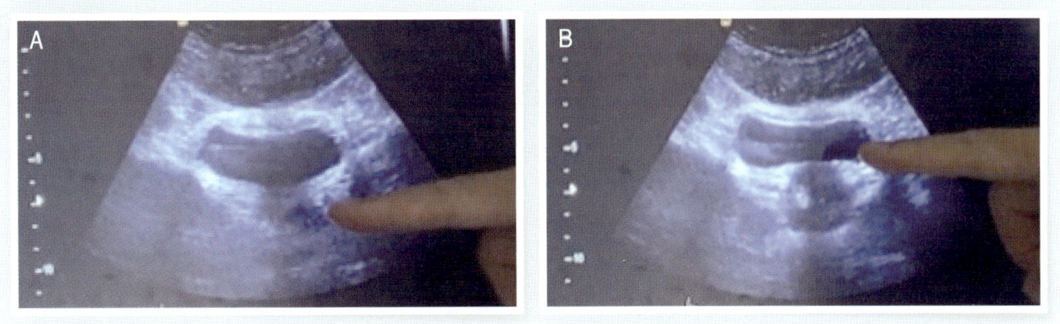

그림 5.12 초음파를 이용한 골반바닥근 관찰. A: 이완, B: 수축

목의 표층근에는 목빗근(sternocleidomastoid), 위등세모근, 어깨올림근(levator scapulae), 목갈비근(scalenes)이 있다. 허리의 표층근으로는 척추세움근인 엉덩갈비근(iliocostalis), 가장긴근(longissimus), 허리네모근(quadratus lumborum) 가쪽 섬유가 있고 전면으로는 배곧은근(rectus abdominis), 배바깥빗근(external oblique abdominis)이 있다. 심부근육들은 척추 중심에 위치해 있고, 척추의 분절 안정성(segmental stability)을 유지해 준다. 그러나 만약 심부근육에 약화나 기능장애가 발생하면, 표층근이 보상 작용하게 된다. 표층근은 주로 큰 힘을 발휘하기 때문에 심부근육을 대신하여 사용하게 되면 척추관절과 추간판에 압박을 증가시키고, 척추 분절의 중립과 안정화를 유지하기 어려워진다(Richardson et al., 1999).

2) 척추 위 아래 관절 운동 보상

연접한 위 아래 관절에서 위 척추 분절이나 또는 아래 척추 분절에 운동 제한이 있는 경우에 다른 척추관절에서 보상운동이 발생한다. 위쪽 목뼈에서 굽힘, 폄, 돌림에 제한이 생기면 그 제한을 보상하기 위하여 목뼈의 중간 분절(C4~6)에서 운동이 많이 발생한다. 굽힘 운동이 C5~6 분절에서 반복되고, 장기간 굽힘 자세를 유지하면 그 분절에 손상을 받기 쉽다. 목뼈 추간판 탈출증은 주로 C5~6 분절에서 자주 발생하며, 이런 경우 위쪽 목 관절에 굽힘 동작이 제한되어 있는 경우가 많다.

위쪽 목뼈 OA, C1~2에서 돌림은 전체 목뼈 돌림의 45~50%가 발생한다. 만약 위쪽에서 돌림이 제한되면, 아래쪽 목뼈에 과도한 돌림과 가쪽굽힘 보상운동이 발생할 수 있다(그림 5.13A). 오른쪽 목뼈 돌림 시 가쪽굽힘이 발생할 경우, 그림 5.12B처럼 C2 가로돌기(transverse process)를 고정하고 돌림 검사를 하면 위쪽 목뼈 돌림 각도가 현저하게 제한되어 있는 것을 볼 수 있다.

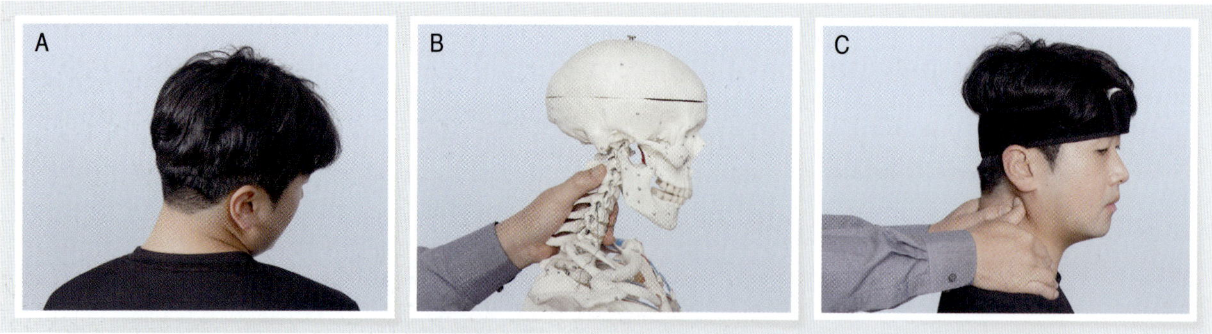

그림 5.13 A: 오른쪽 목뼈 회전 시 가쪽굽힘 발생,
B: 위쪽 목뼈 회전을 평가하기 위하여 C2 가로돌기 고정, C: C2 가로돌기 고정 시 위쪽 목뼈 축회전 제한됨

목뼈 굽힘 관절가동범위의 경우, 목뼈에서 31.8°, 위쪽 등뼈에서 11.9°, 아래쪽 등뼈에서 3.8°가 발생한다(Tsang et al., 2013)(그림 5.14).

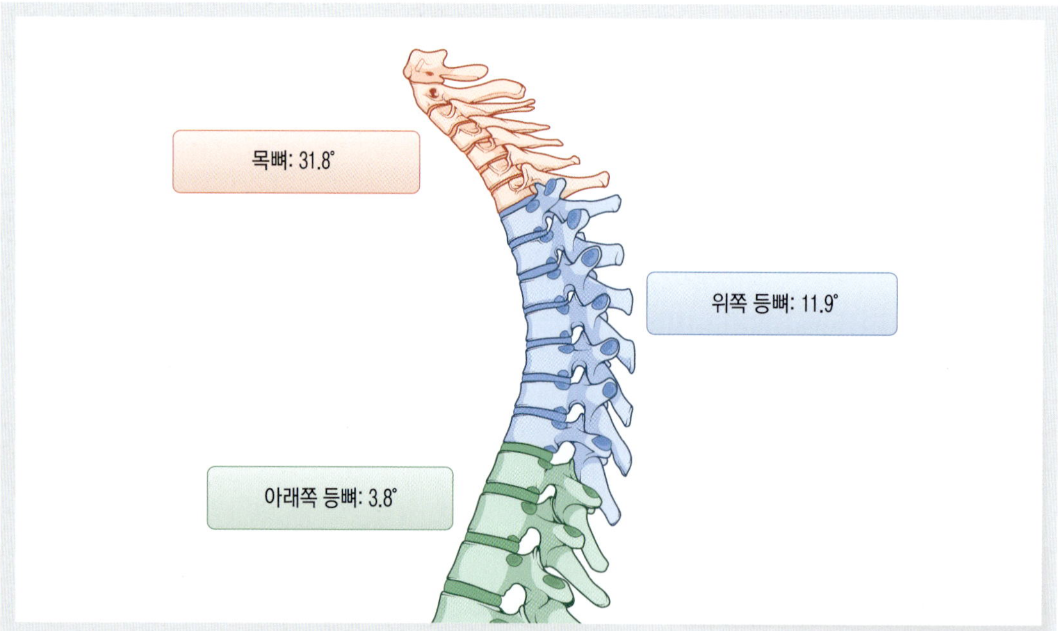

그림 5.14 목뼈 굽힘 시 목뼈와 등뼈에서 발생하는 굽힘 각도

그림 5.15는 목뼈의 굽힘이 제한되어 목뼈등뼈 접합부(cervicothoracic junction)에 과도한 굽힘이 발생하여 목뼈 굽힘 동작 시 통증이 발생한 사례이다. 목뼈등뼈 접합부의 관절을 제한하게 되면 목뼈에서의 굽힘이 매우 제한되는 것을 볼 수 있다. 이 경우 위쪽 목뼈에서의 굽힘 증가 운동 후 목뼈등뼈 접합부의 통증이 사라진 사례이다.

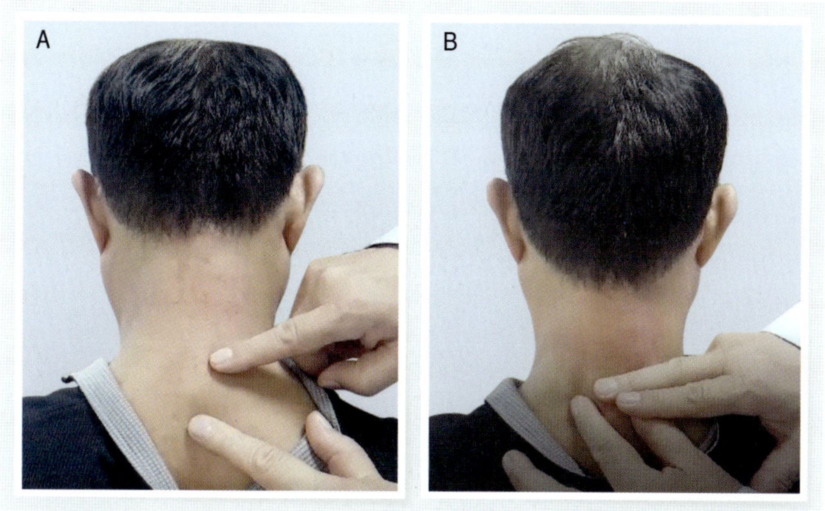

그림 5.15 A: 목뼈등뼈 접합부에 과도한 굽힘이 발생하여 통증이 유발됨, B: 목뼈등뼈 접합부를 고정하면 목뼈 굽힘이 제한됨

일반적으로 머리의 내밈(protraction)과 뒤당김(retraction)은 평균 7.2~8.1cm 이동한다. 이 중 약 60%는 목뼈에서, 30%는 C7~T4 목뼈등뼈(cervicothoracic spine)에서, 나머지 10%는 T5~12 등뼈에서 발생한다(Persson et al., 2007)(그림 5.16).

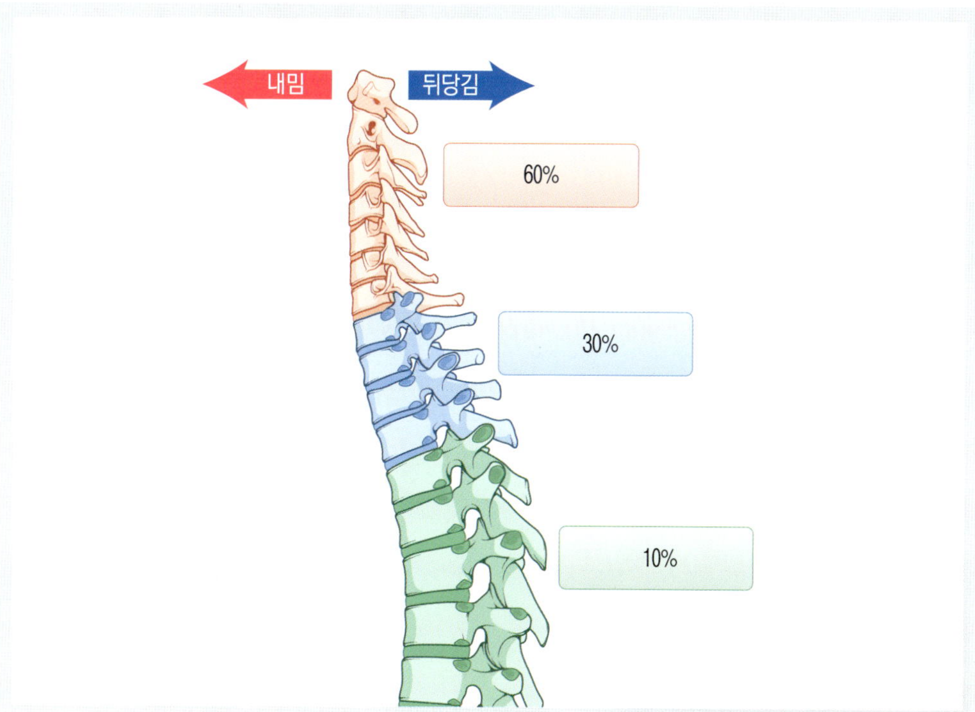

그림 5.16 내밈과 뒤당김 시 목뼈와 등뼈에서 발생하는 운동의 비율

그림 5.17은 머리를 뒤당김할 때 등뼈에서 통증이 발생한 사례이다. 중립자세에서 종이 테이프를 등뼈에 붙이고 턱을 뒤로 당겨 머리를 뒤당김시키면 등뼈에서 폄이 발생하면서 테이프에 주름이 현저하게 증가한다. 목관절에서 머리를 뒤당김하는 것이 제한되어 보상운동으로 등뼈에서 과도한 폄 동작이 발생하면서 통증을 유발한 것이다. 이 사례의 경우 등뼈의 보상운동을 막고 목뼈에서 뒤당김 운동을 회복한 후 등뼈에 통증이 사라졌다.

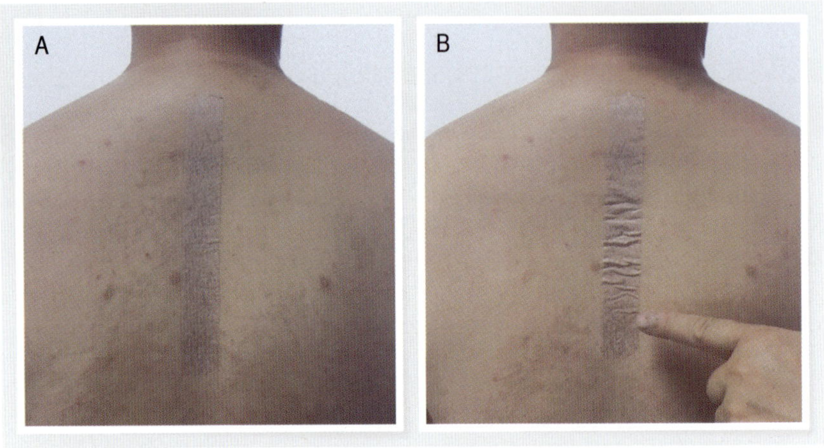

그림 5.17 머리를 뒤당김할 때 등뼈에서 과도한 폄 발생으로 통증 유발.
A: 등뼈 중립자세에서 종이 테이프 부착, B: 머리 뒤당김 동작 시 등뼈의 폄 동작이 보상적으로 발생함

머리 뒤당김과 내밈 시 운동분석은 마커를 귓구멍 앞에 부착하고 이동 거리를 측정하는 것이다. 등뼈를 고정했을 때와 고정하지 않았을 때 이동 거리를 비교하면 목뼈와 등뼈 중 어디에서 운동이 많이 발생하는지 확인할 수 있다(그림 5.18, 5.19).

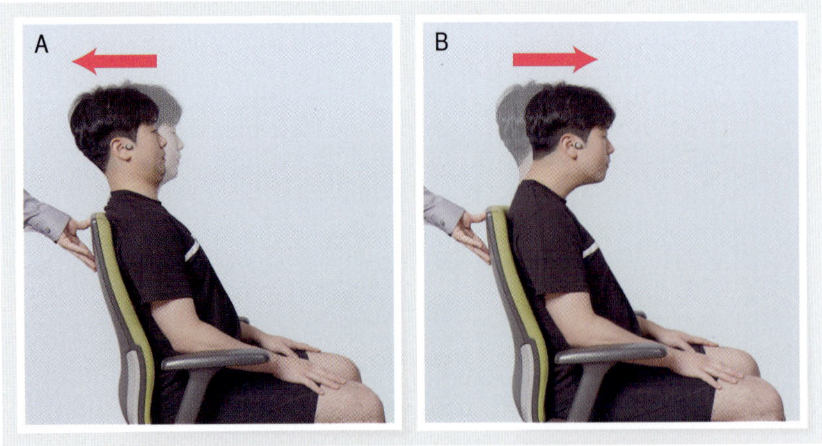

그림 5.18 등뼈 고정 없이 머리 내밈과 뒤당김 거리 측정 방법
A: 뒤당김 시 머리 이동 거리, B: 내밈 시 머리 이동 거리

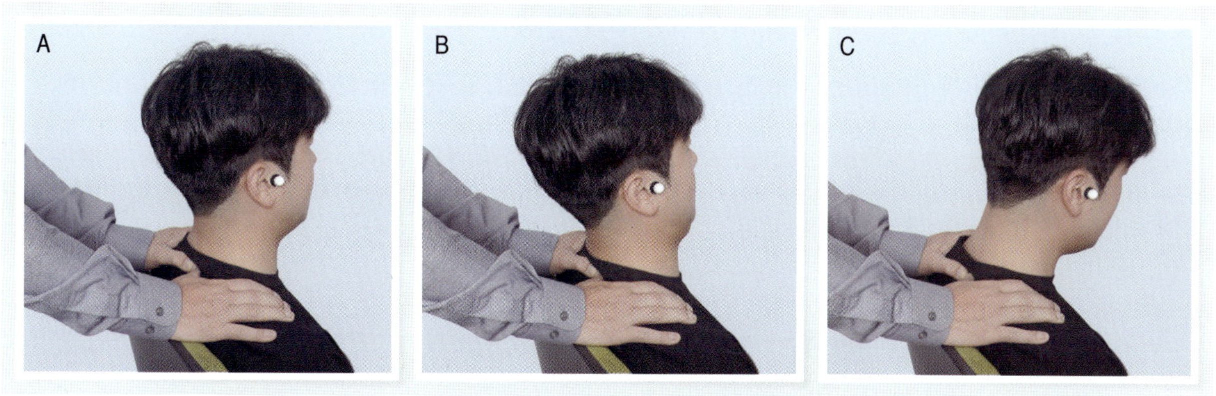

그림 5.19 등뼈 고정 후 머리 내밈과 뒤당김 거리 측정 방법.
A: 등뼈 고정 자세, B: 등뼈 고정 시 머리 뒤당김 검사, C: 등뼈 고정 시 머리 내밈 검사

3) 근력 약화에 의해 발생하는 보상운동

엉덩관절 굽힘근(hip flexors)에 약화가 있는 경우, 계단을 오를 때 근육 약화를 보상하기 위해 골반 올림(pelvic hiking) 전략을 사용한다(그림 5.20). 골반을 들어 올리기 위해 허리네모근을 사용하고, 이로 인해 허리뼈에는 가쪽굽힘이라는 보상운동이 발생한다.

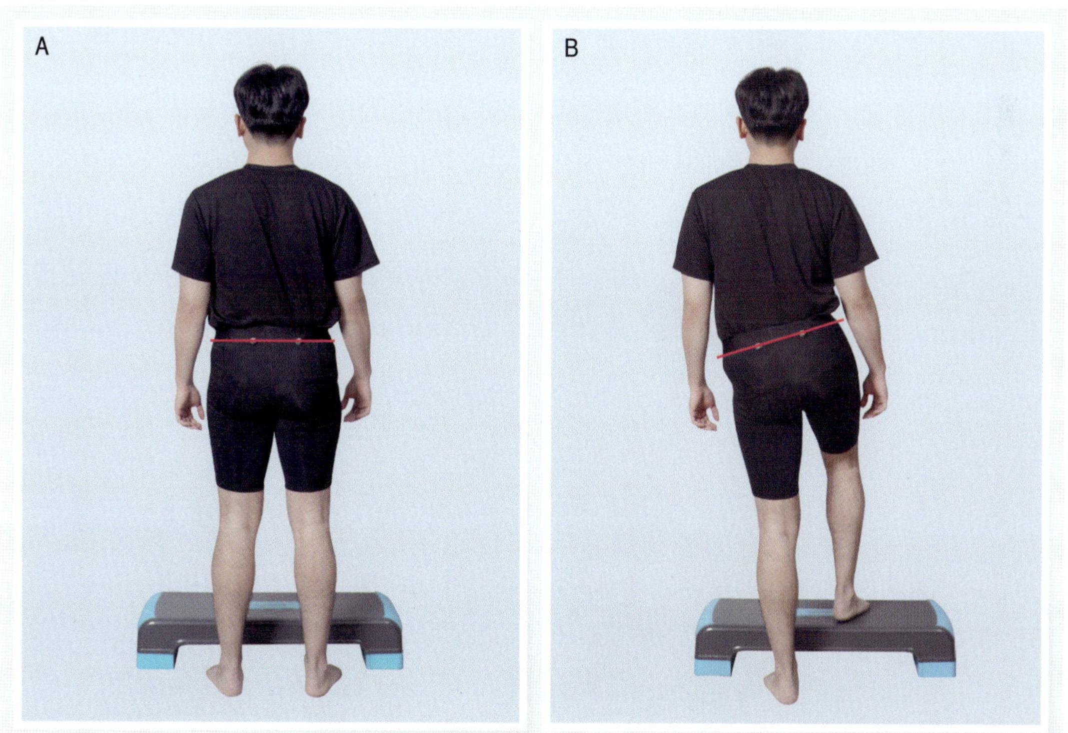

그림 5.20 계단 오를 때 골반 올림. A: 계단 오르기 전 골반 수평, B: 골반 올림 보상운동으로 허리에 가쪽기울임 발생

4) 인접 관절가동범위 제한에 의해 발생하는 보상운동

엉덩관절의 가동범위 제한이 있는 경우 엉덩관절에서 발생해야 할 운동이 인접 관절인 골반에서 발생한다. 엉덩관절 굽힘 가동범위에 제한이 있는 경우 엉덩관절을 제한 범위 이상으로 구부리면 골반에서 뒤쪽기울임(posterior tilting)이 발생하여 보상적으로 허리뼈에서 구부림이 발생한다. 뒤쪽기울임의 각도를 SMART KEMA 모션 센서를 통해 측정할 수 있다. 이 사례의 경우, 엉덩관절 굽힘 시 골반의 뒤쪽기울임이 30° 발생하였다.

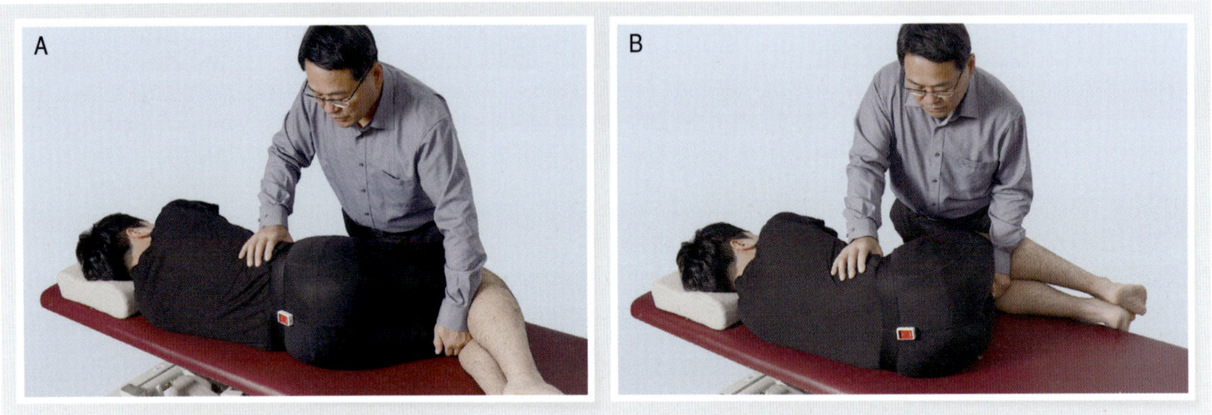

그림 5.21 **A:** 엉덩관절 굽힘 검사 시 골반 뒤쪽기울임 검사, 골반 중립자세에서 SMART KEMA 모션 센서 부착, **B:** 엉덩관절 굽힘 시 골반 뒤쪽기울임 발생

5) 인접 관절에서 근육의 상대적 뻣뻣함에 의해 발생하는 보상운동

어깨뼈를 위쪽돌림할 때 아래쪽돌림 근육인 어깨올림근의 길이는 정상이지만 뻣뻣함(stiffness)이 목뼈 안정화 근육의 뻣뻣함보다 상대적으로 강하면 목뼈에서는 가쪽굽힘이라는 보상운동이 발생한다(그림 5.22).

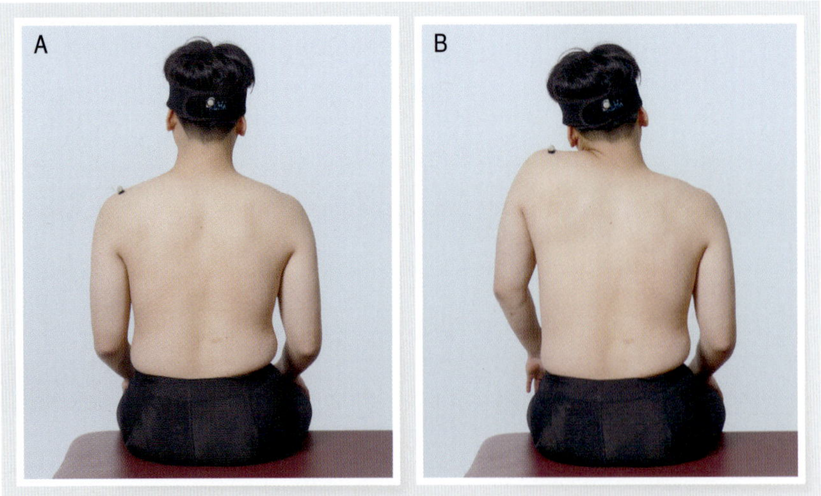

그림 5.22 어깨뼈를 위쪽돌림할 때 발생하는 머리 가쪽굽힘.
A: 어깨뼈 위쪽돌림 검사 자세, **B:** 어깨뼈 위쪽돌림 시 머리에서 왼쪽으로 가쪽기울임 발생

6) 근단축에 의해 발생하는 보상운동

뒤넙다리근(hamstring)의 단축이 있는 경우 앉은 자세에서 무릎관절을 펴면 골반의 뒤쪽기울임을 유발하고 허리뼈의 굽힘 보상운동을 만든다(그림 5.23).

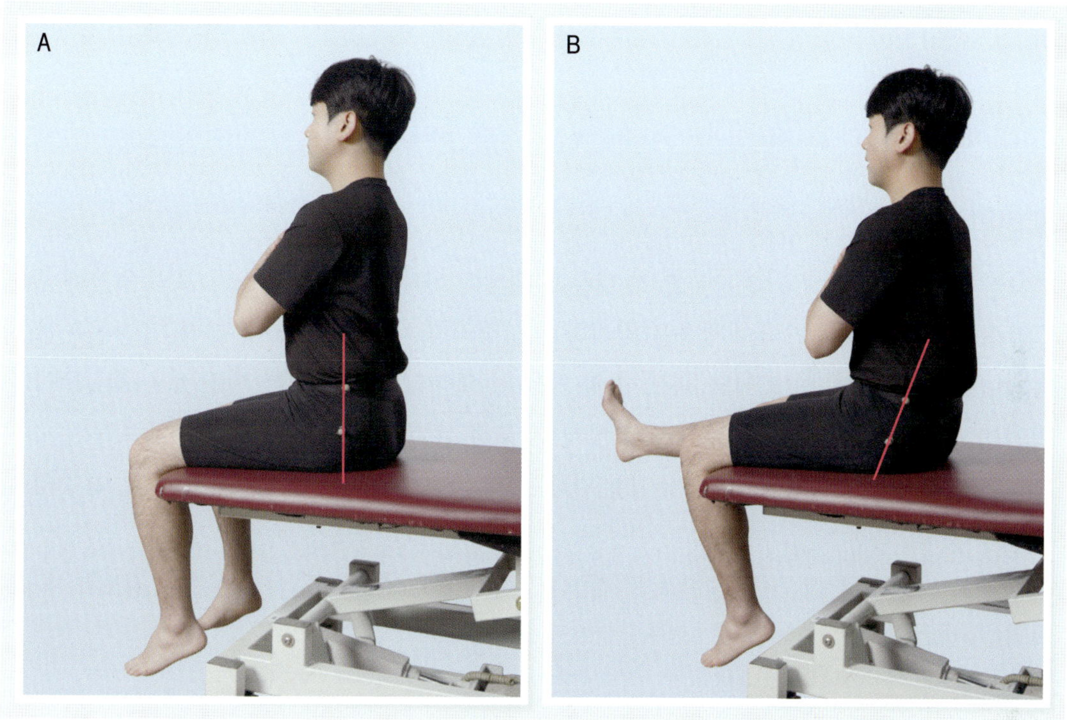

그림 5.23 뒤넙다리근의 단축 시 앉은 자세에서 무릎관절 폄이 골반 뒤쪽기울임 유발.
A: 무릎관절 폄 검사 시작 자세, 골반능과 대전자에 부착한 마커가 수직으로 정렬, B: 무릎관절 폄 동작 시 골반의 뒤쪽기울임 발생

7) 뼈의 구조적 변형에 의해 유발되는 척추 보상운동

대퇴에 앞굽음(anteversion)이 있는 경우 엉덩관절에 가쪽돌림(lateral rotation)이 제한되기 때문에 보행 시 엉덩관절 가쪽돌림 제한을 골반과 허리뼈의 돌림운동으로 보상한다.

8) 통증에 의해 유발되는 보상운동과 자세

통증이 있는 경우, 통증 발생 조직에 스트레스를 최소화하기 위한 동작과 자세로 보상운동이 발생한다.

9) 보상이 발생하는 위치와 방향

보상은 저항이 가장 적은(least resistance) 관절, 가장 약한 지점(weakest point), 약한 방향으로 발생한다 (Sahrmann, 2001). 저항이 가장 적은 관절과 방향으로 보상운동이 발생하지만 실제적으로 연속되는 척추

관절의 경우 한 분절에서 보상운동이 발생할 수 있고, 여러 분절에서 함께 보상운동이 발생할 수 있다. 어떤 특정 관절에 특정 방향으로 저항이 감소하는 이유는 다양할 수 있다. 특정 관절에서 한 방향으로 지속적인 움직임이 있거나 자세를 유지하면 그 관절을 지탱하는 인대와 관절주머니, 근육의 신장으로 특정 관절의 뻣뻣함이 감소하는 것이 하나의 요인이 될 수 있다.

9 인체가 주는 정보

1) 표현의 정보

우리의 인체에는 다양한 감각기관이 있기 때문에 인체에 가해지는 스트레스가 우리 조직에 유해한지, 조직 내의 염증에 의한 화학적 자극이 통증을 감지하는 신경의 역치(threshold)를 넘게 되면 불편함(discomfort), 통증(pain)으로 나타난다. 인체의 특성 중의 하나는 외적인 스트레스에 반응적(reactive)이며 반응에 대한 결과를 다양한 방법으로 정보를 우리에게 제공해 준다. 정보를 제공하는 대표적인 것은 의사소통(communication)일 것이다. 인체에 유해한 자극이 가해지면 불편함, 통증, 통증 부위, 통증의 양상, 통증의 강도, 특정 동작, 특정 작업, 자세 유지 시 통증 강도 등에 대한 정보를 제공한다. 또한 감각이상, 근력 약화, 무기력, 현기증, 치료에 대한 반응, 만족 등 다양한 주관적인 느낌에 대하여 표현으로 정보를 제공할 것이다.

2) 자세, 동작, 신체 윤곽 정보

자세나 동작, 신체 윤곽(contour)을 통해 다양한 정보를 얻을 수 있다. 자세의 비대칭은 운동분석가에게 많은 정보를 제공해 준다. 예를 들어, 그림 5.24의 경우에는 오른쪽 어깨가 올라간 것을 볼 수 있고, 이러한 자세는 오른쪽 위등세모근과 어깨올림근, 마름근은 단축되었다는 정보를 얻을 수 있다.

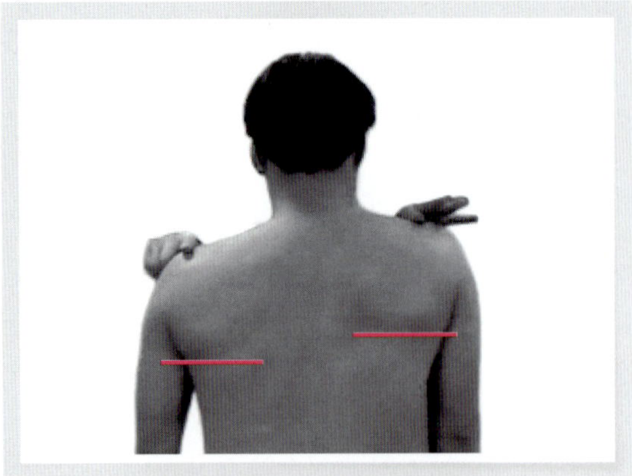

그림 5.24 어깨 높이의 비대칭(오른쪽 어깨가 올라간 사례)

그림 5.25는 오른쪽 어깨가 아래쪽돌림(downward rotation)된 비대칭 자세로 위등세모근은 늘어나고, 어깨올림근, 마름근은 단축되었을 것이다.

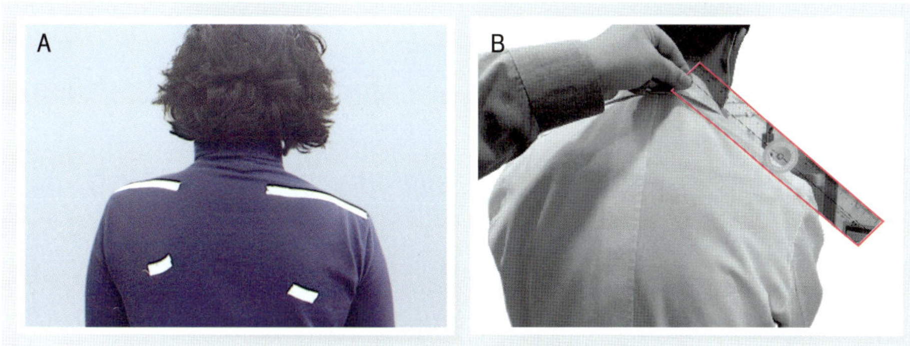

그림 5.25 오른쪽 어깨가 아래쪽돌림된 사례.
A: 편안한 자세에서 오른쪽 어깨뼈의 아래쪽돌림 자세, B: 작업 시 작업대가 낮아서 발생한 어깨뼈 아래쪽돌림 발생

그림 5.26에서처럼 오른쪽 엄지손가락이 정면을 향하지 않고 안쪽을 향하면서 아래팔이 엎침 자세를 취하고 있는 것은 엎침근(pronator)의 단축과 뒤침근(supinator)이 늘어나 있다는 것을 의미한다. 또한 오른쪽 팔꿈치 앞쪽 주름이 왼쪽에 비해 약간 몸통의 안쪽을 향하고 있는 것은 어깨관절에서 안쪽돌림 자세를 유지하고 있다는 정보를 제공해 준다.

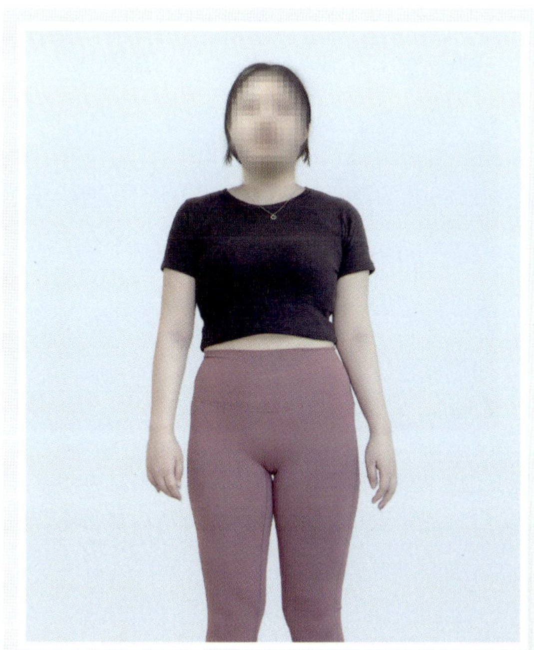

그림 5.26 오른쪽 아래팔의 엎침 자세

그림 5.27에서 오른쪽 어깨뼈 윗부분이 움푹 들어간 것은 위등세모근에 근위축이 있다는 것을 의미한다.

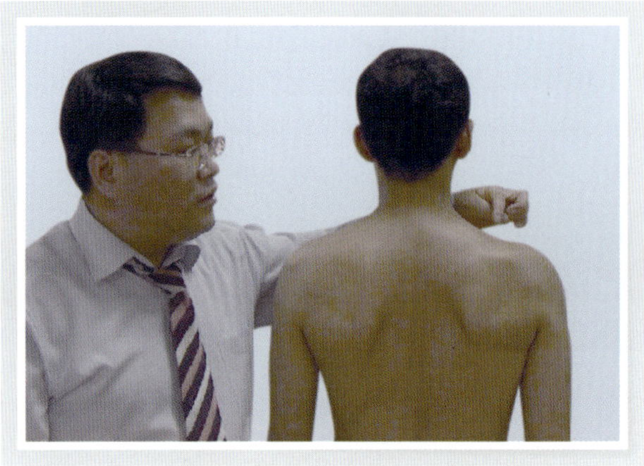

그림 5.27 위등세모근 위축

그림 5.28에서 왼쪽의 팔꿈치머리가 가쪽(lateral side)을 향하고 있고, 손바닥이 뒤에서 보이는 것은 어깨관절에서 안쪽돌림되었다는 것을 의미한다. 또한 왼쪽 팔이 몸통으로부터 벌림된 것은 어깨뼈가 아래쪽돌림되었고 중간세모근(middle deltoid)이 단축되었다는 것을 의미할 수 있다.

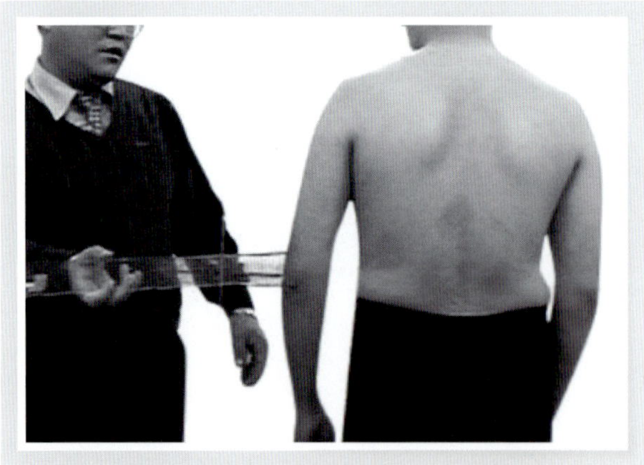

그림 5.28 왼쪽의 팔꿈치머리가 가쪽을 향하고 손바닥이 뒤에서 보임.
왼쪽 팔이 오른쪽보다 몸통에서 더 벌어져 있음

어깨뼈가 앞쪽기울임(anterior tilting)된 자세는 작은가슴근(pectoralis minor)은 단축되어 있고, 아래등세모근(lower trapezius)은 늘어났다는 것을 나타낸다(그림 5.29).

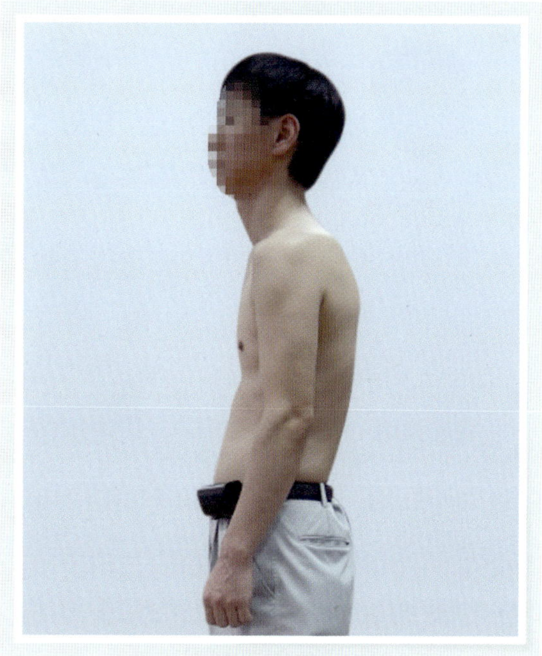

그림 5.29 어깨뼈 앞쪽기울임 자세

그림 5.30에서처럼 척추 중간에 주름이 보이고 어깨뼈가 모음되어 있으면 앞톱니근(serratus anterior)은 늘어나고, 중간등세모근(middle trapezius)과 마름근은 단축되었다는 정보를 제공한다.

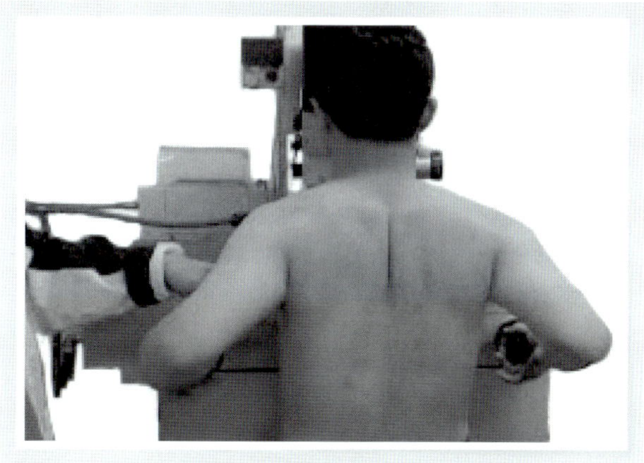

그림 5.30 어깨뼈 모음 자세

어깨뼈 앞쪽기울임을 정상 자세로 교정했을 때, 팔꿉관절의 굽힘이 증가되는 것은 위팔두갈래근(biceps brachii)에 단축이 있다는 것을 의미한다(그림 5.31).

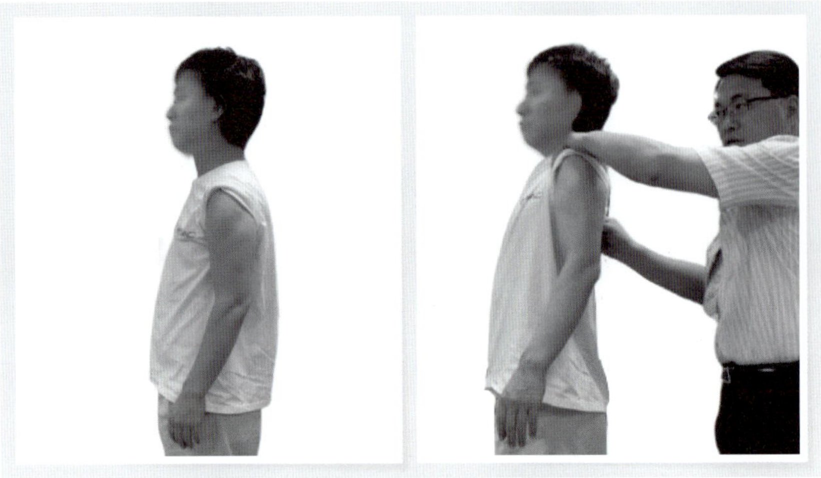

그림 5.31 어깨뼈 앞쪽기울임을 정상 자세로 교정했을 때 팔꿉관절의 굽힘 증가

위팔두갈래근의 단축이 아래팔을 엎침한 상태에서 어깨관절을 펼 때 어깨뼈 앞쪽기울임을 유발할 수 있다. 검사자는 부리돌기를 촉진한 상태에서 아래팔 엎침 상태로 어깨관절을 펼 때 어깨뼈 앞쪽기울임이 발생하는지 평가한다(그림 5.32). 어깨뼈 앞쪽기울임이 발생하지 않도록 검사자가 어깨뼈를 고정하고 아래팔을

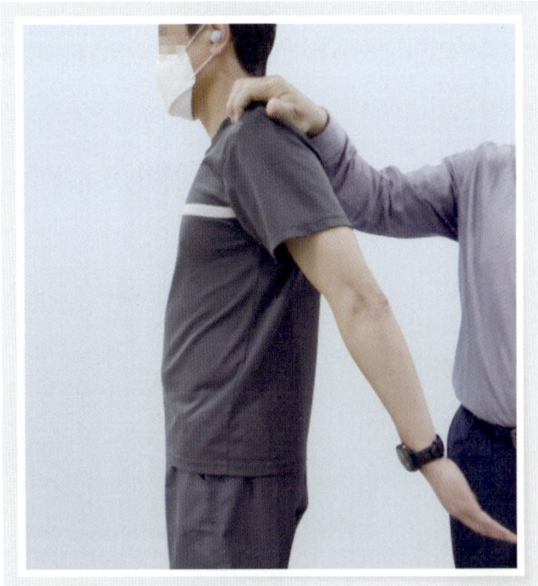

그림 5.32 아래팔 엎침 상태에서 어깨관절 폄 시 앞쪽기울임 발생 평가

엎침한 상태에서 어깨관절 폄 동작을 평가해 보면 어깨관절 폄 각도가 현저히 감소된다. 이러한 사람에게는 위팔두갈래근의 신장운동이 필요하다(그림 5.33).

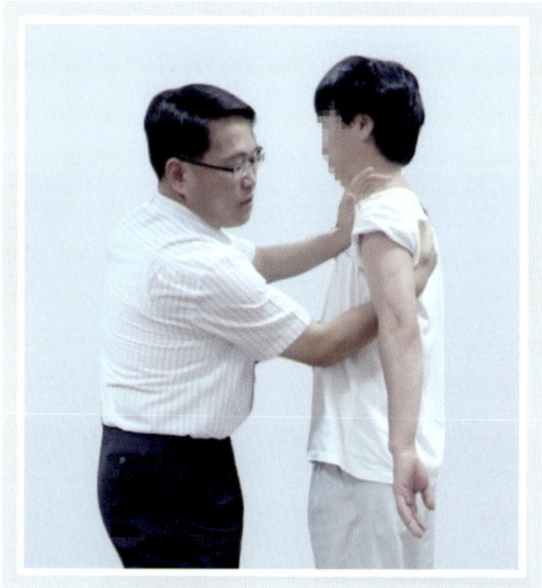

그림 5.33 어깨뼈 앞쪽기울임이 발생하지 않도록 고정 후 어깨관절 폄 제한

그림 5.34의 남성의 위팔두갈래근 길이를 측정한 결과, 위팔두갈래근이 단축되어 팔꿉관절에서 폄 동작이 제한된다.

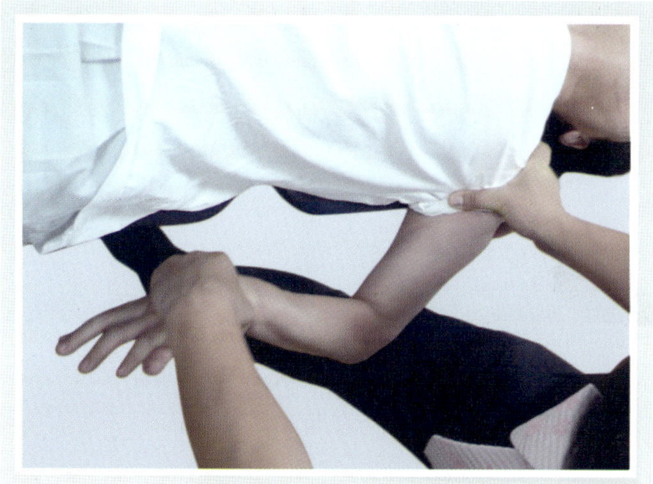

그림 5.34 위팔두갈래근의 단축

목에 주름이 있다는 것은 구부정하게 앉은 자세(slump position)와 목뼈의 과도한 폄(hyperextension) 자세를 오래 유지했다는 것을 의미한다(그림 5.35). 또한 주름이 아래쪽에 있는 경우는 아래쪽 목뼈의 과도한 폄 자세를 유지한 것이고, 중간에 있는 경우는 중간 목뼈의 과도한 폄 자세를 유지한 것이며, 위쪽에 있는 경우는 위쪽 목뼈의 과도한 폄 자세를 유지했다는 것을 의미한다. 그리고 그림 5.36처럼 주름이 왼쪽으로 치우치고 왼쪽으로 더 깊다는 것은 목뼈의 왼쪽 가쪽굽힘 자세를 유지하며 앉아 있다는 것을 의미한다.

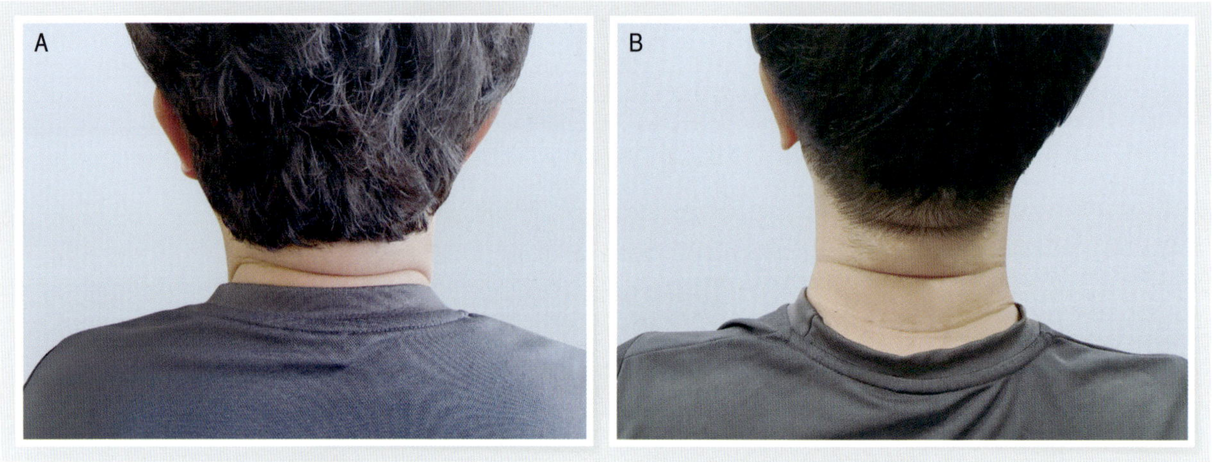

그림 5.35 뒷목의 주름은 목뼈의 과도한 폄 자세를 유지한 결과임.
A: 중간 목뼈에 주름이 있는 사례, B: 위쪽, 중간, 아래쪽 목뼈에 주름이 있는 사례

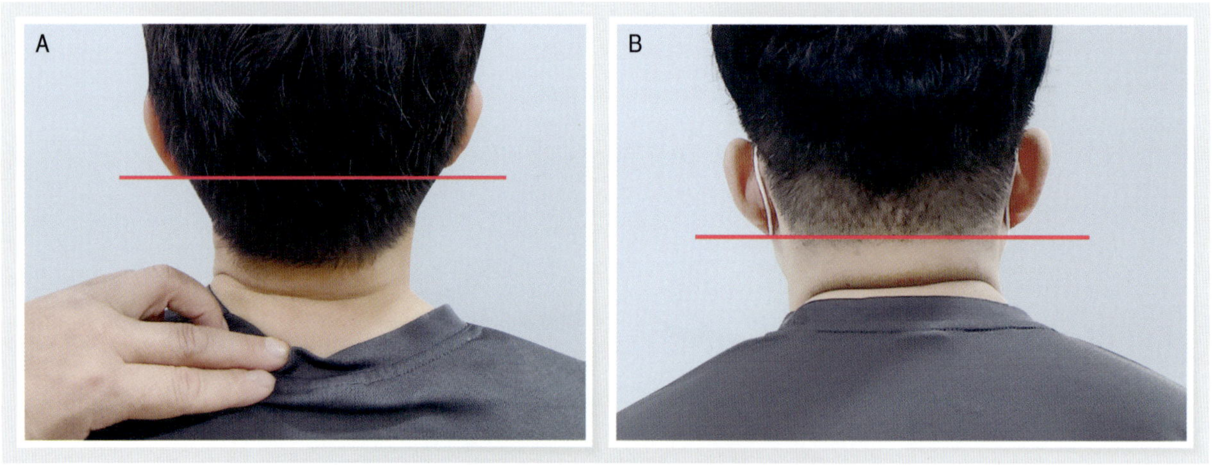

그림 5.36 왼쪽 주름이 더 깊음.
A: 과도한 폄 자세보다는 왼쪽 가쪽기울임이 큰 사례, B: 과도한 폄과 왼쪽 가쪽기울임이 동반된 사례

엄지 및 5번째 발허리뼈머리(head of metatarsal bone)의 밑과 발꿈치 가쪽에 굳은살이 있는 사람은 강직형 뒤침발(rigid supinated foot)을 가지고 있을 수 있다(그림 5.37). 이런 경우 보행 시 굳은살이 발생하는 부위로 압력이 과도하게 집중된다는 것을 알 수 있다.

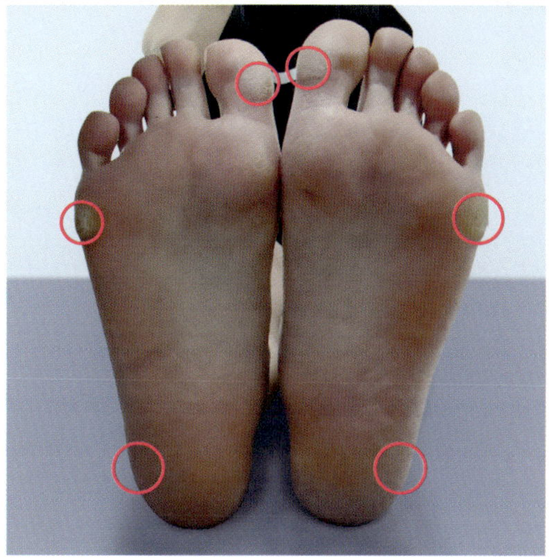

그림 5.37 엄지 및 5번째 발허리뼈머리의 밑과 발꿈치 가쪽 굳은살

그림 5.38은 어깨관절을 벌림할 때 오른쪽 어깨뼈가 모음되는 비정상적인 운동패턴을 보인다. 이러한 경우 어깨뼈 위쪽돌림근보다 중간등세모근과 마름근이 과사용된다는 것을 알 수 있다.

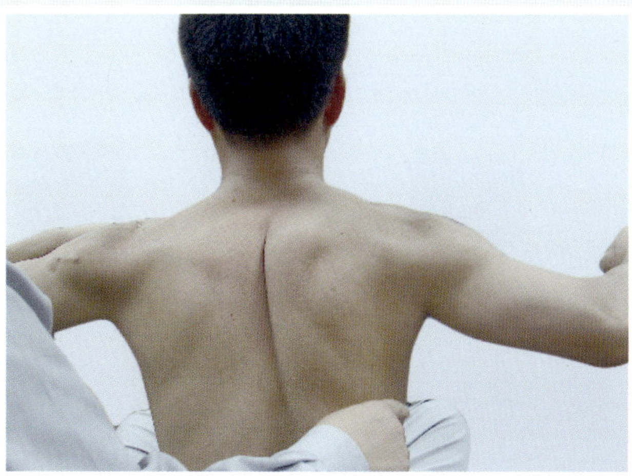

그림 5.38 어깨관절 벌림 시 오른쪽 어깨뼈가 모음되는 비정상적인 운동패턴

그림 5.39는 푸시업(push-up)을 할 때 과도하게 어깨뼈가 뒤당김되어 익상(winging)이 발생하는 경우이다. 이것은 앞톱니근이 약하다는 것을 의미한다.

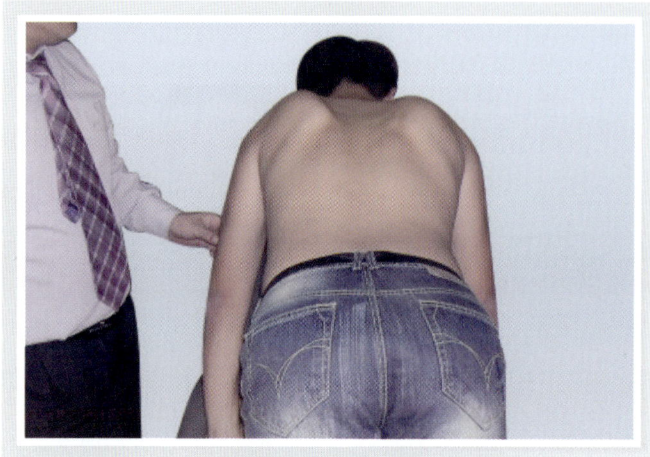

그림 5.39 푸쉬업 자세에서 과도하게 어깨뼈가 익상됨

그림 5.40은 달리기를 할 때, 오른쪽 다리는 정상이지만 왼쪽 다리는 정강뼈 가쪽돌림(tibial external rotation)을 하면서 달리기를 하는 것으로, 무릎관절을 굽힐 때 넙다리두갈래근(biceps femoris)을 우세하게 사용한다는 것을 의미한다.

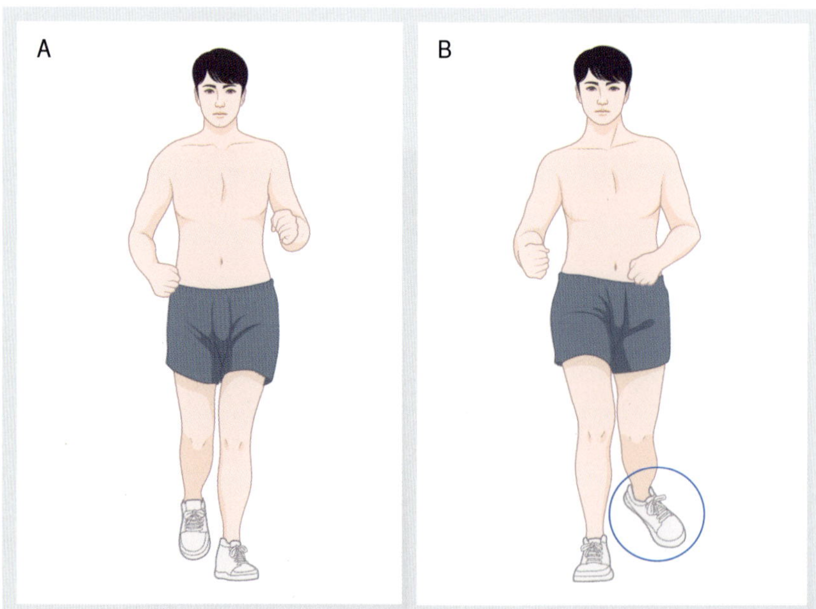

그림 5.40 달리기를 할 때 왼쪽 정강뼈에서 가쪽돌림 발생.
A: 정상적인 무릎관절 굽힘, B: 무릎관절 굽힘 시 과도한 정강뼈 가쪽돌림 발생

그림 5.41은 쪼그려 앉아서 작업을 할 때 허리 통증과 더불어 방사통이 발생하는 남성이다. 이 남성은 MRI 결과에서 L3~4와 L4~5에 디스크 탈출 소견이 있었다. 오른쪽 엉덩관절의 굽힘 제한으로 쪼그려 앉을 때 허리뼈에서 굽힘과 더불어 가쪽굽힘이 발생한 사례이다.

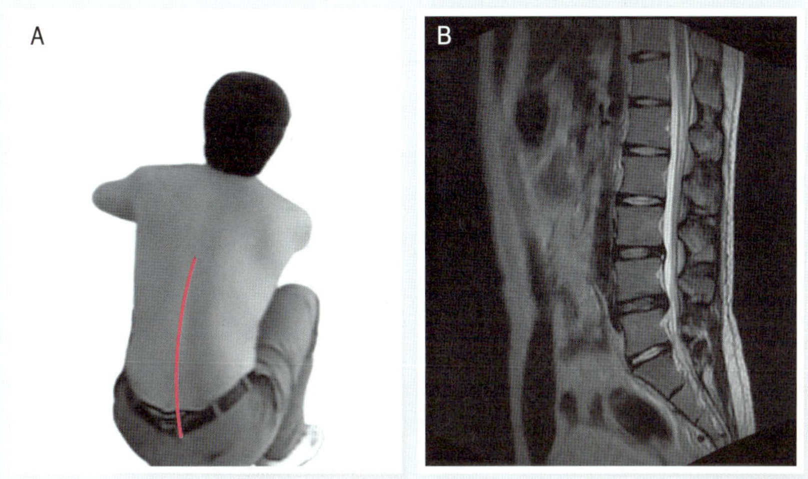

그림 5.41 A: 쪼그려 앉은 작업자세 시 허리 통증 발생, B: 허리뼈 L3~4, L4~5 추간판 탈출

그림 5.42는 누운 자세에서 머리를 왼쪽으로 돌리면 오른쪽 흉곽이 올라오면서 위쪽 등뼈에 왼쪽 돌림이 발생한 사례이다. 오른손이 저리고 오른쪽에 흉곽출구증후군(thoracic outlet syndrome)이 있는 남성으로, 오른쪽 목갈비근(scalene)이 단축되어 머리 왼쪽 회전 시 위쪽 등뼈에 왼쪽 회전이 발생한 것이다.

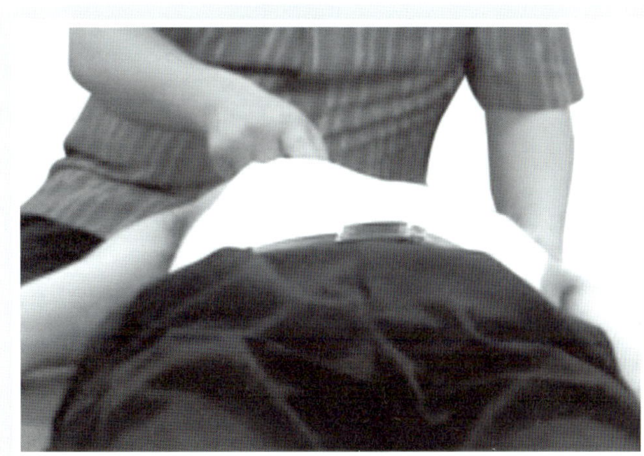

그림 5.42 누운 자세에서 머리를 왼쪽으로 돌리면 오른쪽 흉곽이 올라옴

그림 5.43은 의상 주름의 비대칭이 있는 경우이다. 오른쪽 허리 부위에 사선으로 주름이 보이는 것은 척추가 오른쪽으로 가쪽굽힘되었다는 정보를 제공해 준다. 그리고 보행 시 한쪽 방향으로 옷에 과도한 주름이 발생하는 것은 허리뼈나 골반에서 과도한 돌림이 발생한다는 것을 의미한다(그림 5.44).

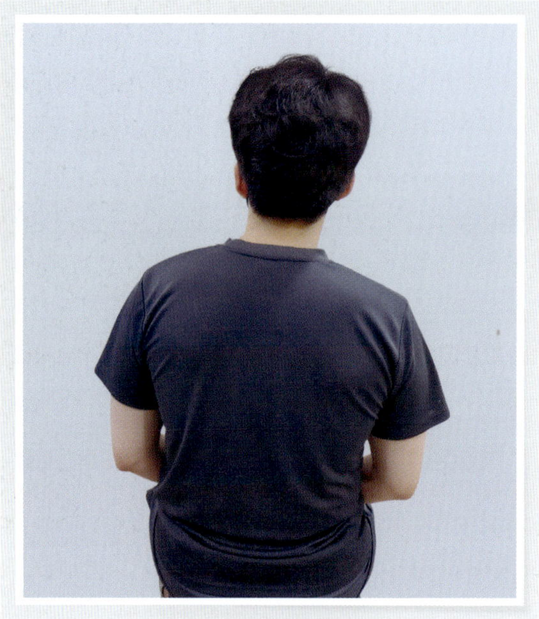

그림 5.43 의상 주름의 비대칭

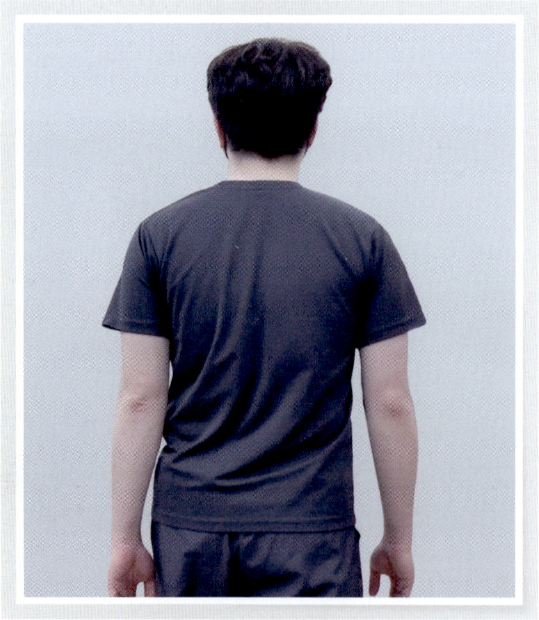

그림 5.44 보행 시 한쪽 방향으로 옷 주름 발생

그림 5.45는 배곧은근(rectus abdominis)에 근비대가 발생했지만 아래배곧은근(lower rectus abdominis)보다 위배곧은근(upper rectus abdominis)에 근비대가 많이 발생했다는 것을 보여 준다.

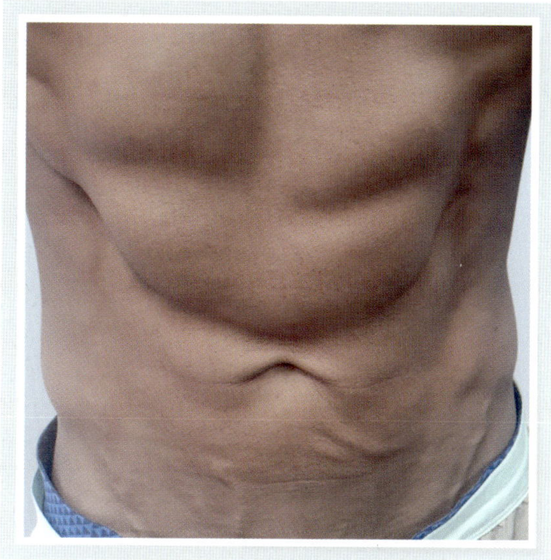

그림 5.45 위배곧은근에 근대비 발생

손을 바닥에 짚었을 때 손바닥이 바닥에 완전히 닿지 않고, 손가락이 구부러지는 것은 손가락과 손목 굽힘근에 단축이 있음을 나타내는 것이다(그림 5.46). 또한 손목을 바닥에 대고 짚었을 때 손가락이 구부러지는 것은 손가락 굽힘근의 단축을 의미한다(그림 5.47).

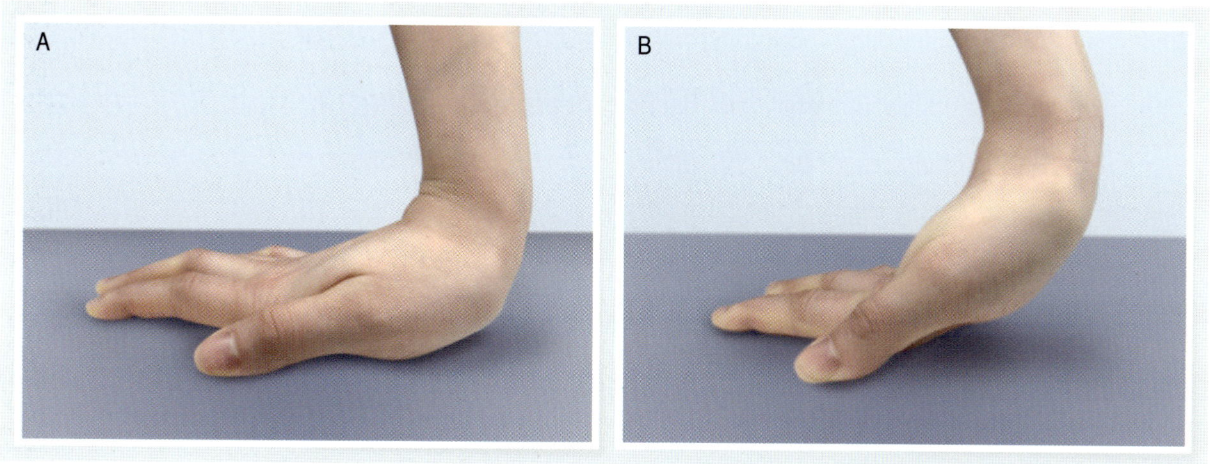

그림 5.46 손을 바닥에 짚었을 때 손가락이 구부러지고 손바닥이 바닥에 닿지 않음.
A: 손가락이 구부러짐, B: 손가락을 펴면 손목의 폄 각도가 현저히 제한됨

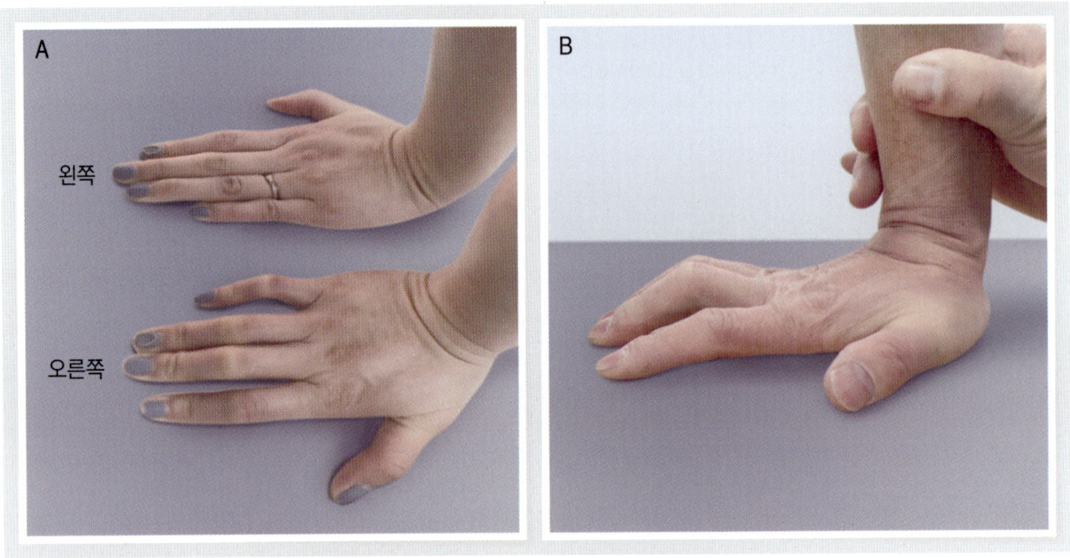

그림 5.47 손바닥을 짚었을 때 손가락이 구부러짐.
A: 왼쪽은 손가락이 완전히 펴지지만 오른쪽은 손가락이 굽혀짐, B: 손바닥을 짚으면 손가락이 과도하게 굽혀짐

그림 5.48은 반복적으로 오른쪽 어깨관절 가쪽돌림하는 작업을 한 남성으로, 가시아래근(infraspinatus)이 비대(hypertrophy)되었다는 것을 보여 준다.

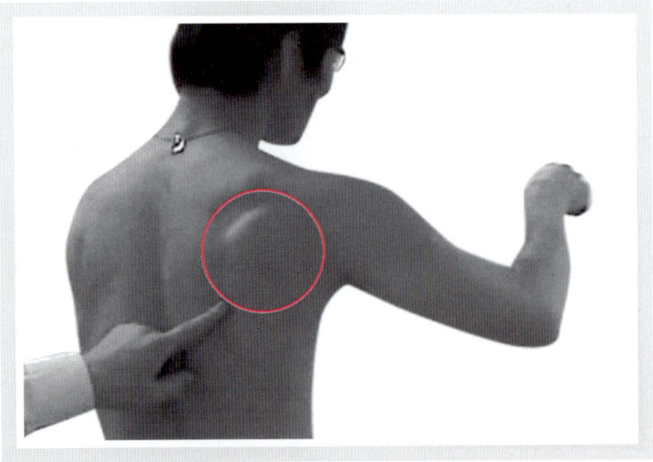

그림 5.48 가시아래근 비대

머리를 돌림할 때 왼쪽에 비해 오른쪽에 주름이 많이 발생하는 것은 오른쪽 돌림 시 가쪽굽힘이 발생한다는 것을 의미한다(그림 5.49). 가쪽굽힘이 발생하면 오른쪽 후관절에 압박을 증가시킨다.

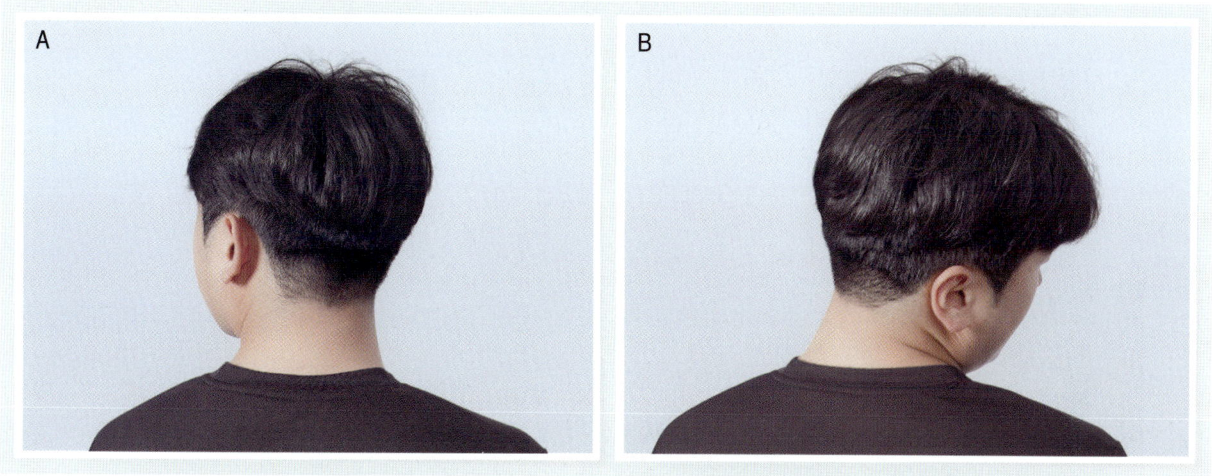

그림 5.49 목뼈 축돌림 검사. A: 왼쪽 축돌림, B: 오른쪽 축돌림 시 가쪽굽힘 발생

누운 자세에서 발목관절이 과도한 발바닥쪽굽힘 자세를 보이고 아킬레스 힘줄을 따라 아치가 높게 형성되어 있다. 그림 5.50의 여성의 경우 장딴지 근육(calf muscle)의 단축이 있다는 것을 의미하며, 발등굽힘에 제한이 있다는 것을 알려 준다.

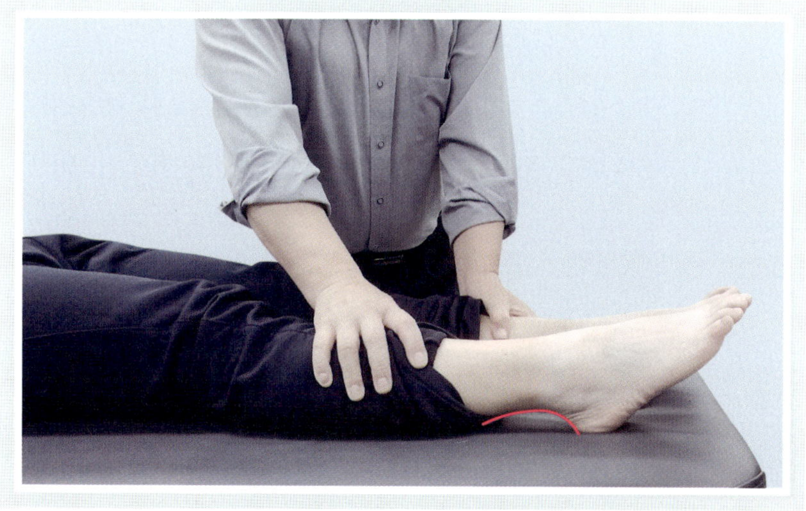

그림 5.50 누운 자세에서 발목관절의 과도한 발바닥쪽굽힘과 높은 아치

그림 5.51의 남성의 경우, 족저근막염과 아킬레스 힘줄염을 호소하였다. 누운 자세에서 과도한 발바닥쪽굽힘을 보였고(그림 5.51A), 발등굽힘의 제한과 발등굽힘근의 약화로 발뒤꿈치로 서기를 할 때 발등굽힘을 할 수 없었다(그림 5.51B).

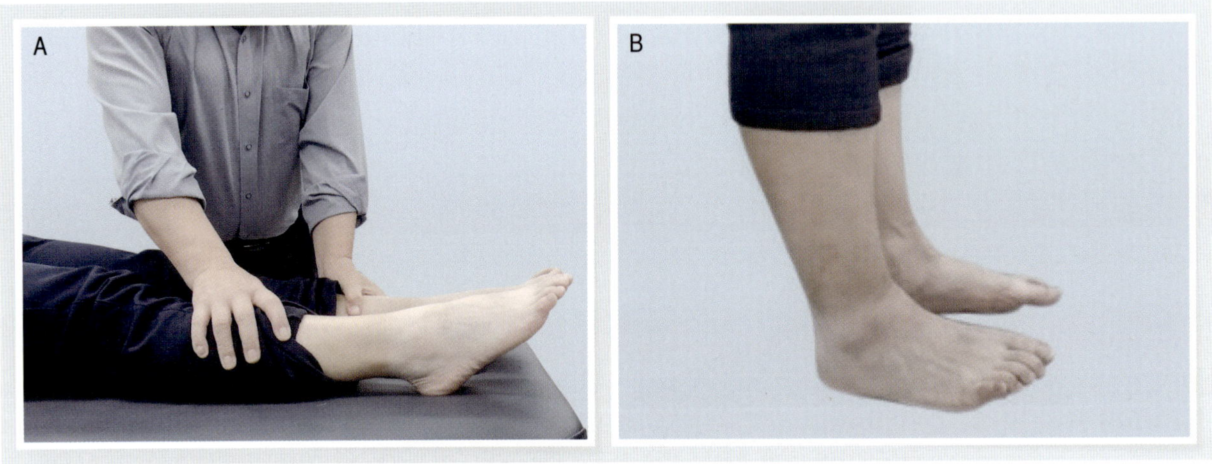

그림 5.51 A: 누운 자세에서 과도한 발바닥쪽굽힘, B: 발뒤꿈치로 선 자세를 할 때 발등굽힘이 불가능함

엎드린 자세에서 엄지발가락이 안쪽을 향하고 있는 경우에는 엉덩관절의 앞굽음 변형이 있거나 엉덩관절 안쪽돌림의 가동범위가 큰 것을 의미한다(그림 5.52).

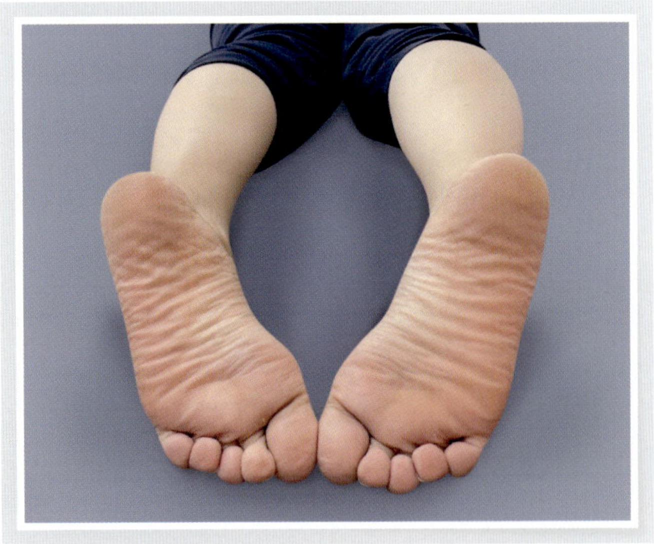

그림 5.52 엎드린 자세에서 엄지발가락이 안쪽을 향함

그림 5.53과 같이 앞쪽굽힘(forward bending) 검사 시 등뼈 회전으로 인한 기울임이 발생하면 척추옆굽음증(scoliosis)이 있다는 것을 의미한다.

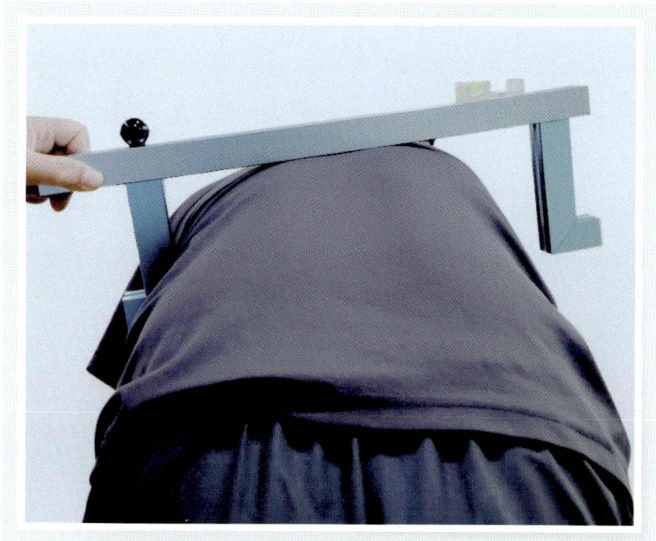

그림 5.53 앞쪽굽힘 시 등뼈의 기울임

3) 인체가 제공하는 정보와 KEMA 접근법의 연관성

인체는 외부 스트레스에 지속적으로 반응하고 반응의 결과에 대한 정보를 제공한다. 과거력이나 면담을 통해 고객의 주관적인 주 호소(chief complains)를 잘 듣고 자세 및 동작을 면밀히 분석하면, 인체가 가지고 있는 다양한 비정상적인 운동패턴과 운동손상을 파악할 수 있고, 운동손상이 발생한 기전을 알아낼 수 있다. KEMA 접근법은 인체가 제공하는 자세, 운동손상 등 다양한 정보를 체계적으로 평가하여, 근골격계 통증의 원인이 되는 기전을 찾는 방법을 제공한다.

CHAPTER

6

운동손상의 원인

Causes of Movement Impairment

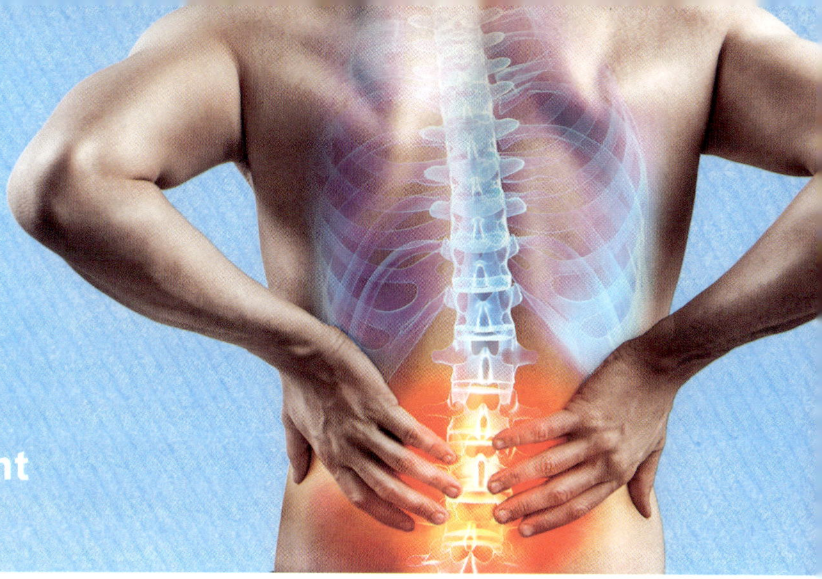

1 운동손상 발생 요인

운동시스템이 정상적으로 유지되기 위해서는 여러 요소들이 상호 의존적(interdependent)으로 연관되어 있다(그림 6.1). 근골격계 요소(musculoskeletal factor), 신경학적 요소(neurological factor), 관절 시스템 요

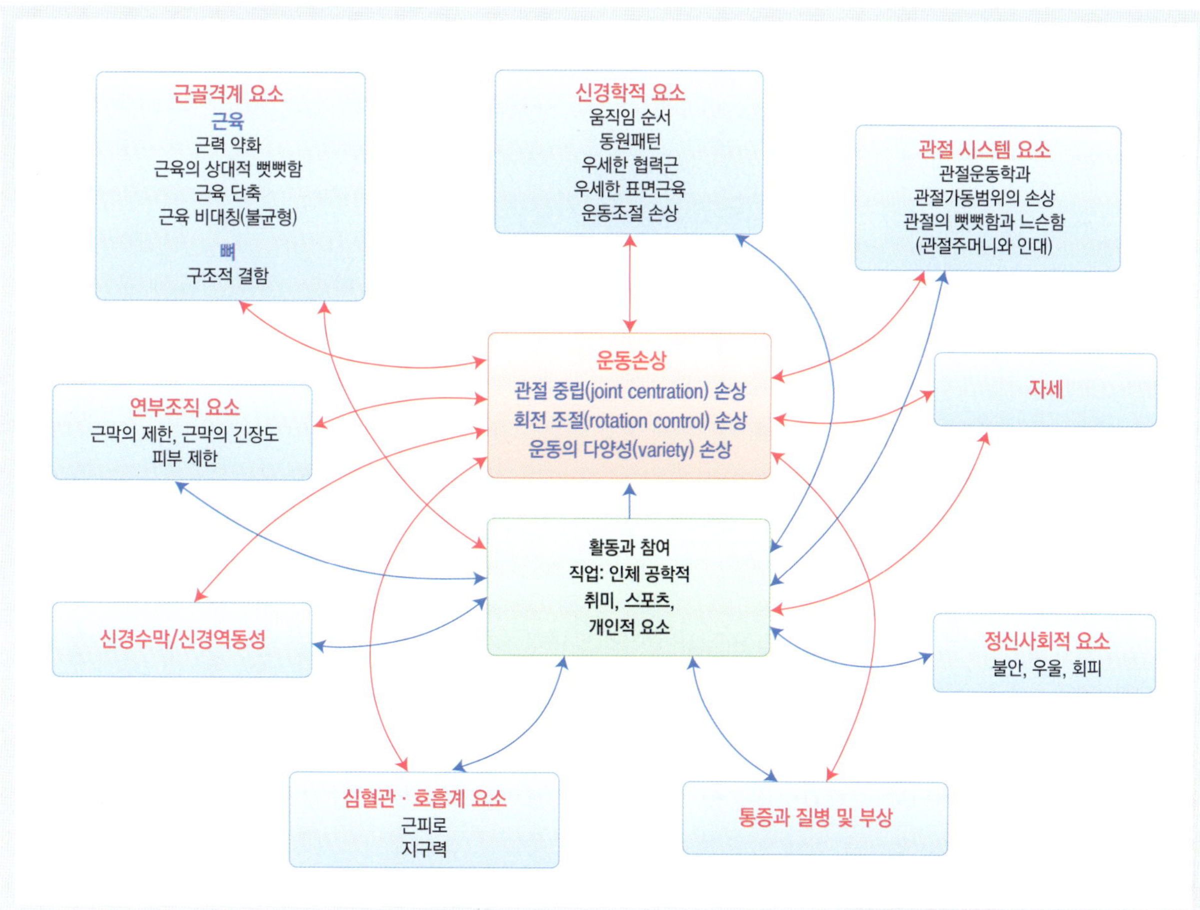

그림 6.1 운동손상 발생과 관련된 요인

소(articular system factor), 연부조직(결합조직) 요소[soft tissue (connective tissue) factor], 심혈관 · 호흡계 요소(cardiovascular, pulmonary factor), 정신사회적 요소(psychosocial factor), 자세(posture), 신경막/신경역동성(neuromeningeal/neurodynamic), 통증과 질병 및 부상(injury), 인체공학적 환경, 직업, 취미, 스포츠와 관련된 활동 요소(activity factor), 개인적 요소들이 운동시스템을 유지하는 데 관여하고 있다(Sahrmann, 2001; Hengeveld, 2014). 만약 이런 시스템에 문제가 생기면 그로 인하여 운동기능에 손상을 초래할 수 있다. 이러한 운동기능의 손상을 운동손상(movement impairment)라고 한다. 운동손상은 위에서 나열한 많은 요소들이 독립적 또는 요소들 간의 상호작용을 하면서 발생한다. 운동손상이 발생하면 관절 중립(joint centration) 유지와 회전 조절(rotation control) 기능에 손상, 운동의 다양성(variety) 손상이 발생하며, 그로 인하여 특정 관절에 마찰과 통증이 발생할 수 있다. 운동손상은 근골격계 통증 발생에 원인이 될 수 있기 때문에 각각의 요소와 관련된 문제가 왜 발생하고, 발생된 문제가 어떤 기전에 의해서 운동손상을 유발하고, 운동손상이 어떤 기전으로 근골격계 통증을 유발하는지 이해하는 것은 근골격계 통증 평가와 관리 또는 예방에 매우 중요하다. KEMA 접근법은 여러 가지 요소를 통합한 다면적(multi-dimensional), 기전-기반의 접근법(mechanism-based approach)을 통해 근골격계 통증을 해결하는 방법을 제공하고 있다.

2 근골격계 요소와 운동손상

1) 근육의 잘못된 사용

기계시스템에서 힘을 생산하는 엔진 역할을 하는 것이 인체에서는 근육이다. 근육은 힘의 원천이면서 근육의 힘은 근육단면적(cross-sectional area)에 비례한다. 근육 안에 수축요소(contractile element)인 액틴과 마이오신(myosin) 단백질이 많으면 근력이 증가된다. 근육의 힘, 근육의 길이, 근육의 뻣뻣함, 근육의 불균형은 운동손상 발생과 밀접한 관련이 있기 때문에 근골격계 통증을 유발하는 원인을 찾고 해결하는 데 매우 중요하다. 근육은 일상생활이나 참여, 작업에서 사용할 때 과사용(overuse), 소사용(underuse), 미사용(disuse), 잘못 사용(misuse), 과신장(overstretch)되기 때문에 근육 작용과 관련된 관절 기능, 운동패턴 문제를 만들 수 있다(Chaitow, 2007)(그림 6.2).

신경 손상이나 장기간 고정(immobilization)으로 근육 미사용이 발생할 수 있다. 근육 사용 횟수가 감소하거나 관절에서 운동을 하더라도 협력근 중에서 다른 근육이 우세하게 작용하게 되면 근육의 소사용의 결과를 초래할 수 있다. 미사용과 소사용은 근위축(muscle atrophy)을 유발하여 근력 감소가 발생한다.

그림 6.3은 발목을 등쪽 굽힘을 할 때 발가락을 과도하게 펴는 사례이다. 이 남성은 장시간 보행을 하면 앞정강근(tibialis anterior) 부위에 통증이 심해지는 증상을 호소하였다. 발목 등쪽굽힘근(dorsiflexor)에는 앞정강근, 긴엄지폄근(extensor hallucis longus), 발가락 폄근(toe extensor)이 협력근으로 작용한다. 이

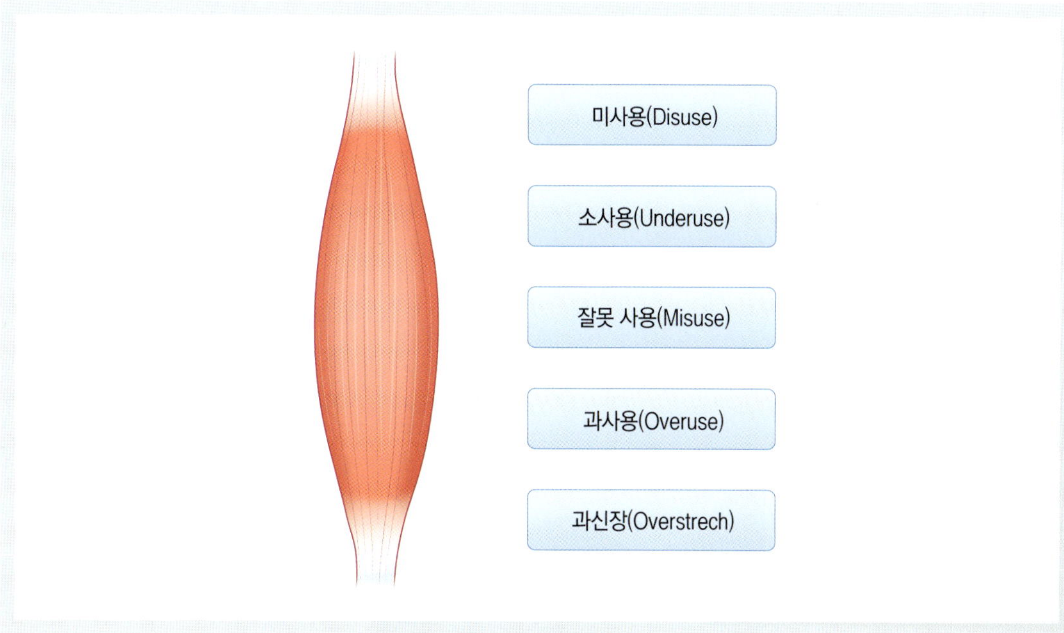

그림 6.2 근육의 잘못된 사용 5가지

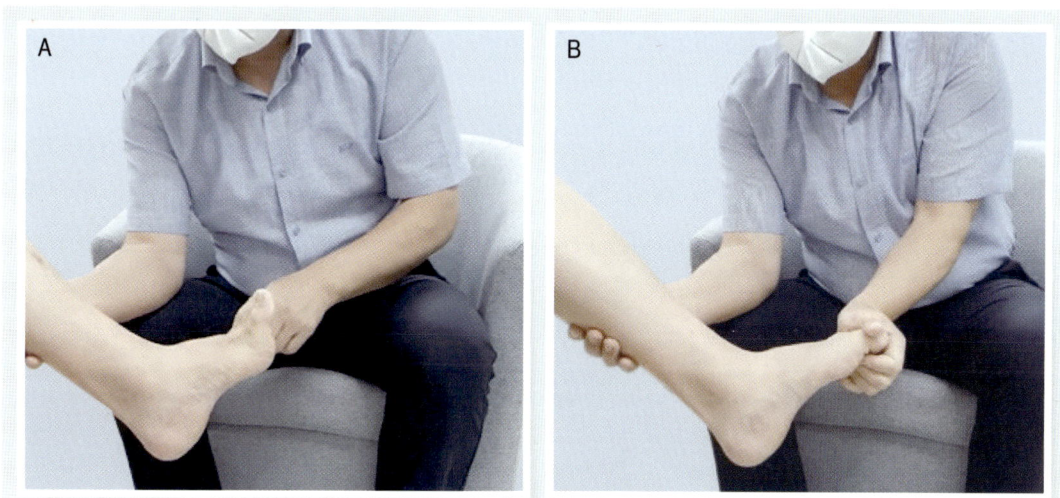

그림 6.3 A: 발목 등쪽굽힘 시 발가락이 과도하게 펴짐, B: 발가락 폄을 제한하면 발목 등쪽굽힘이 제한됨

남성의 경우, 그림 6.3A에서 보여 주는 것처럼 앞정강근의 사용보다는 발가락 폄근과 긴엄지폄근을 우세적으로 사용하여 발목을 등쪽굽힘한다. 그 결과 앞정강근의 소사용으로 인하여 앞정강근의 근위축과 약화가 동반된 사례이다. 오른쪽 그림 6.3B에서처럼 발가락 폄근의 사용을 억제하면 등쪽굽힘이 어려워진다. 이 남성의 경우 앞정강근의 근력이 약하기 때문에 장시간 보행을 하면 앞정강근에 통증이 발생한다.

잘못 사용은 주 기능을 하는 근육의 역할을 다른 근육이 대신해 주는 경우를 말한다. 그림 6.4는 엎드린 자세에서 어깨관절 가쪽돌림 시 뒤어깨세모근(posterior deltoid)을 과도하게 사용하는 사례이다. 어깨관절을 가쪽돌림할 때 가쪽돌림근인 가시아래근(infraspinatus), 작은원근(teres minor) 수축 대신 뒤어깨세모근을 사용하여 가쪽돌림을 하는 경우이다. 이런 경우 어깨관절에 정교한 회전이 발생하지 않는다. 위팔뼈머리는 앞쪽으로 미끄러짐이 발생하여 어깨관절 앞쪽 조직을 압박하고, 앞쪽 관절주머니(joint capsule)를 늘어나게 만든다. 이와 같은 뒤어깨세모근을 지속적으로 잘못 사용하면, 가쪽돌림 주동근인 가시아래근과 작은원근은 상대적으로 소사용이 발생할 것이다.

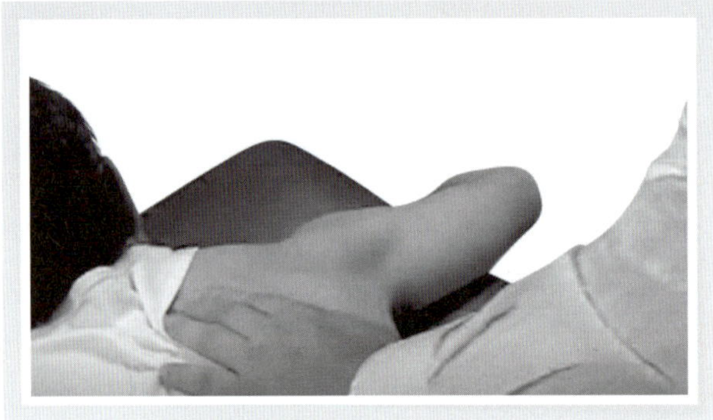

그림 6.4 엎드린 자세에서 어깨관절 가쪽돌림 검사 시 뒤어깨세모근을 가쪽돌림근으로 잘못 사용하는 경우

엎드린 자세에서 어깨관절 가쪽돌림 시, 그림 6.5A에서 오른쪽 어깨뼈는 올리는 움직임은 0.58cm로 거의 없지만, 그림 6.5B의 경우 가쪽돌림근을 소사용하면서 어깨뼈를 5cm 들어 올려 어깨뼈 뒤쪽기울임(posterior tilting) 동작이 발생하였다. 이는 아래등세모근으로 잘못 사용하면서 가쪽돌림을 보상하는 사례이다.

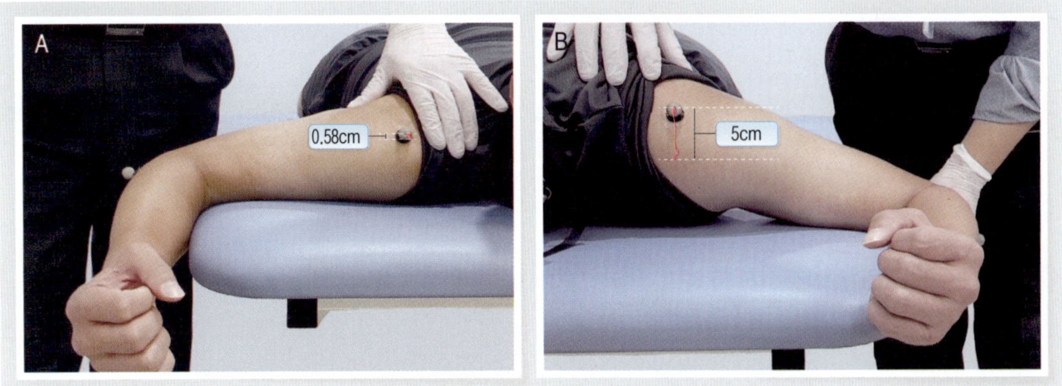

그림 6.5 A: 정상적인 어깨관절 가쪽돌림 시 어깨뼈의 움직임이 많지 않음,
B: 엎드린 자세에서 어깨관절 가쪽돌림 시 어깨뼈를 5cm 들어 올려 어깨뼈 뒤쪽기울임 유발됨

또 다른 근육 잘못 사용의 예는 말을 할 때 위등세모근을 과도하게 사용하는 사례이다(그림 6.6). 이 남성은 목소리를 낼 때마다 위등세모근이 수축하여 머리와 목뼈가 기울어진 자세를 취하고 있다. 이 남성은 이러한 잘못된 근육 사용으로 목뼈에 통증을 호소했다.

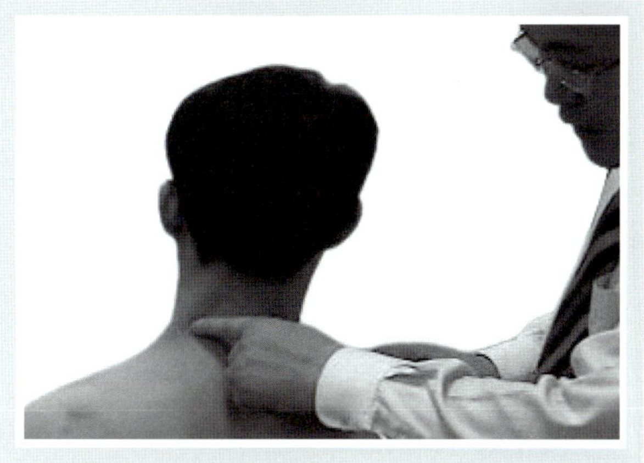

그림 6.6 발성 시 위등세모근을 과도하게 수축

과사용은 근육이 견딜 만한 내성(tolerance) 범위로 사용한다면 근비대를 유발할 것이다. 그러나 내성 범위를 초월한 과사용은 근 좌상(muscle strain)을 유발할 수 있다. 그림 6.7은 어깨관절 굽힘을 할 때 습관적으로 위등세모근을 과도하게 사용하는 사람으로, 위등세모근 수축 시나 촉진 시 압통점이 심하고 팔을 어깨 위로 올려서 물건을 올리는 작업 시 목과 위등세모근에 통증이 자주 발생한 사례이다.

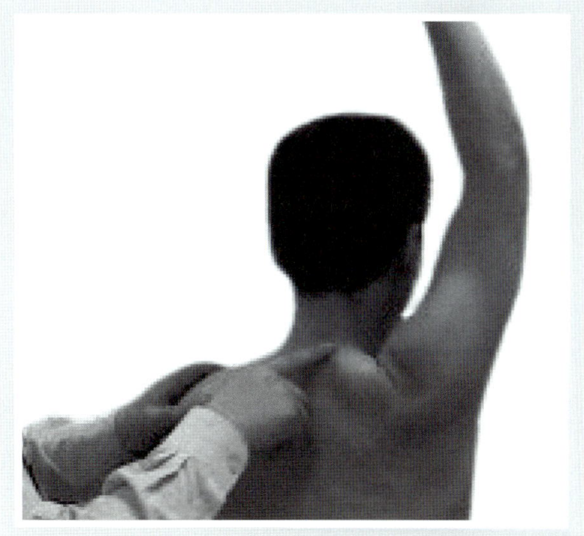

그림 6.7 어깨관절 굽힘 시 위등세모근의 과도한 수축 유발

2) 근력 약화

근력 약화(muscle weakness)는 근위축, 근육 좌상, 말초신경 압박(compression), 근육 길이 변화의 결과로 발생한다.

(1) 근위축

근위축이 발생하면 근수축 요소(component)인 액틴과 마이오신 단백질이 감소되고 근절(sarcomere)이 직렬과 병렬 구조에서 소실된다. 근육은 적절한 부하가 가해지지 않으면, 근육내 단백질이 분해되어 없어진다. 정상적인 근육 상태를 유지하는 최소한의 부하가 없어지면 생리학적으로 근육의 단백질인 액틴, 마이오신이 분해되어 근육량이 줄게 된다. 액틴과 마이오신 단백질의 감소뿐만 아니라 근육을 싸고 있는 결합조직 역시 감소하고, 수동 장력(passive tension)과 관련된 타이틴(titin)도 감소하게 된다. 근위축으로 인해 근력이 약한 경우에는 근육을 수축하거나 촉진으로 압박을 가해도 근육에 통증이 발생하지 않고, 단지 근력의 약화만 있다.

(2) 근육 좌상

근육 좌상은 크게 세 가지 유형에 의해서 발생할 수 있다. 첫 번째는 수축-유발 손상(contraction-induced injury), 두 번째는 단일-이벤트 근육 좌상 손상(single-event muscle strain injury), 세 번째는 저강도 장시간 신장에 의한 근육 좌상이다.

과사용으로 인해 근육 수축 시 얇은 액틴 필라멘트와 두꺼운 마이오신 필라멘트의 결합부위 또는 근절의 Z-선의 붕괴로 근절들의 국소 부위에 형태학적으로 손상을 받는 것을 말한다(Faulkner & Brooks, 1995). 근육에 갑작스러운 통증이 시작되고 2~3일 후에는 더 심해진다. 염증반응(inflammatory response)이 발생하고, 손상받은 근절내에 식균작용(phagocytosis)이 나타난다. 이러한 손상은 등척성(isometric) 운동, 단축성 수축(shortening contraction)에서는 손상이 드물고, 근육이 수축된 상태에서 강하게 신장될 때 발생하는 것으로 알려져 있다(Brooks, et al., 1995). 손상의 정도에 따라 차이가 있지만, 근육 구조와 기능이 완전히 회복되는데 1~4주 정도 필요하다(Brooks & Faulkner, 1990).

단일-이벤트 근육 좌상 손상은 신장 관련 손상(stretch-related injury)으로 균형 소실, 미끄러짐, 걸려 넘어짐, 착지 또는 빠른 운동으로부터 복원과 관련된 갑작스러운 운동에 의해 발생한다. 신장 관련 손상은 화학적 또는 대사적 문제보다는 기계적 중개(mechanical mediated)에 의해서 유발된다. 쥐에서 손상이 유발되는 단일 신장 역치는 근육 1kg당 150J(150J/kg)이며, 최적 근육 길이의 20% 초과 신장, 1초에 근육 길이의 2배의 변화 비율로 신장되는 것이다(Newham, McPhail, Mills, & Edwards, 1983b). 쥐에서 손상 후 회복은 젊은 쥐에서는 2주, 늙은 성인 쥐에서는 2달 후에도 완전히 회복되지 않았다고 보고되었다(Brooks & Faulkner, 1994).

저강도의 신장을 장시간 유지하게 되면 근육 좌상이 발생할 수 있다. 그림 6.8은 쥐의 가자미근(soleus)을 완전한 등쪽굽힘(full dorsiflexion) 자세에서 석고를 이용하여 1시간 고정 후, 형태학적 변화를 5,000배 확대하여 전자현미경으로 촬영한 사진이다. 그림 6.8A의 대조군 가자미근에서보다 1시간 신장한 실험군 쥐에서 Z-선이 부분적으로 파열된 것을 관찰할 수 있다(Kim et al., 2007). 이처럼 근육 좌상은 강한 강도에서뿐만 아니라 저강도의 부하로 신장해도 발생할 수 있다.

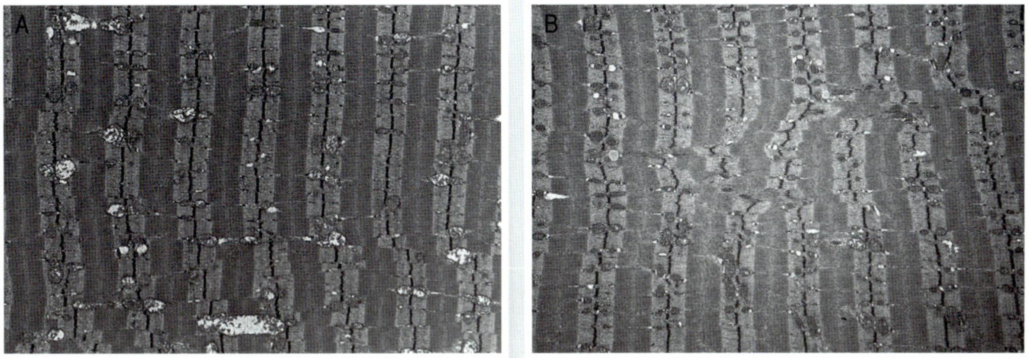

그림 6.8 쥐의 가자미근 신장 후 근복에서 근절 손상. **A:** 대조군, **B:** 1시간 신장 후 근절의 Z-선이 부분적으로 파열

장시간 근육에 가해지는 신장에 의한 근육 좌상이 발생하는 원인은 다양하다. 한쪽 어깨에 무거운 가방을 걸치는 경우에도 발생하며, 멜빵으로 아이를 업을 때, 무거운 배낭을 어깨에 메고 등산할 때 그리고 그림 6.9에서처럼 산업장에서 무거운 물건을 장기간 운반하는 경우, 어깨뼈가 하강하면서 위등세모근에 근육 좌상이 발생하고 통증도 발생할 수 있다.

근육 좌상이나 파열이 있는 경우 근육을 촉진하거나 압박을 가하면 통증이 발생한다. 또한 수축을 할 때 근육에 통증이 발생한다. 편심성 수축 시 통증은 증가한다. 근육에 파열이 생기면 근육 내 출혈이 발생하고 시간이 지나면 부종과 멍(bruising)이 발생한다. 출혈과 부종, 멍이 있는 근육 파열이 발생한 경우에는 근수축 시 심한 통증과 현저한 근력 감소가 발생한다.

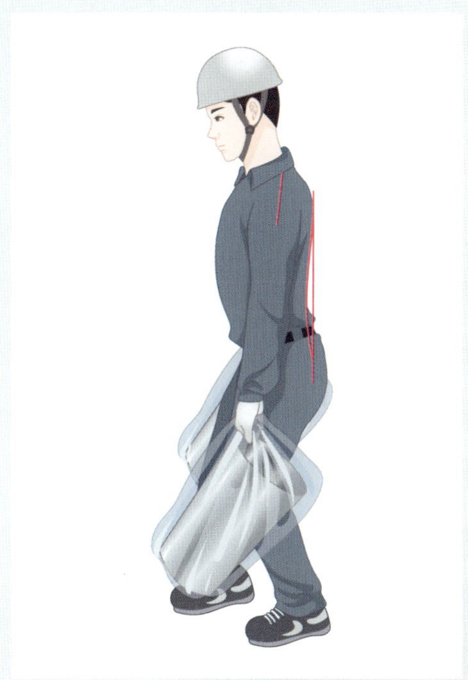

그림 6.9 물건을 반복적으로 장기간 들고 운반하면 위등세모근에 근육 좌상이 발생할 수 있음

(3) 말초신경 압박에 의한 근력 약화

말초신경의 포착(entrapment)으로 인해 신경이 압박을 받는 경우 근력이 감소한다. 예를 들어, 노신경 깊은가지(deep branch of radial nerve)가 노쪽굴(radial tunnel)에서 압박을 받은 경우 손가락 폄근육의 약화가 발생할 수 있다. 말초신경이 근육이나 주위 조직에 의해 압박을 받게 되면 신경전달에 문제가 발생하여 근력 약화가 발생할 수 있다. 이러한 경우에는 압박을 제거하는 중재를 실시해야만 근력을 회복할 수 있다. 등쪽어깨신경(dorsal scapular nerve), 긴가슴신경(long thoracic nerve)과 같은 운동신경(motor nerve)이 압박으로 신경 포착이 발생한 경우에는 통증이나 감각이상보다는 근력 약화가 주 증상으로 나타난다.

(4) 근육 길이 변화에 의한 근력 약화

근육은 장시간 신장된 위치에 있게 되면 길이가 늘어난다. 근육이 장시간 신장 스트레스를 받게 되면 신장 스트레스는 근육의 Z-선으로 직접 20%의 힘이 전달되고, 80%는 근육을 싸고 있는 세포외기질(extracellular matrix)을 통해 전달된다. 이와 같이 힘줄(tendon)을 통해 근육내 근섬유로 직접 힘이 전달되는 것을 세로힘전달(longitudinal force transmission)이라 하고, 세포외기질을 통해서 근육세포내로 전달되는 것을 가쪽힘전달(lateral force transmission)이라고 한다. 세포외기질의 스트레스 장력은 인테그린(integrin)이라는 세포-세포외 기질의 접착을 촉진하는 막관통 단백질(transmembrane protein)을 통해 전달되고, 이것은 다시 Z-선에 부착되어 있는 코스타미어(costamere)라는 구조를 통해서 전달된다(Peter et al., 2011). 이렇게 Z-선으로 전달된 스트레스는 세포골격중개신호(cytoskeleton mediated signal), 세포질 신호전달경로(cytoplasm transmission signaling pathway)를 통해 핵으로 전달된다. 전달된 신호에 따라 새로운 단백질 합성(protein synthesis)이 이뤄지고 단백질이 모여서 근원섬유가 만들어진다(그림 6.10). 근원섬유가 모여서 새로 만들어진 근절은 근섬유의 길이를 따라 직렬로 배열되어 근절 수가 증가하게 된다.

근절 수가 직렬로 추가되면서 근육의 길이는 늘어난다(Williams & Goldspink, 1971). 근육이 단축된 자세(shortened position)에서 고정하고 있으면 근절 수는 감소하여 기능적 길이(functional length)가 감소한다. 근육이 늘어난 자세(lengthened position)에서 고정하면 근절 수가 증가하고 직렬로 근절이 추가되어(Tabary et al., 1972; Williams & Goldspink, 1973) 근육의 기능적 길이는 늘어난다.

근절의 길이가 2.0~2.25μm일 때 최대의 장력을 만들 수 있고, 근절의 길이가 너무 짧거나, 너무 길게 되면 생성할 수 있는 장력이 감소한다(그림 6.11). 이러한 이유 때문에 인체는 근절의 길이를 최대의 장력을 만들 수 있는 2.0~2.25μm의 길이를 유지하기 위하여 근절 수를 지속적으로 조절해 간다. 근절의 길이가 1.56μm 이하로 최대로 간격이 좁아진 자세로 있게 되면 액틴(actin)과 마이오신(myosin)이 수축하여 장력(tension)을 최대로 발생할 수 없게 된다. 이것을 극복하기 위해서는 액틴과 마이오신이 최대의 수축 장력을 발생시킬 수 있는 최적의 길이로 돌아가기 위해서 직렬 상의 근절 수를 감소시켜야 한다. 만약 근육의 길이가 2.25μm 이상 3.5μm 길이에서 지속적으로 자세를 유지하게 되면, 액틴과 마이오신이 교차할 수 있는 영역이 좁아지기 때문에 최대 장력을 발생시키지 못한다. 최적의 근절 길이인 2.0~2.25μm의 길이로 회

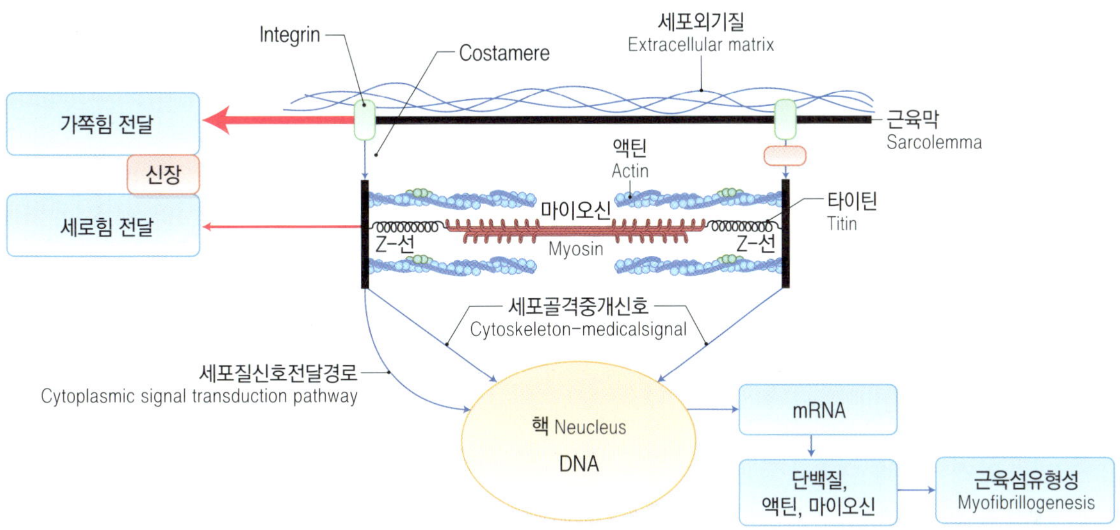

그림 6.10 근육에서 신장력이 핵까지 전달되는 과정

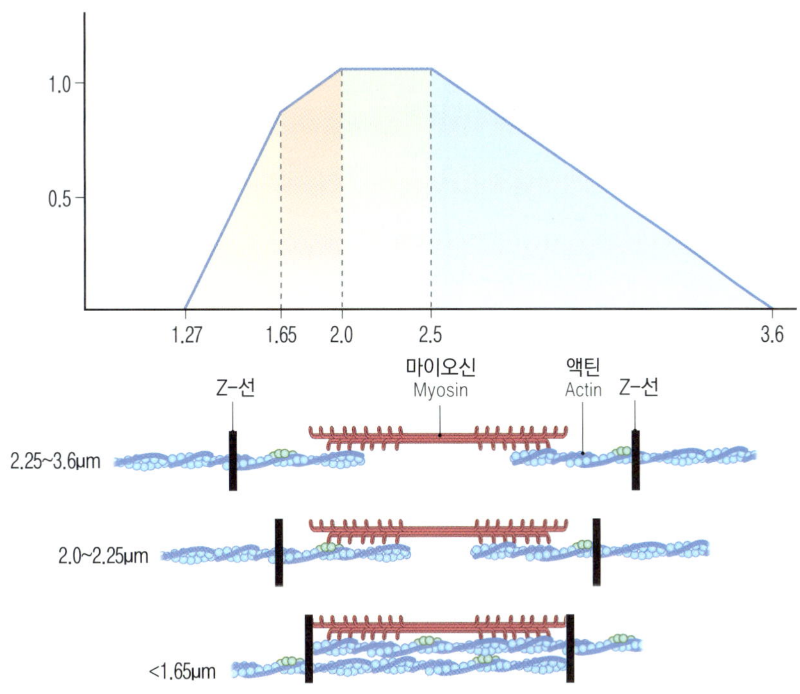

그림 6.11 근절의 길이와 장력과의 관계

복하기 위해서는 직렬상에 근절 수를 증가시켜야만 한다.

William과 Goldspinks(1978)는 쥐의 가자미근을 석고로 3주간 단축된 근육의 자세와 신장된 근육의 자세에서 고정한 후 근절 수의 변화와 근육 길이-장력 곡선(length-tension curve)의 변화를 연구하였다. 단축된 자세에서 근절의 거리는 1.51μm이었고, 신장된 자세에서의 근절 거리는 3.23μm이었다. 단축된 자세에서 3주간 고정 후 쥐의 가자미근에서 근절 수는 감소하였고, 근절 거리는 1.51μm에서 2.08μm로 증가하였다. 3주간 신장된 자세에서 고정한 경우에는 근절 수가 증가하였고, 근절 거리는 3.23μm에서 다시 2.43μm로 감소하였다.

William과 Goldspinks(1978)는 신장된 자세와 단축된 근육의 자세에서 근육을 고정해 놓고 초기의 근절의 길이와 10일 후의 근절의 상태를 확인한 결과, 신장되었던 근육의 근절의 길이는 초기의 근절 거리보다 감소하였다. 근절의 거리가 감소했다는 것은 근육내 근절이 직렬상으로 추가되었기 때문이다. 이와 대조적으로 근육의 길이가 단축된 상태로 고정된 근절의 길이는 초기에는 좁아져 있었지만 10일 고정 후에는 근절의 길이가 증가하였다(그림 6.12). 근절의 길이가 증가했다는 것은 어디에선가 직렬상 근절 수가 감소하여 근절이 당겨지면서 발생한 현상이라고 하였다.

Kim 등(2007)은 쥐의 가자미근을 석고를 이용하여 최대 발등 굽힘(full dorsiflexion) 자세에서 고정 후 근육 힘줄 접합부(musculotendinous junction, MTJ)의 형태학적 변화를 관찰 하였다. 신장을 1시간 실시 후 MTJ 부위에 세포질 공간(cytoplasmic space)이 발생하였고, 1일 후에는 공간이 더 확대되었고, 근섬유

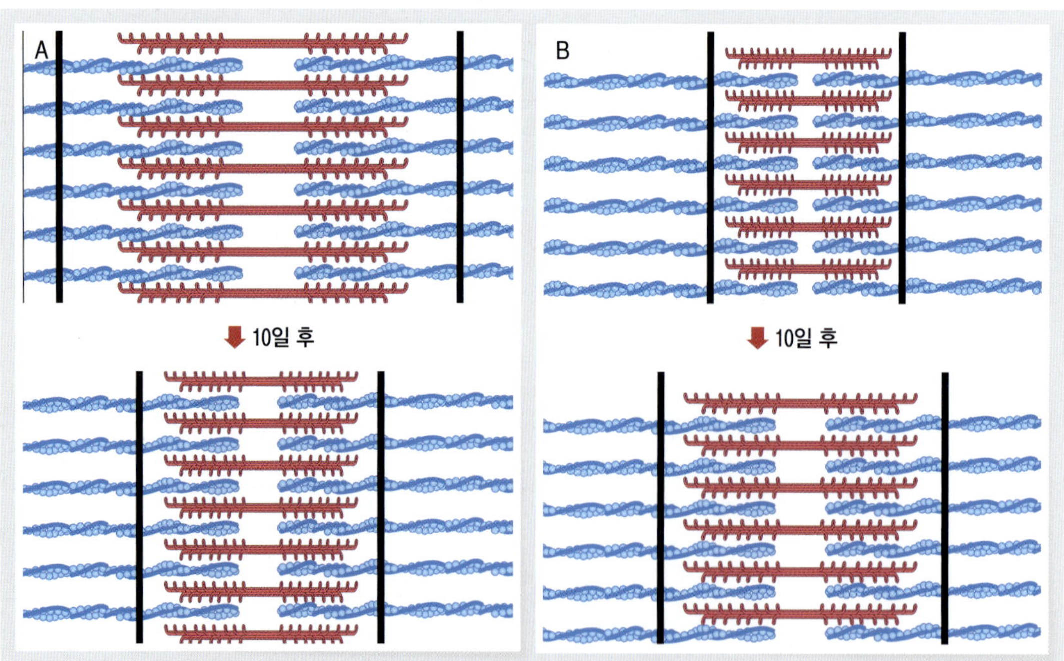

그림 6.12 A: 정상 근육을 신장 자세에서 근절 길이. 10일 후 근절의 간격이 좁아짐, B: 단축된 근육의 근절 길이. 10일 후 근절의 간격이 넓어짐

사이의 공간도 증가하였다. 4일 후에는 근섬유가 채워지면서 공간이 감소하였다고 보고하였다. 근육이 신장된 자세로 유지되면 MTJ 부위에 공간이 생기고 그 공간으로 근섬유가 채워져서 근절이 추가될 수 있다(그림 6.13).

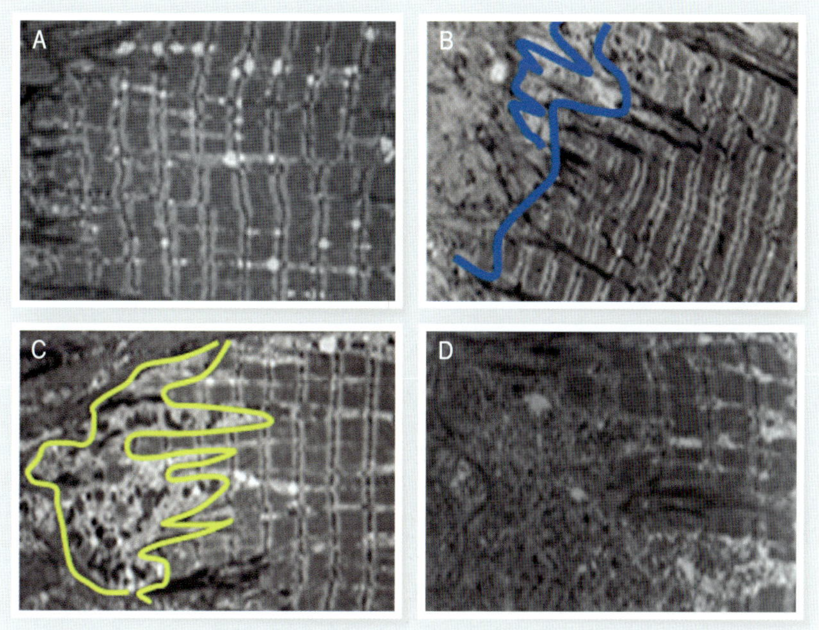

그림 6.13 근육 힘줄 접합부의 형태학적 변화. A: 대조군, B: 1시간 신장 후, C: 1일 신장 후, D: 4일 신장 후

근육 길이가 정상 길이보다 감소하거나 늘어나게 되면 근육 길이에 따른 장력 발생에 변화를 초래한다. William과 Goldspinks(1978)는 쥐의 가자미근을 단축시킨 자세로 3주간 고정한 후 근육에 전기 자극을 가했을 때 발생하는 장력을 측정하였다. 정상 근육이 완전히 신장되었을 때의 길이를 100을 기준으로 근육의 길이에서 단축된 근육의 길이가 발생할 수 있는 장력을 비교하였다(그림 6.14).

정상 근육에서는 최대 근육 길이의 90%에서 최대 장력이 발생하였고, 완전히 단축된 자세에서 장력이 0이었다. 완전히 신장된 자세에서의 장력은 최대 장력보다 낮았다. 단축된 근육에서 길이-장력 곡선이 매우 짧고, 정상 길이의 근육보다 장력은 크게 감소하였다(그림 6.15). 최대의 장력은 근육이 고정된 위치에서 발생하였고, 길이-장력 곡선은 정상적인 대조군보다 왼쪽으로 이동하였다.

근육을 신장시킨 자세에서 고정한 근육에서는 다소 다양한 길이-장력 곡선을 나타냈다. 정상적인 대조군에서보다 장력 발생이 높았고, 길이-장력 곡선이 오른쪽으로 이동하였다. 근육의 길이가 늘어나게 되면 근육이 단축된 안쪽 범위(inner range)에서의 장력은 대조군에서보다 감소하였다(그림 6.16).

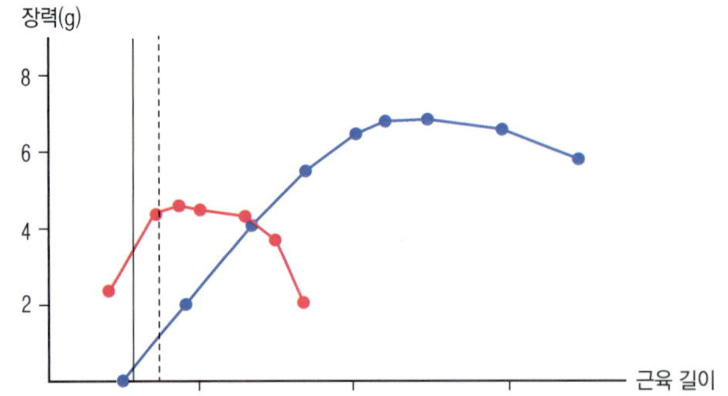

그림 6.14 근육 길이-장력 곡선 단축 자세에서 고정(●), 대조군(●)

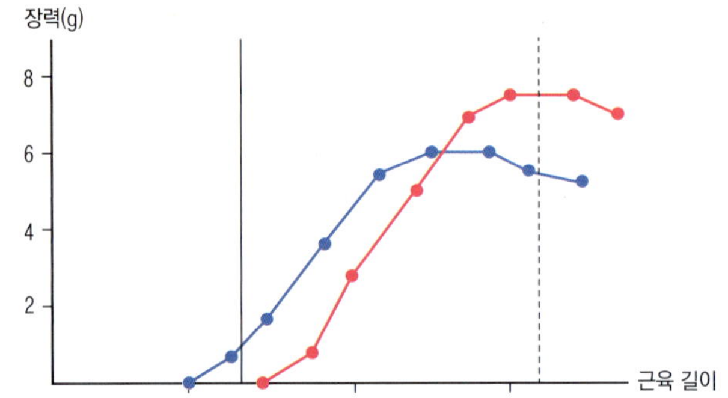

그림 6.15 근육 길이-장력 곡선 신장된 자세에서 고정(●), 대조군(●)

이러한 연구 결과는 비록 쥐를 대상으로 하였고, 인간의 근육을 대상으로는 연구되지 못했지만 인간의 근육 길이 변화에 따른 근력의 변화를 해석하는 데 활용될 수 있다. 근육은 매우 적응이 빠른 조직이고 근절의 수는 고정된 것이 아니라 근육에 가해지는 물리적 스트레스에 따라 지속적으로 변화한다. 근육에서 근절의 수는 고정 후 단지 10일 후에도 나타날 수 있다. 4주 동안 단축된 자세로 고정하면 고정을 하지 않은 대조군에 비해 근절 수 비율이 60%까지 감소하고, 늘어난 자세에서 4주간 고정하면 대조군에 비해 근절 수 비율이 20% 증가한다. 단축된 자세로 고정했을 때 더 변화가 많이 발생한다(Tardieu et al., 1981).

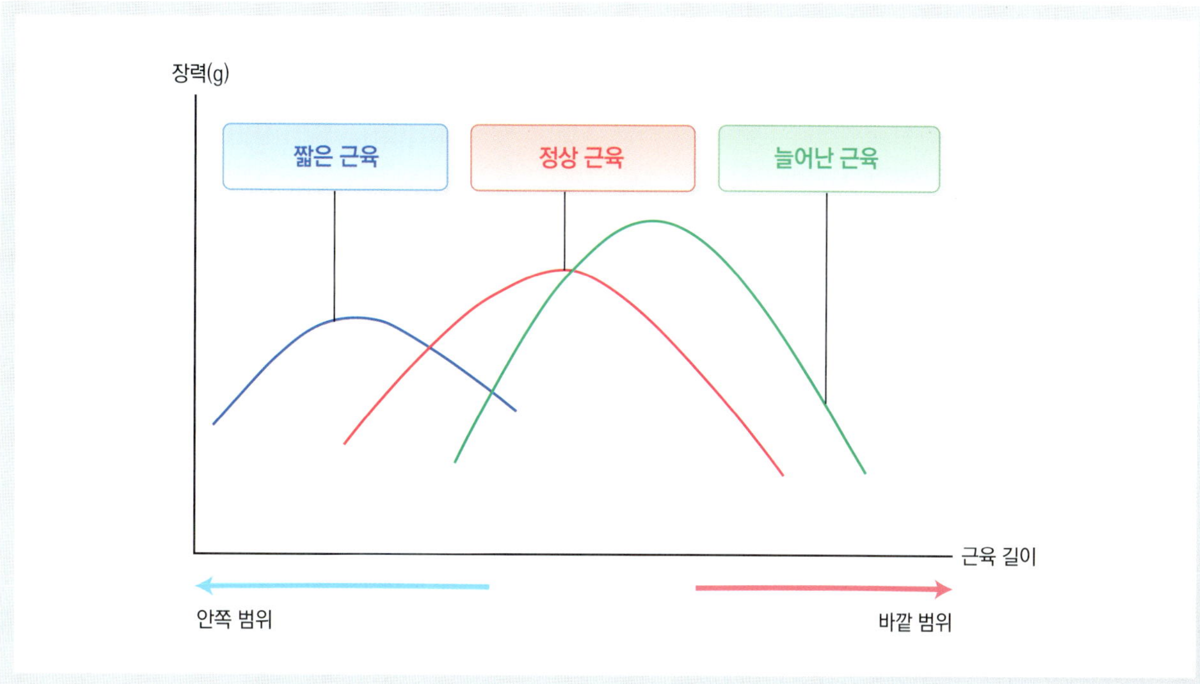

그림 6.16 길이-장력 관계: 짧아진 근육, 대조군(정상 근육), 늘어난 근육

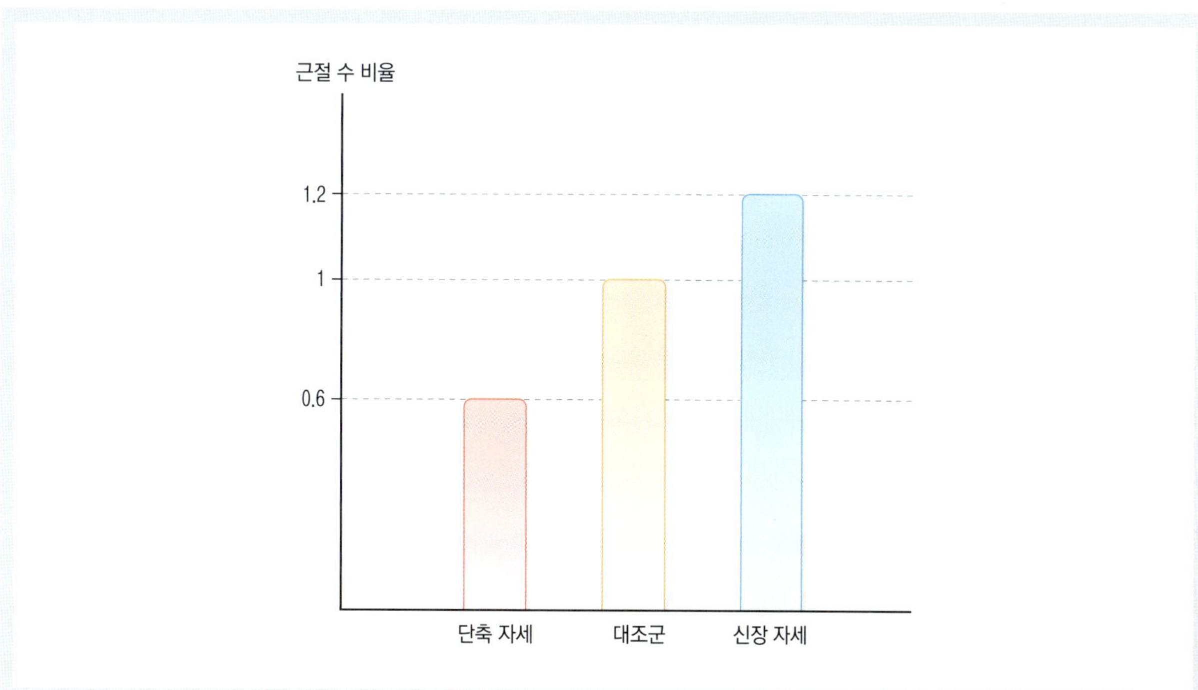

그림 6.17 단축 자세와 신장 자세에서 4주간 고정 후 대조군과의 근절 수 비율

근육을 단축된 자세로 고정하면 근절 수는 감소하고, 더불어 근육의 무게가 감소되는 위축이 발생하여 힘을 생산할 수 없을 것이다. 이와 대조적으로 신장된 자세로 유지하게 되면 신장에 대한 반응으로 근절 수 증가로 근비대가 발생하여 최대 장력을 더 많이 낼 수 있을 것이다. 그러나 근육이 과도하게 늘어나게 되면 근육이 단축된 자세인 안쪽 범위에서는 정상적인 근육 길이를 가진 근육에서보다 근력이 감소한다. 근육 길이가 정상보다 늘어나 안쪽 범위 자세에서 근력이 감소되는 것을 과신장 근약화(over-stretch weakness)라고 한다(Sahrmann, 2001). 장시간 신장된 자세를 유지하면 근절 수가 증가하게 된다. 근육이 수축하면 짧아져 액틴과 마이오신이 정상 길이의 근육에서보다 더 많은 중첩(overlap)이 발생하여 힘을 발생할 수 없는 능동적-불충분(active-insufficiency) 현상이 발생하게 되므로 정상 길이의 근육보다 근력이 감소할 것이다.

근육 길이가 증가하면 길이-장력 곡선이 우측으로 이동한다. 특히 자세를 중립으로 유지하는 데 중요한 역할을 하는 척추 근육의 길이가 늘어나게 되면 척추를 중립으로 유지하는 데 어려움이 발생할 수 있다.

그림 6.18은 앉아 있을 때 자세를 똑바로 하기 위해 등뼈를 펴면 통증이 있고, 등뼈를 곧게 편 자세를 유지하지 못하고 하루 8시간을 앉아서 사무를 보는 여성이다. 앉아 있을 때 등뼈뒤굽음(kyphosis) 자세를 오랫동안 유지하게 되면 등뼈 폄근이 신장되고 근절 수가 증가되어 근육 길이가 과도하게 늘어나게 되어 등뼈를 중립자세로 유지하기 어렵게 된다. 또한 등뼈의 폄근의 근력은 근육이 단축된 등뼈 폄 자세에서는 근력

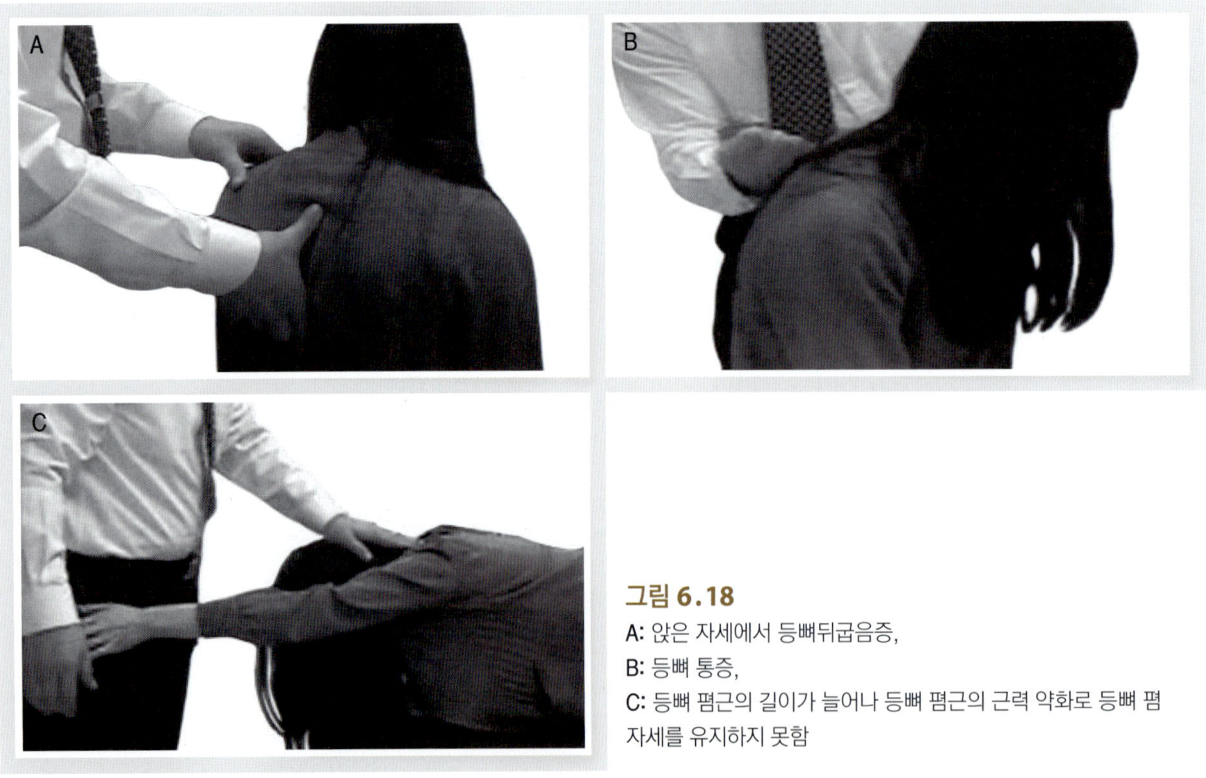

그림 6.18
A: 앉은 자세에서 등뼈뒤굽음증,
B: 등뼈 통증,
C: 등뼈 폄근의 길이가 늘어나 등뼈 폄근의 근력 약화로 등뼈 폄 자세를 유지하지 못함

약화가 발생하여 엎드린 자세에서 등뼈 폄 자세를 유지하지 못한다.

그림 6.19는 보행 시 발목 가쪽에 통증이 발생하는 남성이다. 과거에 특별한 부상이나 좌상을 받은 과거력은 없었다. 평상시 앉아 있을 때 발목의 발바닥쪽굽힘(plantar flexion), 뒤침(supination), 안쪽번짐(inversion) 자세를 습관적으로 하고 앉는다. 이와 같은 발목 자세로 습관적으로 앉아 있었기 때문에 그림 6.19B에서처럼 발목이 중립자세보다는 뒤침과 안쪽번짐되어 있다. 이러한 자세를 지속적으로 유지했기 때문에 긴종아리근(peroneus longus)과 짧은종아리근(peroneus brevis)이 신장 스트레스를 받아 근절의 수가 많이 증가하여 근육 길이가 정상보다 많이 늘어난 상태이다. 이 남성의 긴종아리근과 짧은종아리근을 단축된 자세로 발목을 유지시키고 1kg의 부하의 저항을 주었을 때 초기 자세를 유지할 수 없었다. 이는 과신장-근약화가 발생한 것이다.

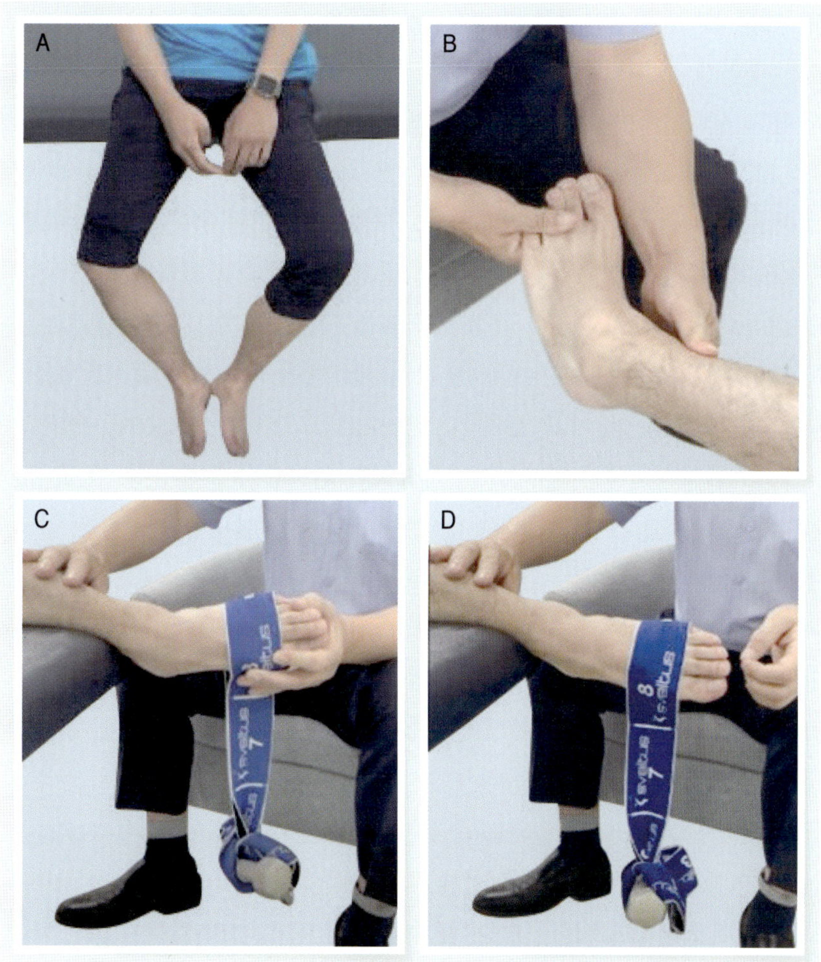

그림 6.19

A: 발목관절을 안쪽번짐 자세로 앉는 습관, B: 가쪽번짐 근육의 길이가 늘어남,
C: 가쪽번짐 자세에서 1kg의 저항을 제공함, D: 1kg의 저항을 견디지 못함

(5) 근력 약화와 KEMA 접근법의 연관성

① 근력 측정 방법

근력은 운동손상과 밀접한 연관이 있기 때문에 근력 평가는 매우 중요하다. 하지만 근력 평가는 대부분 손을 사용하는 도수근력검사(manual muscle testing)로 근력을 평가하고 있다. 도수근력검사는 Kendall(1993) 등에 의해 기술된 방법이 임상에서 가장 공통적으로 사용되고 있다. 그러나 이 방법은 양호(good)와 정상(normal) 범위에 대한 등급은 주관적이고 신뢰도가 부족하다는 비난을 받고 있다. 이들 등급은 검사자의 근력에 따라 달라질 수 있다. 최근에는 Hand-held dynamometer 측정 장치를 이용한 방법이 있지만 120N 이상은 측정자의 힘에 의해 신뢰도가 좌우된다(Wikholm & Bohannon, 1991). 고가 장비의 등속성(isokinetic) 근력 측정 장비가 있지만, 이것을 임상에서 활용하는 데는 시간적 · 비용적 한계가 있다. 이러한 한계 때문에 몇 개의 근육을 제외하고, 국제적으로 평균 근력에 대한 기준이 없는 실정이다. 예를 들어, 어깨올림근(levator scapulae), 어깨뼈 위쪽돌림근(scapular upward rotator)의 근력 평균은 얼마인가, 어깨관절에서 안정성을 유지하는 데 중요한 역할을 하는 앞톱니근의 정상 근력은 얼마인가, 앞톱니근의 근력이 어느 정도 약하면 날개어깨뼈(scapular winging)가 발생하는가, 또한 톱니근의 근력과 CKCUEST (Closed Kinetic Chain Upper Extremity Stability test) 점수와 어떤 관련이 있는지에 대한 문제를 알지 못하고 있다. KEMA 접근법에서는 이와 같은 문제를 해결하기 위하여 근력을 객관적으로 측정하고, 측정된 데이터 기반의 평가 방법을 제공하고 있다.

그림 6.20은 SMART KEMA 근력 측정 시스템을 이용하여 어깨뼈 올림근과 앞톱니근의 근력을 측정하는 것이다. 지금까지 SMART KEMA 근력 측정 시스템을 이용하여 축적된 1,347명의 데이터에 의하면 앞톱니근 평균 근력은 21.33kg이고, 남성은 27.63kg이고, 여성은 14.08kg이다(그림 6.21).

이러한 데이터 베이스에 축적된 자료는 객관적인 의사결정에 활용될 수 있다. 또한 지속적으로 수집하여 빅데이터(big data)화 하면 근골격계 건강관리 및 통증 발생을 예측하는 알고리즘 개발에 활용될 수 있을 것이다.

여성에서 날개어깨뼈가 있는 사람과 없는 사람에서 앞톱니근의 근력을 측정하여 분류 나무(classification tree) 분석 기법으로 분석한 결과(그림 6.22), 앞톱니근의 근력이 몸무게의 20% 이하인 경우에 그리고 옆으로 누워서 측정한 어깨 안쪽돌림 각도가 56° 이하이면서, 우세쪽(dominant side)인 경우에는 날개어깨뼈가 발생한다고 예측할 수 있다(Gwak et al., 2020).

앞톱니근 근력과 CKCUEST 점수와는 유의한 상관성(r=0.65)이 있다(Weon et al., 2021). 그림 6.23은 어깨 통증과 어깨관절을 벌림 시 목 통증 및 어깨 충돌증후군(shoulder impingement syndrome)이 있는 자동차 부품 제조공장에서 근무하는 남성이었다. 이 남성의 앞톱니근 근력은 13kg 이하였다. 상지의 안정성이 없어 CKCUEST를 한 번도 수행할 수 없었다. 3주간의 근력운동 후 근력이 18kg으로 증가하였고, CKCUEST를 시행할 수 있게 되었으며, 어깨관절을 벌림할 때 목의 통증과 충돌증후군 증상도 완화되었다.

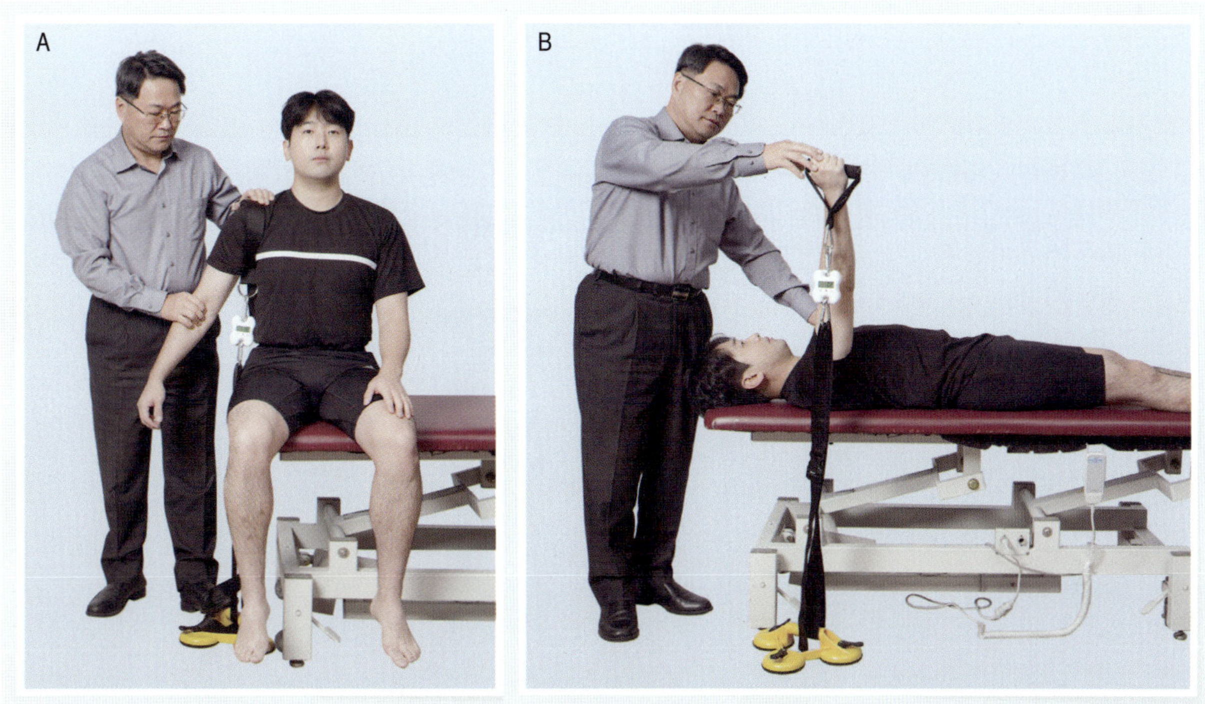

그림 6.20 SMART KEMA 근력 측정 시스템을 이용한 근력 측정. A: 어깨올림근 근력 측정, B: 앞톱니근 근력 측정

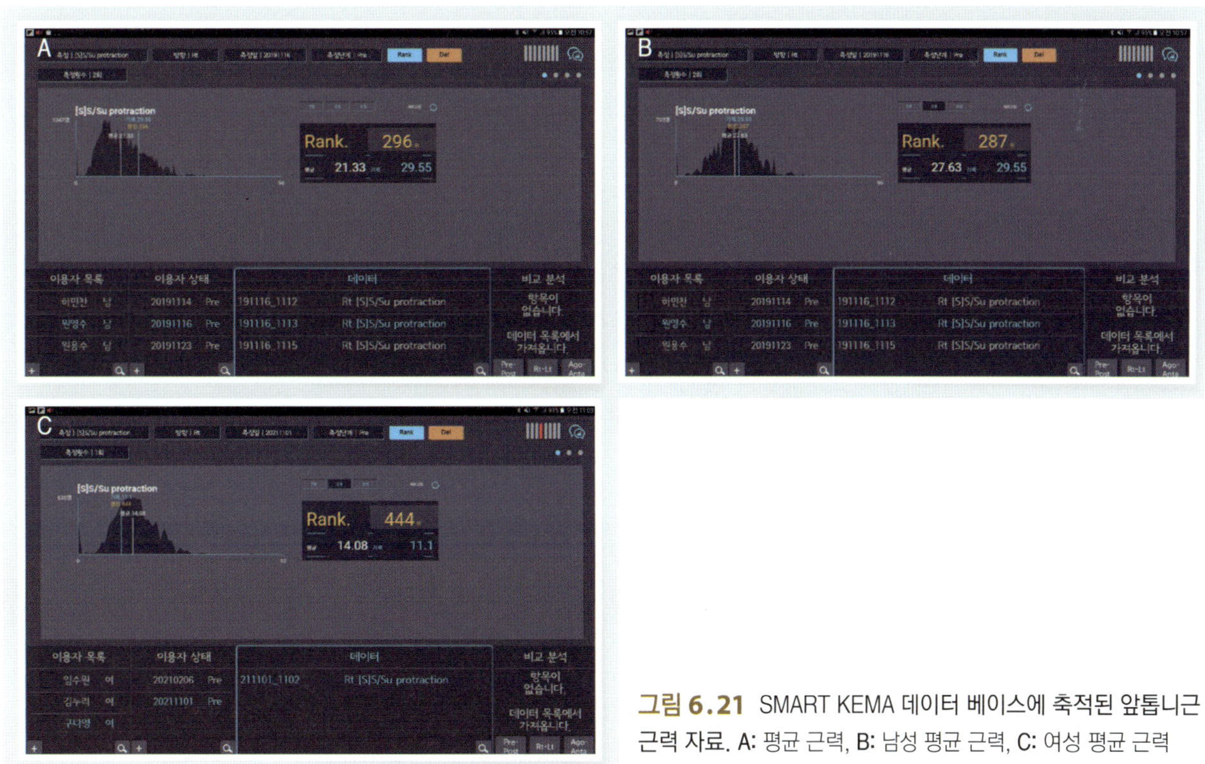

그림 6.21 SMART KEMA 데이터 베이스에 축적된 앞톱니근 근력 자료. A: 평균 근력, B: 남성 평균 근력, C: 여성 평균 근력

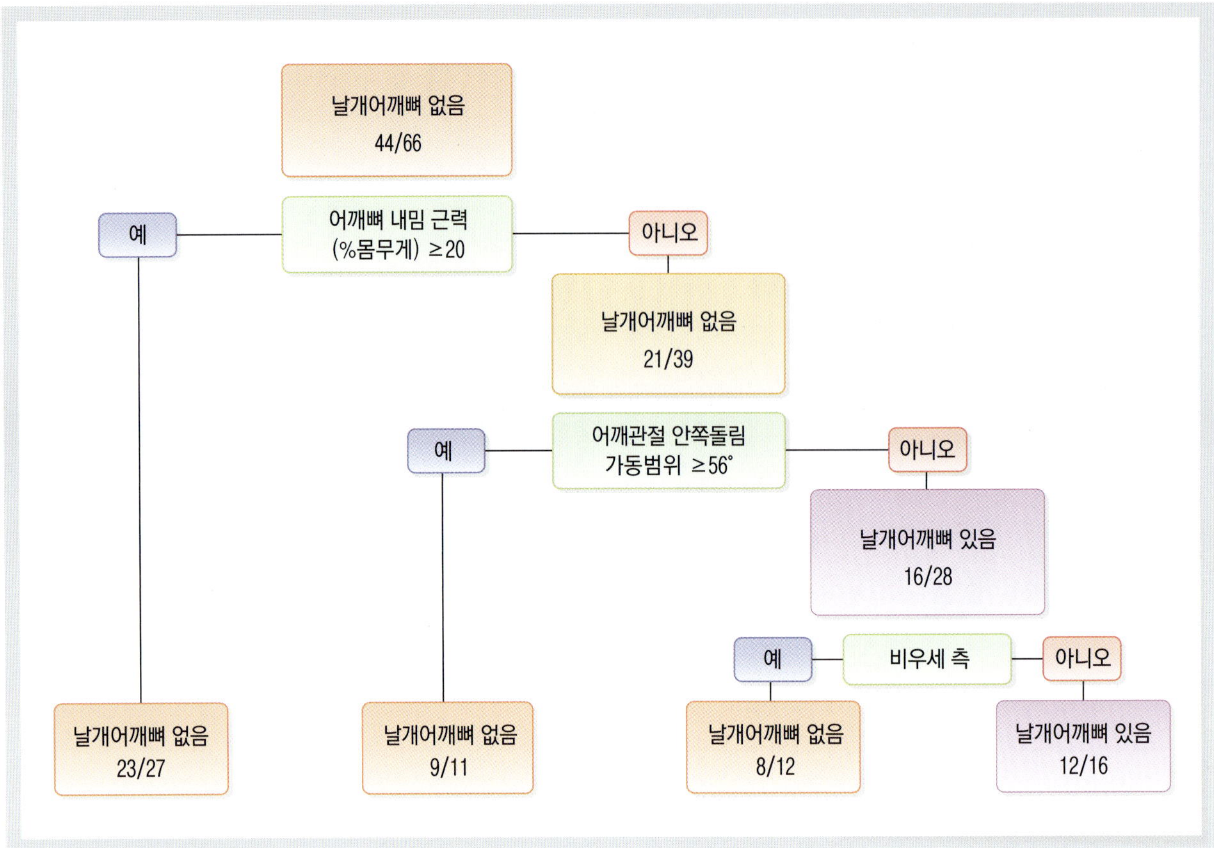

그림 6.22 앞톱니근 근력과 어깨관절 안쪽돌림 각도 데이터를 이용한 날개어깨뼈 발생 예측 모델

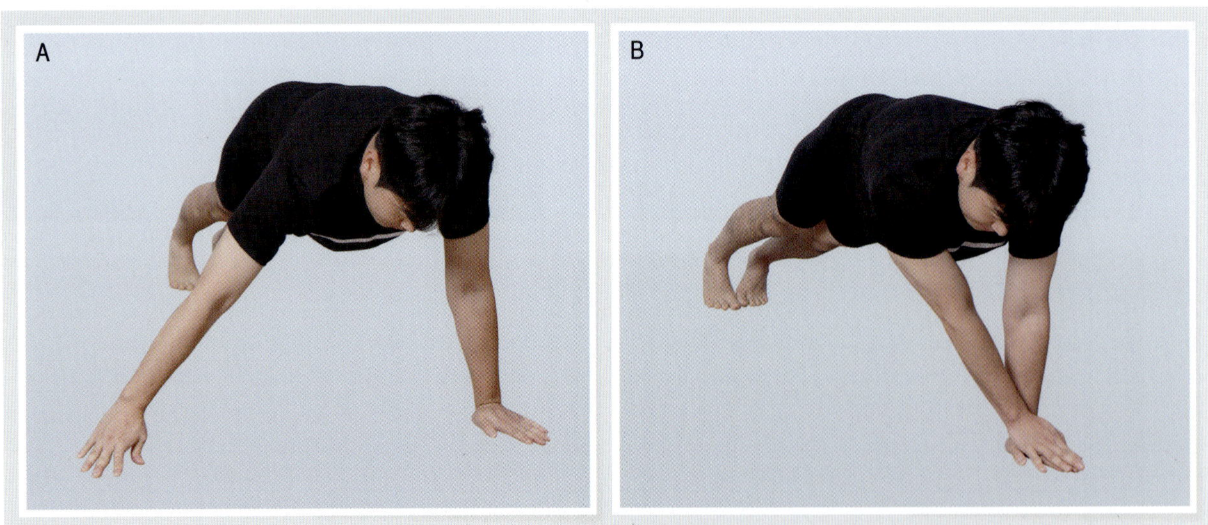

그림 6.23 A: 어깨뼈 내밈근 근력이 13kg 이하인 경우 CKCUEST를 수행할 수 없음,
B: 3주간의 근력운동 후 어깨뼈 내밈근 근력이 18kg으로 증가하고 CKCUEST를 수행할 수 있음

KEMA 접근법은 기존에 도수근력검사를 사용하여 주관적 평가와 경험에 의존하는 의사결정에서 벗어나, 간단하고 사용이 간편한 근력 측정 시스템으로 객관적인 데이터에 의한 명확한 기준에 근거한 의사결정을 하고 신체기능을 예측할 수 있는 데이터를 제공하고 있다.

(6) 근력 약화로 인한 운동손상

근력 약화로 인한 운동손상 유발 형태는 여러 가지가 있다.

- **근력 약화는 정상적인 범위의 관절 운동을 할 수 없다.**

앞톱니근의 근력이 약한 경우 어깨뼈의 내밈 또는 위쪽돌림을 충분히 할 수 없다. 그림 6.24는 앞톱니근 근력이 약하고 팔을 들어 올릴 때 왼쪽 어깨관절에서 충돌증후군이 발생하였다. 그림 6.24A에서처럼 오른쪽 앞톱니근의 근력은 27kg이었고, 왼쪽(그림 6.24B)은 8kg이었다. 그로 인해 어깨뼈 위쪽돌림 각도가 왼쪽에서는 현저하게 감소된 것을 볼 수 있다. 오른쪽(그림 6.24A)에서는 55°의 어깨뼈 위쪽돌림이 가능하지만 왼쪽(그림 6.24B)에서는 어깨뼈 위쪽돌림이 34° 가능하였다. 왼쪽 어깨뼈 위쪽돌림의 제한으로 팔을 올릴 때 어깨뼈봉우리 아래 공간이 좁아져서 충돌이 발생한 사례이다. 이 남성의 경우 앞톱니근의 근력을 증진시킨 후 어깨뼈 위쪽돌림 각도를 증진시킨 결과 어깨 충돌증후군으로 인한 통증이 사라졌다.

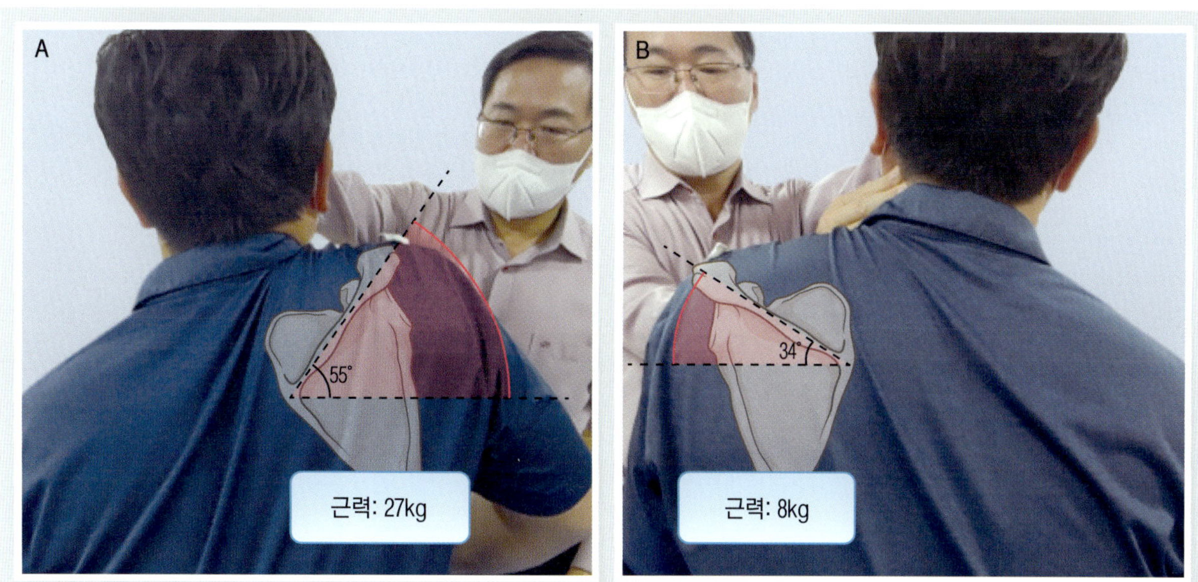

그림 6.24 A: 앞톱니근 근력이 정상인 쪽의 어깨뼈 위쪽돌림 각도(55°), B: 앞톱니근 근력이 약화된 쪽의 어깨뼈 위쪽돌림 각도(34°)

- **근력 약화는 자세 비대칭 또는 변형을 유발한다.**

Kwon 등(2009)은 망치발가락(hammer toe) 변형이 있는 사람에서 발가락 폄근의 근력이 굽힘근의 근력에 비해 2~2.3배 높고, 발가락 폄근/굽힘근 근력 비율이 발허리발가락관절(metatarsophalangeal joint) 폄 각도와 유의한 상관성이 있다고 보고하였다(r=0.69−0.80)(그림 6.25). 근력 약화로 인한 근력 불균형은 자세 비대칭(asymmetry)이나 변형(deformity)을 초래할 수 있다.

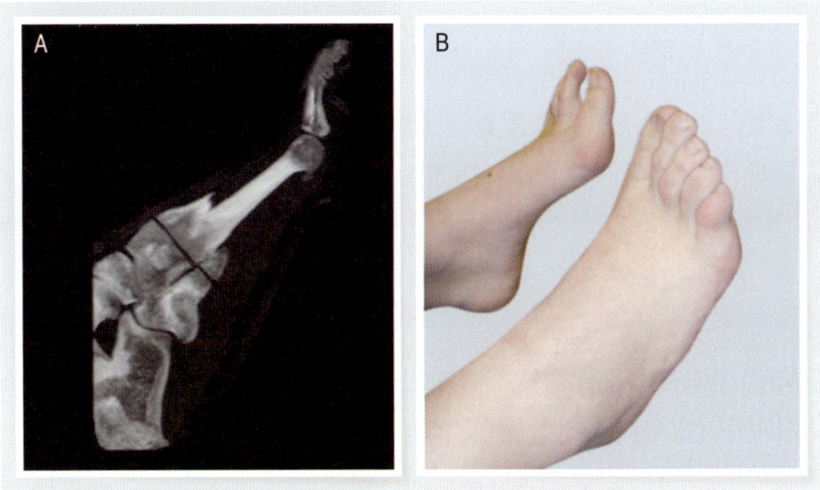

그림 6.25 망치발가락에서 과도한 발허리발가락관절 폄 각도

그림 6.26은 오른쪽 두 번째 발가락에 망치발가락 변형이 발생한 여성이다. 능동적으로 발가락을 구부렸으나 오른쪽 발가락의 발허리발가락관절을 굽힐 수 없었고, 근력 검사에서도 두 번째 발가락 굽힘근의 근력은 약화를 보였다. 이 경우에도 발허리발가락관절 굽힘근의 약화로 망치발가락 변형이 발생한 사례이다.

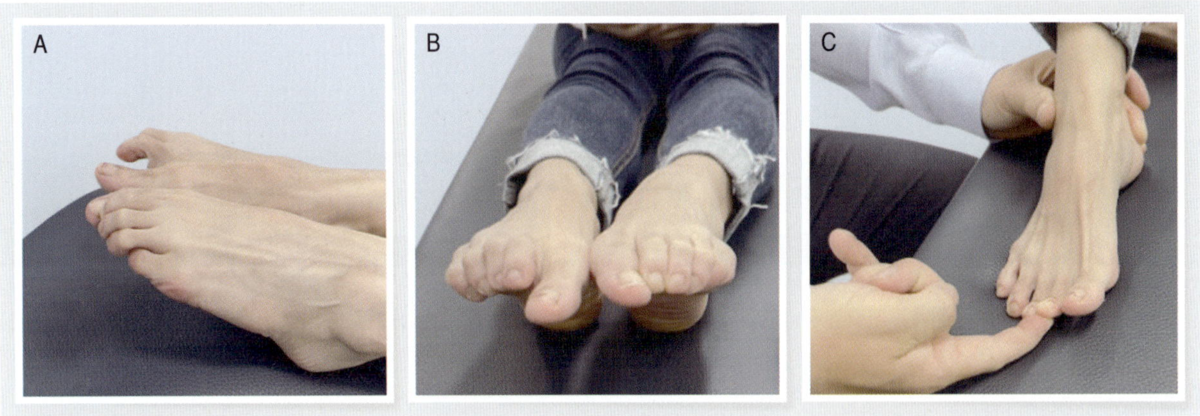

그림 6.26 A: 오른쪽 두 번째 망치발가락, B: 능동 발가락 굽힘 시 오른쪽 두 번째 발가락은 굽힘되지 않음, C: 오른쪽 두 번째 발가락 굽힘근 근력 약화

- **관절의 중립을 유지하는 안정화 근육(stabilizer muscles)들의 약화는 사지를 움직일 때 척추가 과도하게 움직여 척추관절에 미세손상을 유발할 수 있다.**
  허리뼈 안정화 근육이 약한 경우 누운 자세에서 다리를 올릴 때 골반에 회전이 발생하면서 허리뼈에 과도한 회전을 유발한다.

- **근력 약화로 인해 관절 중립(joint centration) 조절이 손상될 수 있다.**
  그림 6.27A에서처럼 두 팔을 눈높이로 굽힘 자세에 위치시키고 자세를 20초간 유지할 것은 지시했을 때, 그림 6.27B에서처럼 오른쪽 어깨관절은 초기 시작 자세를 유지하지 못하고 시간이 지남에 따라 안쪽돌림이 증가한다(그림 6.27). 그 원인은 어깨관절 가쪽돌림근의 근력이 약하기 때문에 위팔뼈 머리를 어깨뼈 접시오목(glenoid fossa) 중심에 유지 못하는 경우이다.

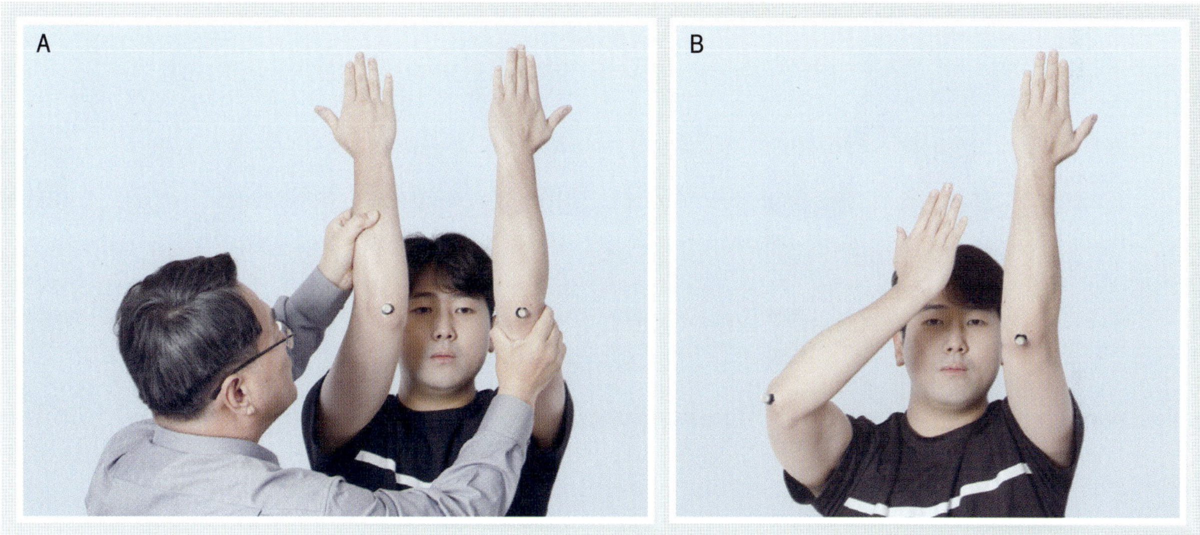

그림 6.27 어깨관절 중립 유지 검사. **A:** 시작 자세, **B:** 20초 후 중립 유지 능력이 손상된 오른쪽 어깨관절 자세

그림 6.28의 사례는 장기간 어깨 통증이 있었고 회전근개(rotator cuff)의 파열이 있는 남성으로 어깨관절 중립 유지 자세를 유지하지 못하고 3초 만에 오른쪽 어깨관절에서 안쪽돌림이 쉽게 발생하는 경우이다. 이 사례의 경우 어깨관절 중립을 유지할 수 있도록 가쪽돌림근(가시아래근과 작은원근)의 근력을 증진시킨 결과, 어깨관절 중립을 유지할 수 있었고 어깨의 통증이 사라졌다.

- **협력근 중에서 한 근육의 약화가 있으면 관절에서 정교한 회전운동을 방해한다.**
  엉덩관절 굽힘근에는 엉덩허리근(iliopsoas)과 넙다리빗근(sartorius)이 있다. 만약 엉덩허리근의 근력이 약하면 넙다리빗근을 사용하여 엉덩관절을 굽힐 때 넙다리뼈머리(head of femur)를 중립에 유지하지 못하고 엉덩관절의 굽힘과 함께 가쪽돌림이 동반된다(그림 6.29).

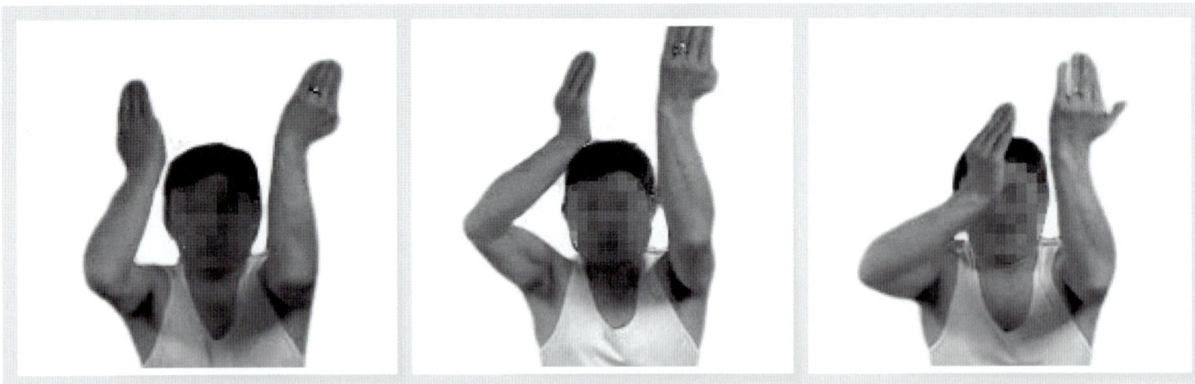

그림 6.28 오른쪽 어깨관절에 통증과 가쪽돌림 근력 약화가 있는 사람에서 어깨관절 중립 검사.
시간이 경과함에 따라 오른쪽 어깨관절에서는 안쪽돌림, 벌림의 각도가 증가함

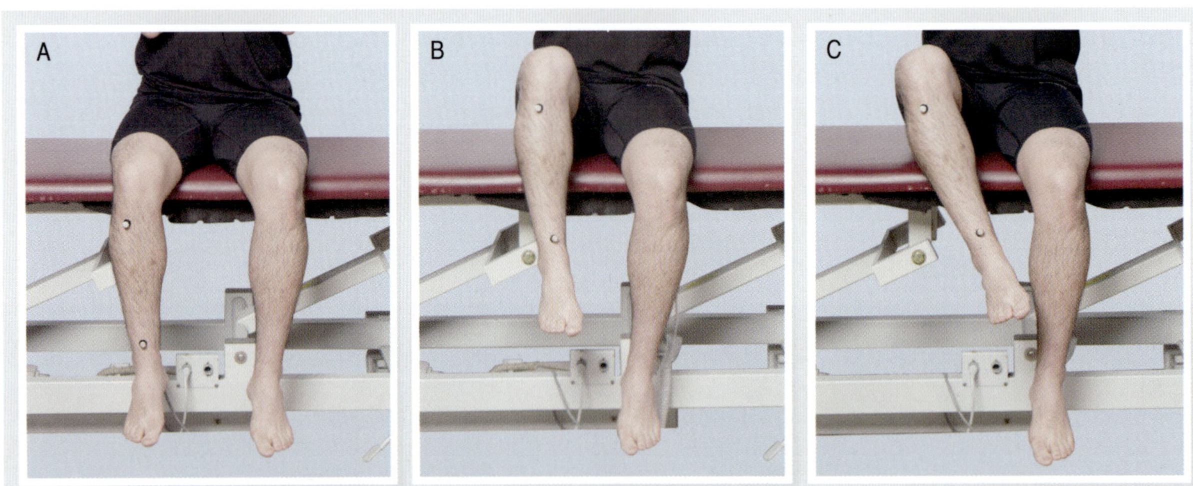

그림 6.29 엉덩관절 중립 굽힘 검사.
A: 시작 자세, B: 중립 자세 유지, C: 넙다리빗근의 과도한 사용으로 엉덩관절에서의 가쪽돌림이 발생하면서 엉덩관절 중립 유지가 손상됨

또 다른 예로는 중간볼기근에 약화가 있으면, 옆으로 누운 자세에서 엉덩관절 벌림 시 넙다리근막긴장근(tensor fasciae latae)과 작은볼기근(gluteus minimus)을 더 우세하게 사용하여, 엉덩관절에서는 벌림과 함께 굽힘과 안쪽돌림이 발생하고 넙다리뼈머리가 중립을 유지하지 못하며 뒤쪽으로 미끄러짐이 발생한다(그림 6.30).

- 근력 약화는 척추에서 보상작용을 만든다.

큰볼기근(gluteus maximus)의 근력이 약한 사람은 앉은 자세에서 일어날 때 허리뼈를 과도하게 폄시킨다(그림 6.31). 이로 인하여 허리뼈 후관절에 압박 스트레스를 증가시켜 통증을 유발한다.

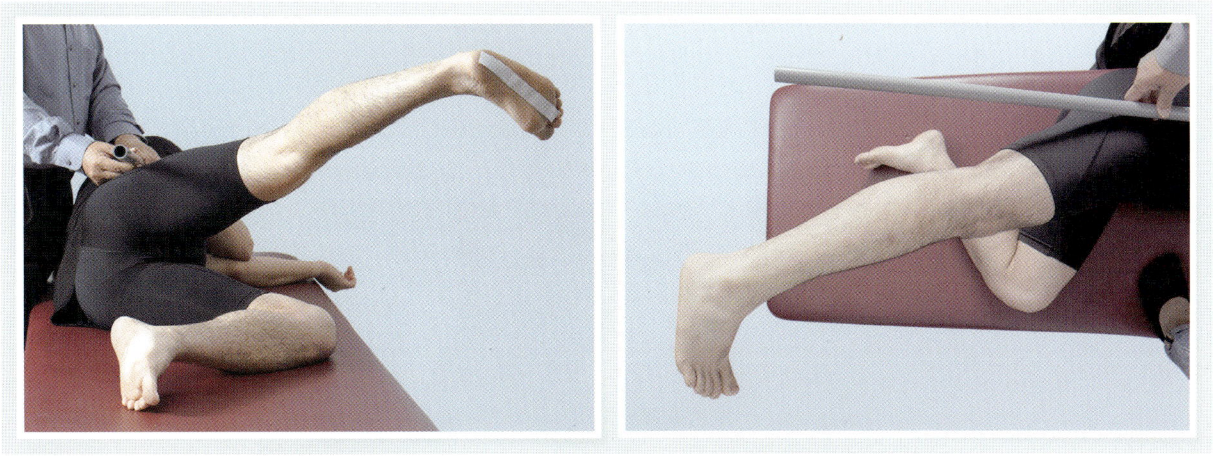

그림 6.30 엉덩관절 중립 벌림 검사 시 과도한 굽힘과 안쪽돌림 발생

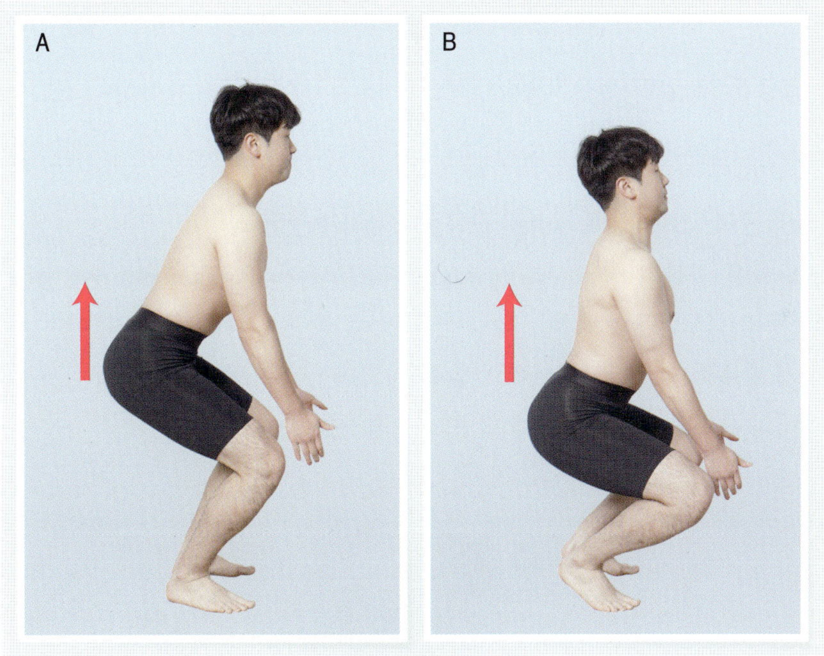

그림 6.31 앉은 자세에서 일어날 때의 척추. A: 척추 중립, B: 허리뼈의 과도한 폄이 발생하여 허리뼈 중립이 손상됨

옆으로 누운 자세에서 위쪽 다리의 엉덩관절과 무릎관절을 굽힘하고 바닥에 내려놓은 자세에서 바로 누운 자세로 돌아누울 때 엉덩관절 벌림근과 가쪽돌림근이 약화가 있는 경우, 엉덩관절에서 벌림 및 가쪽돌림을 하기보다는 골반과 허리뼈를 회전시키는 보상작용을 만들어 허리뼈에 돌림 스트레스를 증가시킨다. 그림 6.32는 옆으로 누운 자세에서 허리뼈를 고정하면 엉덩관절을 벌림과 가쪽돌림을 할 수 없기 때문에 왼쪽 다리를 들지 못하며, 만성 허리 통증 증상을 가지고 있는 여성이다. 평상시 옆으로 눕고 다

리를 바닥에 떨어뜨린 자세로 잠을 자기 때문에 중간볼기근 뒤쪽 섬유(posterior fiber)와 가쪽돌림근이 과도하게 신장되어 과신장 근약화가 발생한 경우이다.

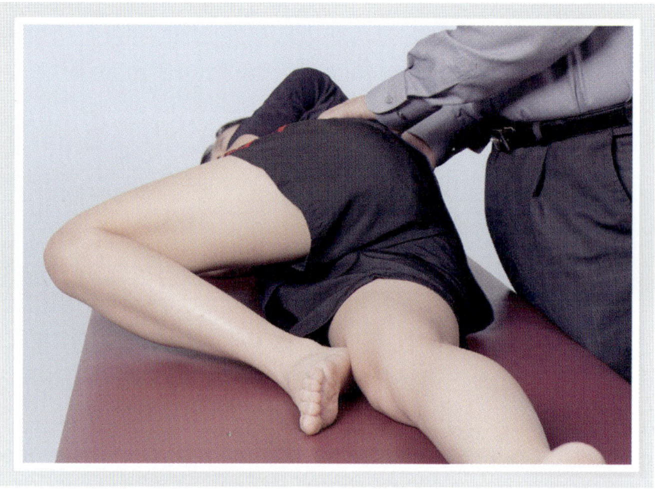

그림 6.32 옆으로 누운 자세에서 엉덩관절 벌림과 가쪽돌림 동작 시 허리뼈의 중립 유지 검사. 허리뼈를 중립으로 고정 시 엉덩관절 벌림과 가쪽돌림을 할 수 없음

- **몸쪽(proximal) 근력 약화는 먼쪽(distal) 근육을 우세하게 만든다.**

엉덩관절 폄근육은 큰볼기근(gluteus maximus)과 뒤넙다리근(hamstring)이 있다. 엉덩관절 몸쪽 가까이에 부착된 큰볼기근의 근력 약화는 엉덩관절 폄 시 엉덩관절에서 멀리 떨어져 부착되어 있는 뒤넙다리근을 과도하게 수축하여 넙다리뼈머리의 앞쪽 미끄러짐을 유발한다(그림 6.33). 그로 인해 엉덩관절 앞쪽 관절주머니와 윤활주머니(bursa)에 압박 스트레스를 증가시킨다.

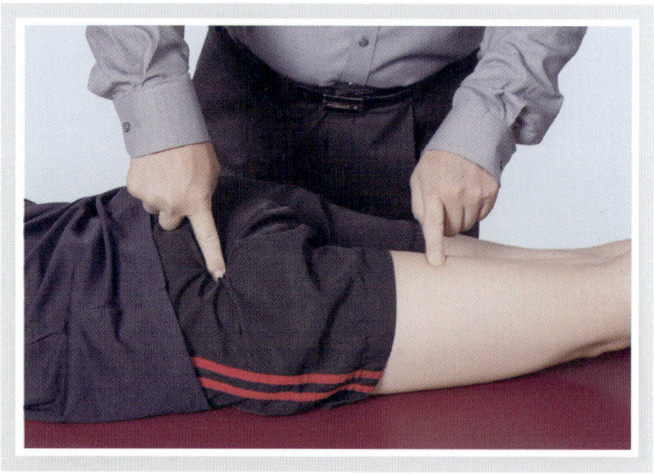

그림 6.33 엉덩관절 폄 시 큰볼기근 사용 대신 뒤넙다리근 우세 사용 검사. 큰볼기근의 수축은 없고 뒤넙다리근만 수축함

그림 6.34의 남성은 과도한 뒤넙다리근 사용으로 큰볼기근의 윤곽(contour)이 없고, 강하게 수축을 지시하여도 큰볼기근을 수의적으로 수축하지 못하였다.

근력 약화로 인한 다양한 운동손상이 발생할 수 있다. 만약 근골격계 통증이 근력 약화로 인해 발생한 운동손상이 원인이라면 근력 약화의 원인을 찾아야 할 것이다. 근위축, 근 좌상, 근육 길이 변화에 의한 과신장 근약화 또는 말초신경의 압박에 의해서 근력이 약화될 수 있다.

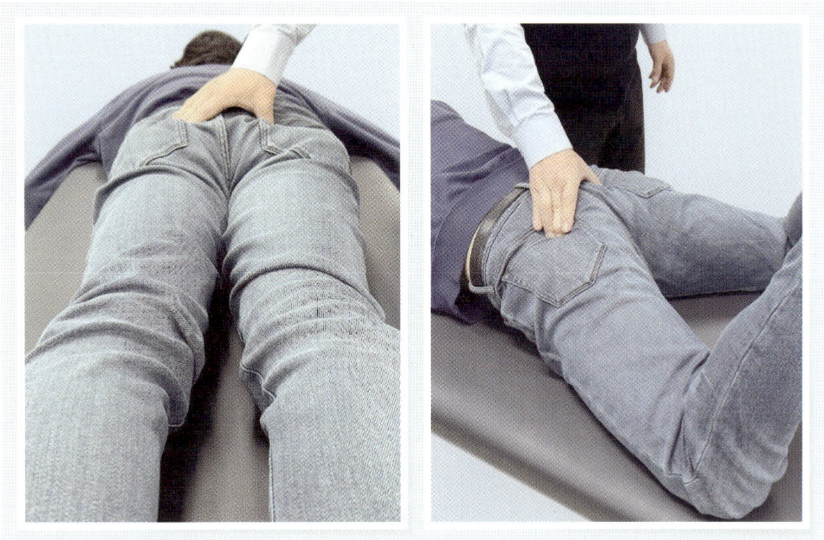

그림 6.34 수의적으로 큰볼기근을 수축하지 못하고 윤곽에 변화가 없음

(7) 근육증진 운동

근위축은 소사용, 미사용에 의해서 발생하기 때문에 이러한 근육의 소사용, 미사용이 발생한 원인을 찾아서 근력을 회복시켜야 한다. 근력은 두 가지의 기전으로 증진된다. 초기에 근력이 증가하는 것은 주로 신경학적 요소(neural factor)에 의해서 근력이 증가한다. 초기 2주 동안은 근육 자체의 수축력이 증가하는 근육적 요소(muscular factor)는 20%이고, 근력 증진의 80%는 신경학적 요소에 의해서 증가한다. 신경학적 요소의 증가는 (1) 운동단위동원(motor unit recruitment)의 숫자 증가, (2) 동기화(synchronization), (3) 운동단위의 발화율(frequency rate of motor unit) 증가로 인하여 근력이 증가하기 때문에, 근력 운동 초기에는 근전도를 이용하여 측정되는 근활성도(muscle activity)가 증가한다. 2주 후부터는 신경학적 요소에 의한 근력 증가는 최대에 도달하고, 그 이후부터는 근육적 요소에 의해서 근력이 증가된다. 근력 증진 운동을 통한 근력 증가에 근육적 요소의 기여가 커진다. 2주 후부터는 근육내 단백질이 증가되어 근절(sarcomere)이 증가하고, 근육의 단면적이 증가하여 근비대(muscle hypertrophy)가 시작된다. 단면적이 형태학적으로 증가하는 데는 4주의 근력 운동이 필요하다. 그러므로 근위축으로 인한 근력 약화가 있는 경우에는 4주 이상의 근력 운동이 필요하다(Gabriel et al., 2006; Sale, 1988; Moritani & deVries, 1979)(그림 6.35).

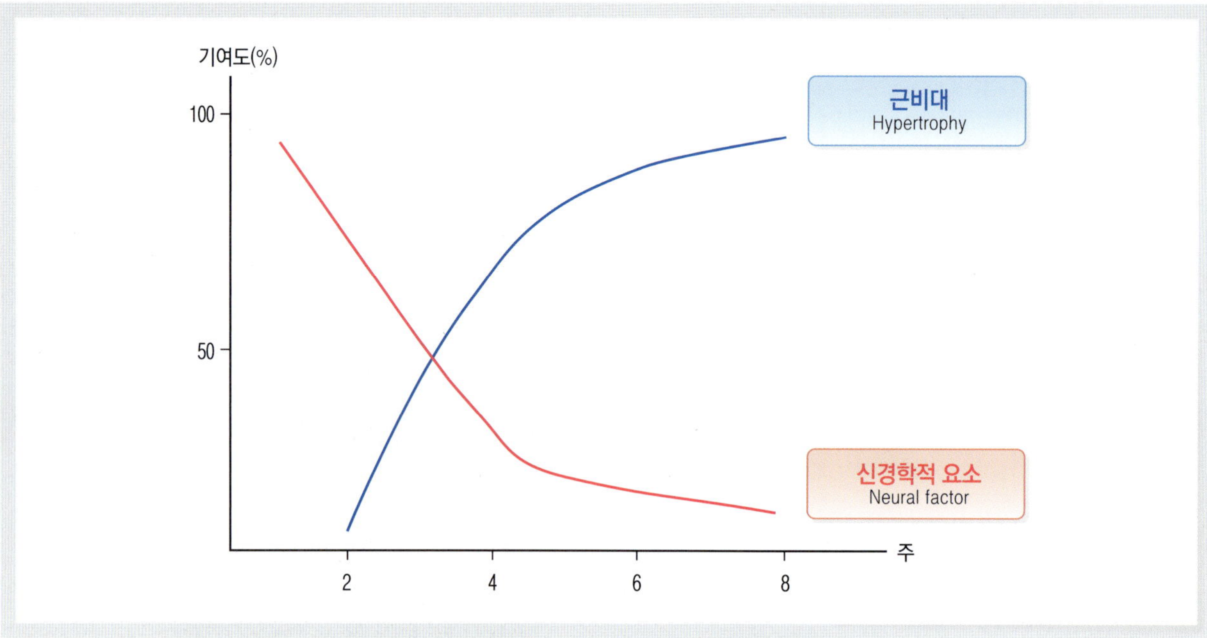

그림 6.35 저항 운동 시 근력 향상에 기여하는 요소

근 좌상으로 근육의 약화와 통증이 발생하는 경우에는 근육내 염증 반응과 통증이 사라질 때까지는 근육을 안정 길이(resting length) 자세에서 지지해 주는 것이 필요하다. 좌상을 받은 근육은 신장 스트레스를 받지 않도록 스트레스 요인을 제거하고 근육을 지지(support)해 주어야 한다. 테이프를 이용한 고정과 지지를 해 주고 신장 운동은 피하며, 신장 스트레스를 제공하는 활동이나 작업을 삼가야 한다. 완전한 고정이나 소사용, 미사용으로 인한 근위축을 예방하기 위한 통증 범위 내에서 등척성 운동을 실시하고, 편심성 수축은 피해야 한다. 염증 반응이나 통증이 사라지면 근력 증진 운동을 실시한다.

또한 개개인이 참여하는 활동, 스포츠, 작업에서 근 좌상을 초래한 원인(예를 들어, 위등세모근 좌상의 경우: 무거운 가방을 어깨에 메는 것, 무거운 중량물을 들고 운반하는 것, 손잡이가 키에 비해 낮게 설치된 경우 등)을 찾아 그 원인을 해결하는 것이 재발을 방지할 수 있다.

3) 근육의 뻣뻣함

(1) 수동 장력

근육에서 발생하는 장력은 능동 장력(active tension)과 수동 장력(passive tension)으로 나눠진다(그림 6.36). 능동 장력은 근육이 수축하여 발생시키는 것이다.

수동 장력은 근육의 수축이 없는 상태에서 근육을 신장시킬 때 발생하는 장력을 의미한다. 수동 장력은 근육이 늘어나는 과정에서 마지막 끝 범위까지 근육 길이의 변화에 따라 발생하는 저항이다. 길이의 변화에

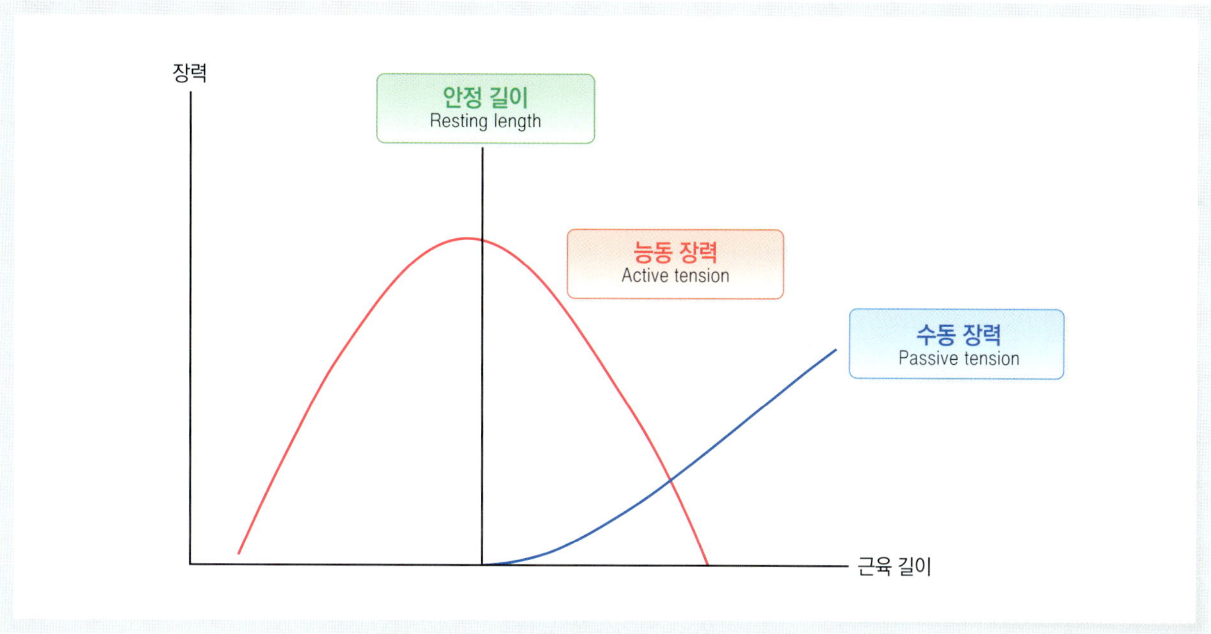

그림 6.36 근육에서 발생하는 장력, 능동 장력, 수동 장력

따른 저항을 뻣뻣함(stiffness)이라고 한다. 마지막 범위에서 발생하는 뻣뻣함은 근육이 더 이상 늘어나지 않아서 발생하는 것이고, 근육이 늘어나는 전체 과정에서 나타나는 뻣뻣함은 타이틴(titin)이라는 거대단백질이 근절에 존재하기 때문에 발생한다(Freundt & Linke, 2019). 타이틴은 근육에서 스프링(spring) 역할을 한다. 타이틴의 스프링 역할을 이해하는 것은 근육의 수동 장력인 뻣뻣함으로 인해 발생하는 운동손상, 보상운동의 기전을 이해하는 데 매우 중요하다.

근육의 수축 단위(contractile unit)인 근절은 마이오신 기반의 두꺼운 필라멘트(myosin-based thick filament)와 액틴 기반의 얇은 필라멘트(actin-based thin filament) 그리고 타이틴 기반의 필라멘트(titin-based filament)로 구성되어 있다(그림 6.37). 이들 근필라멘트(myofilament)가 구조적 · 기능적으로 연결되어 있고, 타이틴 기반의 필라멘트는 수동 장력에 기여하며, 액틴-마이오신 기반 필라멘트는 능동적 힘(active force) 생성에 관여한다. 신장에 의해서 발생하는 근육의 수동장력은 타이틴에 의해서 발생된다(Freundt & Linke, 2019). 타이틴 단백질은 Z판(Z-disc)에 부착되어 있다. 타이틴 스프링 분절의 크기는 근육에 따라 차이가 있지만 약 400kDa이다. 1Dalton = 1.66×10^{-27}kg이다. 타이틴 스프링은 Z판로부터 차례로 근위 Ig 영역(proximal Ig domains), PEVK 분절, 원위 Ig 영역(distal Ig domains)으로 배열되어 있다.

Ig는 Immunoglobulin-like의 약어로 '면역글로불린을 닮은 단백질'을 의미한다. 면역글로불린 단백질의 모양은 그림 6.38과 같지만 형태는 다양하다. PEVK 부위는 proline, glutamic acid, valine, lysine이 포함되어 있다(Labeit & Kolmerer, 1995).

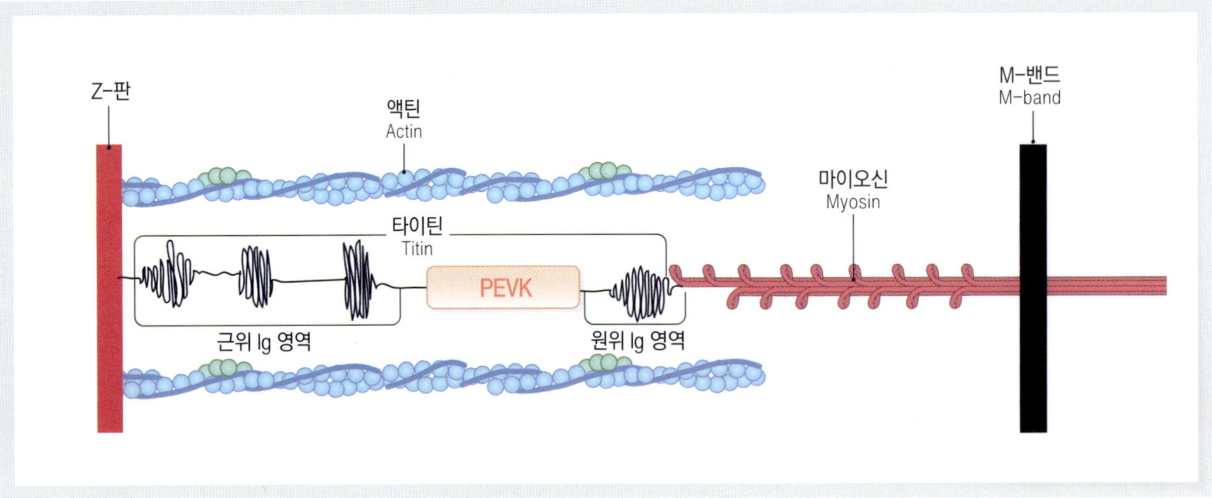

그림 6.37 근절에서 타이틴 구조

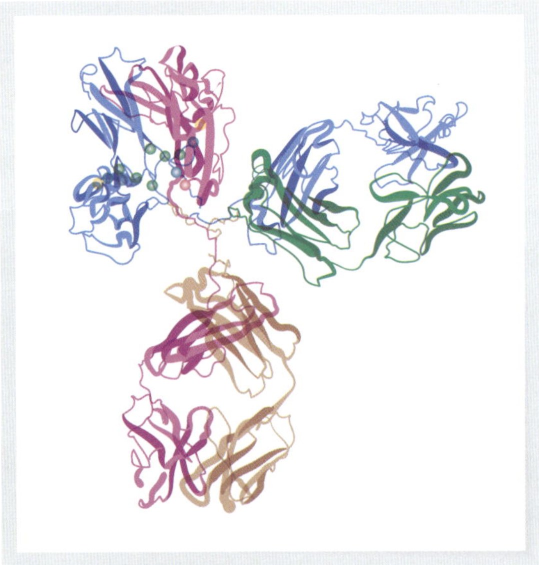

그림 6.38 Immunoglobulin 구조

PEVK 분절과 모든 Ig-영역은 타이틴의 용수철요소에 중요하다. 골격근의 근절이 대항근(antagonist)과 중력에 의해 수동적으로 신장되면, Ig 영역 분절과 PEVK 영역이 순차적으로 늘어난다. 근절에 외적 힘이 가해지지 않을 때에는 Ig-영역이 원래 상태로 접혀 있는 형태를 유지하고 수동 장력이 0으로 유지된다. 낮은 강도의 힘으로 근절에 신장이 작용하면, Ig-영역을 연결하고 있던 연결고리(linker) 부위가 펴지지만 Ig 영역은 접혀 있다. 이것이 낮은 힘에 초기 신장성(extensibility)을 제공해 준다. 신장하는 힘이 더 증가하면 PEVK 분절이 펴지기 시작하고 큰 신장성을 제공해 준다. 근육이 신장될 때 타이틴 용수철의 장력은 달라진다(그림 6.39). 쥐의 엉덩허리근에서 근절의 길이가 3.0μm까지 신장시키는 데 필요한 힘은 6pN이다(Freundt & Linke, 2019).

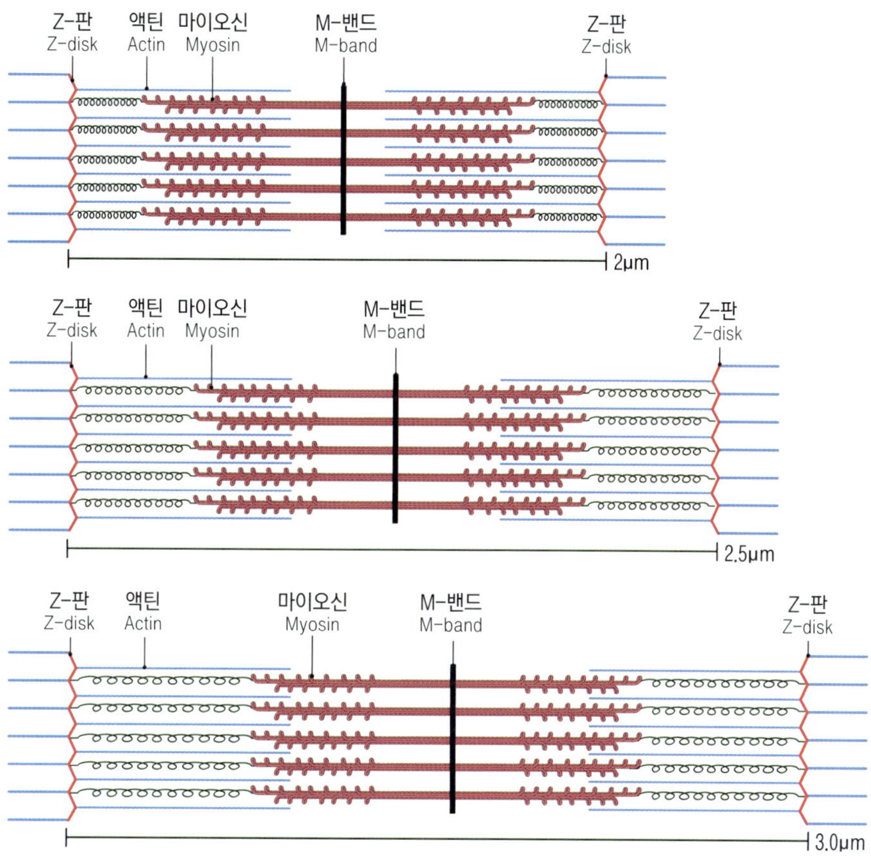

그림 6.39 근절 신장에 따른 타이틴 길이 변화

근육에서 용수철 역할을 하는 타이틴이 많으면 많을수록 근육의 뻣뻣함은 증가된다. 여성이 남성보다 근육의 뻣뻣함이 적은 것은 남성의 경우 근육의 크기가 크고, 근절이 많아 타이틴이라는 용수철의 수가 많기 때문이다. 웨이트 트레이닝으로 근육에 비대가 발생하면 동시에 액틴과 마이오신의 수가 증가하고, 근절 수도 증가함에 따라 타이틴의 수도 함께 증가하여 수동 장력이 증가하며 근육의 뻣뻣함이 증가된다.

근육마다 다르지만 위팔두갈래근 하나의 섬유에 10만 개의 근절이 직렬로 나열되어 있고, 위팔두갈래근에 평균 25,300개의 근섬유가 배열되어 있다(Klein et al., 2003)(그림 6.40). 1개의 타이틴의 장력을 6pN으로 산정하면 하나의 근섬유에 직렬로 하나의 마이오신만으로 배열되어 있다고 가정해도 2530000000 × 0.000000000006N = 0.1518N의 용수철에 의한 수동 장력이 있을 수 있다. 한 개의 근섬유에 굵기가 평균

100μm(10^{-6}m)이고, 마이오신은 약 300옹스트롱(10^{-10}m), 액틴 직경은 약 100옹스트롱이다(AL-Khayat, 2013). 산술적으로 하나의 근섬유 안에 20,000개의 액틴 마이오신 단위가 세로로 겹쳐져 있다고 가정하면 타이틴도 20,000개 존재한다. 100,000(근섬유당 직렬 근절 수)×25,300(근섬유 수)×20,000(근섬유당 병렬 근절 수)×6pN=303.6N에 해당하는 용수철이 있다고 예상할 수 있다. 근육에는 근육 단면적당 $2.8 \times 10^{15}/m^2$의 타이틴이 존재한다(Higuchi et al., 1993).

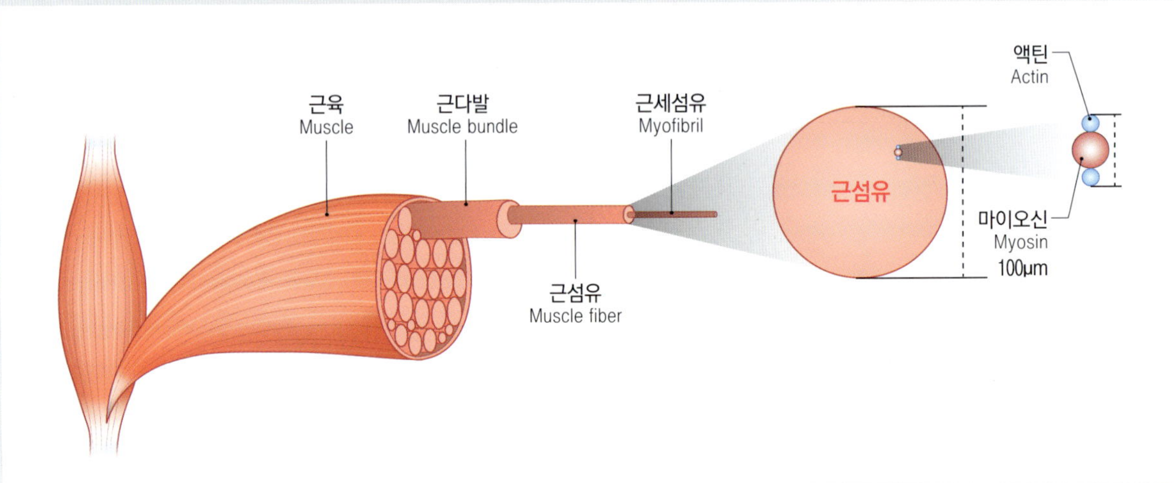

그림 6.40 근육내 액틴, 마이오신 구조

만약 위팔두갈래근의 근육이 웨이트 트레이닝을 통해 근비대가 생겨서 근섬유내 근절이 많아지게 되면 더불어 타이틴의 수가 증가하고, 타이틴의 수가 증가하면 용수철이 많아져서 수동 장력이 증가하게 된다. 이러한 결과로 그림 6.41에서처럼 위팔두갈래근이 근수축을 하지 않아도 팔꿉관절이 중력에 의해서 펴지지 않고 구부러지는 현상이 발생한다. 신장 180cm, 체중 80kg의 사람이 20°의 팔꿉관절을 구부리고 있을 때를 가정하여 근육에 작용하는 힘을 계산했을 때 대략적으로 289.2N의 장력이 산출된다(그림 6.42).

신장에 대해 발생하는 힘은 조직마다 차이가 있다(그림 6.43). 스프링은 신장을 하면 할수록 저항의 강도가 지속적으로 증가하고, 콜라젠의 경우에는 초기에는 저항 강도가 약하다가 서서히 신장이 증가함에 따라 비례하여 저항 강도가 증가한다. 그러나 타이틴의 경우에는 신장/힘 곡선에서 특이하게 연속적으로 힘이 증가하기보다는 25nm와 28nm 주기로 톱니형태(sawtoothlike)의 신장/힘 곡선을 보인다. 그 이유는 티틴이 신장될 때 그림 6.44처럼 면역글로불린 영역이 펴질 때 나타나는 특성 때문이다. 그리고 면역글로블린 영역을 펴는데 150~300pN의 힘이 필요하다(Rief et al., 1997).

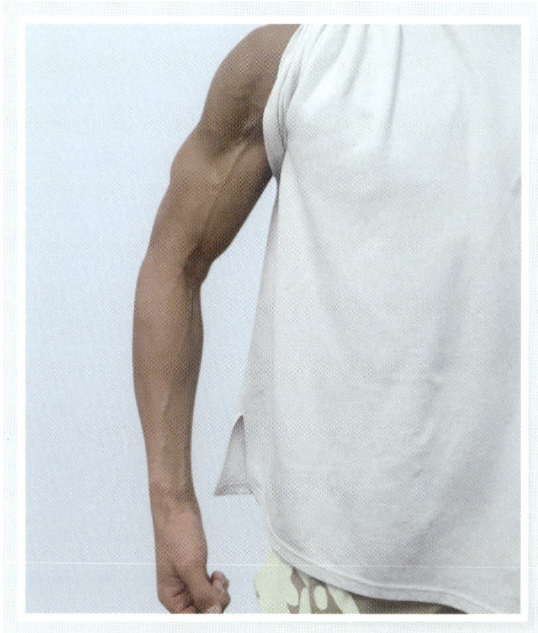

그림 6.41 팔꿉관절이 구부러진 자세

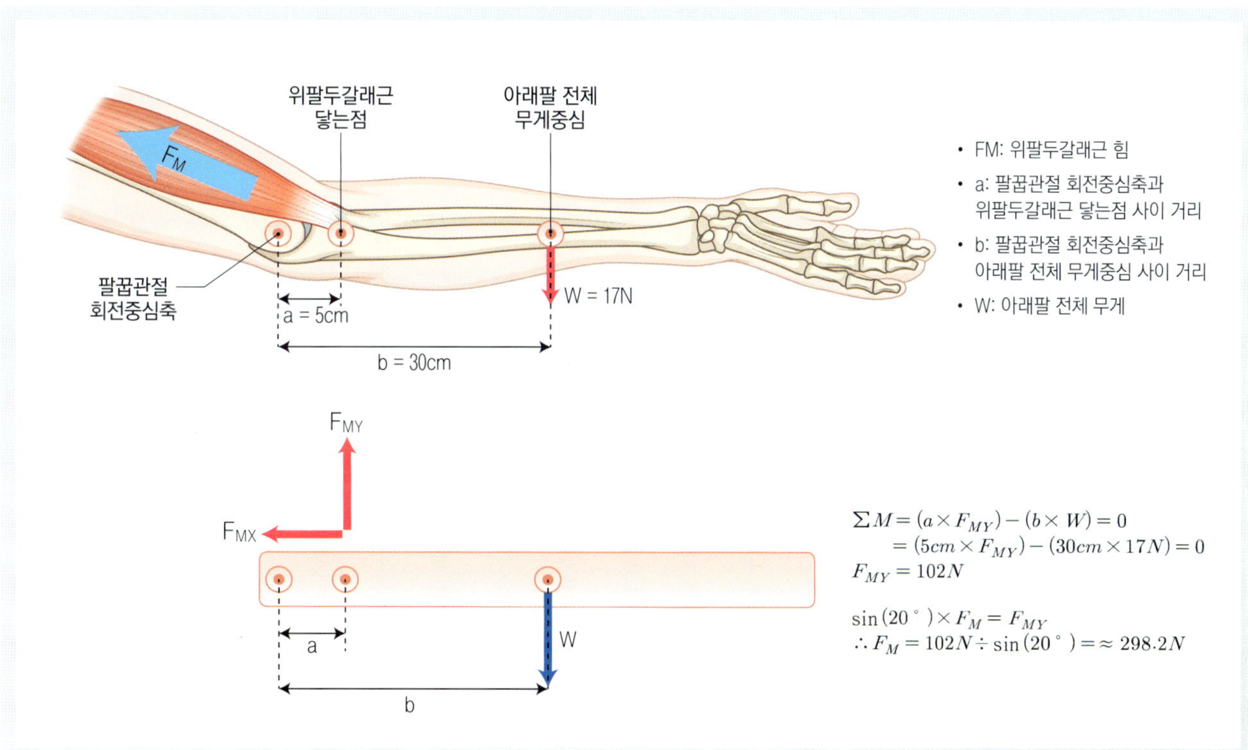

그림 6.42 팔꿉관절에 20° 굽힘 시 위팔두갈래근에 작용하는 힘

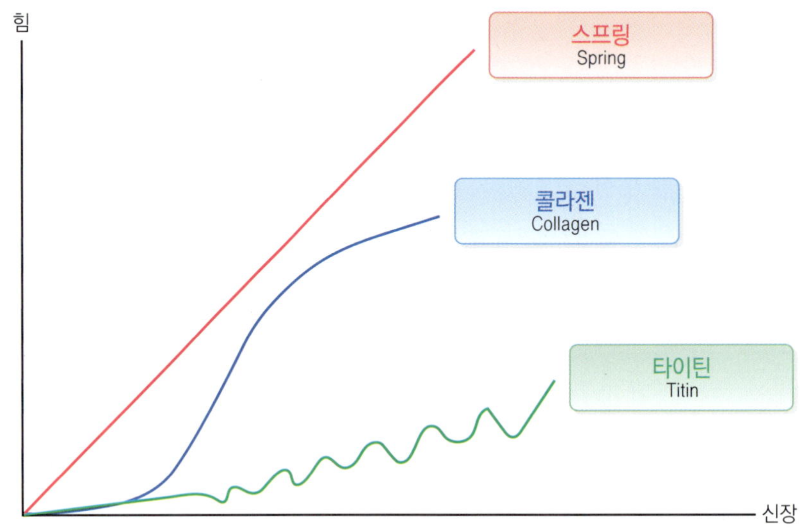

그림 6.43 조직에 따라 신장에 대한 수동 장력의 차이

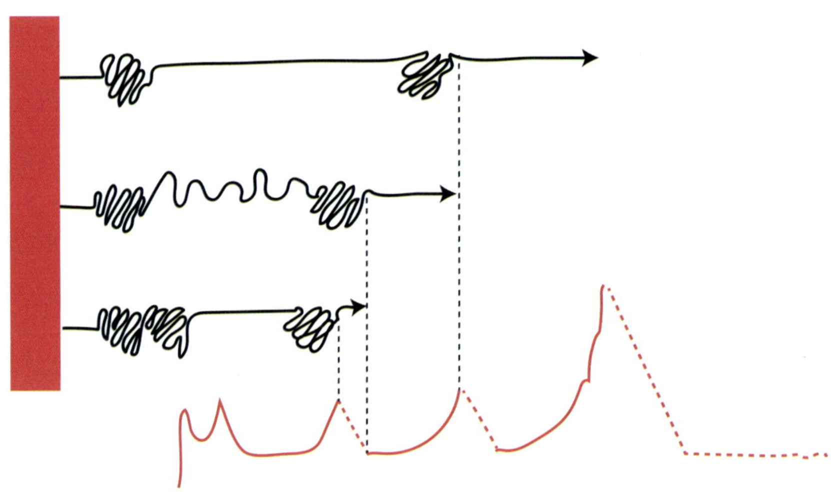

그림 6.44 신장 시 타이틴의 형태, 장력, 길이 변화

타이틴을 신장시키고 신장을 이완시키면 타이틴은 원래의 위치로 돌아간다. 여러 번 반복하여 신장과 이완을 하면 이력현상(hysteresis)이 발생한다(Kellermayer et al., 1997; Rief et al., 1997)(그림 6.45).

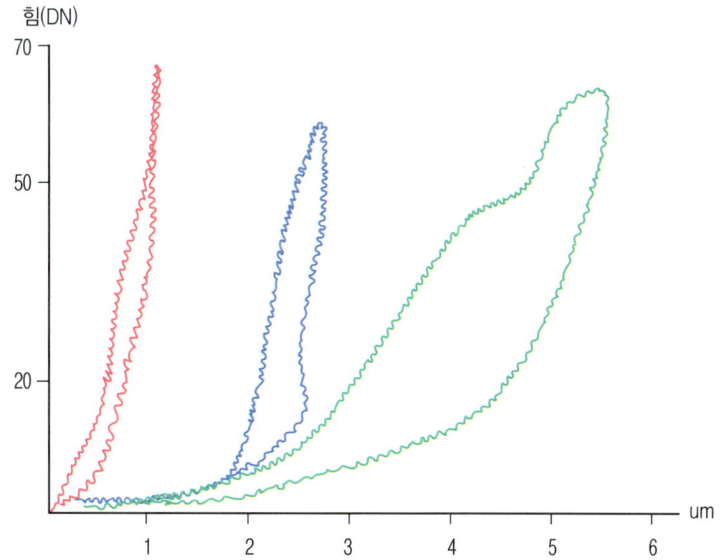

그림 6.45 반복 신장에 따른 타이틴 길이, 장력 변화

(2) 타이틴 단백질과 KEMA 접근법의 연관성

타이틴과 관련된 자세적 문제, 근육의 상대적 뻣뻣함(relative stiffness) 차이로 인한 문제, 근육에 대한 스트레칭, 근력 운동 시 타이틴 단백질에 의해 발생하는 수동 장력을 고려해야 한다.

① 자세적 관점

근육에서 타이틴의 양은 근육의 수동 장력에 영향을 미친다. 수동 장력은 자세를 중립으로 유지하는 데 매우 중요하다. 어떤 사람이 복근에 식스팩(six-pack)을 만들기 위해 지속적으로 윗몸 일으키기(sit-up) 운동을 실시하면 근육에는 근비대가 발생하고 더불어 타이틴 양이 증가한다. 이 양이 증가한다는 것은 척추 앞쪽 부위에 용수철이 증가하는 것이다. 척추 앞쪽에 용수철의 수가 증가하고 동시에 척추 뒤쪽 폄근이 늘어나면 등뼈와 허리뼈는 뒤굽음이 생길 것이다. 예를 들어, 앞쪽 용수철의 수동 장력은 10kg이고 척추 뒤쪽 수동 장력이 5kg이라고 가정하면 수동 장력의 비대칭으로 등뼈뒤굽음(kyphosis)이 발생할 것이다(그림 6.46).

또 다른 예로, 어깨뼈를 앞쪽기울임시키는 작은가슴근(pectoralis minor)은 비대해지고, 뒤쪽기울임시키는 아래등세모근은 약하고 근육에 위축이 있다면 어깨뼈 앞쪽기울임 자세가 발생할 수 있다. 뒤쪽기울임시키는 근육의 수동 장력이 3kg이고, 앞쪽기울임시키는 근육의 수동 장력이 5kg이면, 2kg 차이에 의해서 어깨뼈는 앞쪽기울임 자세를 지속적으로 유지할 것이다(그림 6.47).

척추의 중립이 유지되기 위해서는 좌우 척추를 중심으로 근육의 장력이 대칭이 되어야 한다. 그림 6.48A 처럼 척추를 중심으로 좌우측의 장력이 동일하면 척추의 자세는 중립 정렬을 유지할 수 있을 것이다. 그러나

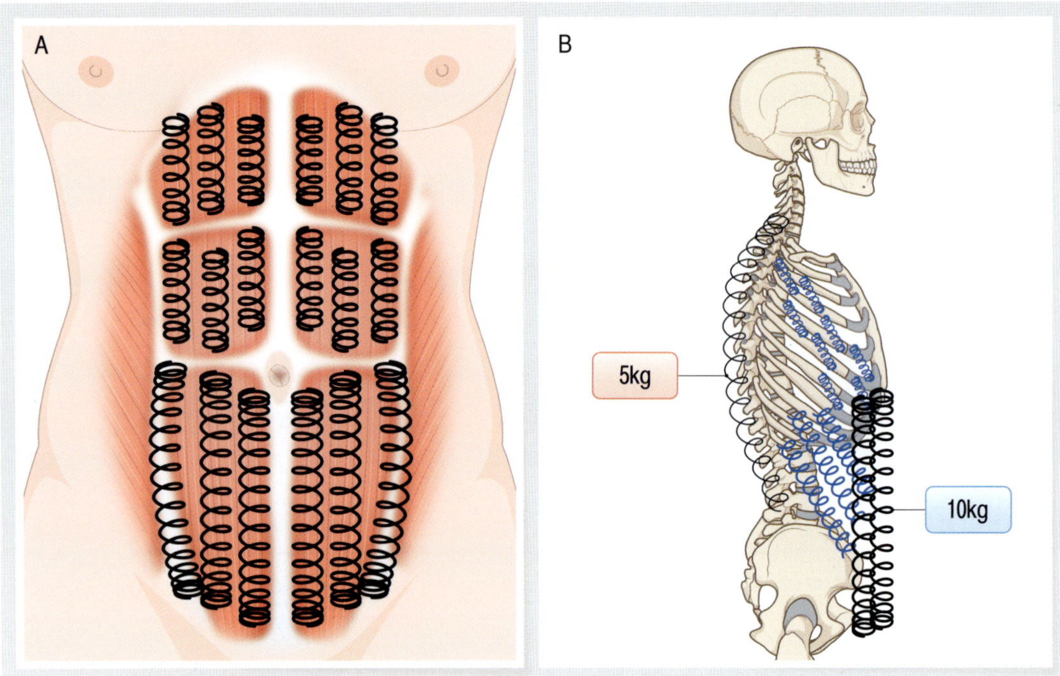

그림 6.46 복근과 등 폄근 간의 수동 장력 비대칭.
A: 복근의 비대로 인한 용수철 증가, B: 복근과 등 폄근 간의 수동 장력 차이

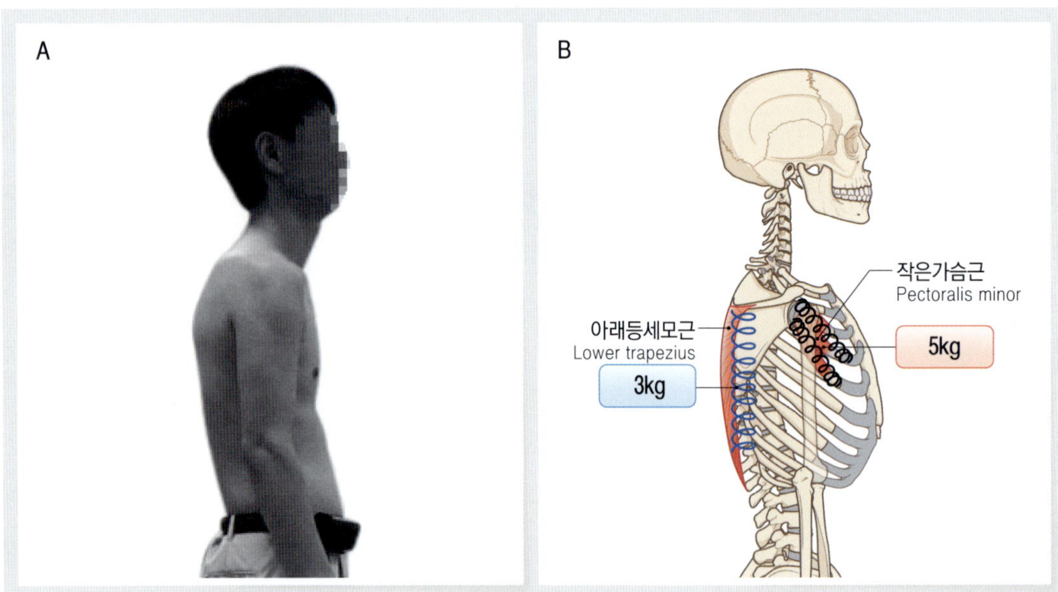

그림 6.47 A: 어깨뼈 앞쪽기울임 자세, B: 작은가슴근과 아래등세모근의 수동 장력 차이

그림 6.48B처럼 만약 오른쪽과 왼쪽의 배빗근(abdominal oblique) 근육의 수동 장력에 비대칭이 있으면 척추가 오른쪽으로 회전과 왼쪽 가쪽굽힘 자세가 유발될 수 있다. KEMA 접근법에서는 근육에 있는 타이틴에 의해서 생성되는 수동 장력의 비대칭으로 발생하는 자세 문제를 평가하고 해결하는 운동을 제공한다.

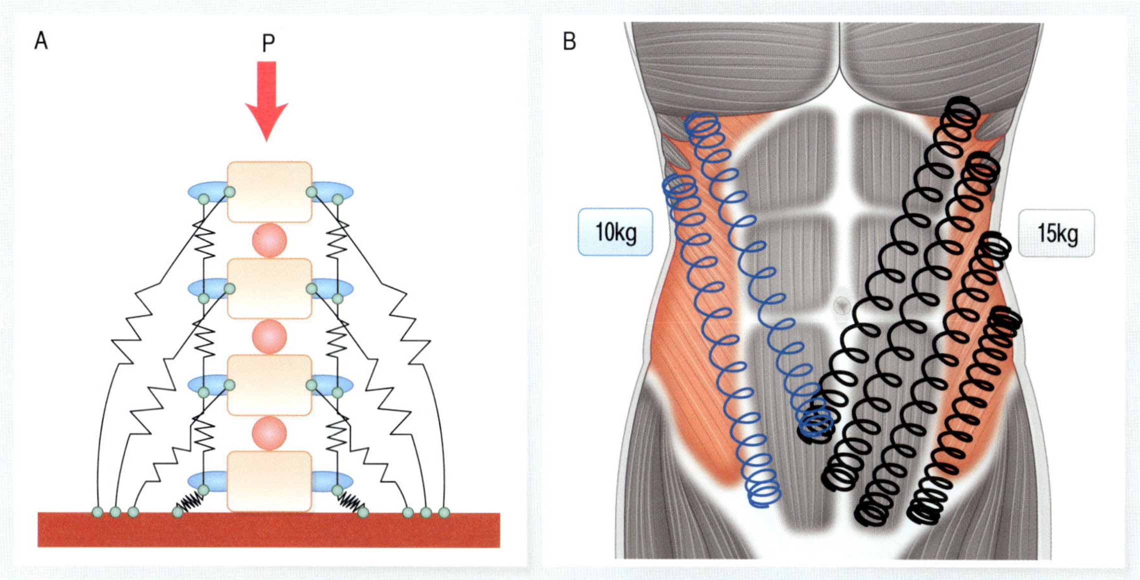

그림 6.48 좌우 배빗근의 수동 장력 차이.
A: 척추를 중심으로 좌우 수동 장력이 균형을 이룬 경우, B: 좌우 수동 장력에 비대칭이 있는 경우

② 상대적 뻣뻣함에 따른 운동손상

일반적으로 근육의 단면적이 증가하면 뻣뻣함이 증가한다(Butler et al., 1979). 근육의 단면적과 근육이 신장될 때 발생하는 뻣뻣함 강도는 유의한 상관성이 있고(r=0.92), 근육의 양은 근육이 늘어나는 과정에서 발생하는 뻣뻣함을 예측하는 좋은 요소이다(Chleboun et al., 1997). 인접관절에서 근육의 뻣뻣함 차이는 보상운동(compensatory movement)을 만들고, 이러한 보상운동은 운동손상을 만들어 근골격계 통증의 원인이 될 수 있다. 상대적 뻣뻣함과 관련된 문제는 어깨뼈 움직임과 목뼈와의 관계, 엉덩관절 움직임과 허리뼈와 관계, 무릎관절 운동과 골반과의 관계에서 자주 발생한다.

어깨올림근의 수동 장력이 20kg이고 목안정화근육(neck stabilizer)의 수동 장력이 10kg이라면 어깨뼈를 위쪽돌림할 때 아래쪽돌림근인 어깨올림근이 신장되면서 수동 장력이 C1~4 가로돌기에 가해지면 그림 7.5A에서처럼 목뼈에서는 오른쪽 가쪽굽힘이 발생할 것이다(그림 6.49).

큰허리근(psoas major) 근육의 수동 장력과 배곧은근의 수동 장력 간에 큰허리근의 수동 장력이 큰 경우 엉덩관절 폄 시 허리뼈에서 폄이 발생한다(그림 6.50).

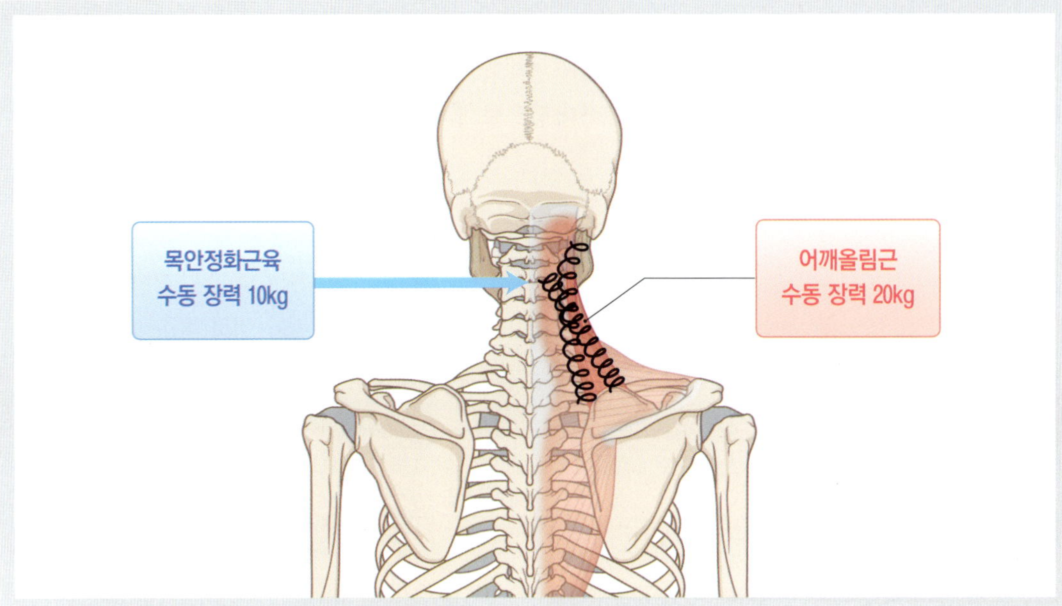

그림 6.49 어깨올림근과 목뼈의 상대적 뻣뻣함 차이

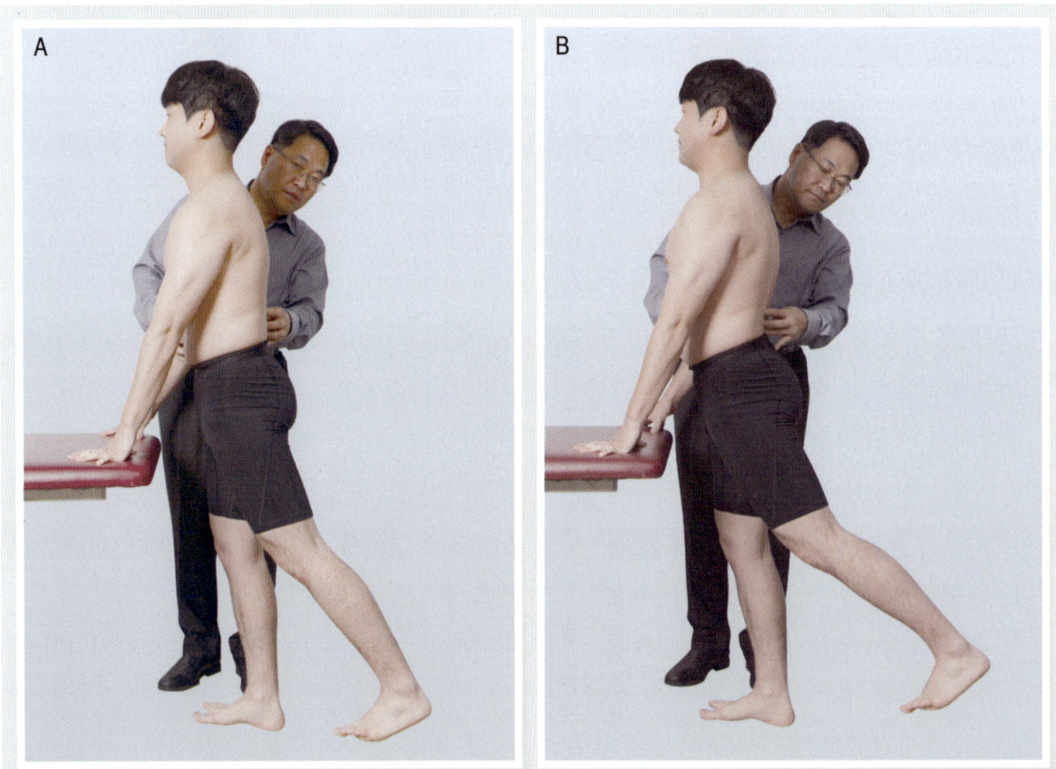

그림 6.50 큰허리근과 배곧은근의 상대적 뻣뻣함 검사. **A:** 큰허리근과 배곧은근의 상대적 뻣뻣함에 차이가 없으면 엉덩관절 폄 시 허리관절에 폄이 발생되지 않음, **B:** 큰허리근의 뻣뻣함이 배곧은근보다 큰 경우 엉덩관절 폄 시 허리관절에 과도한 폄이 발생함

넙다리근막긴장근과 중간볼기근(gluteus medius)의 수동 장력이 허리네모근의 수동 장력보다 큰 경우, 옆으로 누운 자세에서 다리를 바닥으로 내려 엉덩관절을 모음시키면 허리뼈에서 가쪽굽힘이 반대방향으로 발생한다(그림 6.51).

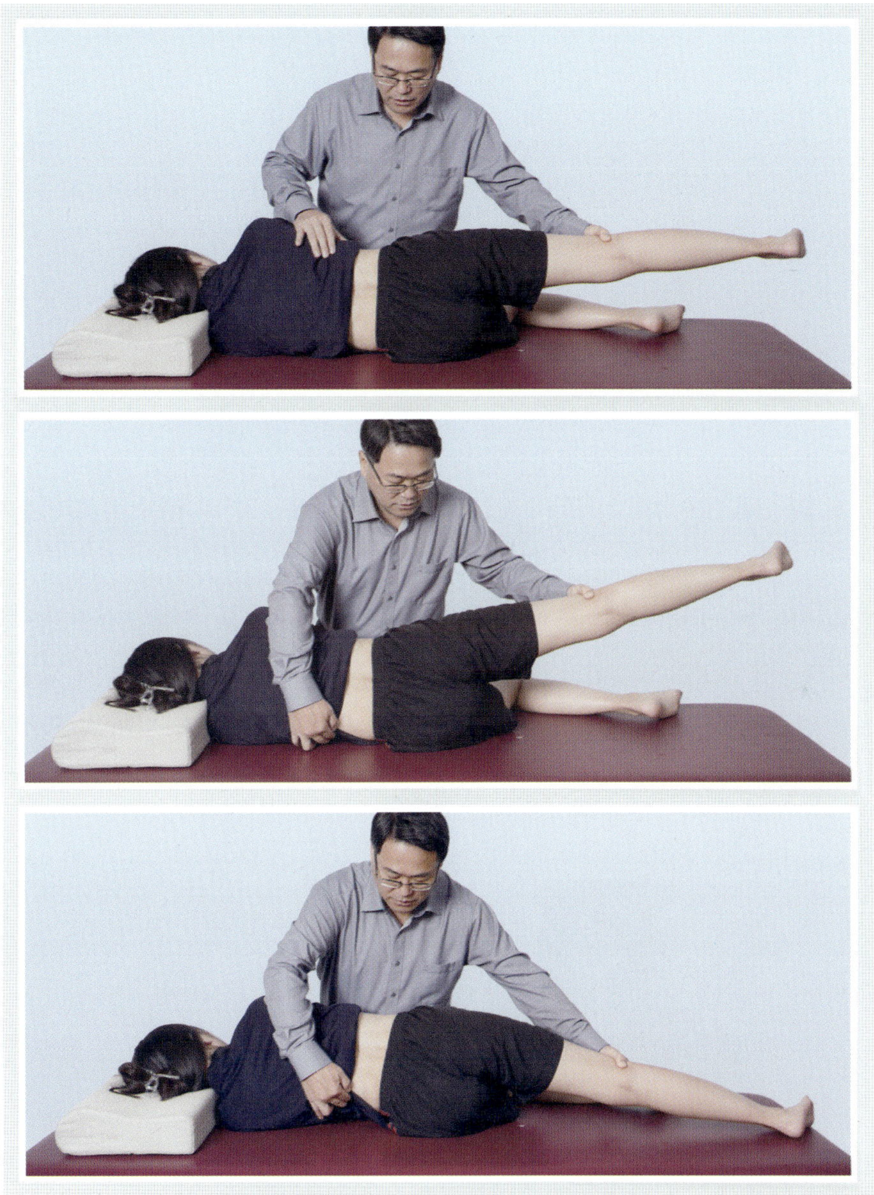

그림 6.51 넙다리근막긴장근과 중간볼기근의 수동 장력이 허리네모근의 수동 장력보다 큰 경우 엉덩관절을 모음시키면 허리뼈 가쪽굽힘 발생

큰볼기근의 수동 장력이 척추세움근(lumbar erector spinae)의 수동 장력보다 큰 경우 몸통을 앞쪽굽힘 시 엉덩관절 굽힘보다 허리뼈에서 굽힘이 발생한다(그림 6.52).

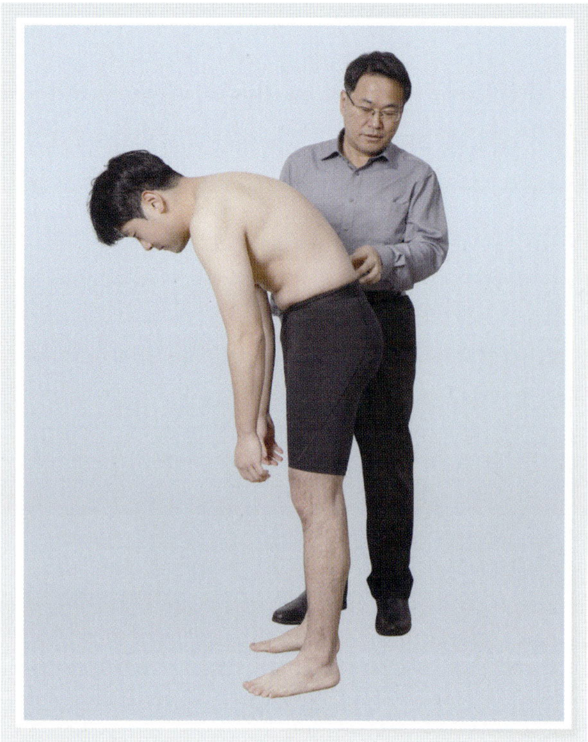

그림 6.52 큰볼기근이 척추세움근의 수동 장력보다 큰 경우, 몸통을 앞으로 구부릴 때 허리관절에서 굽힘 발생

뒤넙다리근의 수동장력이 척추세움근의 수동 장력보다 큰 경우, 무릎관절을 펴시킬 때 골반의 뒤쪽기울임과 허리뼈에서 굽힘이 발생한다(그림 6.53). 검사 시작 자세에서는 골반과 엉덩관절에 부착한 두 마커가 수직을 이루고 있지만 무릎관절을 펴면 골반의 뒤쪽기울임이 발생하여 두 마커가 이루는 각이 뒤쪽으로 기울어진다.

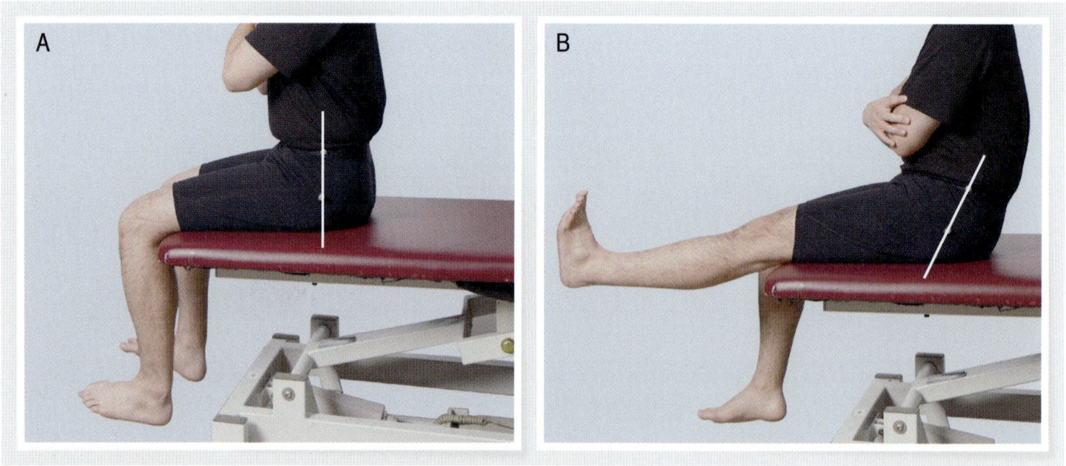

그림 6.53 뒤넙다리근과 척추세움근의 수동 장력 차이로 골반 뒤쪽기울임과 허리뼈 굽힘 발생.
A: 검사 시작 자세에서 골반에 부착한 마커는 수직임, B: 무릎관절을 펴면 골반에서 뒤쪽기울임이 발생함

넙다리곧은근(rectus femoris)의 수동 장력이 배곧은근(rectus abdominis)의 수동 장력보다 큰 경우, 엎드린 자세에서 무릎관절 굽힘 시 골반의 앞쪽기울임과 허리관절 폄이 발생한다. 엎드린 자세에서 무릎을 구부릴 때 배곧은근과 넙다리곧은근의 수동 장력이 20kg으로 같다면 무릎을 구부릴 때 골반과 허리뼈에서는 보상운동이 발생하지 않을 것이다(그림 6.54). 그러나 그림 6.55처럼 배곧은근의 수동 장력이 15kg이고 넙다리곧은근의 수동 장력이 20kg이라면 무릎관절을 구부릴 때 골반의 앞쪽기울임이 발생하

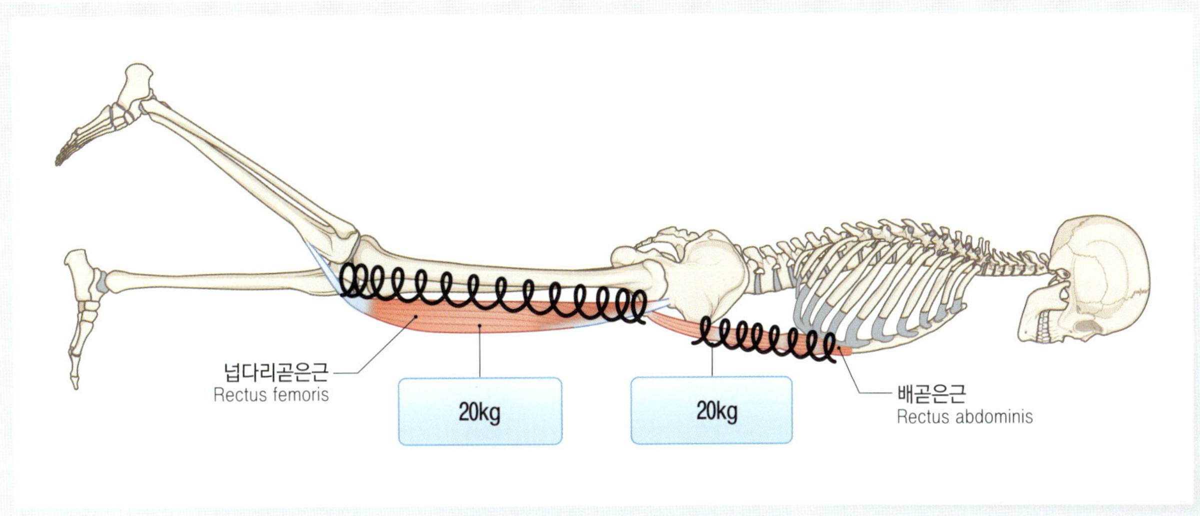

그림 6.54 넙다리곧은근과 배곧은근의 수동 장력이 동일한 경우 보상운동은 발생하지 않음

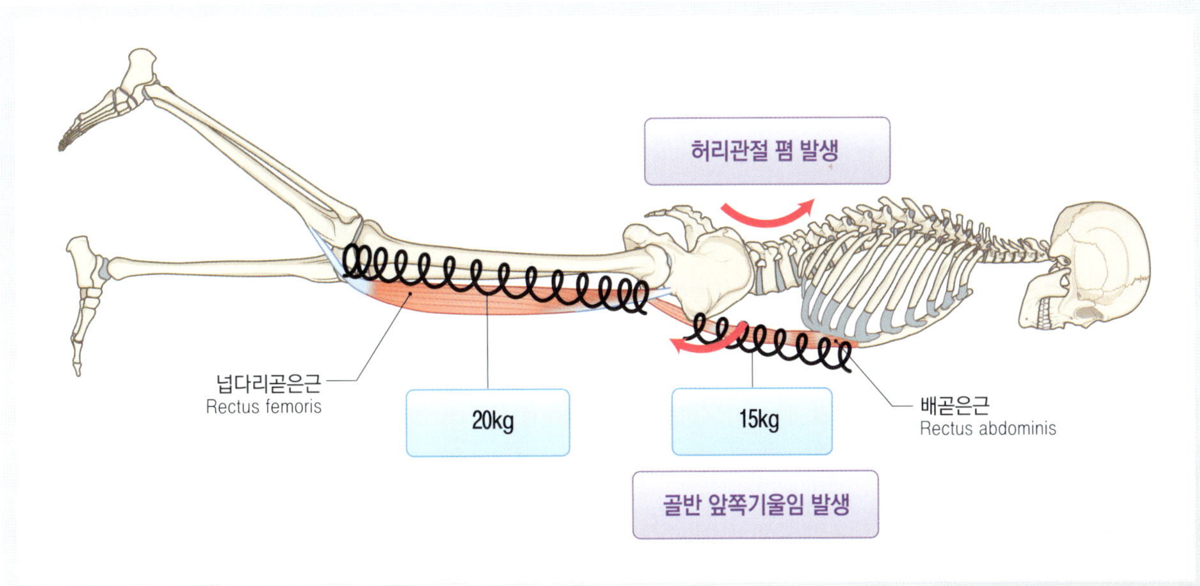

그림 6.55 넙다리곧은근과 배곧은근의 상대적 뻣뻣함 차이로 골반 앞쪽기울임과 허리뼈 폄 발생

면서 상대적으로 뻣뻣함이 적은 허리뼈에서 폄이 발생할 것이다. 이와 같이 무릎관절을 구부릴 때 허리관절에서 과도한 폄이 발생하면 허리뼈 후관절에 압박이 발생하여 무릎관절을 구부릴 때 허리 통증이 발생할 수 있다.

엉덩관절 가쪽돌림근인 궁둥구멍근(piriformis), 쌍둥이근(gemellus), 폐쇄근(obturator), 넙다리네모근(quadratus femoris)의 수동 장력이 허리뼈 돌림근의 수동 장력보다 큰 경우 엉덩관절 안쪽돌림 시 보상운동으로 허리뼈 돌림(lumbar rotation)이 발생한다(그림 6.56).

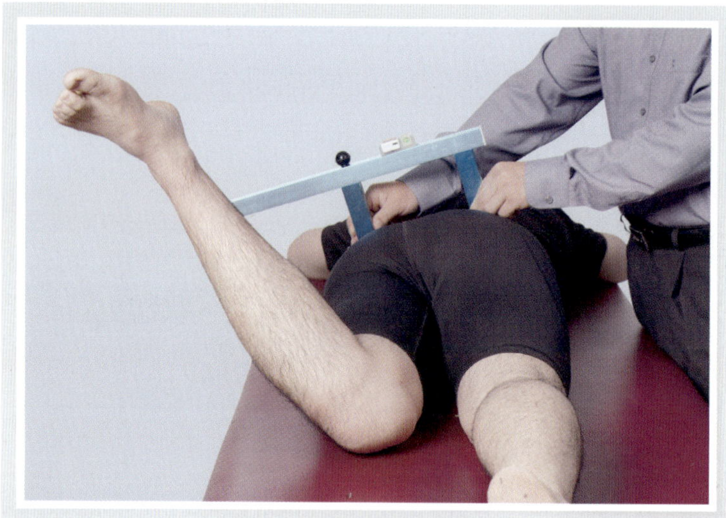

그림 6.56 엉덩관절 가쪽돌림근과 허리뼈 돌림근의 상대적 뻣뻣함 차이로 허리뼈 돌림 발생

근육의 단축 또는 관절의 제한이나 뻣뻣함 때문에 발생하는 보상운동과 근육 수동 장력의 상대적인 뻣뻣함 차이 때문에 발생하는 보상운동은 구분되어야 한다. 근육의 단축으로 인한 보상운동은 주로 운동의 마지막 범위에서 보상운동이 발생하며, 관절 제한으로 보상이 발생하는 경우에는 제한이 있는 범위에서 보상운동이 발생한다. 상대적인 수동 장력의 차이 때문에 발생하는 보상운동은 운동의 초기 또는 중간 범위 또는 운동범위 전반을 통해 발생한다. 근육의 단축이나 관절에 제한이 없어도 인접 관절에 있는 근육의 상대적인 뻣뻣함 때문에 보상운동은 발생할 수 있다. 근육의 상대적 뻣뻣함에 의해서 발생하는 보상운동은 관절에 제한이나 근육의 단축이 없어도 발생할 수 있다는 것을 인식하는 것은 매우 중요하다.

최근 들어 근육의 비대를 위한 다양한 운동방법이 유행하고 있다. 이러한 운동 방법 중 척추를 중심으로 전 · 후, 좌 · 우, 상 · 하 근육의 크기(volume)에 비대칭을 만들어서 자세 불균형이나 운동손상을 초래하는 경우가 많다. KEMA 접근법은 근육의 상대적 뻣뻣함에 의해서 발생하는 보상운동의 기전을 명확히 찾아서 근본적인 원인을 제거하고, 근육의 크기를 조율하여 근육의 수동 장력을 균형 있게 만들어 비대칭, 자세손상, 운동손상을 교정하는 방법을 제공한다.

(3) 타이틴의 탄력성과 수동적 근육 신장의 일시적 효과

근육 스트레칭, 근막이완술(myofascial release), 연부조직이완법(soft tissue release) 적용 후에 근육이 일시적으로 유연해지고 근육의 길이가 늘어나는 것은 타이틴 단백질의 특성과 관련이 있다. 근육에 스트레칭 스트레스를 제공하면 조직이 유연해지는 것은 요변(thixotrophy) 현상으로 설명될 수 있다. 외력에 의한 고분자 물질 용액의 점성도(粘性度) 변화현상으로, 온도의 변화가 없는 상태에서 젓거나 흔들어 주는 외부의 기계적 자극에 의해 겔(gel)이 졸(sol)로 되고, 이것을 방치해 두면 다시 겔로 되돌아가는 성질을 말한다(Lakie & Campbell, 2019). 근육도 운동 없이 쉬는 시간이 증가하면 운동에 대한 저항이 증가하고, 능동 또는 수동 운동 후에는 근육의 뻣뻣함이 감소한다. 근육 요변(muscle thixotrophy)은 외적 또는 내적으로 발생한 운동에 의해 근육의 저항이 일시적으로 감소하는 것을 의미한다(Lakie & Campbell, 2019). 근육에서 타이틴이 이러한 역할을 한다(Martonfalvi et al., 2014). 타이틴이 스트레칭과 이완을 반복하면 점성(viscosity)이 떨어져서 저항이 줄어들어 수동 운동시 저항이 감소하고 근육의 길이가 늘어날 수 있지만 시간이 지나면 타이틴은 원래의 상태로 복귀한다. 이런 측면에서 근육 스트레칭, 근육에너지 기법(muscle energy technique), 근막이완술, 연부조직이완법, 심지어 관절가동술(joint mobilization)까지 대부분의 수동치료방법의 효과는 일시적이란 것을 인식하고, 이러한 기법을 통해서 얻은 새로운 범위를 유지하는 방법을 교육하는 것이 매우 중요하다. KEMA 접근법은 단순히 일시적으로 근육을 이완시키고, 길이를 증가시키는 것에서 벗어나, 근육의 뻣뻣함을 인식시키고 지속적으로 능동적인 운동과 자세 교정을 통해 조직의 영구적인 변화(permanent change)를 유도하는 것에 중점을 두고 있다.

4) 근육 단축과 운동손상

근육의 단축은 근육이 짧아진 상태에서 장기간 유지하면 적응성 단축(adaptive shortening)이 발생하여 직렬 상의 근절의 수가 감소하고, 그와 더불어 근막의 길이도 감소하게 된다. 근육 길이의 단축은 정상적인 관절의 범위를 불가능하게 만든다. 단축된 근육의 대항근(antagonist)의 작용을 어렵게 만든다. 자세를 유지하는 근육 중 한쪽에 단축이 발생하면 자세 변형이 발생한다. 또한 단축된 근육에 의해 운동 시 인접관절에서 보상운동이 발생할 수 있다.

(1) 근단축이 유발하는 운동손상

부리위팔근(coracobrachialis)에 단축이 있는 사람이 부리위팔근 길이를 초과하여 어깨관절을 폄시키면, 어깨뼈의 앞쪽기울임을 유발할 수 있다. 또한 어깨관절 가쪽돌림근인 가시아래근과 작은원근이 단축된 경우 이들 근육의 길이를 초과하여 안쪽돌림하면 어깨뼈의 앞쪽기울임과 아래각(inferior angle)이 흉곽으로부터 돌출될 것이다(그림 6.57).

또한 넓은등근(latissimus dorsi)에 단축이 있는 사람이 단축 범위 이상으로 어깨관절을 굽힘하게 되면 허리뼈에서 폄이 발생할 것이다. 근육의 단축으로 인해 발생하는 보상운동은 운동 범위 중간에 발생하기 보

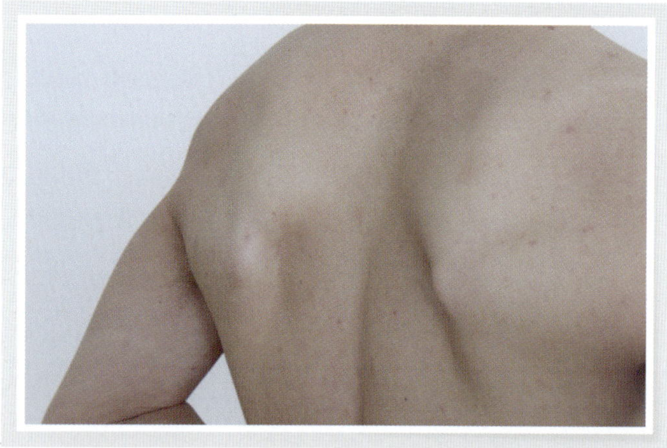

그림 6.57 어깨관절 가쪽돌림근의 단축이 있는 경우 안쪽돌림 시 어깨뼈 아래각이 돌출

다는 단축된 근육의 길이가 최대로 늘어나고 더 이상 늘어나지 못하는 범위에 도달하게 되면 인접 관절에서 보상운동이 발생한다.

근육 길이의 단축이 있다고 하여도 인접 관절에서 보상운동이 발생하기도 하고, 발생하지 않을 수도 있다. 근육이 단축된 범위 내에서 일상생활을 하는 경우에는 보상운동이 발생하지 않을 수 있다. 그러나 큰 동작을 해야 하는 운동선수, 무용수에게는 근육의 단축이 있으면 단축을 보상하기 위한 운동이 인접관절에서 발생한다.

그림 6.58의 여성은 무용을 전공하는 학생인데, 아라베스크(arabesque) 동작 시 등뼈(thorax spine)에 통증이 발생하였다. 아라베스크 동작 시 아래쪽 등뼈 관절 부위 옷에 과도한 주름이 만들어졌고, 등뼈에서 폄과 회전이 과도하게 발생하였다. 등뼈의 보상작용을 제한한 결과 엉덩관절을 펼 수가 없었다. 큰허리근의 단축이 있는 상태에서 반복적인 아라베스크 연습 동작 시 등뼈의 회전과 폄의 보상작용이 발생하였고, 이러한 등뼈 보상운동이 등뼈 통증에 기여한 것이다.

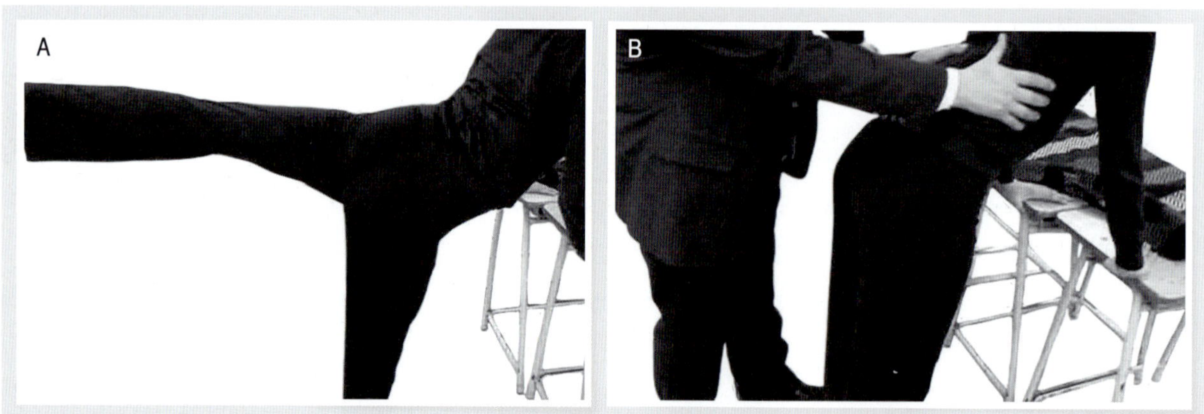

그림 6.58 A: 엉덩관절 폄 동작 시 등뼈 돌림 발생, B: 등뼈 돌림 고정 시 엉덩관절 폄 제한

다른 사례로 어린 무용수는 아라베스크 동작 시 허리뼈(lumbar spine)에 통증이 발생하였다. 이 동작 시 허리뼈에서 폄과 회전이 과도하게 발생하였다(그림 6.59A). 허리뼈의 보상운동을 제한한 결과, 엉덩관절에서 폄이 불가능하였다(그림 6.59B). 엉덩허리근(iliopsoas)의 단축이 있는지 확인한 결과, 단축이 있었다(그림 6.59C). 단축이 있는 상태에서 과도한 엉덩관절 폄이 허리뼈의 회전과 폄 보상운동을 만들었고, 이 보상작용이 반복되어 허리 통증을 유발하였다. 엉덩허리근을 신장시킨 후(그림 6.59D) 아라베스크 동작 시 엉덩관절의 폄이 증가하였고, 허리뼈의 폄이 감소하면서 통증도 현저하게 감소하였다(그림 6.59E).

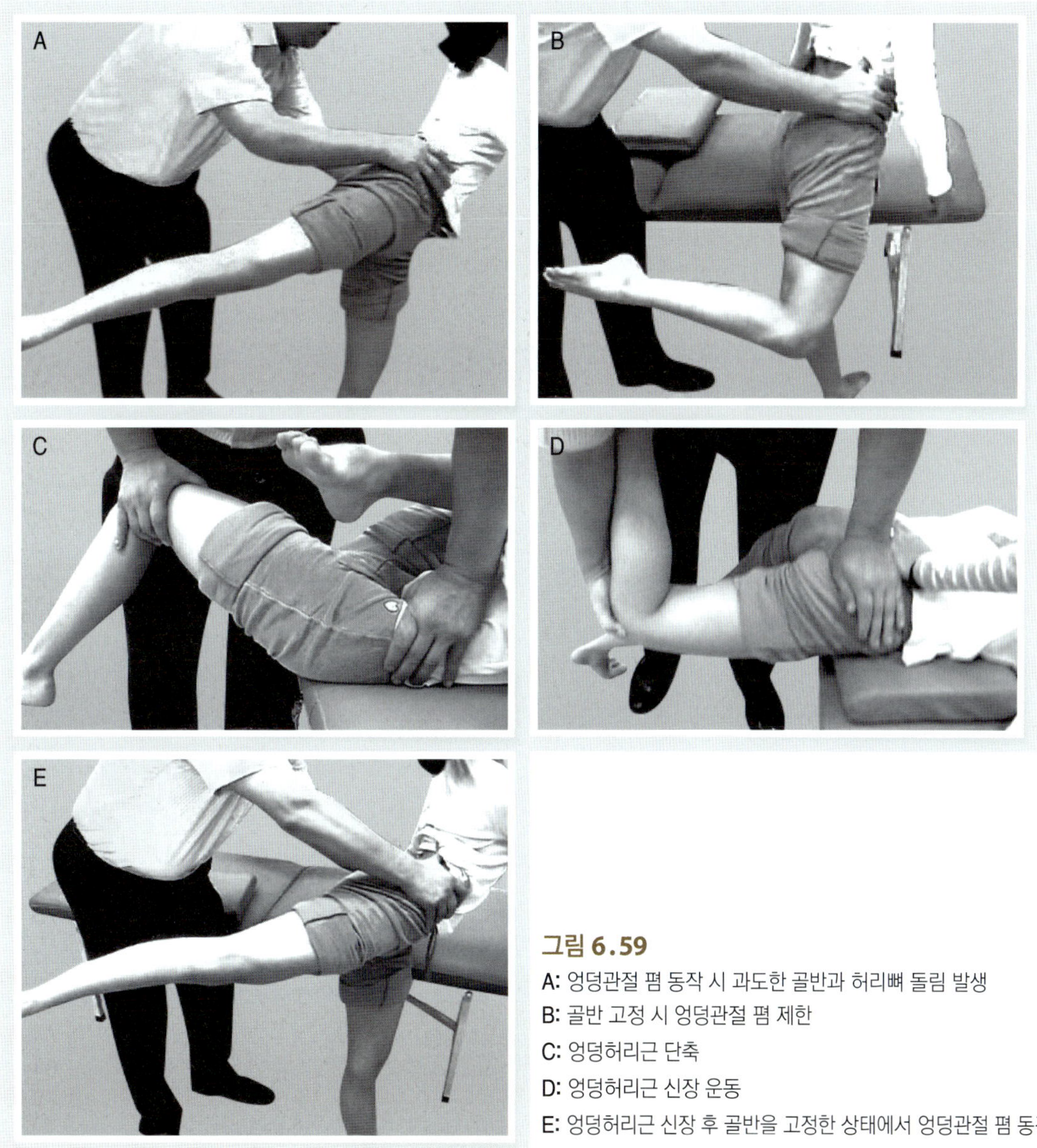

그림 6.59
A: 엉덩관절 폄 동작 시 과도한 골반과 허리뼈 돌림 발생
B: 골반 고정 시 엉덩관절 폄 제한
C: 엉덩허리근 단축
D: 엉덩허리근 신장 운동
E: 엉덩허리근 신장 후 골반을 고정한 상태에서 엉덩관절 폄 동작 증진

엉덩허리근의 단축으로 다리를 펴면 허리뼈에서 앞굽음이 크게 발생한다(그림 6.60). 그림 6.61은 엉덩허리근의 단축으로 똑바로 누워서 잠을 잘 때 허리에 통증이 발생하는 사례이다. 이 남성의 경우 눕거나 엎드린 자세로 잠을 자면 허리에 통증이 발생하여 옆으로만 잠을 자는 남성이었다. 검사 결과, 그림 6.61A에서처럼 엉덩허리근이 현저하게 단축되어 있었다. 누운 자세에서 허리에 앞굽음이 심하게 증가하였고, 이로 인해 허리

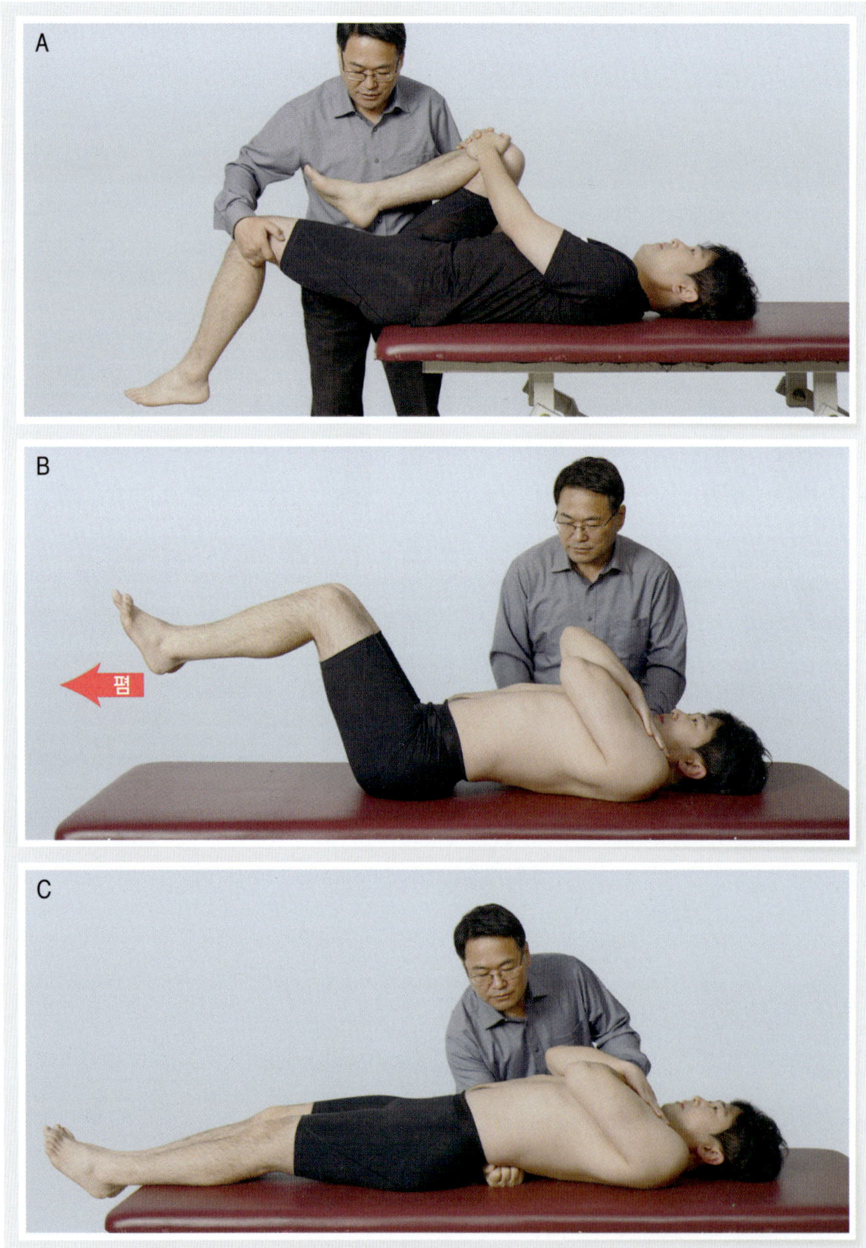

그림 6.60 엉덩허리근 단축으로 누운 자세에서 허리 펌 증가.
A: 엉덩허리근 단축, B: 다리 펌 시 허리뼈 앞굽음 증가, C: 누운 자세에서 허리뼈 앞굽음 발생

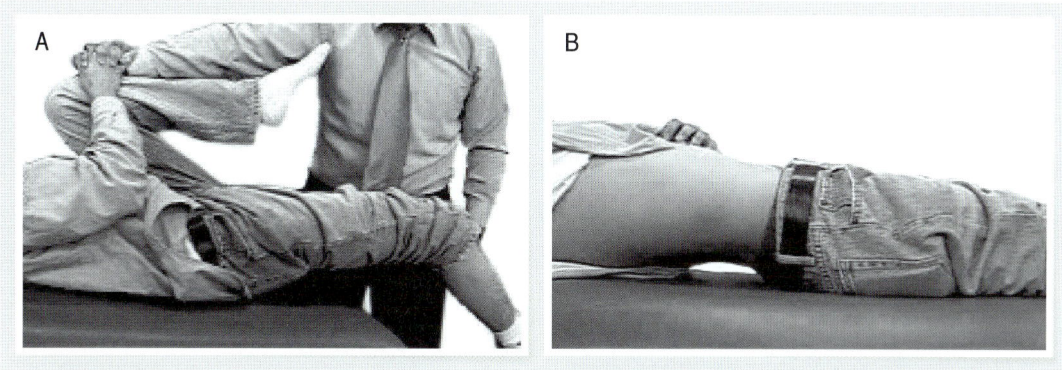

그림 6.61 엉덩허리근 단축으로 누운 자세에서 허리 폄 증가. A: 엉덩허리근 단축, B: 허리뼈의 앞굽음 증가

관절에 압박이 발생하여 통증이 발생하였다. 엉덩허리근의 단축을 해결한 결과 통증 없이 누워서 잠을 잘 수가 있었다.

길이가 짧은 엉덩허리근이 단축되는 경우와 근육의 길이가 긴 뒤넙다리근(hamstring)의 단축이 있는 경우 보상작용에 차이가 있을 수 있다. 엉덩허리근이 단축되어 엉덩관절에서 10°의 폄을 방해할 정도로 단축된다면 보행 시 골반 앞쪽기울임과 허리뼈 폄의 보상운동이 발생할 것이다. 뒤넙다리근의 길이가 약간 단축되었다 하여도 보행 시 보상운동은 발생하지 않을 것이다.그러나 허들 운동선수라면 뒤넙다리근의 단축으로 무릎관절을 20° 펼 수 없다면, 허들 동작을 할 때 허리관절에 굽힘 보상운동이 발생할 것이다

안쪽뒤넙다리근(medial hamstring)과 가쪽뒤넙다리근(lateral hamstring) 두 근육 중 안쪽뒤넙다리근인 반힘줄근(semitendinosus), 반막모양근(semimembranosus)에만 단축이 있는 경우 앉은 자세에서 무릎을 펼

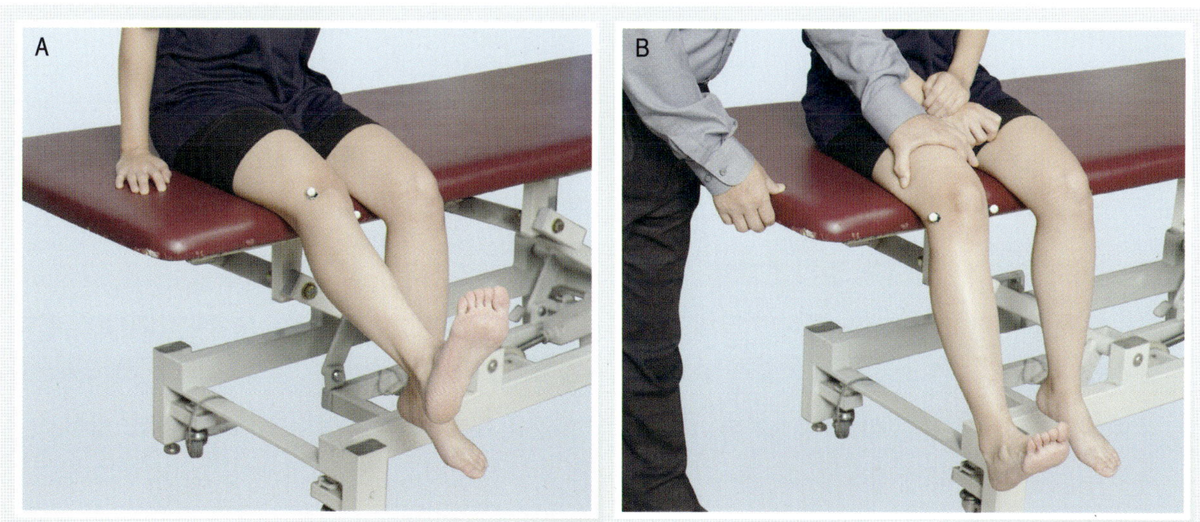

그림 6.62 A: 엉덩관절 안쪽돌림 자세에서 무릎관절 폄 각도,
B: 엉덩관절 중립자세에서 무릎관절 폄 각도, 중립자세에서 무릎관절 폄 각도가 현저히 감소함

때 엉덩관절에서 안쪽돌림이 발생하면서 무릎이 펴진다(그림 6.62A). 만약 엉덩관절을 중립 상태로 유지하게 되면 무릎 폄이 제한된다(그림 6.62B). 이는 안쪽뒤넙다리근에 단축이 있는 경우로, 엉덩관절에 안쪽돌림만 시켜 주면 뒤넙다리근의 단축이 없는 것처럼 보이기 때문에, 반드시 엉덩관절을 중립 상태로 고정하고 검사를 실시해야만 안쪽뒤넙다리근의 단축을 확인할 수 있다. 또한, 뒤넙다리근을 스트레칭할 때도 안쪽뒤넙다리근의 단축이 있는 경우에는 엉덩관절을 중립자세에서 실시하는 것이 매우 중요하다.

그림 6.63은 무릎관절을 펼 때 안쪽돌림을 측정한 것이다. 이 여성의 경우, 무릎관절을 펼 때 엉덩관절에서 약 18°의 안쪽돌림이 발생하였다. 이처럼 안쪽뒤넙다리근에 단축이 있는 경우, 무릎관절을 펼 때 엉덩관절에서 안쪽돌림 보상운동이 발생한다.

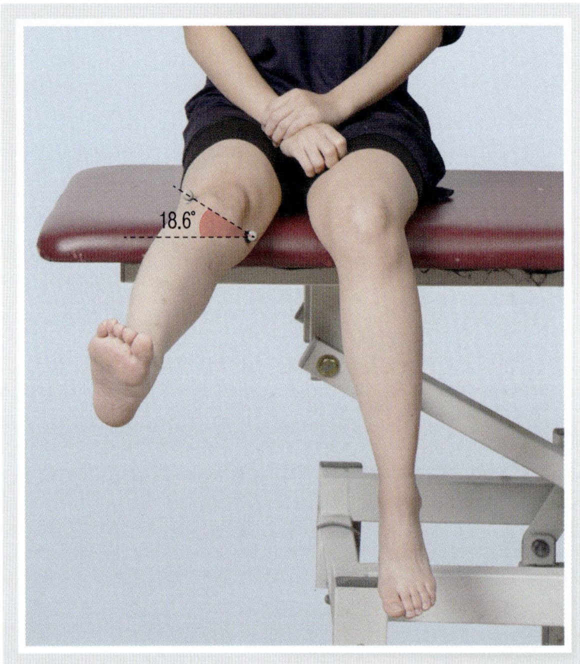

그림 6.63 무릎관절 폄 시 동반된 엉덩관절 안쪽돌림

(2) 근육 단축과 KEMA 접근법의 연관성

근육의 적응성 단축은 근육이 짧아진 상태로 관절을 장시간 유지하면 발생한다. 그림 6.64와 6.65처럼 목을 과도하게 펴고 8시간 이상 작업을 하면 아무리 스트레칭을 하여도 그 효과는 적을 것이다. 이러한 경우에는 작업 환경을 개선하는 것이 더 중요하다. 그리고 앉아 있을 때 두 다리를 의자 밑에 교차하고 앉아서 근무를 하면 뒤넙다리근과 궁둥신경에 적응성 단축이 발생할 것이다(그림 6.65). 이러한 경우에는 아무리 스트레칭을 하여도 그 효과가 없을 것이다. 또한 불가사리(starfish) 자세로 8시간 정도 잠을 잔다면 어깨 가쪽돌림근과 뒤쪽 관절주머니의 단축은 지속적으로 발생할 것이다(그림 6.66).

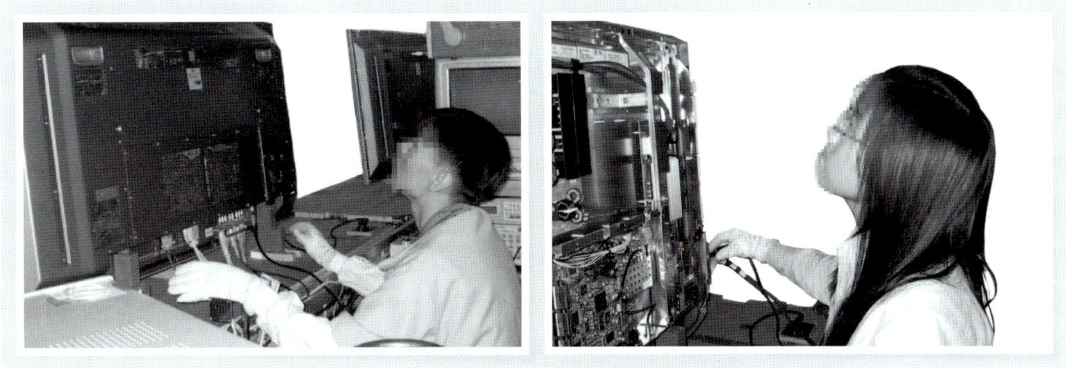

그림 6.64 모니터의 높이가 높아서 목뼈에 과도한 폄 발생

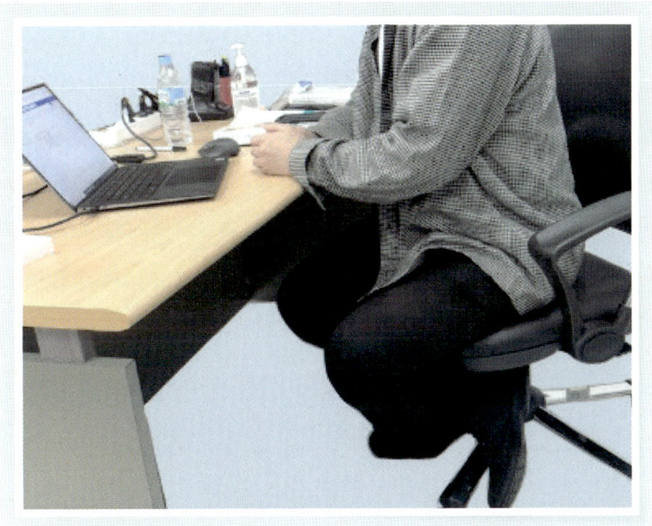

그림 6.65 무릎관절을 과도하게 구부리고 앉은 자세

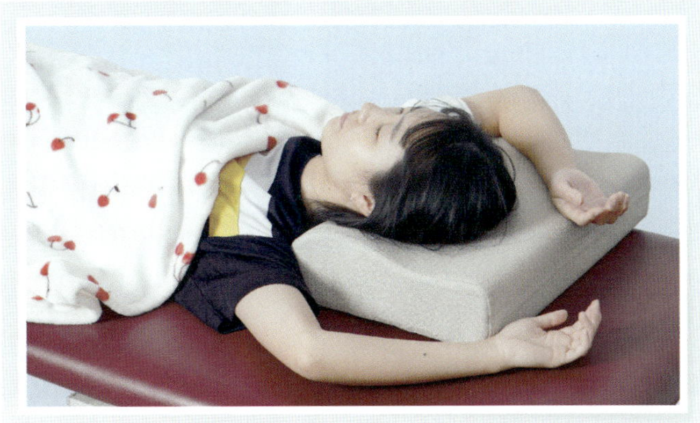

그림 6.66 팔을 어깨 위로 올리고 자는 불가사리 자세

근육의 길이를 늘리기 위해 실시하는 스트레칭은 10분 실시하고, 근육이 단축된 자세를 8시간 이상 유지한다면 근육의 길이는 늘어나지 않을 것이다. 10분의 스트레칭은 일시적인 효과로 타이틴과 근막의 콜라젠이 늘어나고, 근육 요변 현상으로 이완되는 것이기 때문에 시간이 지나면 원래의 근육 길이로 돌아간다. KEMA 접근법은 근육의 단축이 발생한 근본적인 원인과 해결 방법을 제공하며, 단축된 근육으로 인해 발생하는 보상운동을 해결하여 운동손상의 기전을 해결하는 방법을 제공한다. 작업에 기인된 근육 단축은 스트레칭 운동과 더불어 작업 환경을 인체공학적으로 개선하는 것이 선행되어야 근본적인 문제를 해결할 수 있다.

5) 근력, 유연성 운동의 효과와 KEMA 접근법의 연관성

근력과 유연성이 만성 목 통증과 만성 허리 통증과 어떤 관련성이 있는지 알아본 연구와 근력, 유연성운동을 통한 만성 통증에 대한 치료효과에 대한 체계적 고찰(systematic review)이 진행되어 왔다(Dagensis & Haldeman, 2012). Kauther 등(2012)은 4,293명의 젊은 남성 성인을 대상으로 746명의 만성 목 통증 환자와 3,547명의 목 통증이 없는 대상자 간에 목뼈의 시상면, 관상면, 수평면의 관절가동범위와 최대 근력을 비교한 결과 유의한 차이가 없었고 목 통증과 관절가동범위, 근력과는 유의한 상관성이 없었다고 보고하였다. Delito 등(2012)은 허리 통증과 관련된 요인 중 개인적 요소로 유전, 성별, 연령, 근력, 유연성 중 디스크 퇴행과 유전적 요인은 관련이 있지만, 비특이성 허리 통증(nonspecific low back pain)과 관련성은 의문으로 남아 있다고 하였다. 또한 MRI, 척수조영술(myelography), CT 영상에서의 퇴행성 변화와 허리 통증 강도 간에는 높은 상관성이 없다고 하였다. Gwak(2019)은 통증이 없는 추간판 디스크 퇴행(intervertebral disc degeneration)이 있는 대상자와 없는 대상자 간의 배곧은근, 허리네모근, 큰허리근, 외측배벽(lateral abdominal wall)을 이루는 배가로근, 배바깥빗근, 배속빗근과 뭇갈래근의 근육 단면적과 몸통 근력 및 지구력을 비교한 결과 두 군 간의 유의한 차이가 없었다고 보고하였다(그림 6.67).

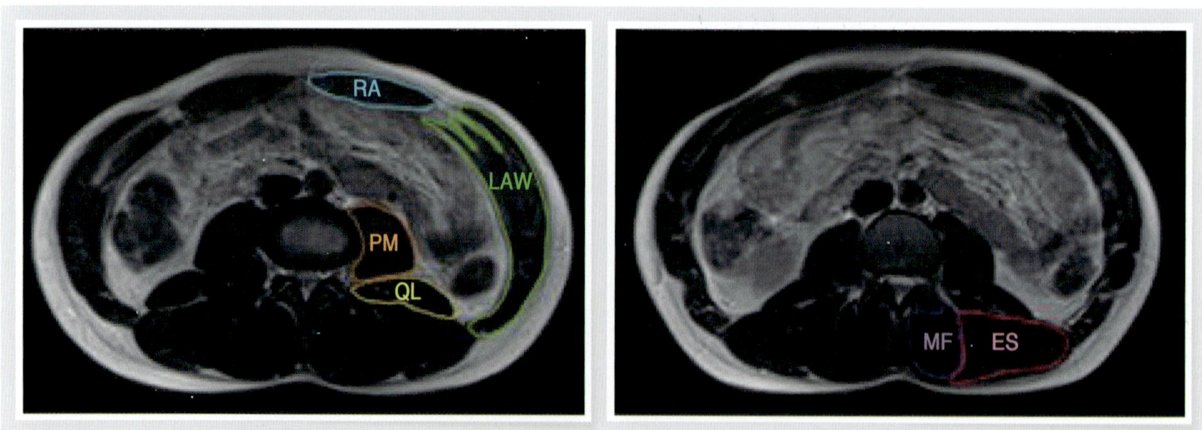

그림 6.67 MRI 영상에서 단면적 계산.
RA: 배곧은근, LAW: 외측배벽, PM: 큰허리근, QL: 허리네모근, ES: 척추세움근, MF: 뭇갈래근

허리 통증을 관리하기 위한 운동으로는 일반적인 신체 활동, 유산소 운동(aerobic), 수중 운동(aquatic), 멕켄지(McKenzie) 운동, 유연성 운동(스트레칭, 요가, 필라테스), 고유수용성(proprioceptive)/협응(coordination)-(wobble board, ball), 안정화 운동(stabilization exercise), 근력 운동(strengthening) 등 다양한 운동이 있다(Dagenais & Mayer, 2012). 허리뼈 안정화 운동은 배가로근, 허리 뭇갈래근(lumbar multifidus), 가로막(diaphragm), 골반바닥근을 타겟으로 운동을 실시한다. 비특이성 허리 통증 치료에 대한 Cochrane 검토(review)에서 Hayden 등(2005)은 운동치료가 만성군에서 통증을 감소시키는 데 효과적이었고, 급성군에서는 다른 보존치료만큼 효과가 있다고 하였다.

운동조절 운동(motor control exercise)에 대한 무작위 대조군 연구(randomized controlled trials, RCT) 결과 다른 치료방법과 차이가 없다는 결과도 있고(Macedo et al., 2009), Rasmussen-Barr 등(2009)은 안정화 운동을 강조한 점진적 운동프로그램이 걷기 운동군에서보다 12개월, 18개월 추적 관찰에서 장애 정도와 건강변수에서 더 좋았다고 보고하였다. 미국 물리치료사협회 가이드라인에서는 몸통 협응(trunk coordination) 근력 운동, 지구력 운동을 허리 통증과 장애를 감소시키기 위해 운동 협응에 손상이 있는 아급성, 만성 허리 통증 환자에 사용할 것을 권고하고 있다(Delito, 2012).

불량한 몸통 근육기능이 허리 통증과 연관이 있다고 알려져 있지만 허리 통증의 원인인지, 통증의 결과인지 명확히 밝혀지지 않았다(Lee et al., 2001). 몸통의 운동 협응, 허리뼈의 안정성을 객관적으로 평가하는 도구는 엎드린 자세에서의 불안정성 검사(prone instability test)로 음성 또는 양성을 판별하는 것과 압력 바이오피드백 기구(pressure biofeedback unit)를 통해 엎드린 자세에서 배꼽 아래에 압력 피드백 공기주머니(air bag)를 위치시키고, 배가로근을 수축시켜 복부를 허리 쪽으로 당겨서 10mmHg 압력을 떨어뜨리는 방법으로 측정하여 허리뼈 안정성 유무를 판단한다. 허리뼈의 안정성을 측정하는 객관적인 평가 방법이 없기 때문에 허리뼈 안정성 평가, 안정성 운동의 효과, 안정성 증가가 통증과 장애 감소에 얼마나 기여하는지에 대한 연구를 하기 어렵다.

KEMA 접근법에서는 이러한 문제를 해결하기 위하여 허리골반 안정성(lumbopelvic stability) 평가 도구를 사용한다(그림 6.68). 바이오피드백 기구를 허리뼈에 위치시키고 엉덩관절과 무릎관절을 90°로 굽힘 상태로 유지한 자세에서 대상자는 복부를 수축시켜 공기주머니의 압력을 40mmHg에서 50mmHg의 압력으로 올린 다음 50mmHg를 유지한 상태로 다리를 테이블 바닥으로 펴게 한다. 50mmHg를 유지하고 펼 수 있는 엉덩관절의 각도를 SMART KEMA 동작 분석 센서로 측정한다(Jung et al., 2020).

만성 허리 통증이 있는 대상자 137명과 허리 통증이 없는 대상자 141명을 대상으로 비교한 결과, 허리 통증군에서는 다리 폄 각도가 평균 43.33°(남: 50.86°, 여: 38.86°)였고, 허리 통증이 없는 군에서는 53.96°(남:60.7°, 여: 50.25°)였다. 그러나 허리골반 안정성 검사에서 만성 허리 통증이 없는 18명이 평균 이하의 안정성을 보였고, 허리 통증군에서도 20명이 높은 허리골반 안정성을 보였다(그림 6.69). 이러한 연구 결과는 비록 허리 통증군에서 허리골반 안정성이 더 감소되었지만, 허리골반 안정성 유무가 만성 허리 통증 유발에 많은 기여를 하지 않을 수도 있다는 것을 시사해 주고 있다.

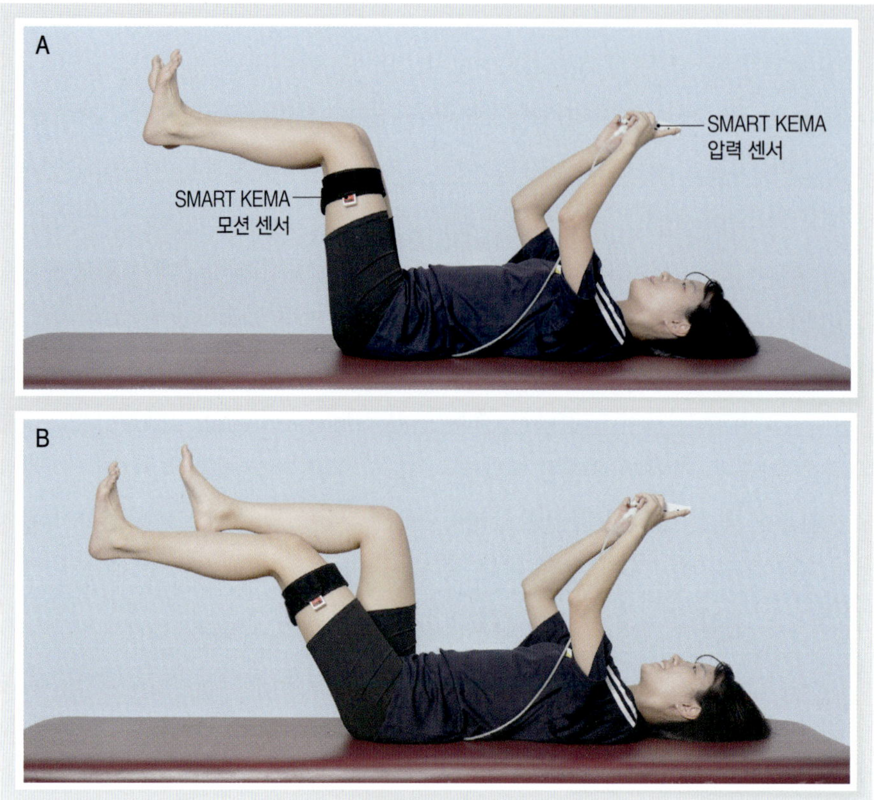

그림 6.68 허리골반 안정성 검사.
A: 허리골반 안정성 검사 시작 자세, B: 일정한 압력을 유지하면서 모션 센서로 다리를 펴는 각도 측정

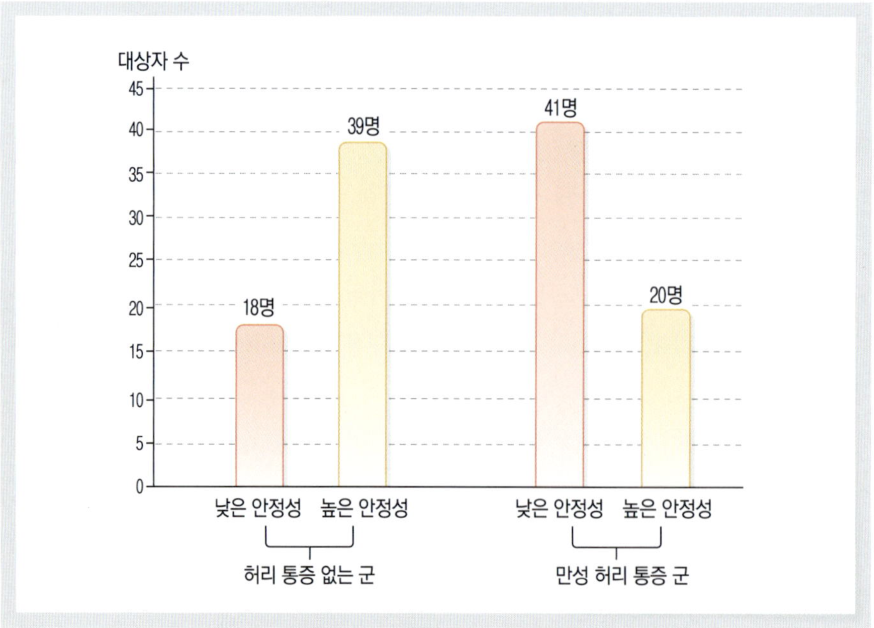

그림 6.69 허리 통증 유무에 따른 허리골반 안정화 능력 비교

근골격계 통증 관리를 위한 많은 운동법이 개발되었지만 어떤 운동이 제일 좋고, 가장 효과적인 운동법인지는 아직 연구를 통해서 밝혀진 것이 없다. 인체 운동고리(body movement chain)는 복잡하고, 겹겹이 얽혀있고, 개인별로 다르기 때문에 어떤 한 가지 운동법이 완벽한 표준(gold standard)이 되기 어렵다(Key, 2018).

아직까지 어느 정도의 근력과 안정성이 있어야 허리 통증이 발생하지 않을 것인지에 대한 허리골반 안정성의 최소(cut-off) 기준이 없는 실정이다. 이러한 기준을 찾기 위해서는 주관적인 판단이 아닌 데이터 기반의 평가와 중재가 선행되어야 표준 또는 기준을 제시할 수 있는 연구를 할 수 있을 것이다. KEMA 접근법은 허리골반 안정성을 주관적인 평가에서 객관적인 평가와 평균 데이터를 제공하고 있다. 앞으로 더 많은 대상자로부터 데이터를 수집하여 허리골반 안정성이 만성 허리 통증 발생이나 통증, 장애 정도에 얼마나 기여하는지에 대한 연구가 필요할 것이다.

6) 골격 구조와 운동손상

구조적 골격 변형(skeletal deformity)이 운동의 제한을 유발하고, 그로 인해 관절이나 주위 조직에 스트레스가 가해져 통증이 발생할 수 있다. 또한 구조적 변형에 의한 관절 운동의 제한이 다른 인접 관절에 보상운동을 만들어 보상운동이 발생하는 관절에 통증을 유발할 수 있다.

(1) 엉덩관절 구조적 변형

골격구조 변형에 대표적인 관절이 엉덩관절이다. 엉덩관절에는 다양한 구조적 변형이 발생할 수 있다. pincer 형태는 절구가장자리(rim of the acetabulum)에 뼈가 추가적으로 생기는 것이고, cam 형태는 넙다리뼈 머리 가장자리에 뼈가 커진 것이다. 이와 같은 pincer 형태와 cam 형태는 각자 독립적으로 발생할 수 있고, 두 가지가 같이 발생할 수 있다(그림 6.70). 이러한 구조적 변화가 있는 경우, 엉덩관절을 굽힘할 때 충돌(impingement)이 자주 발생하고 엉덩관절 굽힘 제한과 굽힘 시 통증이 발생한다.

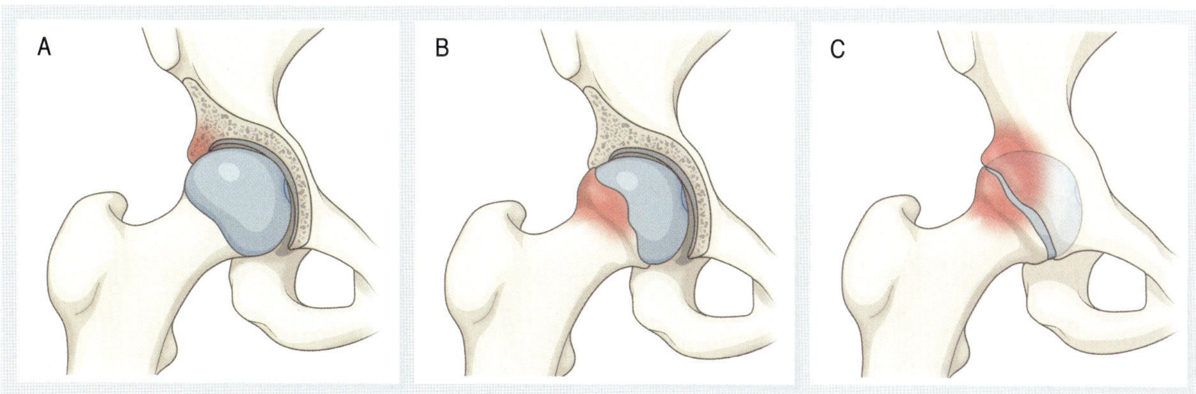

그림 6.70 엉덩관절의 구조적 변형. A: pincer 형태, B: cam 형태, C: pincer과 cam 복합 형태

이러한 구조적인 문제에 대한 고려 없이 과도한 엉덩관절 스트레칭이나 바닥에 양반다리 자세로 앉기, 스쿼트(squat) 운동을 실시하는 경우, 관절에 스트레스를 가중시켜 엉덩관절의 연골 마모와 퇴행성 변화를 가속시킨다(Hack et al., 2010).

Cam이나 Pincer 형태의 변형으로 엉덩관절 굽힘에 제한이 있는 사람은 의자에 앉거나, 바닥에 양반다리 자세로 앉거나, 스쿼트 자세를 할 때 엉덩관절의 제한을 허리뼈 굽힘으로 보상하여 허리 통증이나 허리뼈 디스크 탈출의 원인이 될 수 있다. 이러한 사람의 경우, 앉아 있을 때는 궁둥뼈 밑에 받침대나 쿠션을 받치고 앉아야 엉덩관절과 허리뼈에 스트레스를 감소시킬 수 있다.

넙다리뼈목(femur neck)과 머리의 각이 넙다리뼈간(femur shaft)에 대한 비틀림(torsion) 각의 정상 15° 를 초과하여 앞쪽으로 과도하게 회전된 것을 앞굽음(anteversion)이라고 한다. 이와 반대로 회전이 과도하게 작은 것을 뒤굽음(retroversion)이라고 한다. 앞굽음이 있는 경우에는 엉덩관절에 안쪽돌림은 정상범위보다 많이 발생하고, 엉덩관절 가쪽돌림의 각도는 현저하게 감소한다. 이 경우에는 보행 시 발가락이 안쪽으로 향하는 toe-in 보행을 한다(그림 6.71).

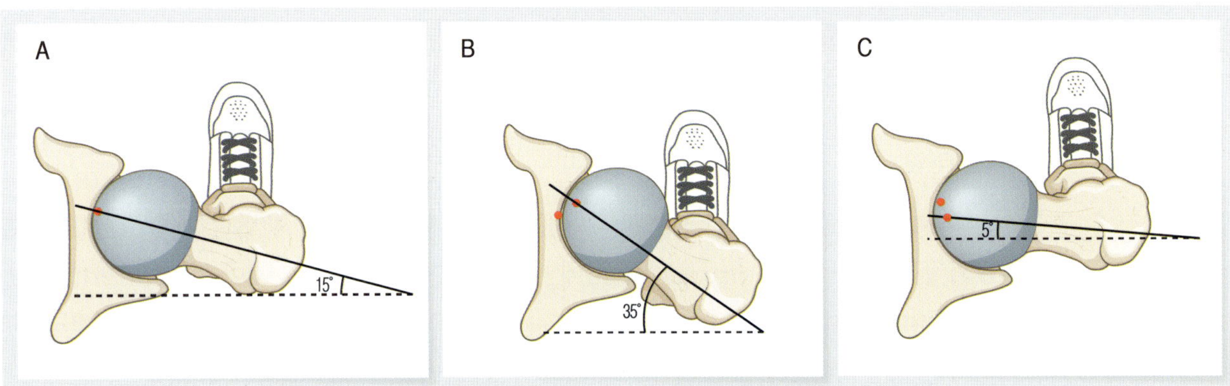

그림 6.71 A: 정상, B: 앞굽음, C: 뒤굽음

이러한 사람은 엉덩관절의 가쪽돌림이 부족하기 때문에 양반다리 앉기(tailor sitting)가 불가능하다. 또한 보행 시와 달리기 시 엉덩관절에서 발생해야 할 가쪽돌림 제한을 허리뼈 회전으로 보상운동이 발생하여 허리에 통증을 유발할 수 있다. 이러한 사람은 주로 엉덩관절을 안쪽돌림하는 자세를 지속적으로 유지하기 때문에 엉덩관절 가쪽돌림근이 신장되어 근력 약화가 발생한다. 그림 6.72는 엉덩관절 앞굽음이 심한 어린이로 엉덩관절 안쪽돌림은 현저하게 증가되어 있고 가쪽돌림은 감소되어 있다.

그림 6.73은 엉덩관절 앞굽음이 한쪽에만 있는 경우이다. 오른쪽에만 앞굽음이 있기 때문에 오른쪽 엉덩관절에서 과도한 안쪽돌림이 발생한다. 오른쪽에만 엉덩관절 앞굽음이 있어 양반다리로 앉을 때, 오른쪽 엉덩관절에서 가쪽돌림이 감소되어 있고 오른쪽 엉덩관절에 통증을 호소하였다(그림 6.74).

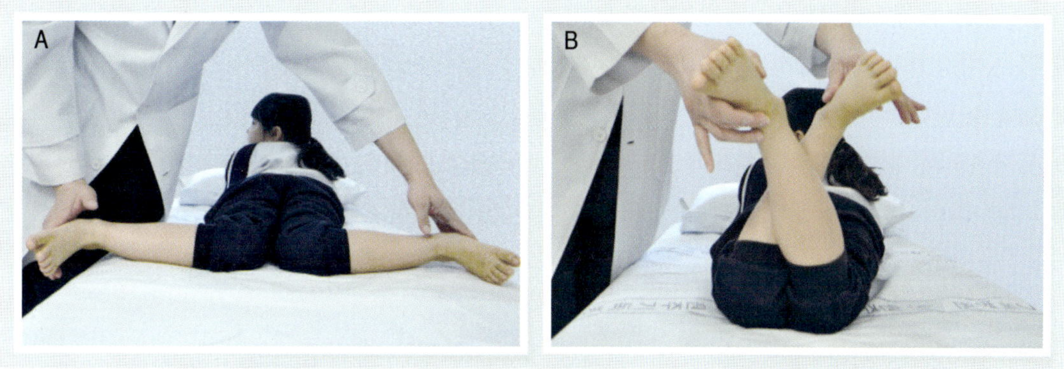

그림 6.72 엉덩관절 앞굽음. A: 엉덩관절 안쪽돌림이 과도함, B: 엉덩관절 가쪽돌림 각도 제한

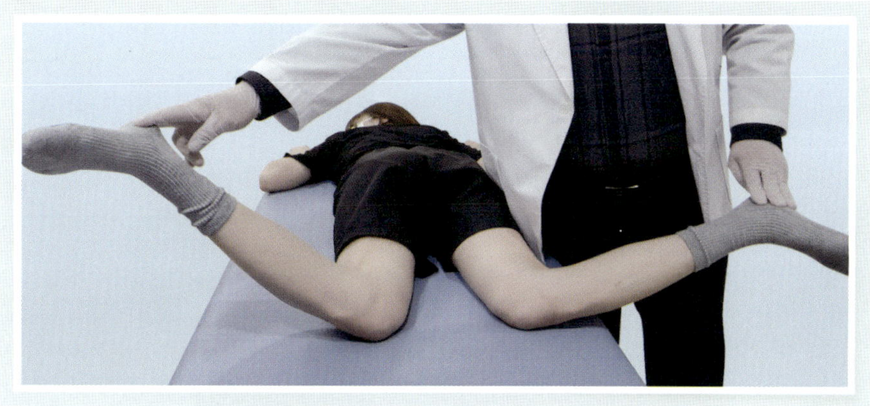

그림 6.73 비대칭: 한쪽 엉덩관절 앞굽음(오른쪽)

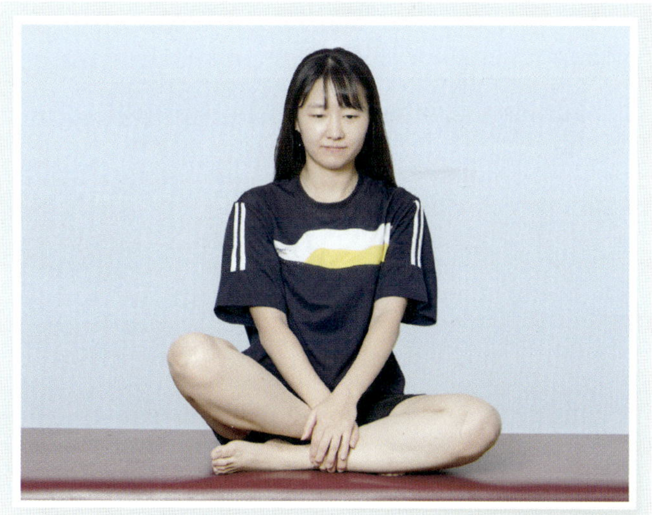

그림 6.74 비대칭 앞굽음(오른쪽)이 있는 경우의 양반다리 앉기

엉덩관절 뒤쪽기울임이 있는 경우에는 엉덩관절 가쪽돌림의 범위는 현저하게 증가하고, 안쪽돌림의 가동범위는 정상범위보다 적게 일어난다. 보행 시 엉덩관절이 가쪽돌림되면서 발가락이 밖으로 향하는 toe-out 보행을 한다. 뒤쪽기울임이 있는 경우에는 엉덩관절 안쪽돌림이 필요한 운동(예: 발이 지면에 밀착된 상태에서 엉덩관절 안쪽돌림 동작이 요구되는 골프, 테니스 같은 운동) 시 엉덩관절 안쪽돌림 부족을 허리뼈에서 보상하여 허리뼈에 돌림을 유발하여 운동손상을 유발할 수 있다.

(2) 정강뼈와 발의 구조적 변형

정강뼈 비틀림(tibial torsion)(그림 6.75)이 심한 경우, 서 있을 때 무릎관절 안쪽에 압박 스트레스가 가중될 것이다. 그림 6.76의 경우 택배업에 종사하는 남성으로, 택배 일을 하며 장시간 보행을 하면 왼쪽 무릎관절

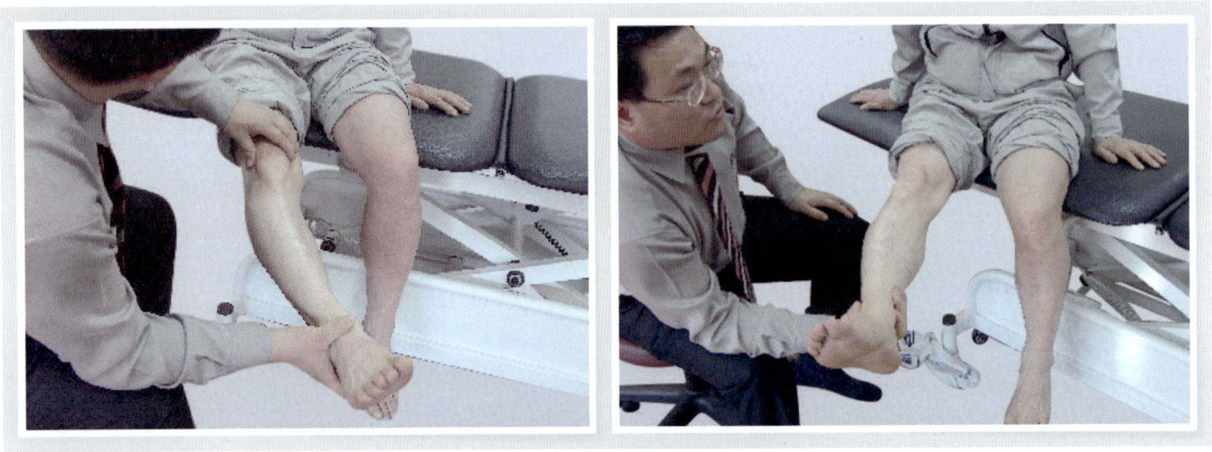

그림 6.75 정강뼈 비틀림

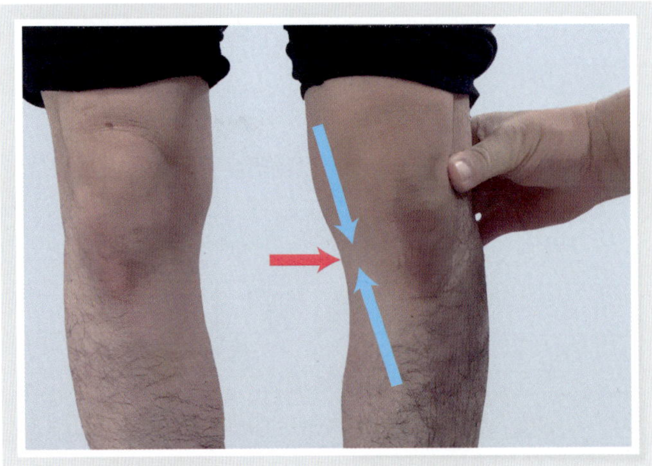

그림 6.76 정강뼈 비틀림으로 발생하는 무릎 안쪽 압박 스트레스

안쪽에 통증이 발생하였다. 오른쪽보다 왼쪽에 정강뼈 비틀림이 심하여 보행 시 무릎관절 안쪽에 압박 스트레스로 통증이 발생한 사례이다.

무릎에서 구조적인 안굽이 무릎(genu varus), 밖굽이 무릎(genu valgus), 발에서는 엎침발(pronated foot), 강직형 뒤침발(rigid supinated foot), 요족(pes cavus)과 같은 구조적 변형은 하지의 정렬 또는 관절의 돌림 조절에 영향을 미친다. 그림 6.77은 안쪽 아치(medial arch)가 매우 높은 강직형 요족을 가지고 있는 남성의 발이다. 안쪽 아치가 높기 때문에 발의 중간 부위에는 체중지지가 되지 않고 보행 시 발뒤꿈치와 발허리뼈머리(metatarsal head) 아래에 압박 스트레스를 많이 받기 때문에 장시간 서 있거나 보행 시 통증이 발생한다.

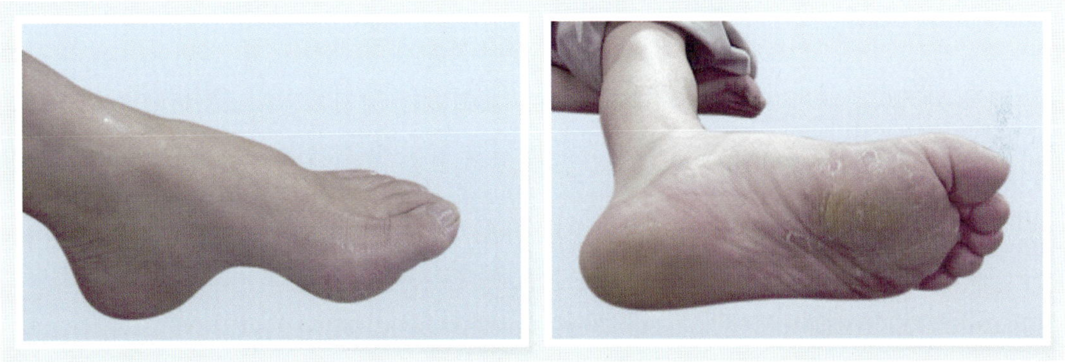

그림 6.77 요족

(3) 뼈돌기

뼈의 구조적 변화로 뼈돌기(bony spur)가 발생하여 운동에 제한이나 통증을 발생시킬 수도 있다. 그림 6.78은 어깨 충돌증후군이 발생한 남성으로, 뼈가 자라나 어깨 벌림 시 충돌증후군을 유발한 경우이다. 이러한 원인에 의한 경우에는 비수술적 방법으로 문제를 해결하기 어려울 수 있다.

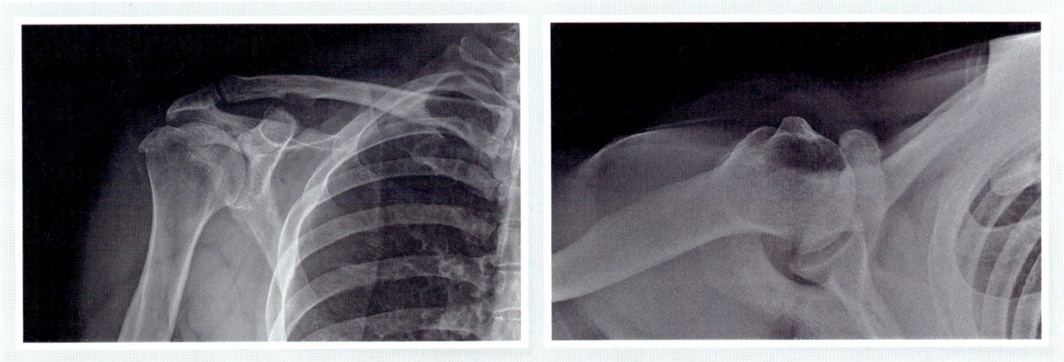

그림 6.78 위팔뼈머리에 발생한 뼈돌기

뼈의 구조적 변형은 변형이 있는 관절뿐만 아니라 인접 관절에 보상작용을 만들고 보상작용이 지속되면 운동손상을 유발하여 통증이 발생할 수 있다. 구조적 변형이 있는 경우 정상적인 관절가동범위가 불가능한 경우도 있기 때문에 일상생활, 활동, 작업 등을 조정해야 구조적 변형으로 인해 발생할 수 있는 운동손상을 예방할 수 있다. 또한 구조적 변형이 있어서 정상 관절가동범위가 제한된 경우 정상범위를 회복하기 위해 과도한 스트레칭은 조직에 스트레스를 가해서 손상이나 부상을 초래할 수 있다. 그러므로 구조적 변형의 정도에 따라 스트레칭 범위를 조절해야 한다.

(4) 골격 구조의 변형과 KEMA 접근법의 연관성

대부분의 골격구조의 변형은 운동으로 해결하는 것이 불가능하다. 이러한 경우 구조적 변형으로 발생될 수 있는 다양한 근골격계 문제점을 찾고, 구조적 변형이 있는 관절뿐만 아니라 인접한 보상운동이 발생하는 관절이나 조직에 가해지는 스트레스를 최소화할 수 있는 생활 환경(예를 들어, 양반다리 앉기 시 엉덩이에 방석 지지, 의자에 앉을 때 엉치뼈 밑에 방석 지지)을 제공하고, 보상운동을 최소화할 수 있는 운동 전략[예: 두 발로 서서 몸통을 회전시키는 동작이 필요한 작업의 경우 발을 옮겨서 축회전(pivot)를 하여, 허리뼈에 회전 스트레스 감소]을 제공하여 조직에 가해지는 물리적인 스트레스를 최소화하는 방법을 KEMA 접근법에서 제공하고 있다.

3 신경계 시스템 요소와 운동손상

1) 운동패턴

신경계와 근골격계 시스템은 독립적이기보다는 상호 의존적이다. 운동은 뇌에서 지시로 근육에서 실행되고 근육에서 실행된 결과는 감각신경(체성감각, 시각, 전정감각)을 통해 대뇌로 다시 피드백된다. 반복적인 잘못된 운동에 대한 고유수용성 감각이 입력되면 뇌에서 변화가 발생할 수 있고, 운동패턴도 변화와 적응이 될 수 있다. 뇌에서는 의식적으로 각각의 근육을 수축하지 않는 한 대부분의 운동은 반복과 경험을 통해 형성된 모듈(module)에 의해 패턴으로 근육을 수축시킨다.

선 자세에서 무게중심(center of gravity)의 변화가 작고 비교적 느리게 지지면이 변화하는 경우 우리는 발목전략(ankle strategy)을 이용하여 균형을 유지한다. 발목전략을 이용한 균형 유지 시 근육의 수축 순서는 먼쪽(distal)에서 몸쪽(proximal) 근육 순서로 이미 모듈화된 운동전략을 사용한다. 만약 지지면(support surface)이 좁고, 지지면이 빠르게 변화하여 무게중심 이동 속도가 빠르고, 무게중심 변화가 많이 발생할 때는 엉덩관절 전략(hip strategy)을 이용하여 균형을 유지한다. 근육의 수축 순서는 몸쪽부터 먼쪽 근육 순서로 이미 모듈화된 운동 전략을 사용한다(Horack & Nashner, 1986). 이러한 전략들은 외적 자극 후 근육의 수축이 73~110ms 사이에서 발생하는 것이기 때문에 의식적인 수의적 근수축(voluntary muscle contraction)보다는 자동적인(automatic) 수준에서 발생하는 것이다.

Hodge와 Richardson(1997)은 미리 프로그램화(pre-programmed)된 자동적인 전략에 의해서 상지를 굽힘, 폄, 벌림할 때 배가로근이 척추의 안정화를 위해 먼저 수축하는지 알아본 결과, 정상인에서는 팔 동작 발생 이전에 배가로근이 먼저 수축하였고, 팔을 어떤 방향으로 들어 올려도 배가로근이 먼저 수축하는 반면, 허리 통증이 있는 환자에서는 배가로근의 수축이 지연되었다고 보고하면서 허리 통증 환자에서는 운동조절(motor control)이 변화가 있다고 하였다. 그러나 이러한 현상이 발생한 것이 원인-결과인지는 명확하지 않다. 즉, 배가로근의 근수축이 지연되어 허리 통증이 발생한 것인지 아니면 허리 통증으로 인해 근수축 개시시간(onset time)이 지연된 것인지는 불분명하다.

그림 6.79는 쪼그려 앉고 일어서는 작업동작을 반복하면서 자동차 부품을 선반 위로 올리는 작업을 5년간 실시한 사람으로 오른쪽 등세모근과 목 통증이 있는 남성이다. 검사 시작 전에 양쪽 어깨의 높이는 오른쪽이 약간 높았으나, 앉았다 일어서는 작업동작을 반복하면 오른쪽 어깨뼈가 지속적으로 상승하여 비대칭이 더 심해지는 운동손상을 가지고 있었다. 잘못된 운동패턴을 반복한 결과, 뇌에 비정상적인 운동패턴이 프로그램화되어 앉았다 일어나는 것을 반복하면 자동적으로 어깨뼈가 올라가는 운동패턴을 유발한다. 이러한 비정상적인 운동패턴은 위등세모근의 과도한 수축으로 목에 압박 스트레스를 가하고 위등세모근의 통증을 유발한 경우이다.

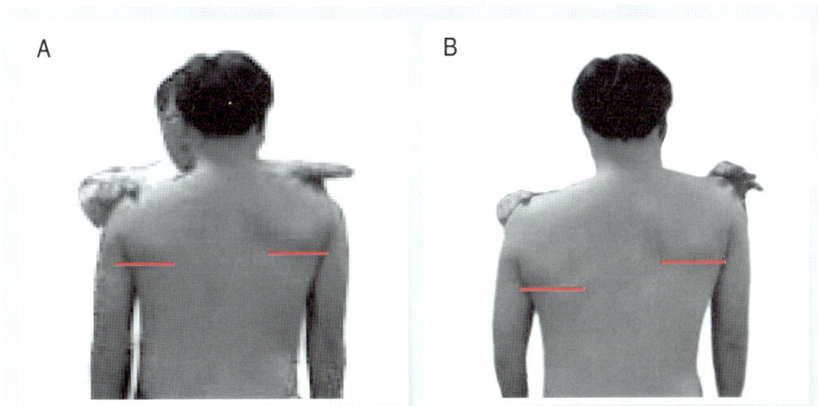

그림 6.79 쪼그려 앉았다 일어서기를 반복하면서 오른쪽 어깨뼈가 위로 올라가 비대칭이 심해짐. A: 시작 시, B: 15회 반복 후

엎드린 자세에서 엉덩관절 폄 시 뒤넙다리근, 큰볼기근, 반대쪽 척추세움근(contralateral erector spinae), 같은쪽 척추세움근 순서로 근육이 활성화되어는 것이 정상패턴이라고 하였다. 운동결함패턴(movement faulty pattern)은 뒤넙다리근과 척추세움근이 과도하게 활성화되고, 큰볼기근의 수축이 없거나 지연되는 경우이며, 이러한 잘못된 운동결함은 허리뼈의 과도한 폄을 유발하여 앞굽음(lordosis)이 증가하

고 골반의 앞쪽기울임이 발생하여 허리뼈에 기계적 압박 스트레스를 증가시킨다고 하였다. 이러한 결함 운동이 지속되면 뒤넙다리근은 큰볼기근보다 우세해져, 뒤넙다리근과 척추세움근에는 근비대가 발생하고 큰볼기근은 근위축이 발생할 수 있다. 이러한 운동결함패턴이 있는 경우 엉덩관절 폄 시 넓은등근, 위등세모근 근육의 수축이 발생하는 경우도 있다. 이것은 척추의 안정성이 결여된 것을 보상하기 위해 이들 근육이 수축하는 것으로 간주된다(Page et al., 2010).

운동패턴이 정상인지 비정상인지를 알아보기 위해서는 근육들의 동원패턴(recruitment pattern)을 확인해야 하고 근수축 개시시간(onset time)을 측정해야 정확한 판단을 할 수 있다. 하지만 근 수축 개시시간의 순서와 지연시간의 측정은 실험실에서만 가능하여 실제적 활용은 불가능하기 때문에 운동분석으로 판단하는 것이 실용성이 있다.

그림 6.80은 위등세모근에 통증이 있는 남성이다. 이 남성의 경우 어깨뼈의 뒤쪽기울임을 할 때 궤적을 그려 본 결과, 어깨뼈의 뒤쪽기울임이 발생하지 않고 궤적이 올라가는 것을 볼 수 있다. 이러한 궤적이 발생하는 것은 아래등세모근보다 위등세모근을 사용한 운동조절 손상의 결과일 것이다.

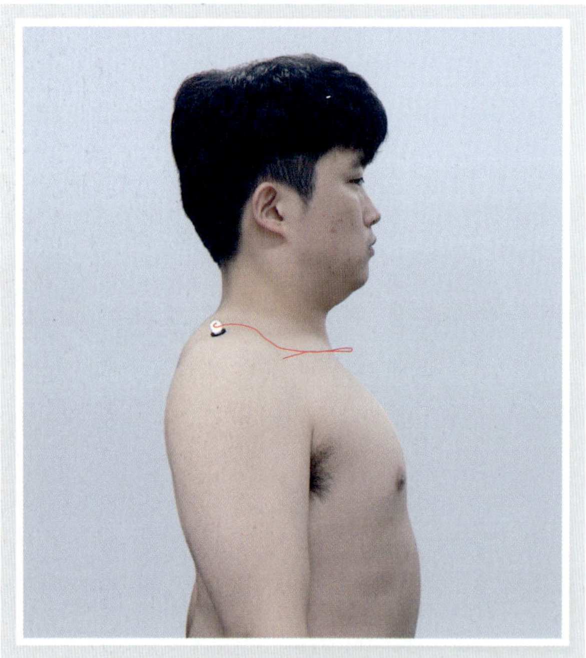

그림 6.80 어깨뼈 뒤쪽기울임 동작 시 측정한 궤적

그림 6.81은 어깨관절 벌림 시 어깨뼈가 모음되는 것을 볼 수 있다. 이것은 벌림 시 어깨뼈를 위쪽돌림시키는 근육보다도 중간등세모근이나 마름근을 사용한 잘못된 운동조절의 결과일 것이다.

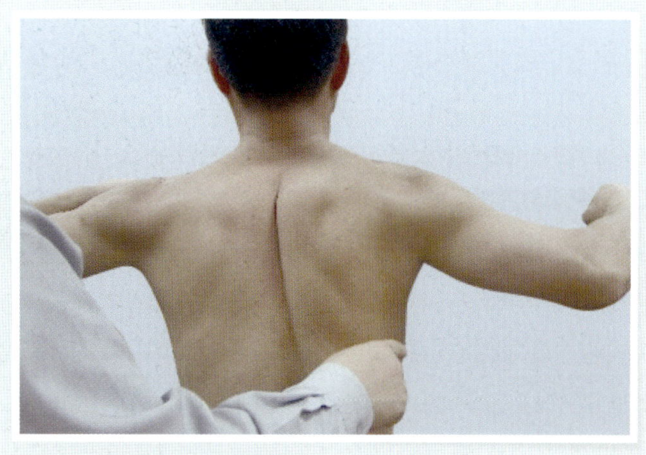

그림 6.81 어깨 벌림 동작 시 발생하는 어깨뼈 모음

그림 6.82는 서 있을 때 발목관절의 조절을 앞정강근 대신 엄지와 발가락 폄근으로 발목관절을 조절하면서 발가락을 폄하고 있다. 발목을 발등굽힘하는 앞정강근, 긴발가락폄근, 긴엄지발가락폄근이 협력근이지만, 발목관절 가까이에 부착한 앞정강근보다 먼쪽에 있는 긴발가락 폄근을 사용하여 발등굽힘을 조절하는 것이다. 이러한 운동패턴이 지속되면 앞정강근은 근위축이 발생되고 긴발가락폄근은 비대가 발생하며, 나중에는 망치발가락 또는 갈퀴 발가락(claw toe) 변형을 초래한다. 이 여성의 경우에도 발가락 변형이 발생하였다.

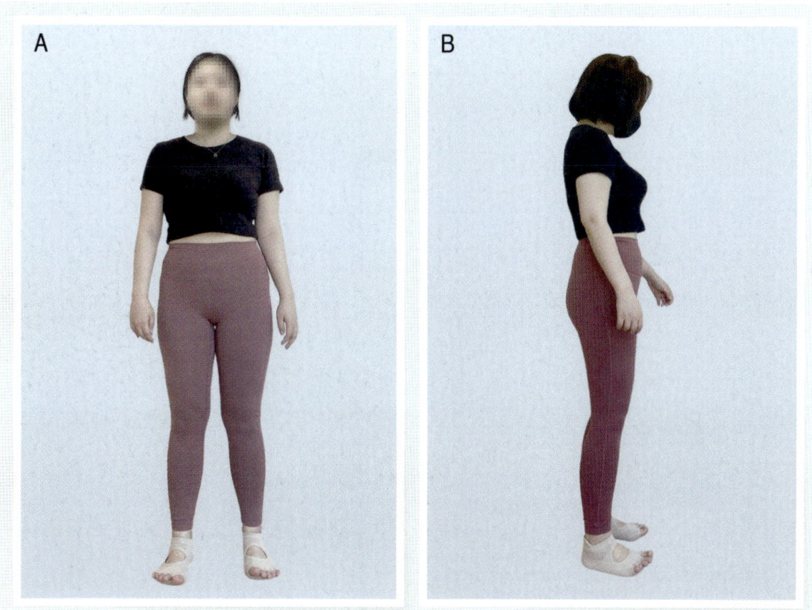

그림 6.82 서 있는 자세에서 발가락 발등굽힘 자세. A: 정면, B: 측면

2) 협력근 중 한 근육의 우세 사용

협력근 중 어떤 특정 근육만 우세하게 사용하여 운동손상을 유발하는 경우는 다음과 같다.

- **어깨관절 벌림 시 삼각근보다 위등세모근을 우세적으로 사용한다.**
  어깨관절을 벌림할 때 오른쪽 어깨관절에서는 어깨관절에서 순수한 벌림 동작이 발생하지 않고 어깨뼈를 위로 올리는 동작이 발생한다. 이러한 잘못된 운동조절이 지속되면 위등세모근의 과도한 사용으로 통증이 발생할 수 있다. 또한 중간삼각근과 회전근개는 사용이 적어 근위축 또는 약화가 발생할 수 있다.

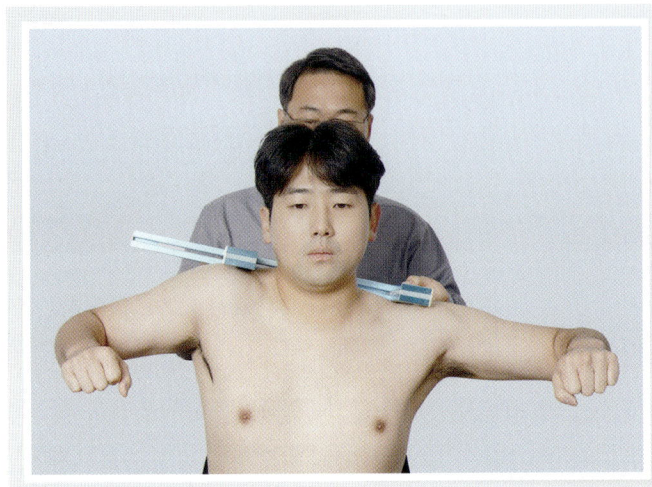

그림 6.83 어깨관절 벌림 시 과도한 어깨뼈 올림(오른쪽)

- **엉덩관절 벌림 시 중간볼기근보다 허리네모근을 우세하게 사용한다.**
  이러한 운동조절 손상이 지속되면 허리네모근(quadratus lumborum)은 과도한 수축으로 허리뼈의 가쪽 굽힘이 발생하고 중간볼기근의 사용이 감소되어 근약화가 발생할 수 있다.

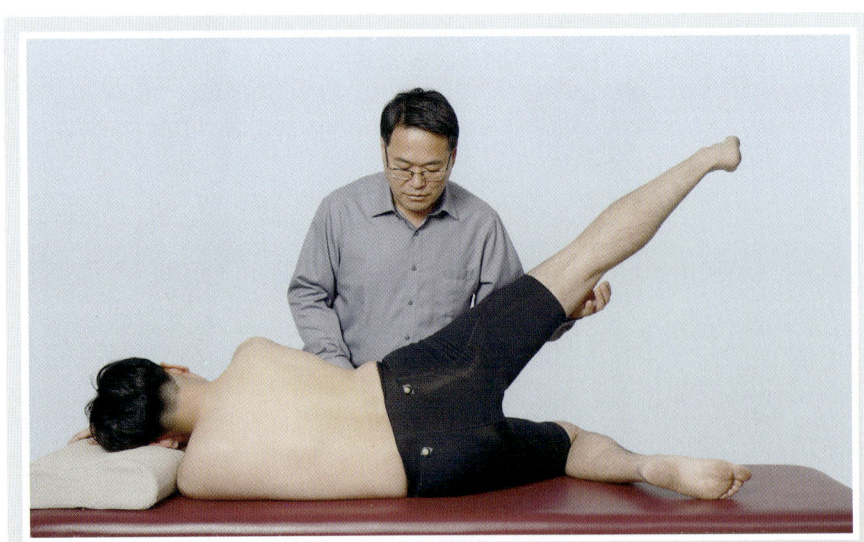

그림 6.84 엉덩관절 벌림 시 골반의 올림

- **엉덩관절 벌림 시 중간볼기근의 사용보다 넙다리근막긴장근을 우세하게 사용한다.**

이러한 운동조절 손상이 지속되면 넙다리근막긴장근(tensor fasciae latae)과 작은볼기근은 과사용되고 중간볼기근과 뒷쪽 중간볼기근의 사용이 감소되어 근약화가 발생할 수 있다. 또한 엉덩관절의 중립이 유지되지 않고 안쪽돌림이 발생한다.

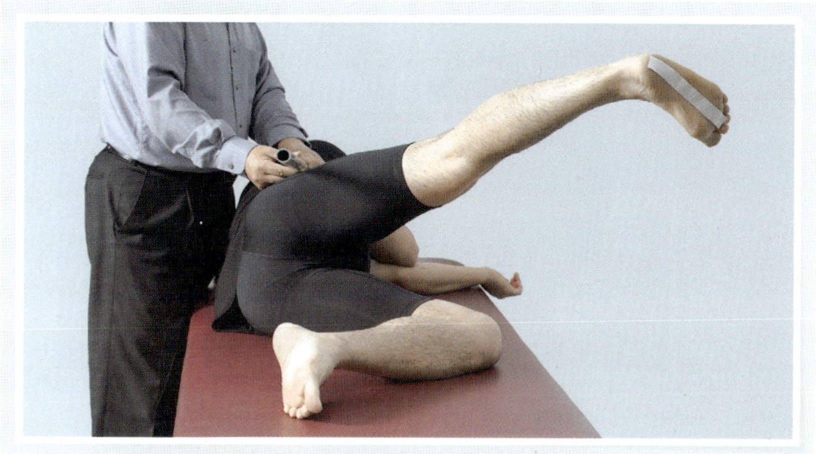

그림 6.85 엉덩관절 벌림 시 굽힘과 안쪽돌림 발생

- **엉덩관절 굽힘 시 큰허리근보다 넙다리빗근을 우세하게 사용한다.**

이러한 운동조절 손상이 지속되면 큰허리근은 약화가 발생하고, 넙다리빗근(sartorius)의 과도한 사용으로 엉덩관절에서는 가쪽돌림이 유발된다. 또한 거위발(pes anserinus) 힘줄염이 발생할 수 있다.

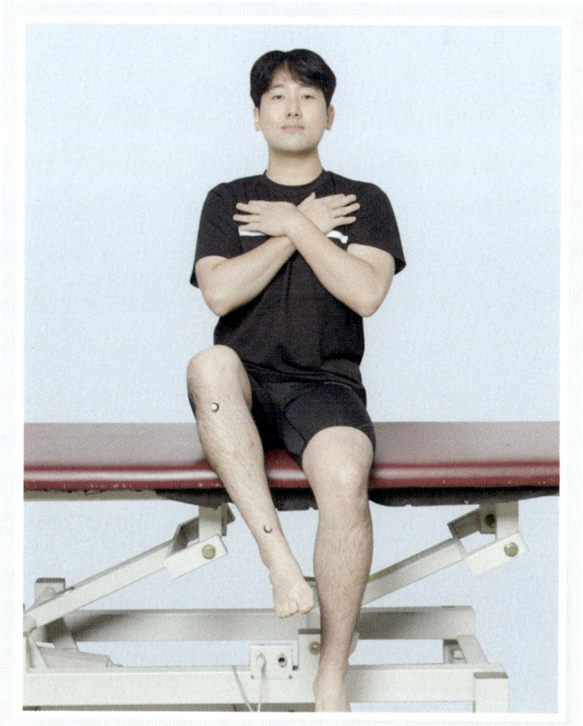

그림 6.86 엉덩관절 굽힘 시 가쪽돌림 발생

- **누운 자세에서 머리를 들어 올릴 때 깊은목굽힘근보다 표층근인 목빗근을 우세하게 사용한다.**

  이와 같은 운동조절 손상이 지속되면 목빗근 사용이 과도해져 목뼈에 압박이 증가되고 깊은목굽힘근(deep neck flexors)의 근력이 약화되어 목뼈의 안전성이 감소될 수 있다.

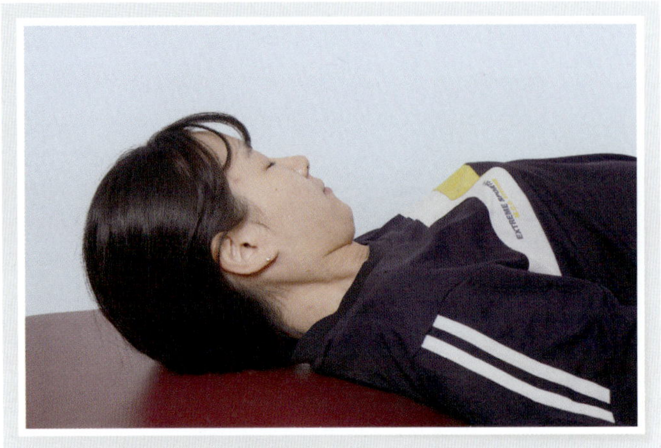

그림 6.87 머리 들기 동작 시 과도한 목빗근 사용

- **무릎을 구부릴 때 안쪽뒤넙다리근보다 넙다리두갈래근을 우세하게 사용한다.**

  넙다리두갈래근의 과도한 사용으로 무릎관절 굽힘 시 관절에 중립이 유지되지 않고 돌림 운동이 발생한다. 이러한 잘못된 운동패턴을 지속적으로 사용하면 몸쪽 정강종아리관절(proximal tibiofibular joint)에 기능장애나 통증이 발생할 수 있다.

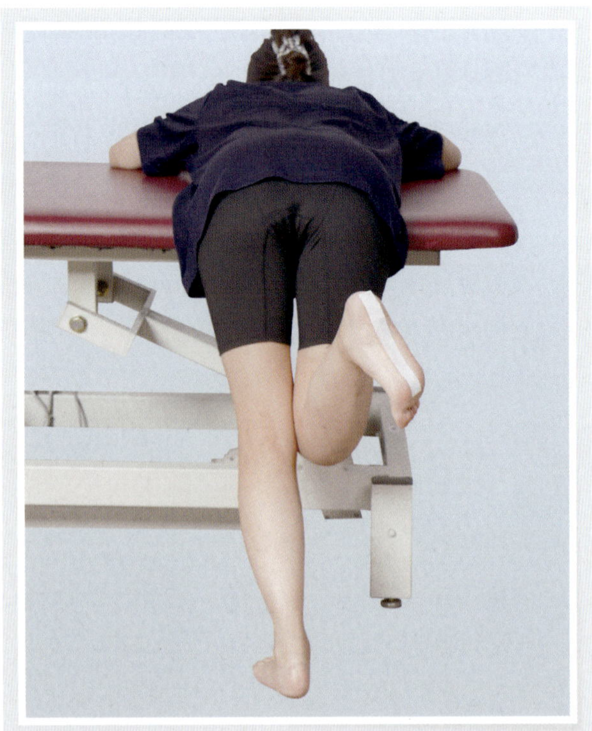

그림 6.88 무릎관절 굽힘 시 정강뼈 돌림 발생

- **팔꿉관절 굽힘으로 무게를 들어 올릴 때 위팔두갈래근 육보다 위등세모근을 우세하게 사용한다.**

그림 6.89A는 아령을 들고 위팔두갈래근 근력 증진 운동 시 오른쪽 위등세모근에 통증이 발생하는 남성이다. 운동 시 왼쪽 위등세모근은 과도한 수축이 없지만 오른쪽에서 과도한 수축이 발생한다. 이러한 운동조절 손상이 있으면서 지속적으로 웨이트 트레이닝을 실시한 결과 위등세모근에 통증이 지속적으로 발생하였다. 그림 6.89B처럼 스스로 위등세모근을 촉진하면서 과도한 수축을 하지 않고 아령을 들어 올리는 운동을 실시하여 운동조절을 정상화시킨 결과 위등세모근의 통증이 사라졌다.

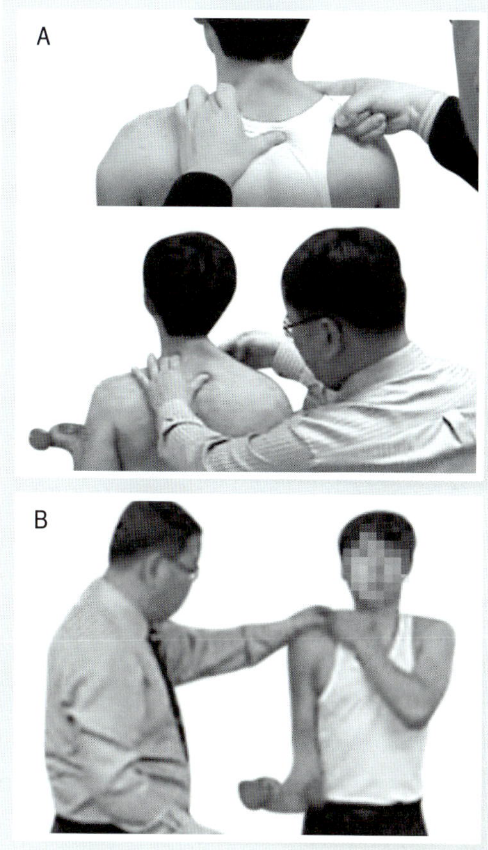

그림 6.89
A: 위팔두갈래근 굽힘 운동 시 위등세모근의 과도한 수축 발생, B: 과도한 위등세모근 수축을 방지하기 위한 위등세모근 촉진

- **호흡 시 가로막보다 사각근을 우세하게 사용한다.**

흡기 시 빗장뼈(clavicle)와 가슴이 위로 올라오는 것은 가로막 호흡(diaphragm breathing)이 아니라 목갈비근(scalene)을 과도하게 사용하는 호흡이다. 이러한 운동조절 손상이 지속되면 목갈비근이 뻣뻣해지고 단축되어 흉곽출구증후군(thoracic outlet syndrome)이 발생할 수 있다.

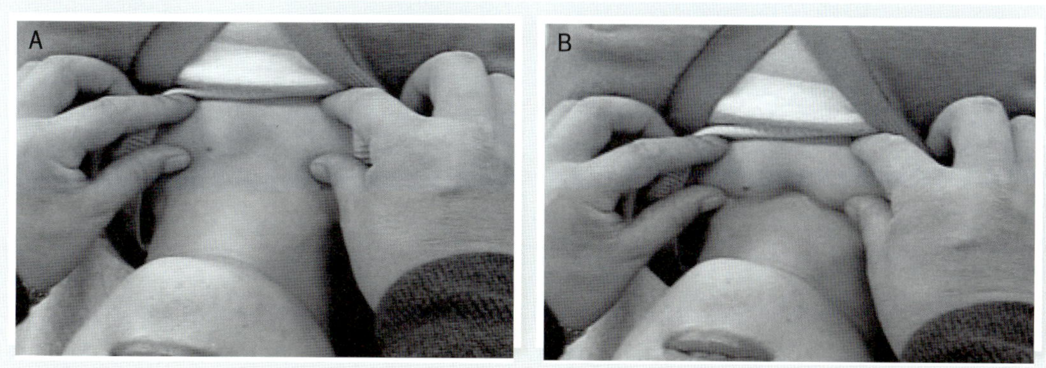

그림 6.90 호흡 시 상승하는 가슴우리. A: 호기 시 빗장뼈의 위치, B: 흡기 시 빗장뼈와 가슴이 위로 올라감

- **발목을 발등굽힘시킬 때 새끼발가락 폄근을 우세하게 사용한다.**

그림 6.91은 보행 시 새끼발가락 등쪽에 통증이 있고, 특히 새 신발을 신을 때 통증이 매우 심한 여성의 사례이다. 6.91A처럼 새끼발가락에 심한 망치발가락 변형이 있었고, 그림 6.91B처럼 새끼발가락 등쪽 피부에 굳은살(callus)과 피부 변화와 발적(redness)이 있는 것을 알 수 있었다.

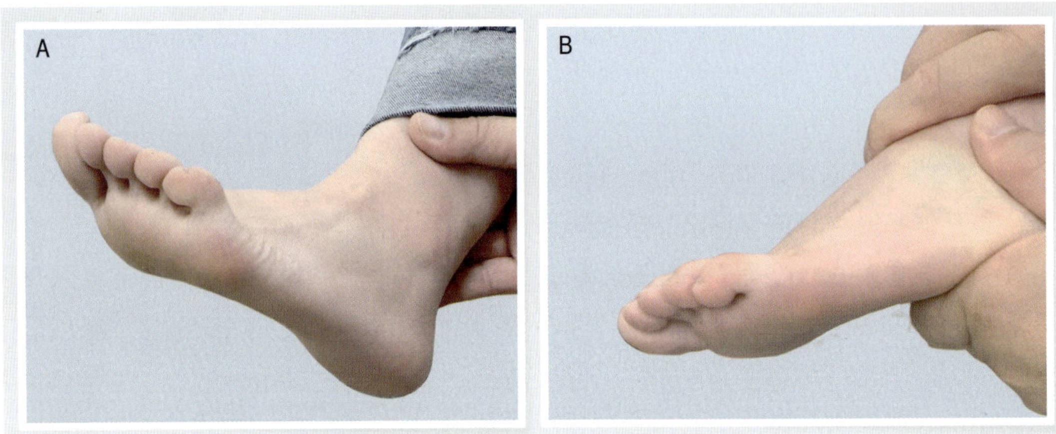

그림 6.91 A: 발등굽힘 시 과도한 발가락 폄근 사용, B: 보행 시 과도한 발가락 폄이 발생하여 새끼발가락 등쪽에 통증

이 사례의 경우, 그림 6.92A에서처럼 특히 새끼발가락 폄근을 우세하게 사용하여 발목 발등굽힘을 했다. 발가락 폄근을 사용하지 않고 발목 발등굽힘을 실시하게 하면 발등굽힘이 불가능하였다.

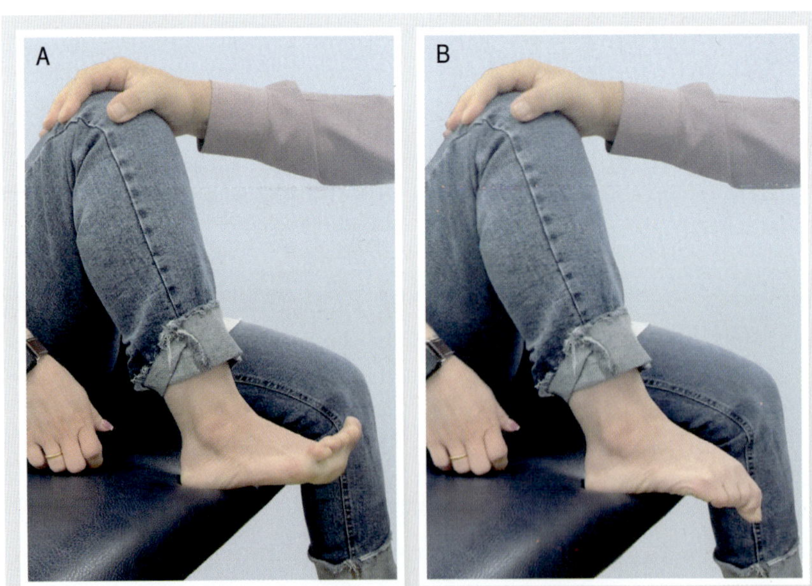

그림 6.92 A: 발가락 폄근을 사용하면 발목 발등굽힘이 가능함, B: 발가락 폄근을 사용하지 않으면 발목 발등굽힘이 불가능함

보행 시 새끼발가락이 폄이 반복되어 그림 6.93A에서처럼 새끼발가락 위쪽 신발 등이 위로 돌출되어 있었다. 그림 6.93B처럼 새끼발가락 폄을 제한하는 테이핑을 해 주고 발가락 폄 없이 발등굽힘 운동을 반복적으로 실시한 결과, 보행 시 새끼발가락 등쪽과 신발 사이에 압박 스트레스가 없어져 통증이 사라졌다.

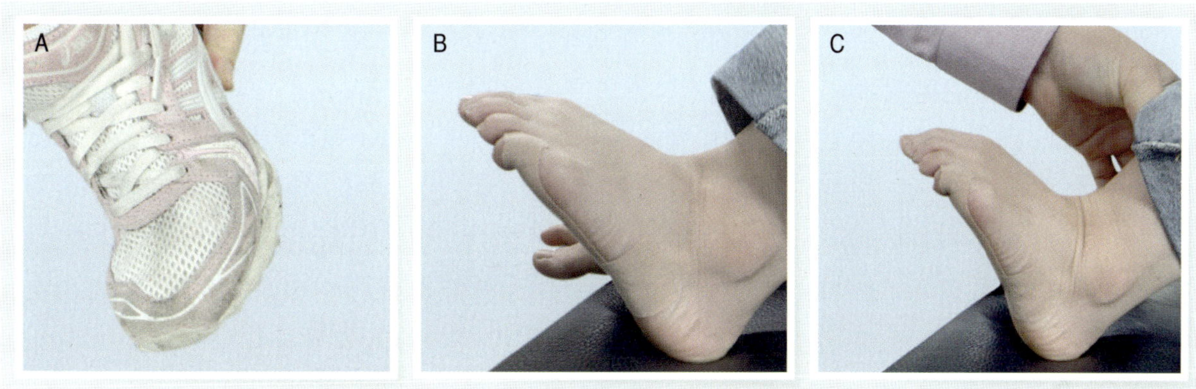

그림 6.93 A: 새끼발가락 발등굽힘이 발생하여 신발이 돌출됨, B: 새끼발가락 발등굽힘을 제한하기 위한 테이프 적용, C: 테이프 적용 상태에서 발가락 폄근을 사용하지 않고 발목 발등굽힘 운동 실시

3) 근육 동원패턴과 KEMA 접근법의 연관성

운동이 발생하기 위해서는 뇌신경으로부터 근육에 수축 신호를 전달해야 한다. 의식적으로 한 개의 근육을 선택적으로 수축할 수 있는 근육이 있을 수 있지만 어떤 근육은 선택적으로 수축하기 어렵다. 예를 들어, 척추 가까이 있는 작은 근육들(뭇갈래근, 돌림근, 가로돌기 사이근, 갈비올림근, 가시사이근)은 척추 안정화에 중요한 근육이지만 개개의 근육을 선택적으로 수축 · 이완을 할 수 없다. 또한 대부분의 기능적 운동을 할 때 뇌에서는 각각의 근육을 조절하기보다는 모듈화되어 있는 패턴으로 운동을 조절한다. 이러한 모듈화된 운동패턴은 반복과 경험으로 근수축 개시시간과 근수축 정도가 미리 프로그램화되어 있다. 예를 들어, 팔을 움직일 때 배가로근이 먼저 수축하고, 가로막과 골반바닥근이 동시에 수축하여 허리뼈 안정화를 자동적으로 달성하지만 우리는 의식적으로 각각의 근육을 수축하지 않는다. 이처럼 효율적이고 최적화된 운동패턴 모듈에 이상이 발생하게 되면 신경조절의 문제로 인하여 운동패턴에 문제가 생기고, 이러한 잘못된 운동패턴이 반복되면 뇌에는 습관화된 비정상적인 운동패턴이 고착화되어 일상생활에서도 지속적으로 사용하게 된다. KEMA 접근법에서는 이러한 잘못된 운동패턴을 운동분석을 통해 찾고, 그 원인을 찾아 올바른 운동을 반복하여 뇌에 운동패턴 모듈을 재프로그램(reprogramming)해 주는 것이다. 올바른 운동 프로그램을 반복을 통해 학습하기 위해서는 자신의 잘못된 운동패턴과 올바른 운동패턴에 대한 지각(perception)을 하고 정교한 운동조절을 반복적으로 훈련하는 것이 필요하기 때문에 KEMA 접근법에서는 일반적인 근력증진, 유연성 운동이 아닌 올바른 운동패턴의 모듈을 바꾸기 위한 지각–운동 조절 재학습(perceptuo–movement control relearning, PMCR) 방법을 제공하고 있다.

4 관절 시스템 요소와 운동손상

1) 관절의 부수적 운동

관절의 움직임은 수동적 운동(passive movement)과 능동적 운동(active movement)으로 구분된다. 수동적 운동은 전적으로 근육의 수축 없이 외적인 힘에 의해서 발생하는 운동을 말하며, 능동적 운동은 근육의 수축을 통해 발생하는 운동이다. 관절의 움직임은 또한 생리학적 운동(physiological movement)과 부수적 운동(accessory movement)으로 구분된다. 생리학적 운동은 다른 용어로 뼈운동형상학(osteokinematic)이라고 하고, 부수적 운동을 관절운동형상학(arthrokinematic)이라고도 한다. 생리학적 운동과 뼈운동형상학은 일반적으로 관절에서 발생하는 굽힘, 폄, 벌림, 모음, 가쪽돌림, 안쪽돌림을 의미한다. 부수적 운동, 관절운동형상학은 관절 내에서 발생하는 것으로 그림 6.94에서처럼 구르기(roll), 미끄러짐(glide), 회전(spin), 압박(compression), 신연(distraction)을 의미하며, 이러한 운동은 생리학적 운동이 발생할 때 관절 내에서 일어나는 작은 운동으로 관절플레이(joint play)라고도 한다.

이러한 관절 내에서 일어나는 관절플레이는 수의적으로 조절할 수 없는 운동이다. 관절에서 발생하는 관절플레이가 정상적으로 발생하지 않으면 움직일 때 관절에 기능이 제한되고 통증이 발생하기 때문에 이러한 관절기능을 평가하고 관절의 기능을 다시 회복시키는 다양한 기법들이 개발되었다.

관절플레이를 평가는 정확하고 정밀하게 수행되어야 하고, 다음과 같은 원칙하에 실시해야만 한다. 평가 시 환자는 완전히 이완되어야 하며, 검사하는 관절에 통증이 유발하지 않도록 잘 지지해야만 한다. 검사자 역시 이완되어야 한다. 한 번에 한 관절을 평가해야만 하고, 한 번에 한 관절의 한 가지 동작만 검사해야

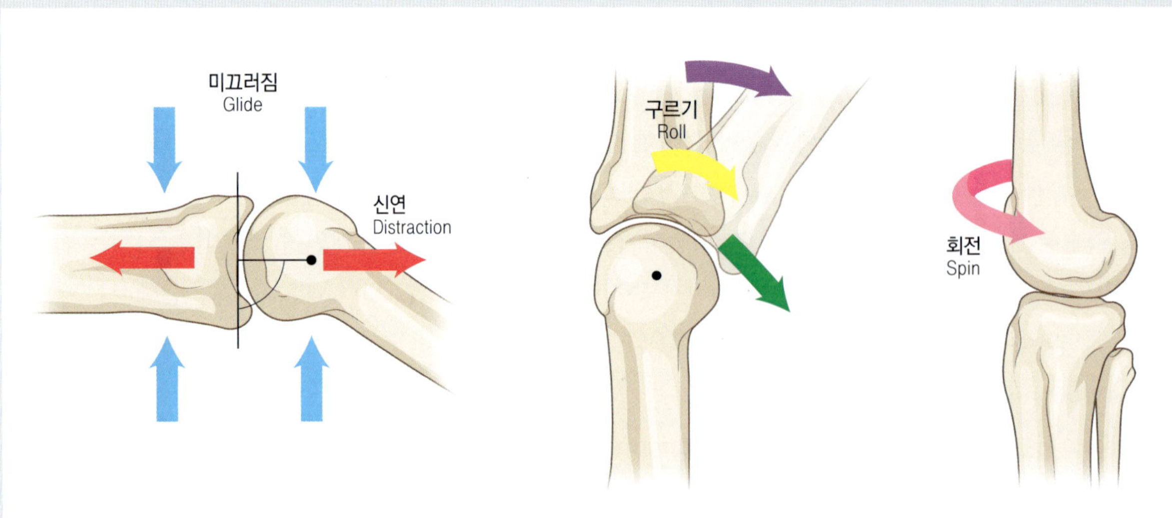

그림 6.94 관절 안에서 발생하는 관절플레이

한다. 검사하지 않는 분절은 고정해야만 한다. 정상적인 쪽과 손상받지 않은 쪽을 비교한다. 강한 힘이나 비정상적인 운동을 사용해서는 안 되며, 통증이 발생하면 중단해야만 한다. 명백한 염증 또는 질환의 징후가 있는 경우에는 실행하지 않는다(Mennell, 1992).

척추나 사지 관절에서 관절플레이를 평가한 후 운동제한이 통증에 원인으로 간주되면 수동적인 관절가동술 또는 매니퓰레이션(manipulation)을 통해 관절의 운동성을 회복하거나 아탈구(subluxation)를 정복(reduction)을 통해 관절기능을 정상적으로 회복해 줌으로써 통증을 없애 주는 다양한 기법들이 개발되었고 보급되었다. 이러한 기법들이 1980년대 호주와 뉴질랜드 물리치료사에 의해 발전 · 보급되어 관절기능(joint function) 평가와 치료 기법들을 사용하기 시작하였다. 이 기법들은 관절플레이에 대한 검사를 통해, 관절의 부수적 운동에 제한이 있는지 또는 통증이 발생하는지 반응을 알아보는 것이었다. 관절플레이를 통해 제한이 있는 관절에 대하여 관절가동술을 1~4단계(Maitland, 1991) 또는 1~3단계(Kaltenborn, 2014)로 치료 목적에 맞게 적용한다.

정골의학(osteopathy)과 카이로프랙틱(chiropractic) 방법은 척추를 매니퓰레이션을 통해 척추의 가동성을 증가시키거나 아탈구를 정복시키는 방법을 사용하였다. 이러한 접근법은 과거에는 일시적인 통증 완화를 위해 전기치료, 열치료 등을 사용했던 것에서 벗어나 통증이 관절기능 부전에 의해서 발생한 것인지 또는 관절 주위조직(periarticular tissue)의 제한 때문인지, 연부조직 때문인지를 찾으려는 것에 초점을 가지게 되었다.

2) 관절가동술의 제한점

관절에 통증이 발생하거나 기능장애가 발생하는 것은 단순히 가동범위 제한이라는 하나만의 문제가 아닌 관절의 구조적 변형(인대 손상, 관절주머니, 연골, 반월판, 뼈), 근육 불균형, 순간회전중심, 운동조절, 통증, 누적 스트레스, 보상운동과 같은 문제가 복합적으로 있을 수 있다(그림 6.95). 이러한 문제들은 상호 의존적으로 영향을 미치며, 하나의 문제만으로 관절에 통증이 발생하는 경우는 매우 드물다(Wallden, 2015).

그러나 관절 시스템의 가동성에만 초점을 맞춘 생체역학적 기반(biomechanical based)의 기법들은 몇 가지 한계점이 존재한다(그림 6.98). 첫 번째, 관절기능에 제한이 있는 경우 관절 제한이 왜 발생된 것인지 그 원인을 찾으려는 시도가 없었다. 두 번째, 통증의 원인이 근육이나 운동조절의 문제 때문에 발생하는 것에 대해서는 중요하게 생각하지 않았다. 통증이나 운동기능의 장애의 원인을 관절 시스템에 초점을 맞춘 국소적인 견해(regional view)로 접근하였다. 세 번째, 평가 방법이 검사자의 주관적인 판단에 의해서 결정된다는 것이다. 척추관절에 관절의 운동성이 감소되었는지 또는 어깨관절에서 뒤쪽 미끄러짐에 제한이 있는지에 대한 평가를 할 때, 객관적인 데이터에 의한 결정보다는 주관적인 느낌으로 판단하여 결정하기 때문에 신뢰도가 낮은 한계성을 가지고 있다.

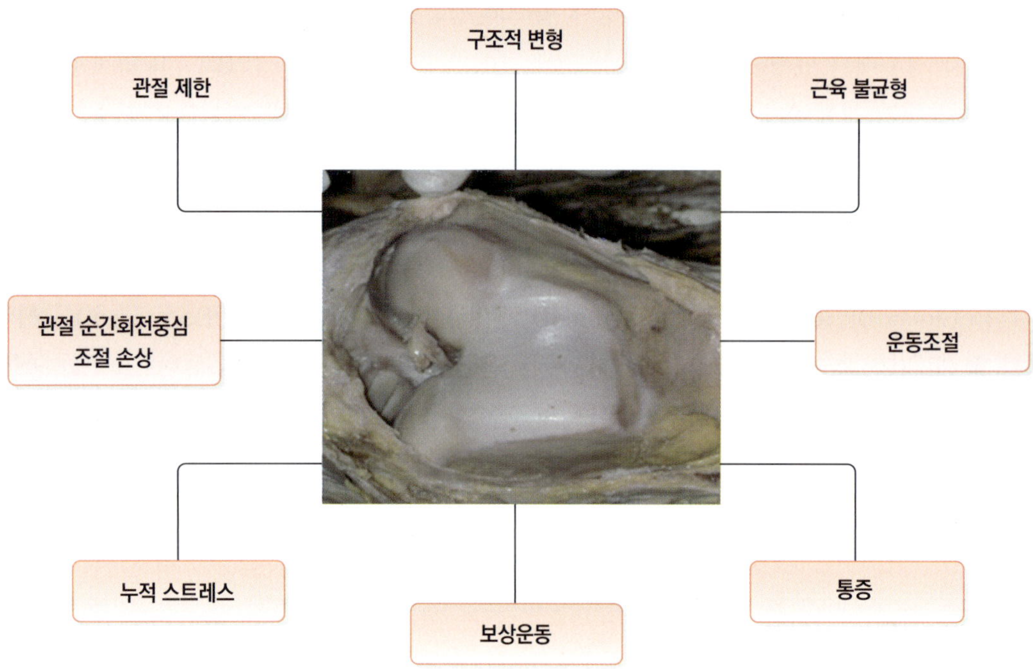

그림 6.95 관절의 복합적 문제 및 상호 연관성

척추 분절에 저운동성(hypomobility)과 뻣뻣함이 있는지 알아보기 위해 그림 6.96에서처럼 L4 가시돌기를 뒤에서 앞으로 미끄러짐(posteroanterior gliding)을 실시할 때 L4 분절에서만 움직임이 발생한다면 척추분절의 운동성을 측정하는 것이 의미가 있을 것이다. 하지만 검사 시 다른 분절에서도 함께 분절 운동이 발생하기 때문에 검사의 신뢰성과 타당성이 떨어진다. Kulig 등(2004)은 기능적 MRI 연구를 통해 L1~5 가시돌기에 Maitland GIV 등급으로 뒤앞쪽 관절가동화(posteroanterior mobilization) 힘을 가했을 때 각 분절에서 발생하는 각도를 측정한 결과, L5에 적용했을 때 L5~S1에서는 3.6°, L4~5에서는 1.9°, L1~2에서는 1.0° 폄이 발생하였다고 보고하였다. L2에 적용했을 때는 L1~2, L2~3에서는 폄이 발생했지만, L4~5, L5~S1 분절에서는 굽힘이 발생하였다고 하였다. 이처럼 한 개의 분절을 타겟으로 하여 관절가동술을 적용할 때 타겟 분절 위쪽 아래쪽 분절이 함께 움직이기 때문에 각 분절의 가동성을 평가하는 데 신뢰도나 타당성이 낮아질 수 있다(그림 6.96).

척추 각각의 분절의 운동성을 검사할 때 척추 분절의 운동성과 뻣뻣함은 여러 요소에 의해서 영향을 받을 수 있다(그림 6.97). 척추 분절의 뻣뻣함에 영향을 주는 요소로는 호흡이 있다. 압력을 가할 때 들숨인지 날숨인지에 따라 영향을 받을 수 있다. 날숨 시에 압력을 가하면 척추 분절의 운동이 많아지고 들숨 시에는

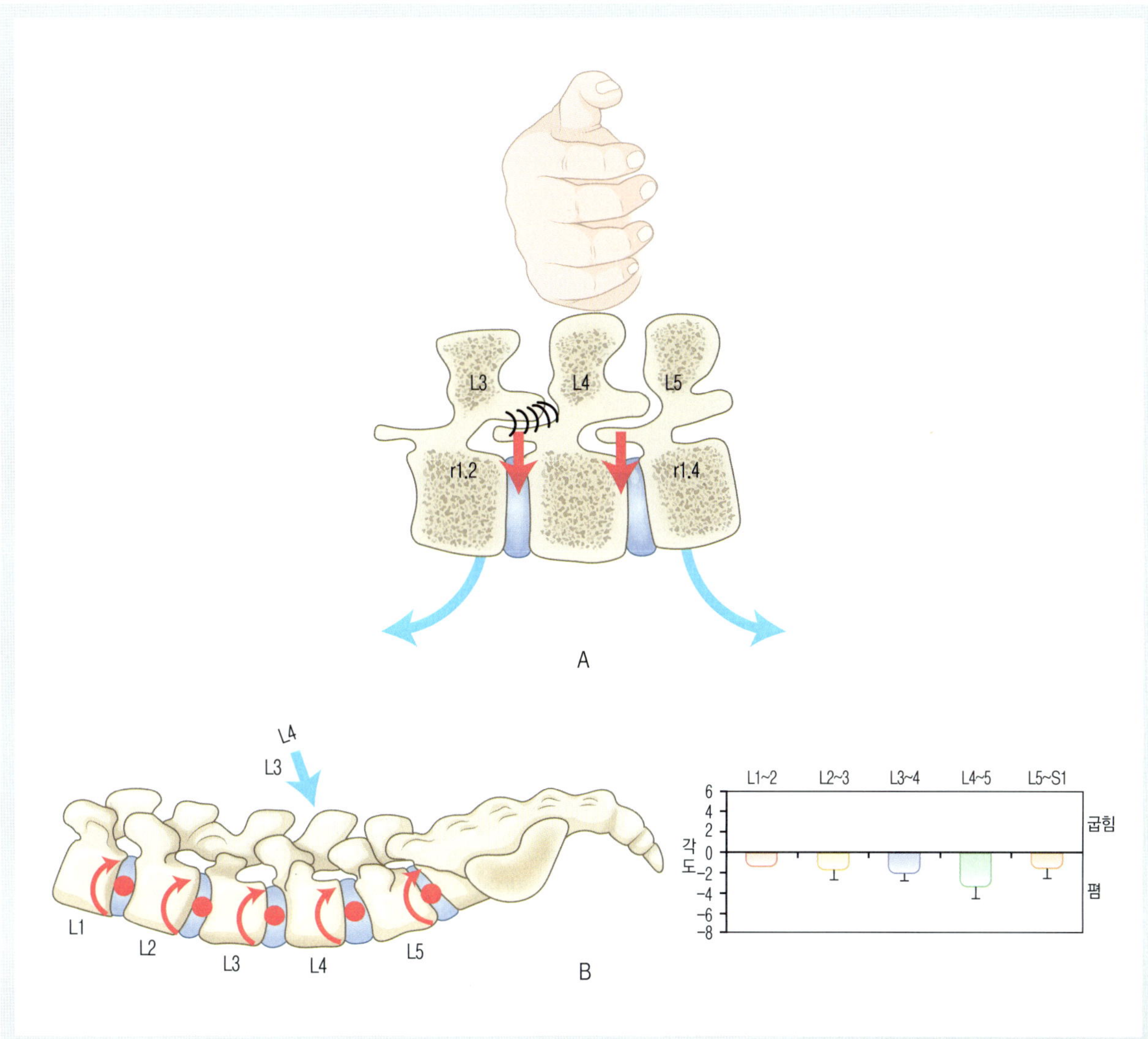

그림 6.96 허리뼈 한 분절의 극돌기에 앞쪽으로 압력을 가하여 관절가동화를 적용했을 때 위, 아래 인접 허리뼈 분절에서 발생하는 운동. **A:** L4에 관절가동술 GIV 적용, **B:** L4 관절가동술 시 다른 허리 분절에서 발생하는 폄 각도

운동성이 감소하여 뻣뻣하게 느껴진다. 근육의 수축도 영향을 미친다. 복근에 약간의 근수축이 발생하여도 척추 분절의 뻣뻣함이 크게 느껴진다. 대부분의 허리 통증 환자에서는 몸통의 근육을 충분히 이완하지 못하기 때문에 허리 통증 환자는 약간의 근수축이 유지되어 검사 시 뻣뻣하게 느껴질 수 있다. 또한 복부의 비만이 있는 경우, 피부의 두께, 검사대의 쿠션 정도, 압박력을 가하는 방향, 부위, 검사 빈도가 뻣뻣함에 영향을 주기 때문에 이러한 요소를 통제하지 못하면 검사의 신뢰성을 확보할 수 없다(Lee et al., 2000). 이런 이유 때문에 뒤앞쪽 운동성 검사(posteroanterior mobility)에 대한 일치도는 낮은 수준에 있다. Hicks 등

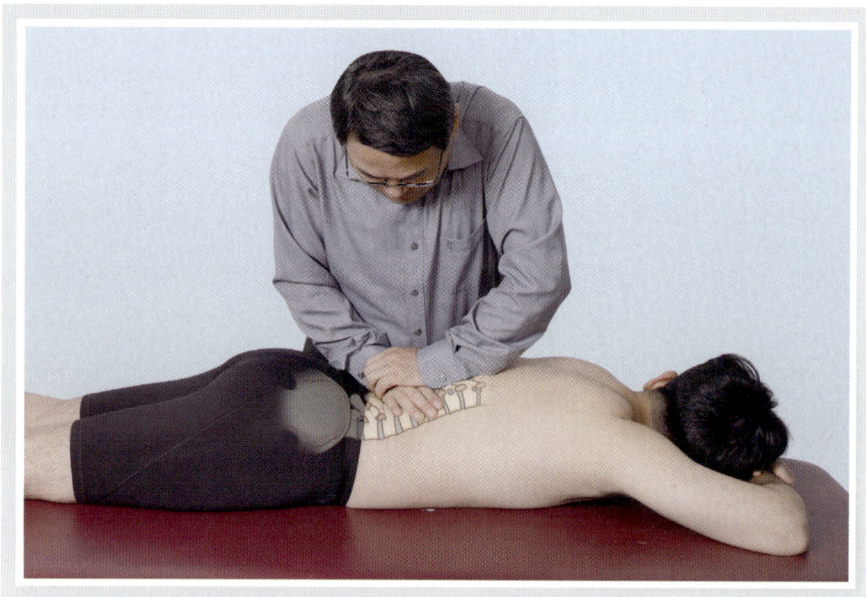

그림 6.97 허리뼈에 적용하는 뒤앞쪽 관절가동화 기법

(2003)은 허리뼈 분절의 불안정을 찾기 위한 측정에 대한 검사자간 신뢰도에서 Kappa 계수 범위가 −.02에서 0.26이라고 보고하였다.

네 번째, 치료방법이 수동적이다. 수동적으로 관절을 기능을 개선했다고 하여도 근육의 문제, 운동조절의 문제가 있는 통증이나 인체공학적 문제로 발생하는 통증은 해결되지 않는 경우가 많다. 운동조절 문제를 해결하기 위해서는 반복적인 능동적인 운동을 통한 운동패턴을 재프로그램화(reprogramming) 시키는 전략이 필요하다. 올바른 운동패턴을 위해서 관절가동범위는 필수적인 요소이다. 관절가동범위를 수동적으로 증가시켰다고 능동적으로 올바른 운동조절이 될 수 있다는 가설은 맞지 않다. 다섯 번째, 관절가동술이나 매니퓰레이션 기법을 적용 후 치료 효과는 대부분 일시적인 효과이며 장기적인 효과에 대해서는 의문시되고 있다. 척추에 대한 관절가동술 또는 매니퓰레이션 후 통증의 감소에 대한 기전은 통증관문조절설(gate control theory)로 설명하고 있다. 다른 기전으로는 신경생리학적 효과, 위약 효과(placebo effect) 같은 정신적인 효과로 설명하고 있지만, 아직도 효과의 기전과 장기효과(long term effect)가 왜 발생하는지에 대한 명확한 기전은 밝혀지지 않은 상태이다(Gyer & Michael, 2020). 여섯 번째, 장기적인 조직과 신경 적응을 위해서는 장기적인 신체활동이 필요하다. 그러나 도수치료(manual therapy)에서 적용하는 힘과 적용기간이 실제적으로 장기적인 해부학적 변화와 적응을 유발할 수 있는 역치보다 낮아 해부학적 변화에 대한 효과가 있는지에 대한 명확한 근거가 부족하다(Lederman, 2013).

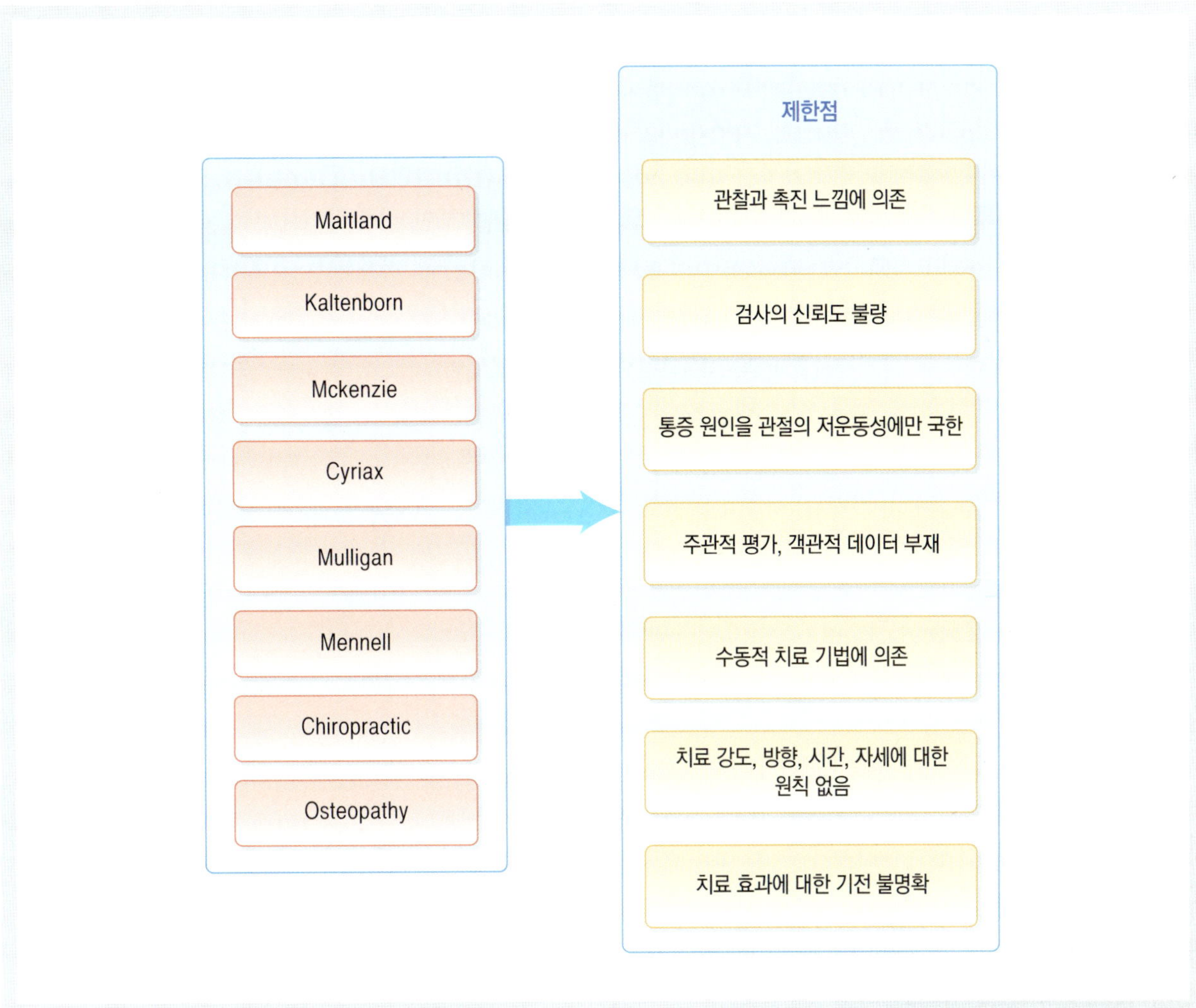

그림 6.98 관절 시스템에 국한된 생체역학적 기반 도수치료 기법의 제한점

3) 관절 시스템 요소와 KEMA 접근법의 연관성

관절 시스템에서 정상적인 생리학적 운동인 굽힘, 폄, 벌림, 모음, 가쪽돌림, 안쪽돌림과 부수적 운동인 관절 내의 관절플레이 운동인 구르기, 미끄러짐, 회전 등이 유지되는 것은 정상적인 운동패턴을 유지하고 운동손상을 예방하는 데 필요한 요소이다. 관절 내에서 관절주머니의 단축 또는 뻣뻣함으로 인해 또는 그와 반대로 관절주머니나 인대가 너무 신장되어 한쪽 방향으로 과도한 미끄러짐이 발생하여 중립 유지와 정교한 돌림 조절이 손상되는 경우가 있다.

비록 아직까지 부수적 관절운동을 주관적인 평가에 의존하고, 수동적인 중재(passive intervention)에 의존하여 주관적인 판단에 의한 강도, 방향, 기법을 선택하여 적용하고 있다. 비록 데이터에 기반한 과학적인 접근법이 아닐지라도, 관절주머니나 관절 주위 조직에 제한으로 올바른 운동패턴이 불가능할 때는 제일 먼저 제한된 조직을 늘려 주는 방법을 사용해야 할 것이다. 그러나 관절에 제한이 발생한 원인을 찾는 것은 근본적인 해결을 위해 필수적이다. 관절이나 관절주머니의 제한이 유착성낭염(adhesive capsulitis) 같은 병에 의해서 발생한 것인지, 지속적인 비정상적인 자세 유지에 의해서 발생한 것인지 또는 한 방향으로 특정 관절을 반복적으로 움직이는 일과 관련된 것인지 그 원인을 찾아야 근본적인 문제를 해결할 수 있다.

예를 들어, 그림 6.99A는 어깨를 벌림할 때 양쪽, 특히 오른쪽 어깨관절 앞쪽에서 통증이 더 심하게 발생하는 여성이다. 어깨관절을 벌림 시 어깨면(scapular plane)을 따라 벌림하는 것이 아니라 폄이 과도하게 발생하면서 (오른쪽이 더 심하게 펴짐) 벌림이 일어났고, 과도한 폄으로 위팔뼈머리가 앞쪽으로 미끄러지면서 앞쪽 관절주머니가 늘어나고 앞쪽 조직에 스트레스를 가해서 통증이 발생한 경우이다. 이러한 비정상적인 운동은 뒤쪽 관절주머니나 뒤어깨세모근(posterior deltoid)의 단축을 초래할 수 있다. 이러한 비정상적인 운동손상이 관절의 비정상적인 부수적 운동의 원인이 될 수도 있다. 이러한 경우 뒤쪽 관절주머니를 늘려 준 다음 관절을 중립으로 유지하면서 어깨뼈를 벌릴 때 정상적인 운동패턴으로 할 수 있도록 운동조절을 정교하게 회복시키는 것이 중요하다. 여성은 2주간의 중재 후에 그림 6.99B처럼 올바른 운동패턴을 회복하였고, 양쪽 어깨 앞쪽의 통증은 없어졌다.

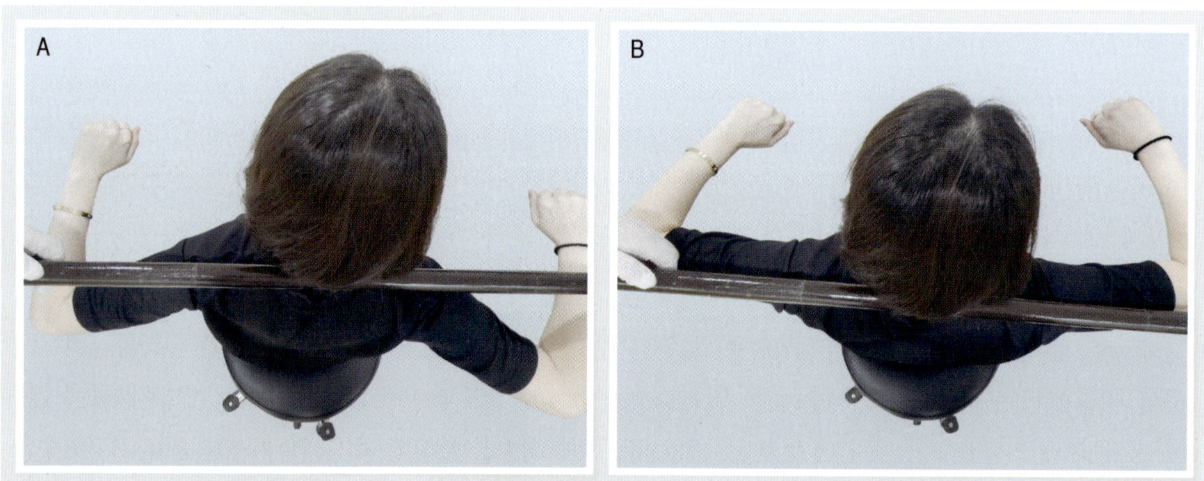

그림 6.99 A: 어깨관절 벌림 시 과도한 폄이 발생하고 어깨관절 앞쪽에 통증이 발생함,
B: 2주간 운동 교정 훈련 후 올바르게 수행하는 어깨 벌림(2주 후 통증 사라짐)

수동적인 중재는 그 효과가 오래 유지되지 않는다. 기존의 대부분의 도수치료는 치료사에 의해서 수동적으로 제공되는 것이다. 이러한 방법은 치료사가 없는 환경에서 무용지물이 될 수밖에 없으므로, 치료사 의존도가 높아지게 된다. 그러므로 가정이나 일터에서 고객 스스로 관절의 생리학적 운동과 부수적인 관절 플레이를 실행하는 방법을 교육하고 시행할 수 있게 해야 한다.

KEMA 접근법은 관절주머니나 관절 주위 조직이 제한된 원인을 다면적 분석을 통해 찾아내고, 제한된 조직이나 운동 범위를 스스로 해결할 수 있는 자가 관절가동술(self joint mobilization) 방법을 제공해 준다. 자가 관절가동범위 증가를 위한 운동 시 중요한 원칙은 다음과 같다.

첫째, 관절의 중립을 유지한다.
둘째, 보상운동을 방지한다.
셋째, 자가 관절 가동술을 적용한다.
넷째, 증가된 가동범위까지 능동 운동을 실시한다.
다섯째, 정교한 회전중심 조절이 달성되었는지 확인한다.
여섯째, 운동을 재프로그램화하기 위하여 반복한다. 반복(repetition)은 기술(skill)의 어머니이다.

그림 6.100과 6.101은 발목과 손목관절에 자가 관절가동술을 실시하는 방법이다. 이와 같은 방법은 안전하게 스스로 관절가동술을 적용하는 방법이다(Choung et al., 2003; Jeon et al., 2015).

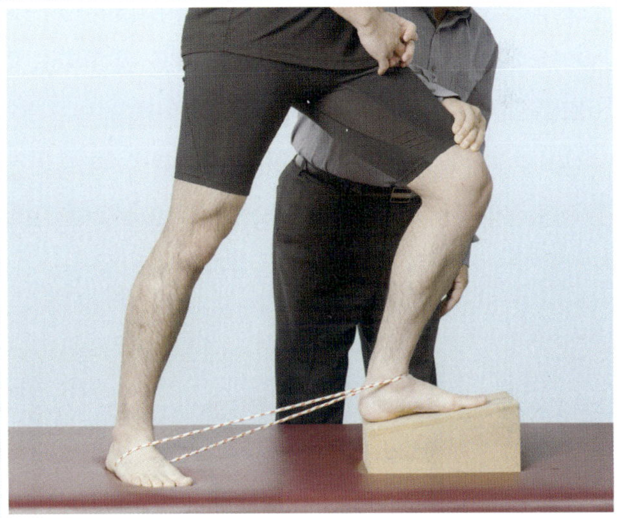

그림 6.100 발목 등쪽굽힘 증진을 위한 자가 관절가동화 방법

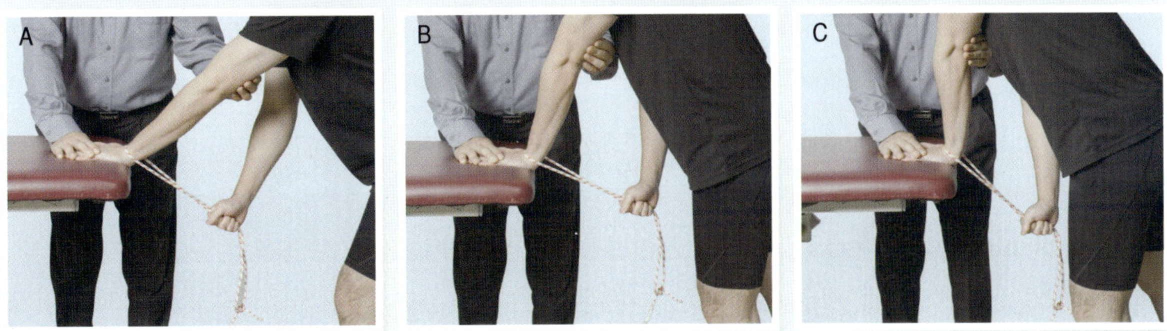

그림 6.101 손목 폄 증진을 위한 자가 관절가동화 방법.
A: 시작 자세, B: 줄을 이용하여 손목뼈를 앞쪽, 아래쪽으로 미끄러짐을 시키면서 손목 등쪽굽힘을 실시함, C: 팔을 위쪽으로 당기면서 신연시킴

그림 6.102는 어깨관절의 안쪽돌림을 증진시키기 위해 자가 관절가동술을 실시하는 방법이다. 위팔뼈머리를 오른손으로 누르고 머리를 손으로 눌러 위팔뼈머리를 중립자세에 유지하고, 오른쪽 팔꿈치로 왼쪽 아래팔을 누르며 관절가동화를 시켜 안쪽돌림을 증진시키는 방법이다.

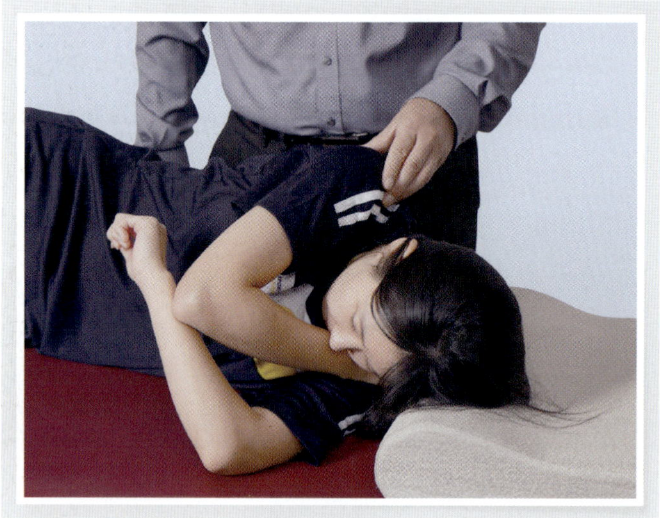

그림 6.102 어깨관절 안쪽돌림 증진을 위한 자가 관절가동화 방법

그림 6.103은 엉덩관절 굽힘을 위해 스스로 벨트를 이용하여 관절가동술을 실시하는 방법이다. 적용하는 강도를 안전하고 일정하게 조절하기 위해 SMART KEMA 프로그램을 이용하여 실시간으로 적용 강도를 모니터링하면서 자가 관절가동술을 실시할 수 있다. 벨트를 이용하여 아래쪽 미끄러짐(inferior gliding)을 해 줌으로써 넙다리뼈머리(head of femur)가 위쪽 미끄러짐(superior gliding)되는 것을 방지하여 엉덩관절의 중립을 유지하면서 엉덩관절 굽힘을 증진시키기 위한 자가 관절가동술을 실시할 수 있다. 벨트의 견인 강도는 5~10kg으로 적용한다.

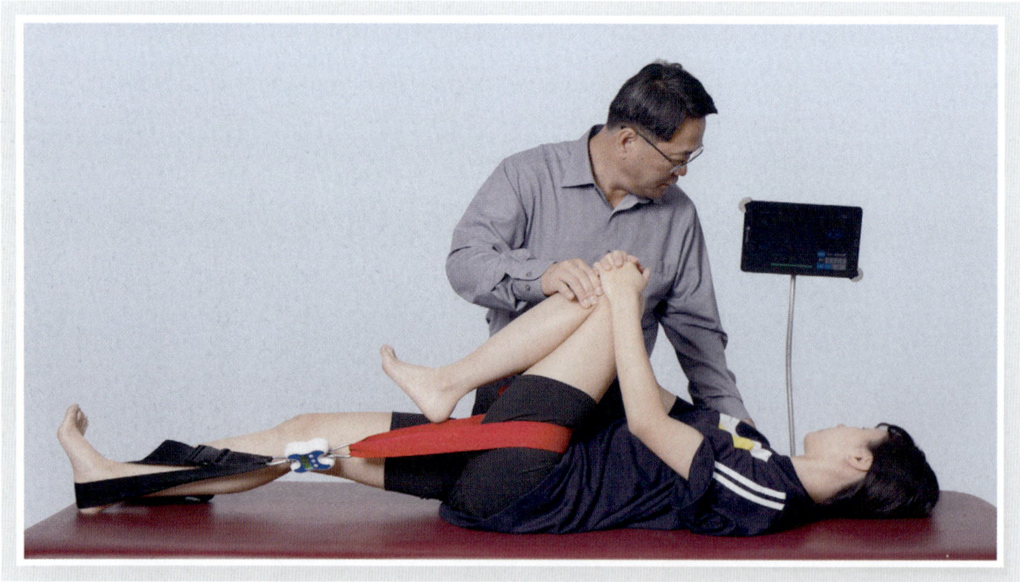

그림 6.103 엉덩관절 굽힘 증진을 위한 실시간 모니터링 자가 관절가동화 방법

그림 6.104는 벨트로 위팔뼈머리의 위쪽 미끄러짐을 막아 중립을 유지한 상태로 어깨관절의 굽힘을 증진시키는 방법이다. 그림 6.105는 벨트를 이용하여 어깨관절과 어깨뼈 운동에 대한 자가 관절가동술을 실시하는 방법이다. 벨트로 어깨뼈가 위쪽으로 올림(elevation)되는 것을 방지하고 어깨뼈의 회전을 촉진시키기 위한 방법이다.

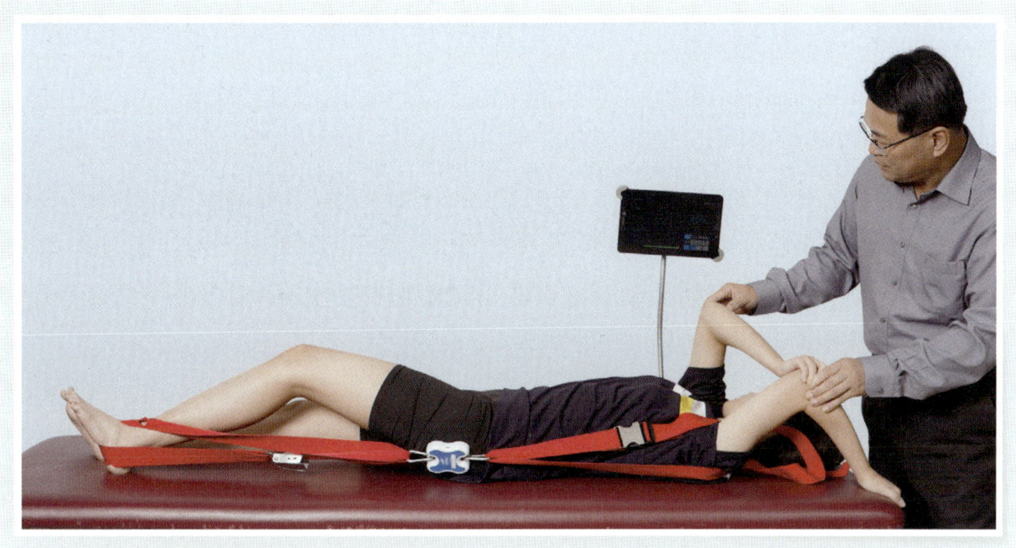

그림 6.104 어깨관절 굽힘 증진을 위한 실시간 모니터링 자가 관절가동화 방법

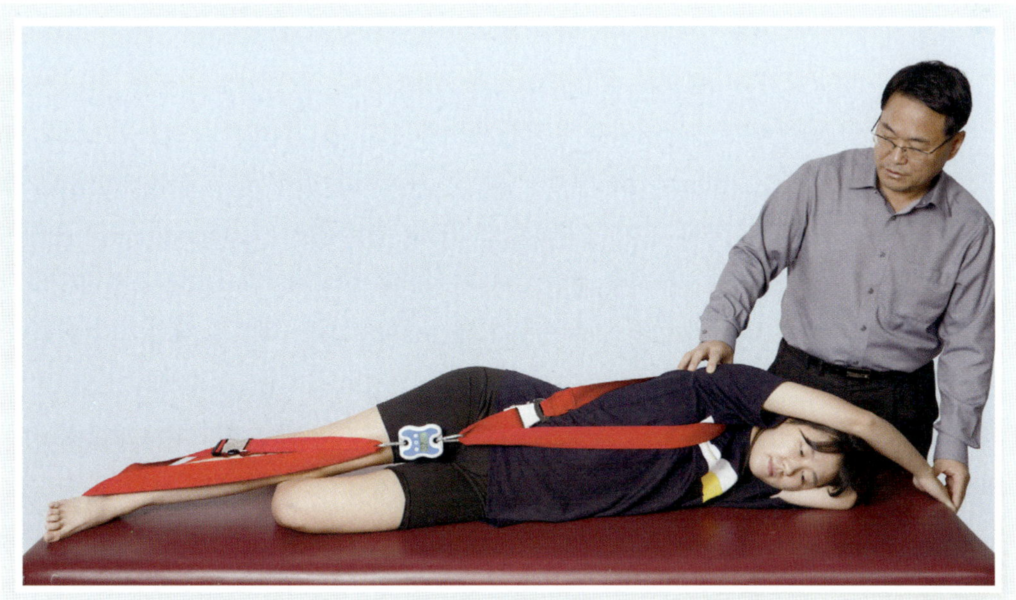

그림 6.105 어깨뼈 위쪽돌림 증진을 위한 자가 관절가동화 방법

5 자세와 운동손상

1) 최적의 자세

자세와 가장 밀접한 관계가 있는 것은 중력일 것이다. 어떤 자세를 유지하느냐에 따라 중력선이 지나가는 위치는 변할 것이다. 인간은 해부학적, 기능적으로 중력이 존재하는 환경에 완전히 적응할 수 없는 미성숙(immature) 상태로 태어난다. 중력을 극복하면서 효율적으로 독립적으로 움직임을 배우는데 약 5년이 걸린다. 목을 가누는데 5개월, 척추를 세우고 두 발로 서는데 1년이 걸린다. C자 형태의 척추가 S 형태로 목뼈와 허리뼈에 척추앞굽음(lordosis)이 발생한다. 목뼈에서는 C1~2에서 척추앞굽음의 75%, L4~5, L5~S1에서 허리뼈 앞굽음의 2/3를 제공한다. 중력은 누워 있지 않는 한, 지속적으로 우리의 자세와 운동에 영향을 미친다. 중력이 없거나 적은 우주인이나 잠수부에서는 이러한 자세를 유지할 근육의 기능이 필요 없다. 장기간 무중력 상태에 있게 되면 자세조절 기능이 저하되어 지구로 귀환하여 중력상태로 돌아오면 목뼈나 허리뼈에 통증 또는 디스크 질환이 발생시킬 위험을 증가시킨다.

척추 중립(neutral spine) 자세를 유지하는 것은 근육의 사용을 최소화하고 자세를 유지할 수 있다. 최적의 기립자세는 중력 중심선(center of gravity line)이 양발과 몸의 중간을 통과해야 하고 신체의 어느 부위에도 수평면에서의 회전, 관상면에서의 가쪽굽힘이 없어야 한다. 시상면에서의 최적의 자세 정렬은 외이도(external auditory meatus), 어깨, 엉덩관절, 무릎관절, 발목관절 중앙을 통과해야 한다. 중력선(line of gravity)을 정상적으로 중립척추 자세를 유지하지 않고 서 있는 경우 관절에 비정상적인 스트레스 또는 근육의 과긴장, 구조적 변화, 통증, 에너지 소모가 발생할 수 있다.

앉아 있는 자세에서도 척추 중립이 유지되지 않으면 관절과 근육에 영향을 미친다. 올바른 자세가 근골격계 건강에 필수적이지만 현대인들은 장기적인 앉은 자세 유지, 장시간 입식 근로 또는 생활양식이나 컴퓨터, 스마트폰 사용 등에 의해서 중립자세 유지가 어렵게 된다. 3차원적으로 시상면(sagittal plane), 관상면(frontal plane), 수평면(horizontal plane)에서 중립이 유지되어야 한다. 시상면에서 중립 척추를 유지하기 위해서는 굽힘근과 폄근의 균형 유지가 중요하다. 또한 복부내압력(intraabdominal pressure) 또는 흉부내압력(intrathoracic pressure)이 척추 중립 유지에 영향을 미친다. 관상면에서 중립은 척추 측만과 관련이 있으며, 옆으로 비스듬히 기대고 앉거나, 다리를 꼬고 앉거나, 비대칭 체중지지를 하면서 짝다리로 서는 자세, 다리길이 차이, 반복적으로 한쪽으로 기울이는 작업이나 동작에 의해서 또는 반복적인 회전 동작에 의해서 발생한다. 척추는 가쪽굽힘과 회전이 짝으로 동반되어 발생하기 때문에 관상면에서의 비대칭은 수평면에서의 비대칭을 동반한다. 이러한 비대칭은 근육의 길이, 근력, 갈비뼈의 운동성에 비대칭을 유발한다.

자세를 유지하는 기전에는 많은 시스템[근골격계 시스템, 신경학적 시스템(시각, 전정기관, 체성감각), 중추신경계]이 자동적으로 통합되어 최대의 에너지 효율로 일상생활 동안 균형(balance)과 안정성

(stability)을 유지한다. 최적의 기립 자세 정렬은 중력에 대하여 목뼈, 등뼈, 허리뼈의 균형, 발의 정상적인 아치, 발목의 수직정렬, 엉치기저부(sacral base)의 수평을 통해 중력 중심(center of gravity)에 체중(body mass)을 완벽하게 분산시켜 자세 유지 근육의 에너지 소비를 최소화시키는 것이다.

2) 비정상적인 자세의 예

자세를 어떻게 유지하느냐에 따라 중력선의 통과가 달라지고 그에 따라 근육의 작용은 달라진다. 예를 들어, 굽은등(swayback) 자세를 취하면 중력선이 엉덩관절 뒤쪽으로 지나가기 때문에, 큰볼기근의 수축할 필요가 없어짐에 따라 큰볼기근의 근육은 약해지고 근위축이 발생할 수 있다(그림 6.106).

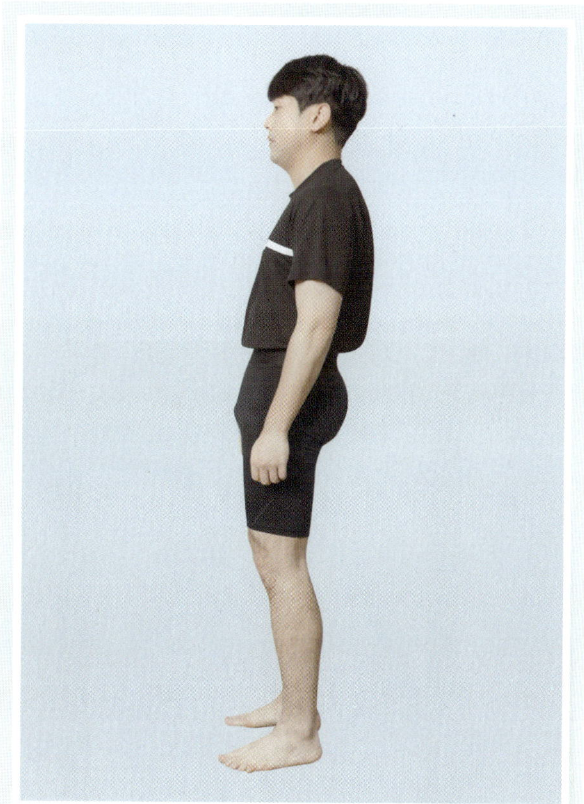

그림 6.106 굽은등 자세

그림 6.107과 같이 서 있는 경우 중력선이 무릎 앞으로 지나가기 때문에 무릎에 과도한 폄(hyper-extended knee)이 발생한다. 이 경우 무릎뼈가 아래로 내려가고, 무릎 앞쪽 관절면에 압박이 증가하고 뒤쪽 관절주머니는 늘어난다. 또한 넙다리네갈래근의 근수축이 필요 없기 때문에 근력의 약화가 발생할 수 있다. 또한 무릎 젖힘(genu recuvatum)이 과도한 오른쪽에는 밖굽이(genu valgus)가 발생하게 된다. 이 여성

의 경우 오른쪽 무릎 바깥쪽과 무릎뼈 아래에 심한 통증을 호소하였다. 그러나 무릎의 과도한 폄을 교정하면 그림 6.107B와 같이 밖굽이가 현저하게 감소되었고 통증도 감소하였다. 누운 자세에서도 오른쪽 무릎에는 왼쪽보다 심한 밖굽이가 보였다(그림 6.108).

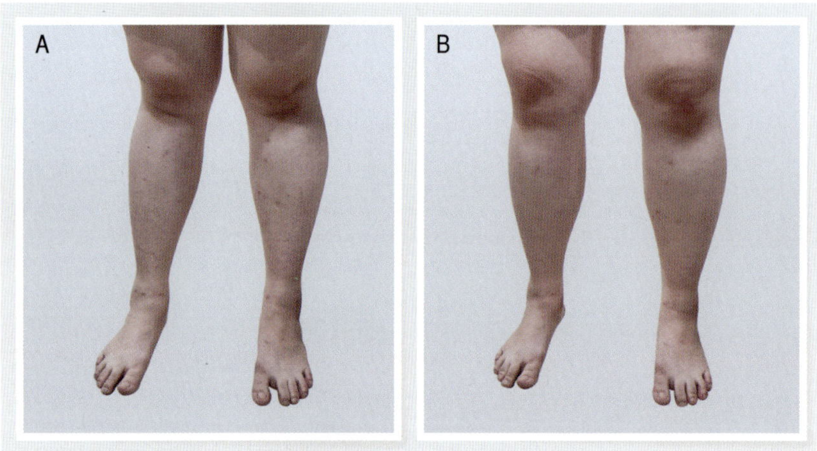

그림 6.107 과도한 무릎 젖힘과 밖굽이. A: 오른쪽 무릎 젖힘 자세에서 밖굽이가 현저히 증가됨, B: 무릎 젖힘 교정 시 밖굽이 감소됨

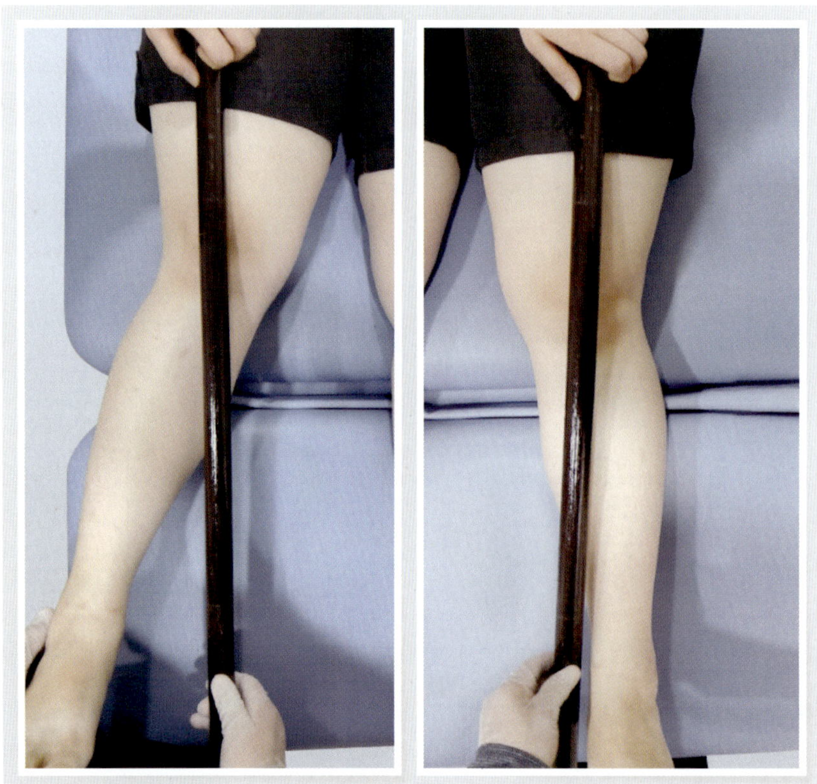

그림 6.108 누운 자세에서 나타나는 무릎 밖굽이. 왼쪽보다 오른쪽에서 밖굽이 각이 큼

다리를 펴고 앉은 자세에서 무릎의 과도한 젖힘 정도를 알아본 결과, 오른쪽 발꿈치가 지면으로부터 8cm, 왼쪽이 4cm 이격되었다(그림 6.109). 무릎 젖힘에 영향을 주는 요소에는 근육량, 근력 감소, 호르몬 등 여러 가지가 변수가 관련될 수 있지만, Ahna 등(2020)은 근력 자체보다는 엉덩관절 가쪽돌림근/안쪽돌림근 근력 비가 낮을수록, 넙다리네갈래근/무릎관절 굽힘근 근력 비가 높을수록 무릎 젖힘 각도가 증가한다고 보고하였다.

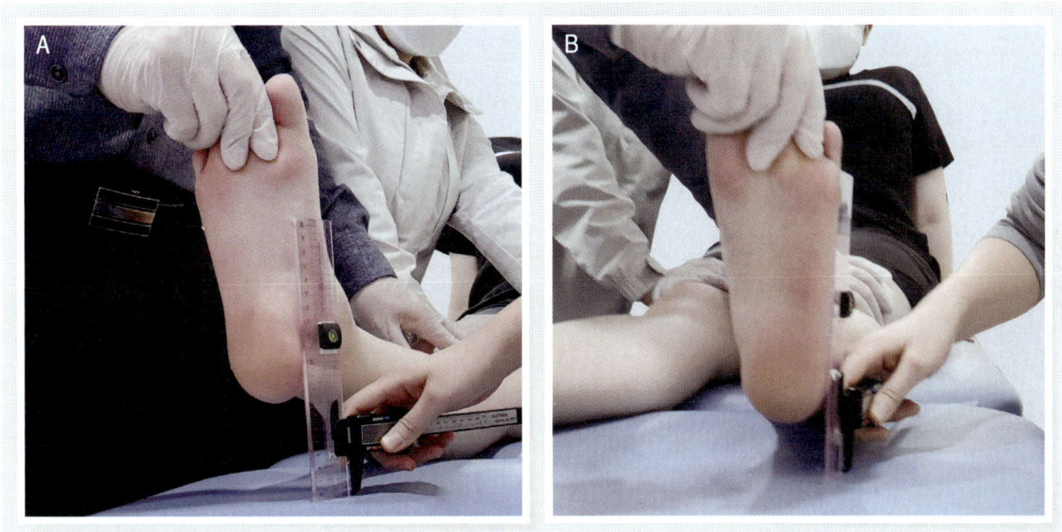

그림 6.109 무릎 젖힘 정도 측정. A: 오른쪽 발꿈치가 지면으로부터 8cm 들림, B: 왼쪽 발꿈치가 지면으로부터 4cm 들림

무릎을 과도한 폄 상태로 서 있다면 무릎뼈가 아래로 내려가고 넙다리네갈래근이 수축하지 않으며, 무릎의 뒤쪽 관절주머니가 늘어나고, 장딴지근의 단축이 발생할 수 있다(그림 6.110).

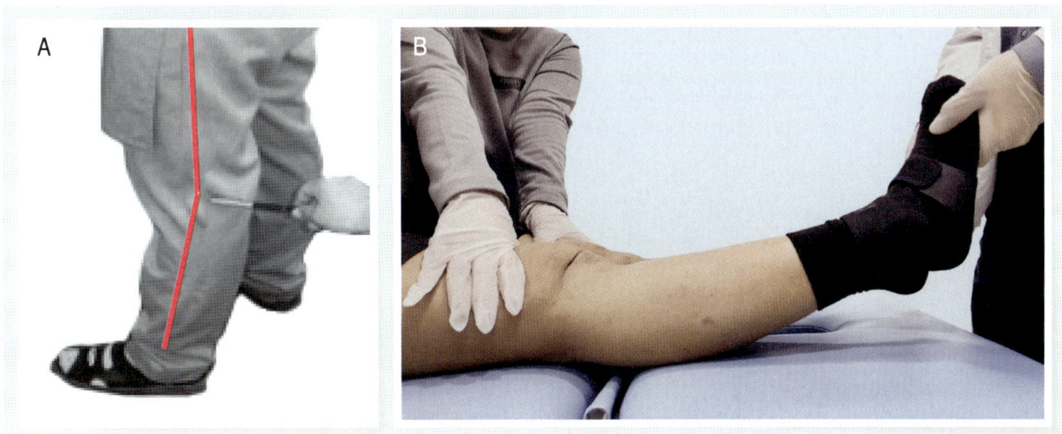

그림 6.110 A: 장기간 과도한 무릎 폄 자세에서 근무하는 여성 근로자, B: 과도한 무릎 젖힘 발생

무릎 젖힘이 한쪽에만 있는 경우에 무릎 뒤에 막대기를 대 보면 막대기가 수평을 이루지 않고 무릎 젖힘이 있는 쪽의 막대가 뒤로 더 밀려 있다(그림 6.111).

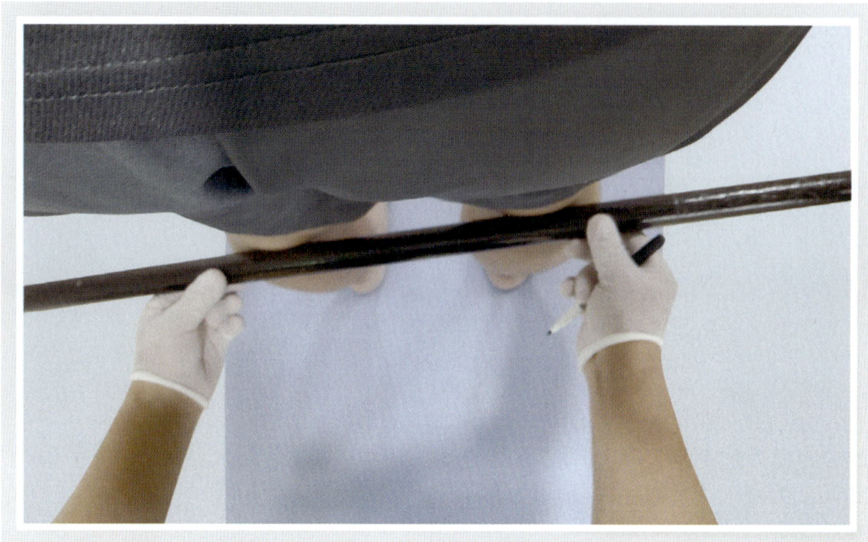

그림 6.111 선 자세에서 비대칭 무릎 젖힘

그림 6.112는 장기간 비대칭적으로 무릎 젖힘을 유지한 상태에서 서서 근무한 여성으로, 오른쪽은 발꿈치가 바닥으로부터 9.5cm, 왼쪽은 6.5cm 이격되었다.

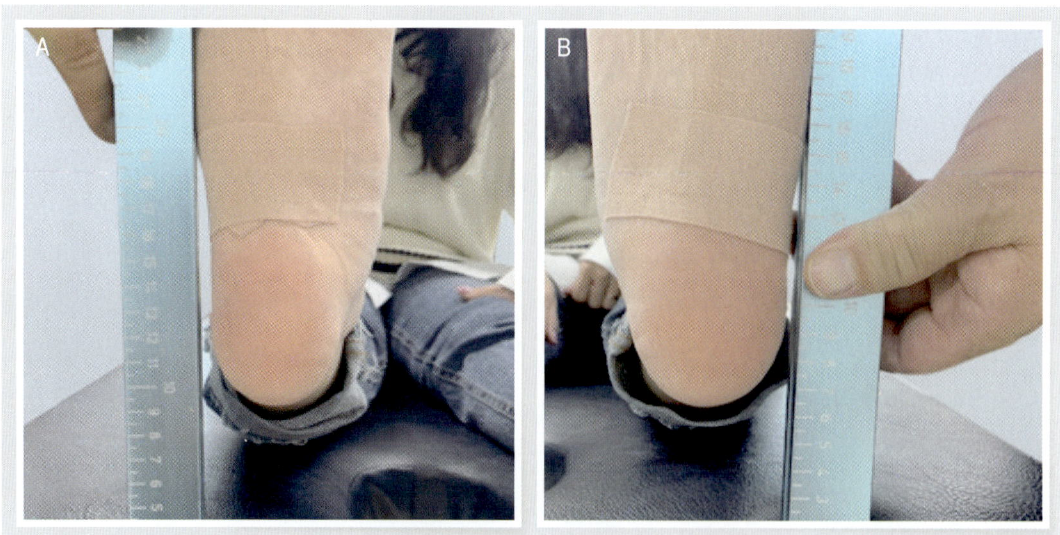

그림 6.112 비대칭 무릎 젖힘. **A:** 9.5cm 이격, **B:** 6.5cm 이격

그림 6.113처럼 한쪽 다리에 체중을 실어 비대칭적으로 서 있는 자세를 오래 취하게 되면 왼쪽 중간볼기근은 신장되어 늘어날 것이고 오른쪽 중간볼기근에는 단축이 발생할 것이다(그림 6.113). 또한 허리뼈는 오른쪽으로 가쪽굽힘 자세를 유지하면서 척추옆굽음을 유발할 수도 있다. 이런 근육의 적응성 단축이 발생하면, 두 발로 서 있을 때 왼쪽 엉덩뼈능선(iliac crest)의 높이가 오른쪽보다 높아질 수 있다. 이런 비대칭적 자세는 왼쪽 엉치엉덩관절(sacroiliac joint)에 체중 부하가 계속되어 왼쪽 엉치엉덩관절 불안정(instability)과 엉치엉덩관절 기능부전(dysfunction) 또는 통증을 유발할 수도 있다.

무릎 뒤 주름에 기울임이 있고 무릎의 가쪽이 보이지 않고 안쪽만 많이 보인다면, 엉덩관절에 안쪽돌림된 자세로 서 있다는 것을 의미한다(그림 6.114).

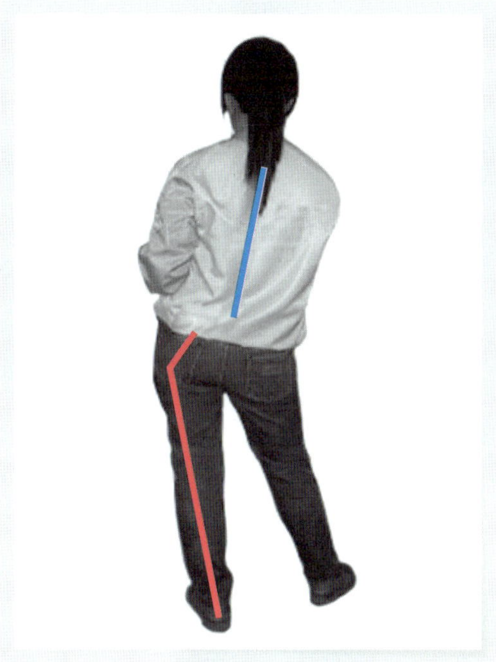

그림 6.113 비대칭 선 자세

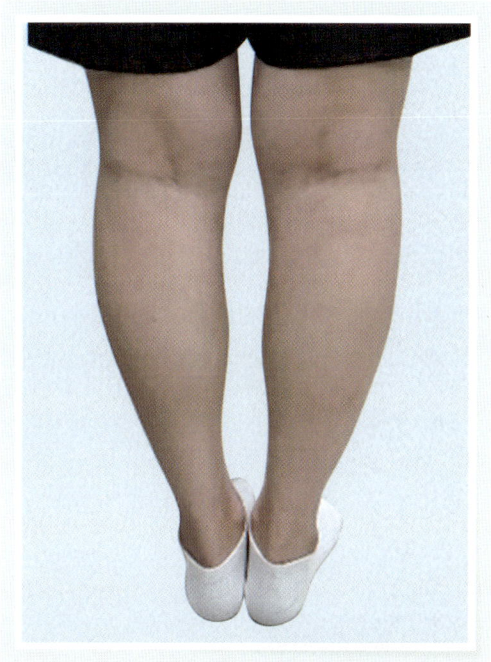

왼쪽은 오른쪽보다
무릎의 가쪽은
보이지 않고
안쪽만 더 많이 보임.
왼쪽의 엉덩관절에서
안쪽돌림이 더
많다는 것을 의미함.

그림 6.114 오금 선의 안쪽 기울임

과도한 엎침발(pronated foot)을 보이는 사람은 발배뼈(navicular)가 아래로 하강되고, 뒤정강근(tibialis posterior)과 삼각인대(deltoid ligament)가 늘어난다(그림 6.115).

그림 6.116은 엎드린 자세에서 보여 주는 뒤침발(supinated foot)이다. 뒷발의 뒤침으로 인하여 보행 시 발꿈치 가쪽에 과도한 압박 스트레스로 인하여 심한 굳은살이 발생하였다.

그림 6.117은 누운 자세에서 머리와 목의 자세를 평가했을 때 중립을 유지하지 않고, 이마가 턱보다 아래에 위치하여 큰 기울임을 보인다. 이 남성의 경우 목뼈 앞굽음이 증가되어 있고, 목뼈 뒤쪽 근육은 단축되었고 앞쪽 근육은 늘어난 것을 의미한다.

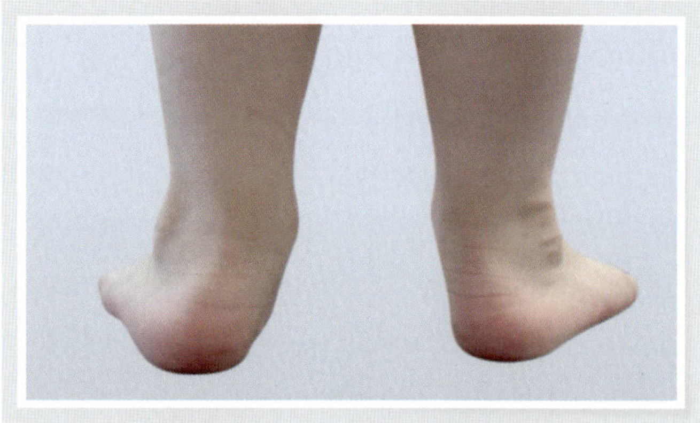

그림 6.115 선 자세에서 엎침발 변형

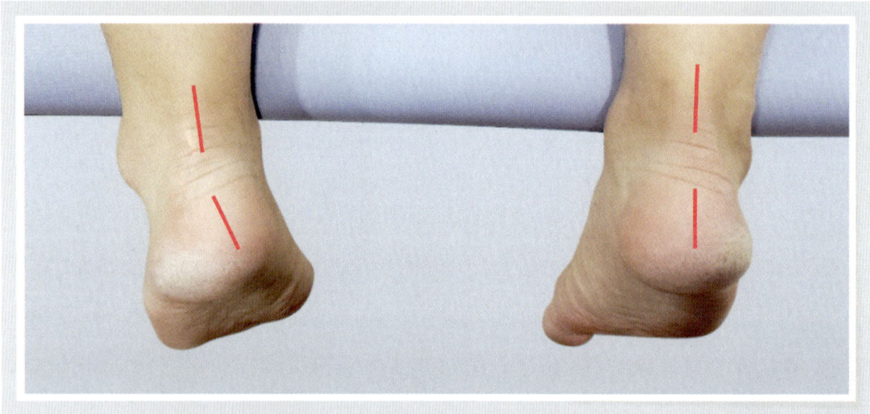

그림 6.116 **뒤침발.** 발꿈치 가쪽에 심한 굳은살

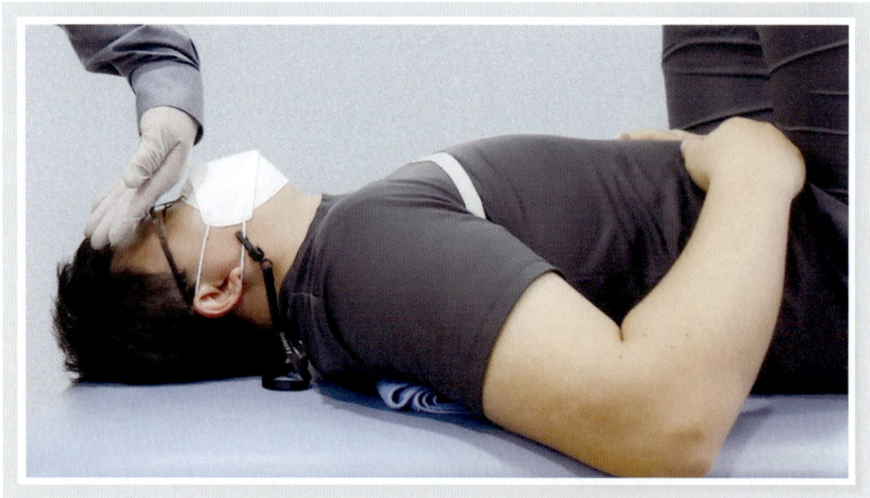

그림 6.117 누운 자세에서 머리와 목의 정렬

그림 6.118A는 등뼈 굽힘 자세를 유지하고 앉아 있고 목에서는 과도한 폄이 발생하여 목에 주름이 크게 생긴 남성으로 목과 어깨에 통증을 호소하였다. 등뼈의 자세를 올바로 유지하자 목에 주름이 사라지고 목의 통증도 현저하게 감소하였다. 척추는 하나의 단위(unit)로 한 부위의 자세가 다른 부위의 자세에 상호 의존적으로 영향을 미친다.

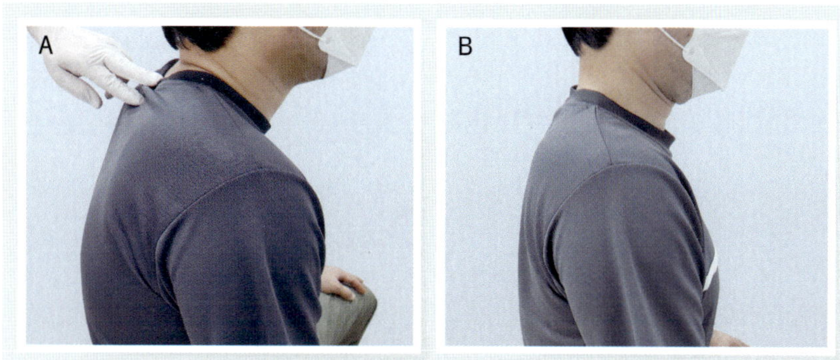

그림 6.118 A: 굽은등과 목 폄 자세, B: 굽은등 교정 시 목의 자세가 교정됨

등뼈가 굽은 사람의 경우 엎드린 자세에서도 등뼈가 굽은 자세를 보이며(그림 6.119A), 네발기기 자세에서 등뼈를 편평하게 펴지 못한다(그림 6.119B). 뒤쪽락킹 자세에서는 등뼈 굽힘이 더 과도해지며(그림 6.119C), 허리를 벽에 붙이고 서게 되면 등뼈의 굽힘이 더 많이 발생하여 머리를 벽에 붙이지 못한다(그림 6.119D).

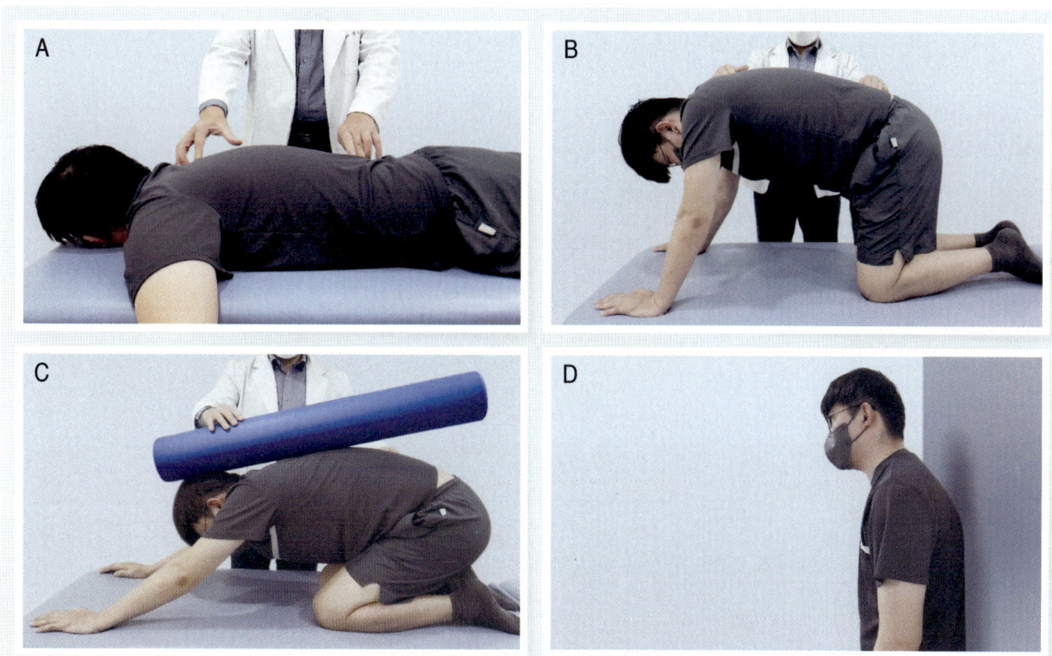

그림 6.119 등뼈 굽힘 자세. A: 엎드린 자세, B: 네발기기 자세, C: 뒤쪽락킹 자세, D: 허리를 편평하게 벽에 기대고 선 자세

그림 6.120은 위쪽 등뼈의 과도한 굽힘 자세를 오랫동안 유지하여 혹(hump)이 생긴 것을 볼 수 있다. 목뼈의 굽힘은 제한되어 있고 목뼈에서의 굽힘을 보상적으로 장기간 위쪽 등뼈에서 과도한 굽힘 자세를 유지한 결과이다. 이 여성의 경우, C7~T1에 통증과 자신경(ulnar nerve)을 따라 신경근성 통증(radicular pain)이 발생한 사례이다.

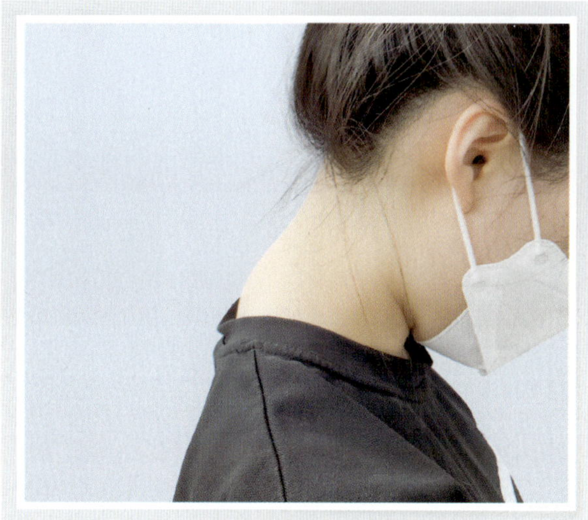

그림 6.120 목뼈 굽힘 시 위쪽 등뼈에 과도한 굽힘과 더불어 돌출 발생

옆으로 누운 자세에서 앞발(forefoot)보다 발뒤꿈치가 바닥으로부터 더 높다는 것은 넙다리뼈와 정강뼈의 정렬이 비정상적인 것으로 정강뼈 비틀림(tibial torsion)이 있는 경우이다(그림 6.121).

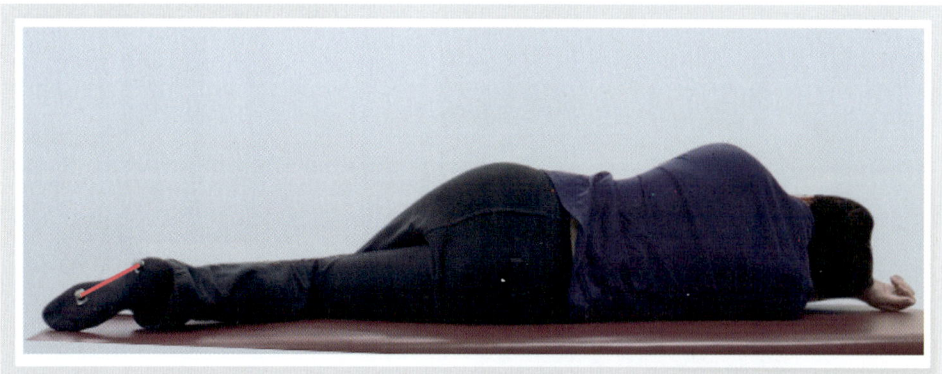

그림 6.121 옆으로 누운 자세에서 발꿈치가 바닥으로부터 높게 위치함

그림 6.122의 여성은 잠을 자고 일어나면 허리 통증이 발생한다고 하였다. 평상시 옆으로 눕고 과도하게 엉덩관절을 구부려 잠을 자는 습관이 있었다. 손가락으로 허리뼈의 상태를 확인한 결과, 통증 부위의 허리뼈 관절이 과도하게 굽힘되어 있었다. 허리뼈를 중립으로 유지하고 엉덩관절을 구부리게 하면 45°밖에 굽힐 수 없었다. 이러한 경우 잠을 자는 동안 엉덩관절을 구부린 것이 아니라 허리뼈를 구부린 상태로 잠을 잔 것이었다.

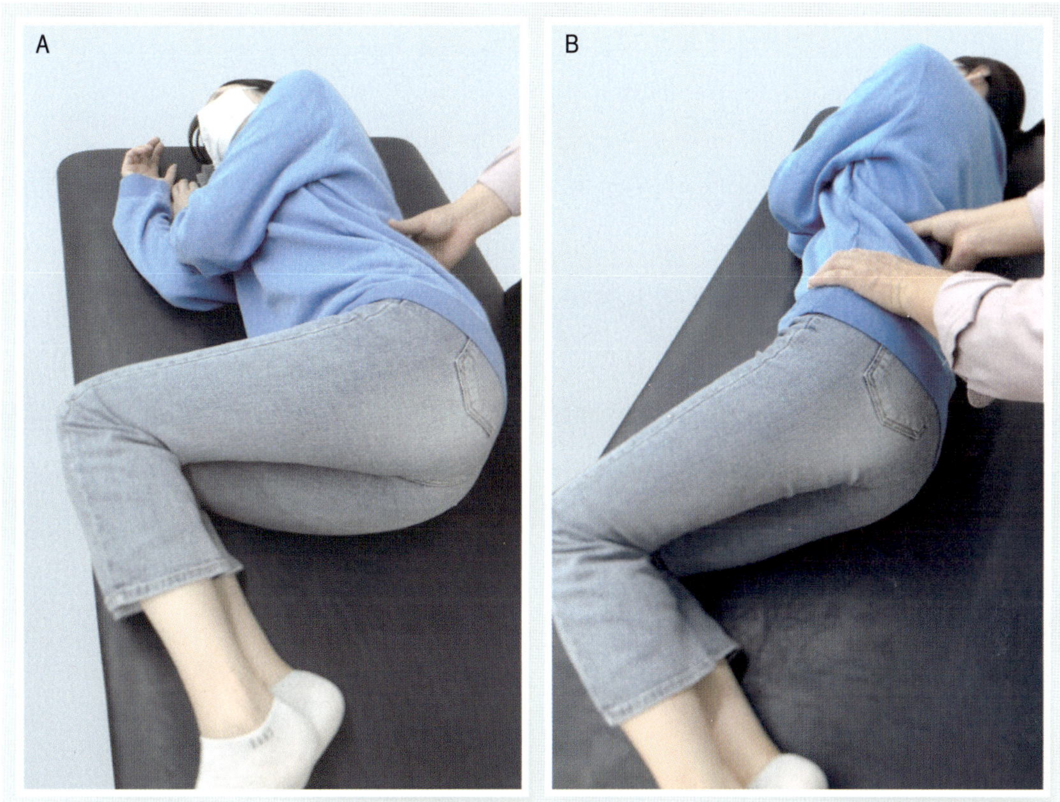

그림 6.122 A: 엉덩관절과 허리뼈 굽힘 자세로 수면, B: 허리뼈를 중립으로 고정하면 엉덩관절의 굽힘이 제한됨

3) 자세와 KEMA 접근법의 연관성

자세는 항상 중력에 영향을 받고 잘못된 자세를 지속적으로 유지하면, 근육, 연부조직, 뼈, 관절에 변화를 초래한다. 이런 변화로 인해 말초에서 비정상적인 고유수용성 감각이 입력되어 뇌에서 고착되면 비정상적인 자세가 정상으로 인식된다. 부적절한 정렬의 원인은 비정상적인 작업자세, 앉는 자세, 근육 불균형, 관절 구축, 근육 단축 등 다양한 원인에 의해서 발생하기 때문에 정밀 자세 분석을 통해 그 원인을 찾아 해결해야 한다. KEMA 접근법에서는 체계적이고 객관적인 데이터 기반의 자세 분석과 문제해결 방법을 제공한다.

6 연부조직 요소와 운동손상

1) 유착과 운동손상

연부조직은 피부(skin)와 근막(fascia), 결합조직(connective tissue)이 있다. 피부의 운동성 제한이나 구축이 있는 경우, 수술 후 유착이 있는 경우에 운동성에 제한이 발생한다. 그림 6.123은 방아쇠손가락(trigger finger)으로 수술 후 유착이 발생하여 손가락 폄에 제한이 있고, 손가락을 펼 때 심한 통증을 유발되는 사례이다. 1개월 동안 유착을 제거하기 위한 힘줄 미끄러짐(tendon gliding) 운동 후 유착이 제거되어 완전한 가동범위를 회복하여 통증 없이 생활할 수 있게 되었다(그림 6.124).

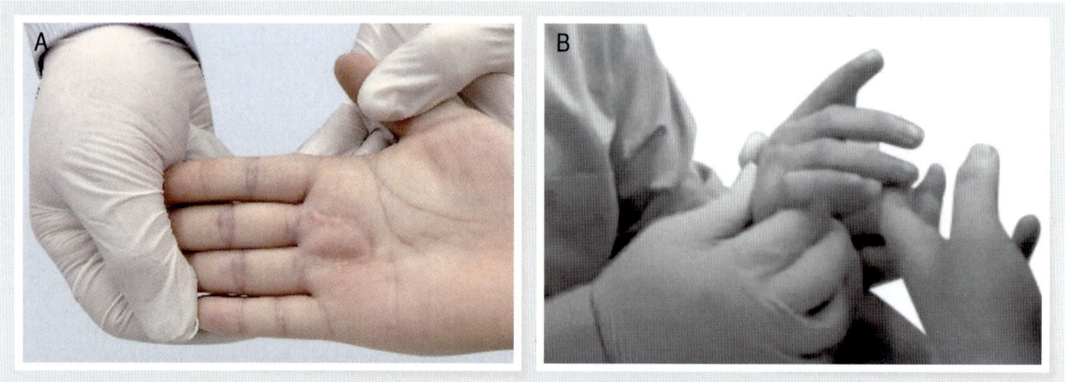

그림 6.123 A: 방아쇠손가락 수술 후 발생한 손바닥 흉터와 유착, B: 유착으로 인한 손가락 폄 시 통증과 가동범위 제한

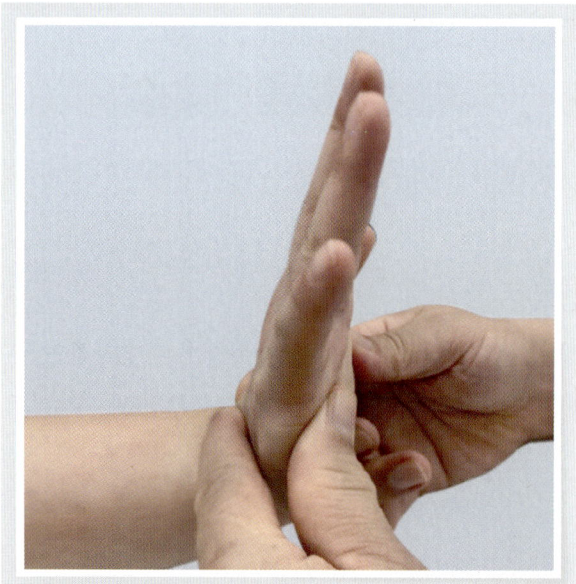

그림 6.124 유착을 해결한 후 통증이 사라지고 손가락 폄 가동범위가 정상화됨

그림 6.125는 엄지발가락에 통증으로 반복적인 스테로이드 치료 후 피부의 색깔 변화와 힘줄과의 유착으로 피부의 운동성이 제한되어 엄지발가락의 발바닥쪽굽힘에 제한이 발생한 경우이다.

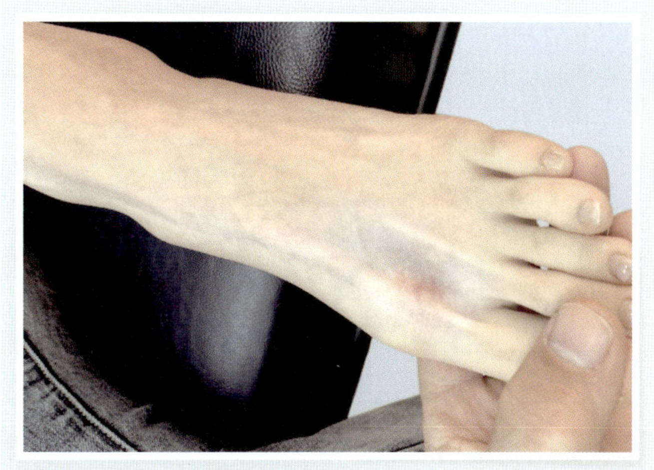

그림 6.125 반복적인 스테로이드 주사 치료 후 피부색 변화와 유착

복부 수술 후 상처가 유착되고 피부조직에 단축이 있는 경우 등뼈 뒤굽음증(kyphosis)이 발생한다(그림 6.126). 이 사례의 경우, 복부 수술 1년 후부터 등뼈 관절에 통증이 발생한 경우이다.

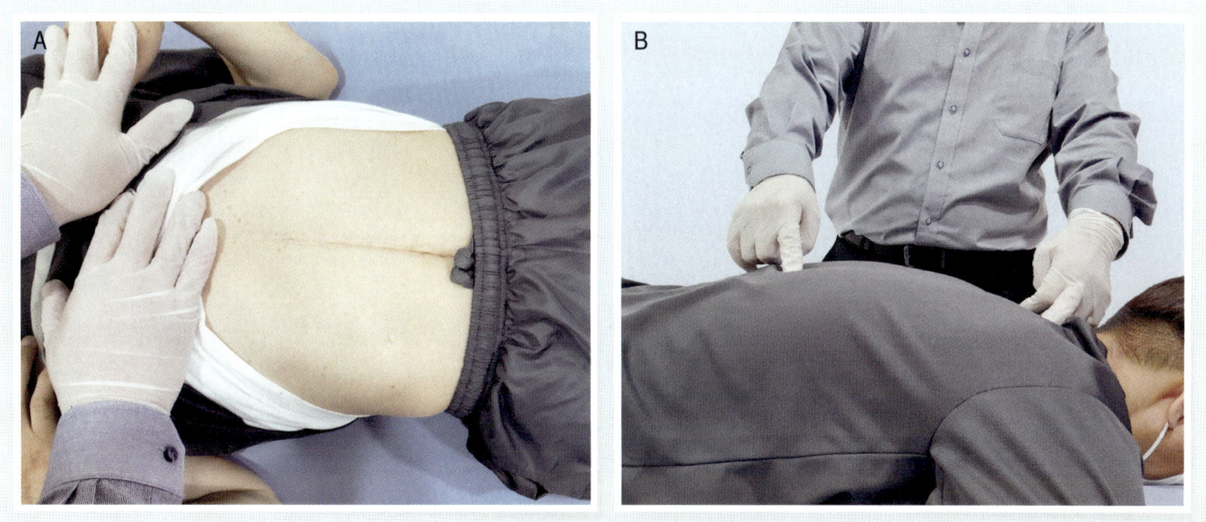

그림 6.126 복부 수술 후 흉터와 유착으로 등뼈 뒤굽음증 발생. A: 복부 흉터, B: 등뼈 뒤굽음증

복부 호흡으로 가로막을 아래로 내리면서 복부를 확장하도록 시도하지만 복부를 팽창하지 못한다(그림 6.127). 이 남성의 경우 복부, 유착과 단축을 제거하기 위한 운동을 시행한 후 등뼈 굽음증과 통증이 사라졌다.

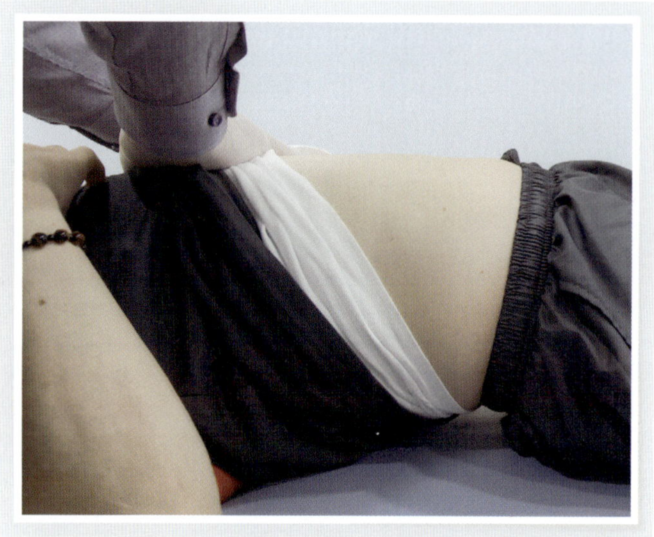

그림 6.127 유착과 연부조직 이완을 위한 운동

2) 근막과 운동손상

신체는 하나의 단위로 기능을 한다. 인체의 각각 시스템은 상호 연결되어 기능을 수행한다. 근골격계 시스템은 머리에서 발가락까지 마치 거미줄이 연결된 것처럼 근육 체인으로 연결되어 있다(그림 6.128). 이러한 연결에 중요한 역할을 하는 것이 근막이다. 근막은 결합조직으로 신체 전반을 덮고 있다. 근막은 치밀(dense)하고, 탄력적인 거미줄(elastic web)로 뼈, 기관(organ), 근육, 혈관을 연결, 분리, 지지를 해준다. 근막은 인체의 한 부분을 다른 부분과 연결해 준다. 그러므로 근막은 운동시스템에서 중요한 역할을 하며, 어느 한 부분의 제한이나 기능 이상은 다른 부위에도 생체역학적으로 영향을 미친다. 한쪽 방향의 근막이 두꺼워지고 강해지면 다른 쪽 방향은 늘어나게 된다. 근막은 또한 충격을 흡수하는 역할을 하여 넘어지거나 충격을 받았을 때 충격을 다른 부위로 분산시켜 신체의 기관을 보호해 준다. 그러나 근막이 단축되거나 팽팽해지면 근막에 긴장(tension)이 발생하고, 이러한 긴장은 압박을 증가시켜 신경, 혈관에 압박을 가하고 근육의 활동에도 영향을 미친다. 거미줄 한쪽을 당기면 다른 쪽의 모양이 변한다. 특히 근막이 거미줄처럼 연결되어 있기 때문에 한 부위의 손상이 다른 곳으로 전달된다. 우리 몸의 형태를 유지하는 것은 단단한 뼈와 관절에 의해서 유지되는 것으로 생각하지만, 실제적으로 뼈는 근육과 근막에 의해 발생하는 긴장으로 형성된 연부조직이라는 바닷물에 떠 있는 것과 같다(Key, 2018).

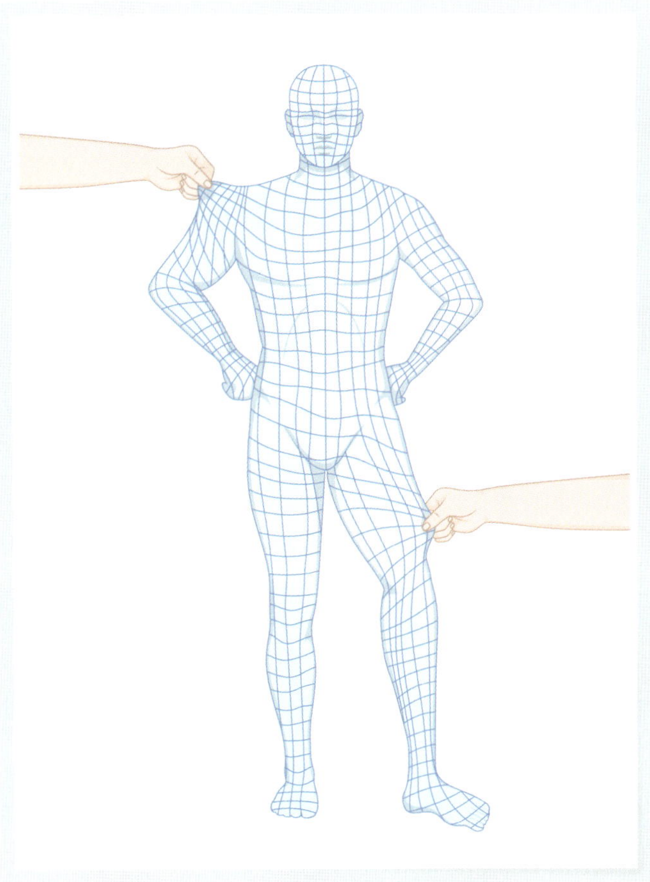

그림 6.128 거미줄처럼 연결된 근막

한 부위에 손상이 발생하면 인체의 다른 부위에 통증이나 만성적인 문제를 유발할 수 있다. 신체의 한 부분이 약하거나 손상을 받으면 균형을 맞추기 위해 전체 시스템에서 반응한다. 이러한 이유 때문에 증상이 있는 곳에 증상을 치료하는 것보다 그 원인을 찾는 것이 핵심이다. 통증을 느끼는 부위가 근원(source)이 아니라 근막이 단축되거나 긴장, 신장된 다른 부위에 근원이 있을 수 있다. 따라서 인체의 움직임은 국소적인 접근보다 몸 전체(whole body)를 평가하고 문제를 찾아 해결하는 전체적 접근법(holistic approach)이 필요하다(Key, 2018).

어떤 부위의 제한은 긴장선(tension line)을 따라 다른 곳으로 전달된다. 그림 6.129에서처럼 엉덩관절을 굽혔을 때는 정강뼈와 발이 정면을 보고 있지만 엉덩관절을 펴면서 모음시키면 정강뼈의 가쪽돌림이 발생하고 발이 가쪽으로 돌아간다. 이러한 원인은 엉덩정강근 띠(iliotibial band)와 근막을 따라 긴장이 정강뼈에 전달되어 발생하는 것이다.

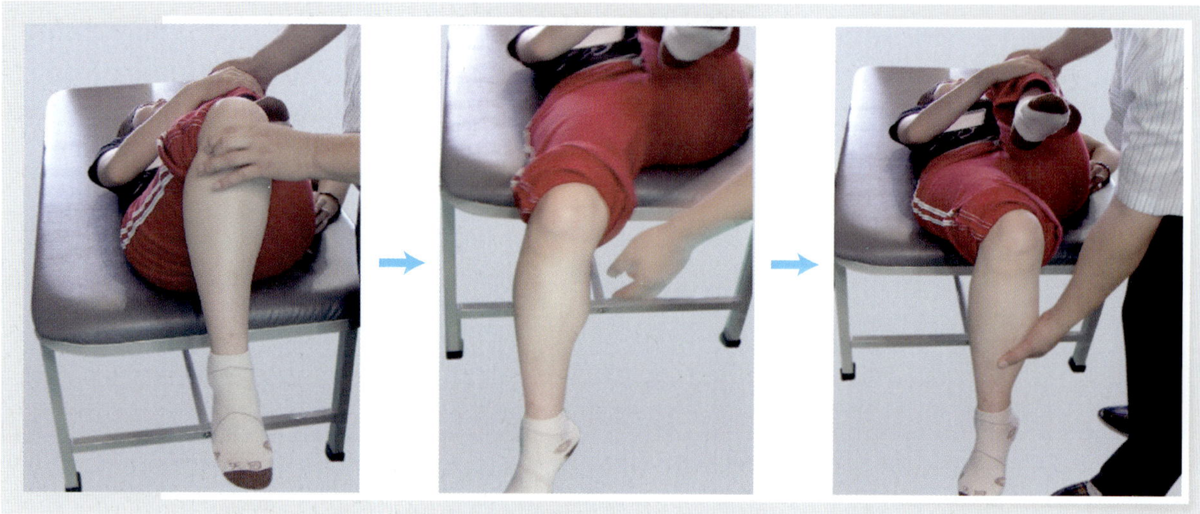

그림 6.129 **엉덩정강근 띠 단축 검사의 시작 자세와 종료 자세에서 발의 위치.** 발이 서서히 가쪽으로 회전이 발생함

해부학적으로 근육은 분리되어 있는 것 같지만, 사실 근육은 서로 체인을 이루며 근막을 통해 연결되어 있다. 근막 네트워크(fascial network)은 직 · 간접적으로 근육 힘 전달을 통해 긴장이 유지된다(Turinna et al., 2013). 근 섬유는 종(longitudinal)으로, 수평(transverse), 사선(oblique)으로 배열되어 있고 뼈와 근막에 부착되어 있다. 그로 인하여 근육 수축 힘은 다양한 방향으로 퍼지며, 생성된 힘은 직접 힘줄로 전달하여 뼈를 움직이기도 하고, 동시에 30~40%는 근육 밖의 결합 조직으로 전달된다(Huijing & Bann, 2003; Key, 2018). 근육이 직접 뼈에 붙는 경우는 없고 대부분 근막을 통해서 뼈에 부착되며, 근막은 뼈를 가로질러 연결된다.

예를 들어, 머리널판근(splenius capitis)과 목널판근(splenius cervicis)은 반대쪽 마름근과 연결되어 있고, 마름근은 앞톱니근과 연결되어 있다. 앞톱니근은 앞쪽 배바깥빗근(external abdominal oblique)과 연결되어 있고, 배바깥빗근은 배곧은근 그리고 배근막(abdominal fascia)과 연결되어 있다. 배곧은근과 배근막은 배속빗근(internal abdominal oblique)에 연결되며, 이 근육은 엉덩뼈능선과 위앞엉덩뼈가시(anterior superior iliac spine)에 부착되어 있다(Myers, 2009)(그림 6.130). 이렇게 연결된 근막 체인 중 어떤 한 부분에 단축이 있거나 긴장이 증가하면 다른 부위의 근막 신장에 영향을 미칠 수 있다. 예를 들어, 왼쪽 마름근과 근막에 단축이 있다면 머리널판근, 목널판근 근막의 긴장이 증가되어 머리를 굽힘하고 왼쪽으로 회전하는 동작에 제한이 발생할 수 있다. 이처럼 근막은 서로 연결되어 있기 때문에, 특히 회전 운동이 인체 전반에서 발생하는 동작에 문제가 있는 경우 하나의 근육의 길이보다는 전체 근막선(fascial line)에 있는 근육 전체의 근막의 긴장 상태를 평가해야 한다.

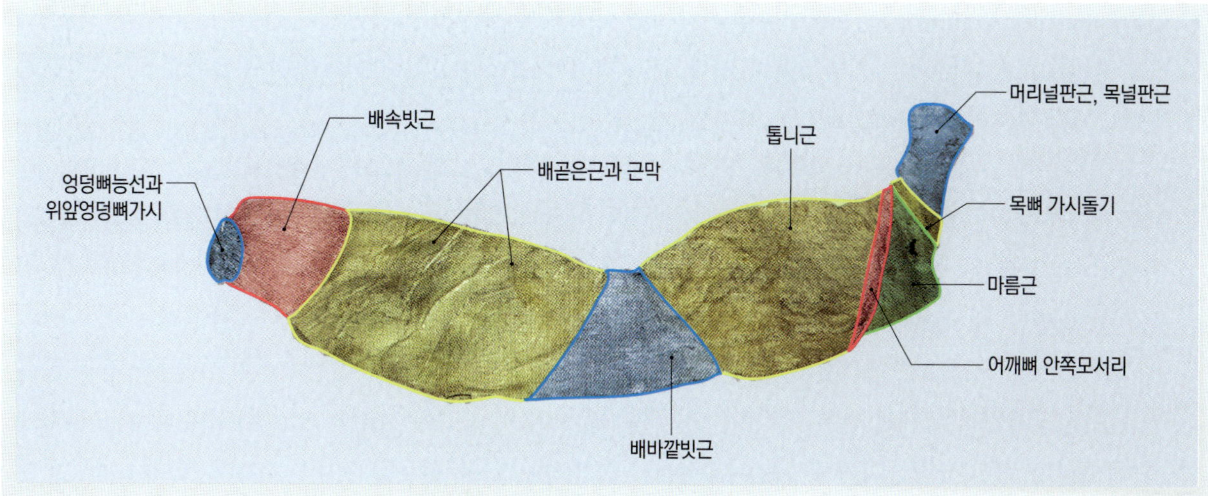

그림 6.130 근막으로 연결된 근육

근막은 관절가동범위에도 영향을 미치기 때문에 관절의 가동을 측정할 때 인접한 관절의 위치도 고려해야 한다. 그림 6.131을 보면, 오른쪽 머리널판근, 목널판근은 왼쪽 마름근과 앞톱니근으로 근막이 연결되어 있다. 왼쪽 어깨뼈를 내밈(protraction)과 내림(depression)시키면 마름근의 근막에 긴장이 증가하여 오른쪽 널판근에 전달되어 머리를 굽히고 왼쪽으로 회전할 때 운동이 제한될 수 있다. 반대로 어깨뼈를 뒤당김

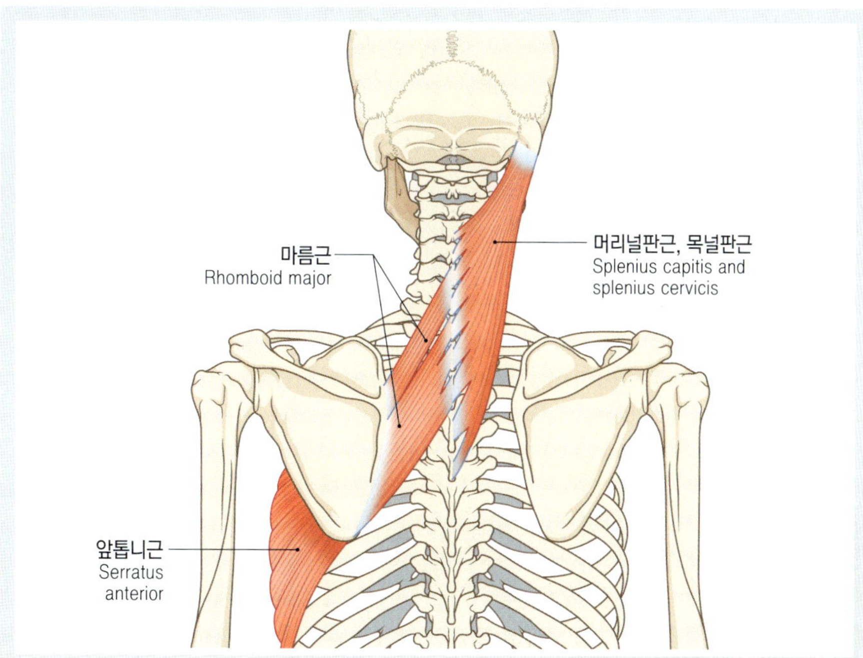

그림 6.131 목널판근, 마름근, 앞톱니근은 근막으로 연결됨

(retraction)과 올림시키면, 널판근으로 전달되는 근막의 긴장이 감소되어 머리를 굽힘과 왼쪽으로 회전하는 것이 쉬워질 것이다. 이러한 측면에서 머리 굽힘 및 회전 검사 시 어깨뼈의 위치가 영향을 미치기 때문에 평가나 근막 이완 시 어깨뼈의 위치를 고려해야만 한다.

근막은 근육 신장 운동 시 척추를 고정 또는 안정화시키는 데 유용하게 활용될 수 있다. 그림 6.132는 왼쪽 널판근에 단축이 있고 목뼈의 굽힘과 오른쪽 회전에 제한이 있는 사람으로, 머리를 오른쪽 회전할 때 목뼈에서의 제한된 회전을 위쪽 등뼈에서 보상하는 경우가 발생한다. 이러한 사람의 경우, 머리를 굽힘 및 오른쪽 회전할 때 목널판근이 부착하고 있는 C7~T4 등뼈에서 통증이 발생한다. 검사자가 C7~T4의 가시돌기를 손으로 고정하고 머리를 굽힘 및 회전시키면 가동범위가 현저하게 감소한다. 이러한 경우 왼쪽 목널판근을 신장시키기 위해서 반복적으로 목을 굽힘 및 오른쪽 회전을 시키면 C7~T4 수준의 가시돌기에 반복적인 오른쪽 회전이 발생하여 이 척추 분절에 과운동성이 더욱 심해질 것이다. 이때 가시돌기의 오른쪽 회전을 최소화하기 위해 오른쪽 어깨뼈를 내밈과 내림시켜 고정하고, 치료사가 손가락으로 C7~T4 척추 가시돌기를 중립에 고정시킨 상태에서 왼쪽 목널판근을 신장시킬 수 있을 것이다.

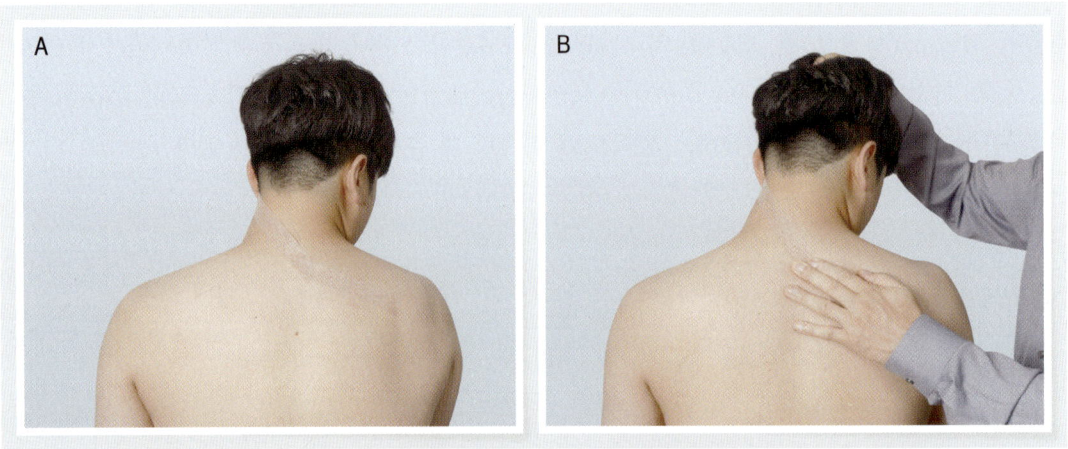

그림 6.132 목관절을 굽힘 오른쪽 회전 시 목널판근을 통해 긴장이 C7~T4에 전달됨.
A: 목 굽힘 오른쪽 회전 시 C7~T4 부위에 통증 발생, B: 목널판근 신장 운동 시 C7~T4 가시돌기 고정

큰 동작이 필요한 스포츠 또는 무용, 체조를 하는 선수들의 부상의 원인과 치료를 위해서는 근막을 반드시 고려해야 한다. 그림 6.133은 창던지기 선수의 사례이다. 창던지기는 몸통의 회전과 어깨뼈의 뒤당김, 어깨관절의 벌림이 함께 발생하는 동작이다. 이 동작을 위해서는 왼쪽의 배속빗근, 배곧은근, 배근막, 오른쪽 배바깥빗근이 체인으로 연결되는 앞쪽 회전선(frontal spiral line)의 근막이 잘 늘어나야 몸통의 회전이 충분히 발생한다. 또한 앞쪽 기능선(anterior functional line)과 표층 앞쪽 팔선(superficial front arm line)의 큰가슴근과 깊은 앞팔선근막경선인 작은가슴근, 부리위팔근(coracobrachialis)의 근막이 유연해야 한다(Muscoline, 2019).

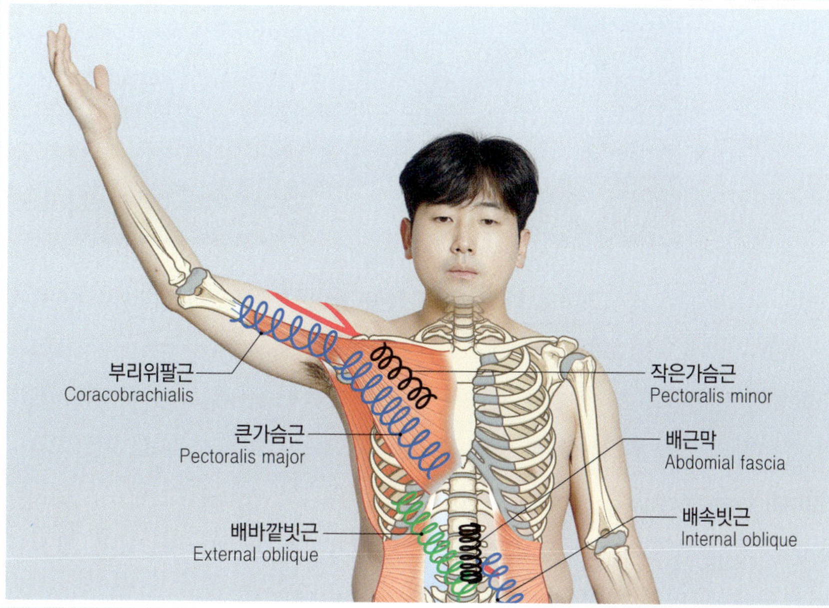

그림 6.133 창던지기 자세 시 근막의 연결

이러한 체인 중 한 요소의 근막에 단축이 있게 되면 전체 근막선 중 어느 취약한 부분에 문제가 발생한다. 그림 6.134A의 창던지기 선수는 창을 던지기 위한 어프로치 3단계(approach 3 step)자세에서 어깨관절 뒤쪽에 통증이 발생하였다. 창을 던지는 동작을 분석해 보니 몸통의 회전이 다른 선수에 비해 적게 발생하였다. 그림 6.134B는 충분한 몸통 회전이 있는 정상적인 창던지기 어프로치 3단계이다. 몸통 회전이 적은 이유는 앞쪽 회전선의 근육 단축과 근막이 유연하지 못해 발생하였고, 몸통에서 발생하는 회전 부족을 어깨관절에서 과도하게 보상하여 수평벌림(horizontal abduction)이 과도하게 증가하였다(그림 6.135).

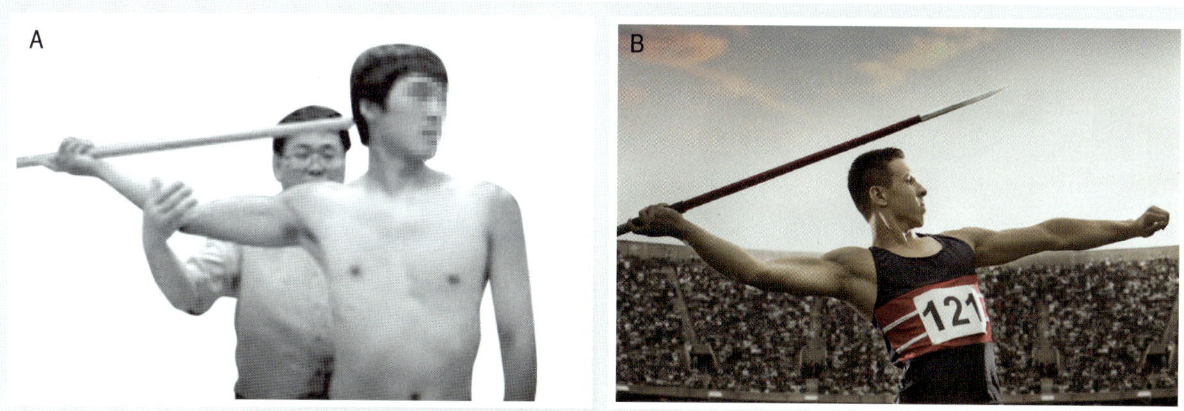

그림 6.134 A: 몸통 회전이 적은 어프로치 3단계 자세, B: 몸통 회전이 잘 일어나는 정상적인 어프로치 3단계 자세

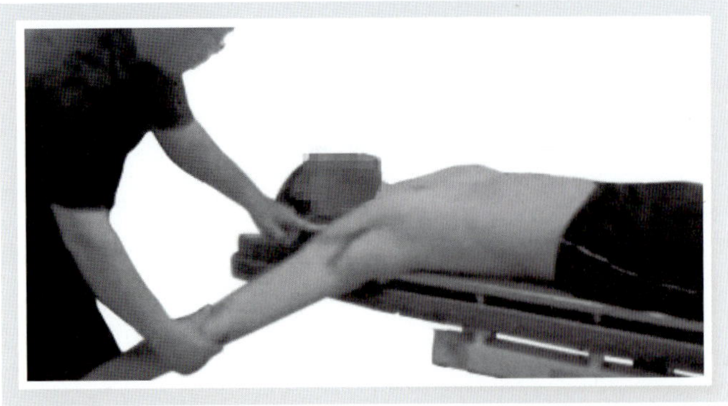

그림 6.135 과도하게 늘어난 어깨관절 앞쪽 조직

이와 같은 잘못된 어프로치 3단계 동작으로 연습을 반복한 결과 그림 6.135처럼 어깨관절 앞쪽 관절주머니와 근육이 과신장되면서 위팔뼈머리가 앞쪽으로 과도하게 미끄러지고, 어프로치 3단계 동작 시 어깨관절 뒤쪽에 충돌(impingement)이 발생한 것이다. 이를 해결하기 위해 그림 6.136처럼 몸통 근막을 늘리고 몸통 회전을 증가시켜 창던지기 자세를 교정한 결과, 교정운동 전에 비해 몸통 회전이 증가하였고, 어깨 뒤쪽 통증도 없어졌으며, 창던지기 기록도 향상되었다(그림 6.137).

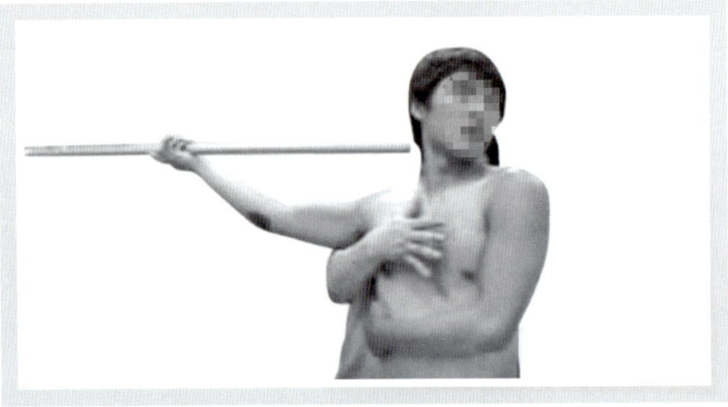

그림 6.136 몸통 회전을 이용한 창던지기 방법 교정

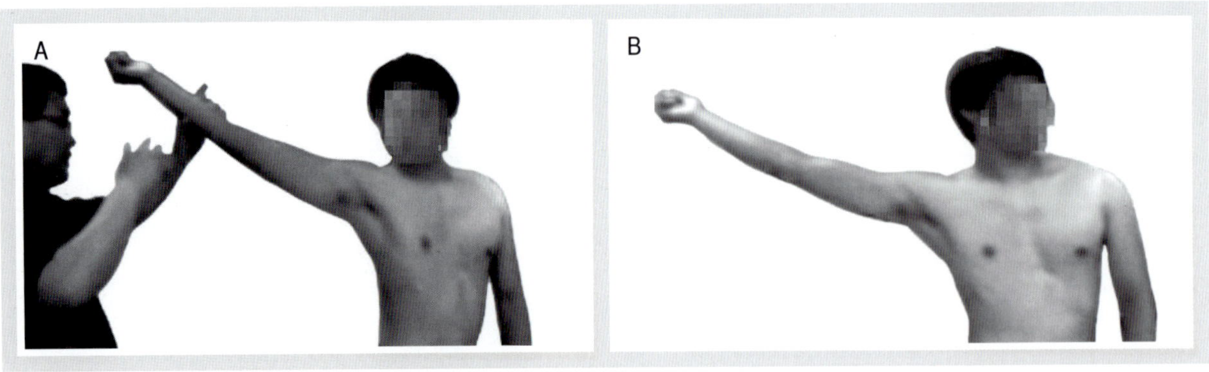

그림 6.137 A: 몸통 회전을 위한 근막 이완 전, B: 근막 이완 후 몸통 회전 증가

작은가슴근과 부리위팔근은 부리돌기(coracoid process)에 부착되어 근막으로 연결되어 있지만 어깨관절의 자세에 따라 두 근육의 근막이 서로 영향을 주기도 하고, 영향을 주지 않을 수도 있다. 어깨관절이 모음된 상태에서는 근육의 배열 방향이 다르기 때문에 기능적/생체역학적으로 서로 영향을 주지 않는다(그림 6.138A). 그러나 창던지기, 철봉에 매달리는 운동 시에는 근육의 배열 방향이 서로 일치하기 때문에 근막의 긴장이 서로 영향을 미친다(그림 6.138B).

그림 6.139는 앞쪽 회전선의 근막의 유연성을 검사하는 것이다. 오른쪽보다 왼쪽 앞쪽 회전선 근막에 제한이 있다.

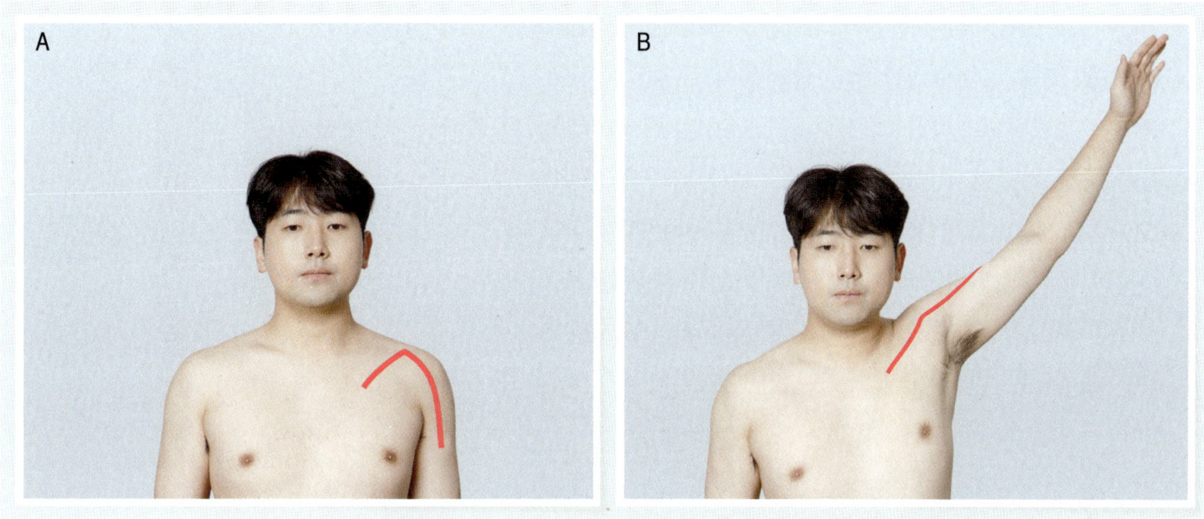

그림 6.138 자세에 따른 작은가슴근과 부리위팔근은 부리돌기근육의 근막 작용
A: 작은가슴근과 부리위팔근의 방향이 일치하지 않음, B: 작은가슴근과 부리위팔근의 방향이 일치함

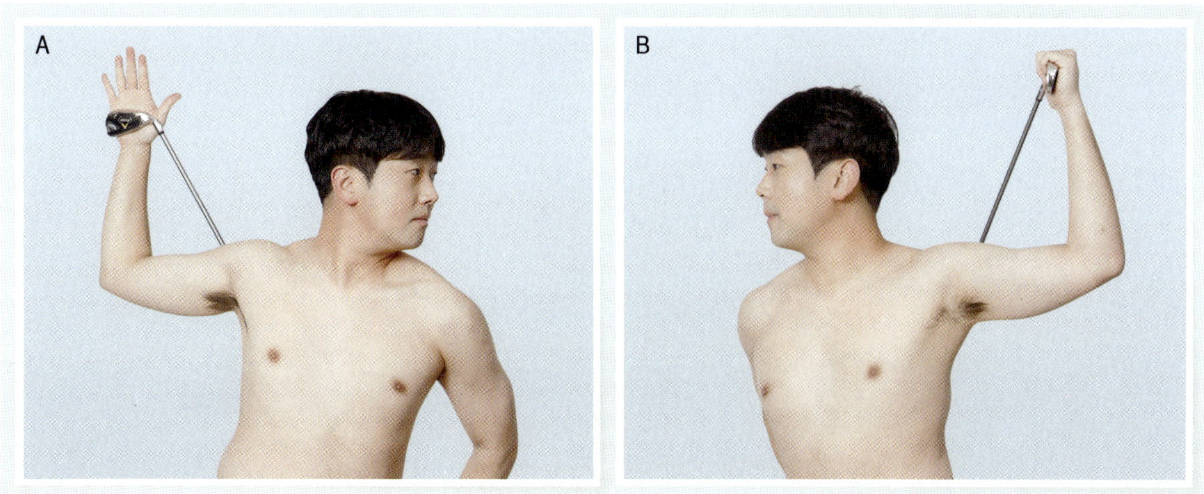

그림 6.139 앞쪽 회전선 근막 유연성 검사. A: 정상적인 근막, B: 근막의 제한으로 회전 제한

근막은 서로 연결되어 상호작용을 한다. 예를 들어, 엉치엉덩관절(sacroiliac joint)은 어떤 하나의 근육에 의해 안정성이 유지되기보다는 엉치엉덩관절에 있는 엉덩허리뼈인대(iliolumbar ligament), 엉치엉덩인대(sacroiliac ligament), 엉치결절인대(sacrotuberous ligament), 엉치척추인대(sacrospinous ligament) 그리고 이들 인대와 등허리근막(thoracolumbar fascia)으로 연결된 다양한 근육들[뒤넙다리근, 큰볼기근, 골반밑근(pelvic floor), 뭇갈래근, 배가로근, 척추세움근, 넓은등근]에 의해 엉치엉덩관절의 안정성이 유지된다(Lee, 2004). 넓은등근, 등허리근막(lumbodorsal fascia), 엉치뼈, 큰볼기근이 기능선(functional line)으로 연결된다(Myers, 2009)(그림 6.140). 이 기능선의 균형이 맞지 않으면 폼롤러에 엎드려 왼쪽 팔과 오른쪽 다리를 들고 균형을 유지할 수 없을 것이다(그림 6.141). 이처럼 연결된 근막선은 여러 개의 근육이 연결된 연쇄적인 역할을 하기 때문에 운동손상 평가 시에 고려해야 한다.

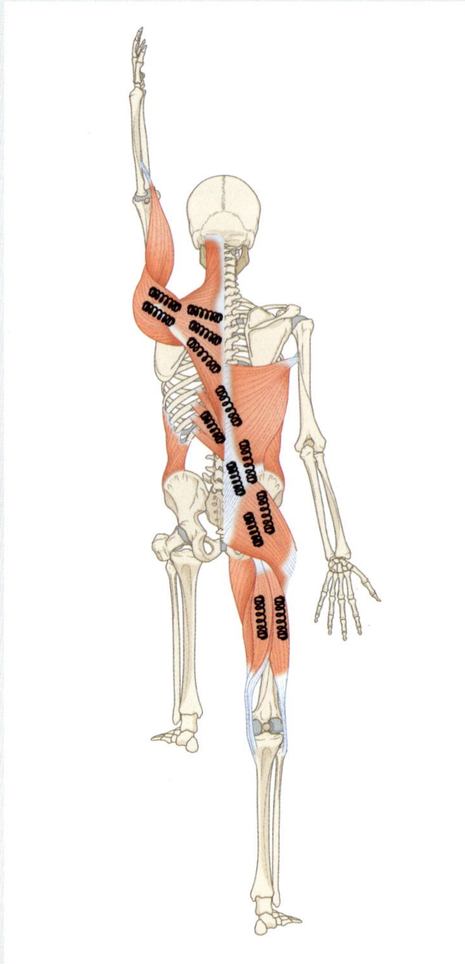

그림 6.140 근막의 뒤쪽 사선 방향 기능선

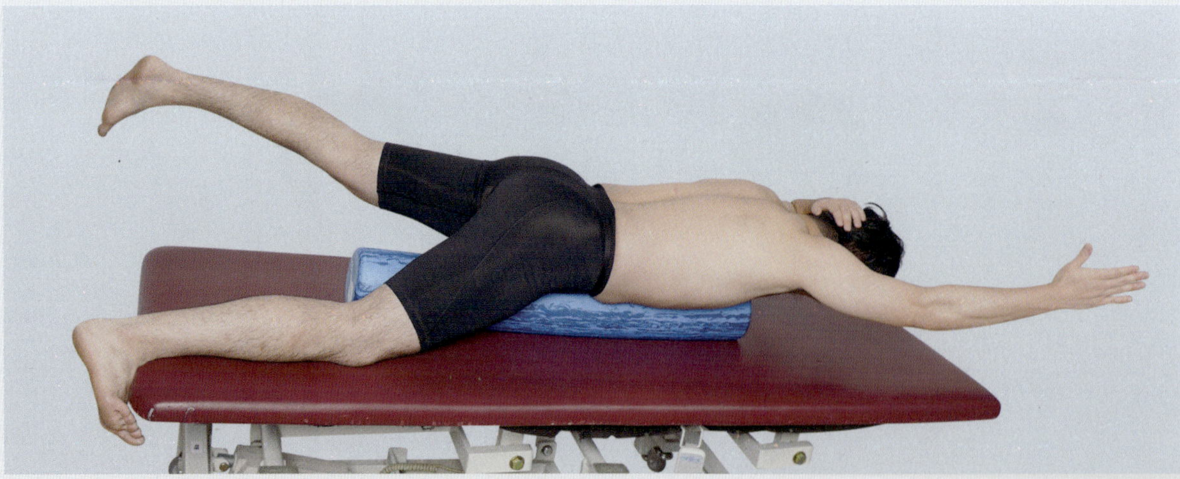

그림 6.141 폼롤러에서 대각선으로 팔 · 다리 들기 검사

3) 근막과 KEMA 접근법의 연관성

대부분의 기능해부학 교재에서는 한 관절에 작용하는 근육의 단순한 동심성 수축 기능에만 초점을 두고 있다. 그러나 근육은 동심성 수축 기능뿐만 아니라 편심성 수축, 먼쪽 부위가 고정되었을 때 몸쪽 부위를 움직이는 작용, 편심성 길항근(eccentric antagonist) 작용, 등척성 안정화 작용 그리고 근막선에 따른 힘의 저장, 분산, 전달 등 다양한 역할을 한다(Muscolino, 2019). 근육을 감싸고 있는 근막의 기능장애는 다양한 운동손상을 유발한다. 특히 운동 범위가 큰 동작을 할 때 근막은 운동 수행에 많은 영향을 미친다.

골프 백스윙 시 앞쪽 회전선의 근막의 유연성은 매우 중요하다(그림 6.142). KEMA 접근법에서는 이러한 근육과 근막의 다양한 기능을 평가하여 운동손상의 원인을 찾고 운동손상 교정에 활용하는 방법을 제공한다.

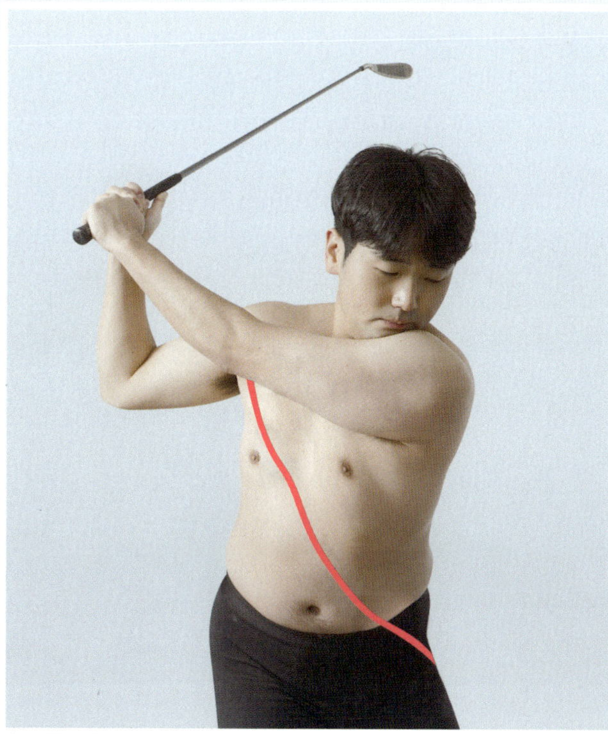

그림 6.142 골프 스윙 동작 시 앞쪽 회전선 근막

7 신경수막, 신경역동성과 운동손상

척수와 뇌조직을 감싸고 있는 수막 중 가장 바깥에 있는 것이 경막(dura mater)이다. 또한 신경속막(endoneurium), 신경주막(perineurium), 신경상막(epineurium), 신경중간막(mesoneurium)이 말초신경을 감싸고 이 막들은 대부분 콜라젠(collagen)과 엘라스틴(elastin)으로 구성된 결합 조직이다. 이러한 신경수막이나 말초신경을 감싸고 있는 신경막의 운동성은 인체 운동에 영향을 미친다. 이들 신경막은 말초부터 뇌까지 기계적으로 연결되어 있다. 즉, 말초에 기계적 인장 스트레스(mechanical tensile stress)를 주면 이 스트레스는 뇌까지 전달된다. 이러한 신경막은 신경조직을 보호하고, 척추나 사지의 움직임에 맞게 길이가 변하고, 주위조직으로부터 압박이나 신경이 지나가는 터널에서의 압박을 최소화하기 위해 신경은 미끄러짐이 발생한다. 그러나 신경수막(neuromeningeal)과 말초신경막의 운동성이 감소하게 되면 척추나 사지 운동에 제한을 가져온다. 그림 6.143에서처럼 다리를 유연하게 굽히기 위해서는 근육의 길이와 더불어 궁둥신경(sciatic nerve)의 길이도 늘어나야 가능하다.

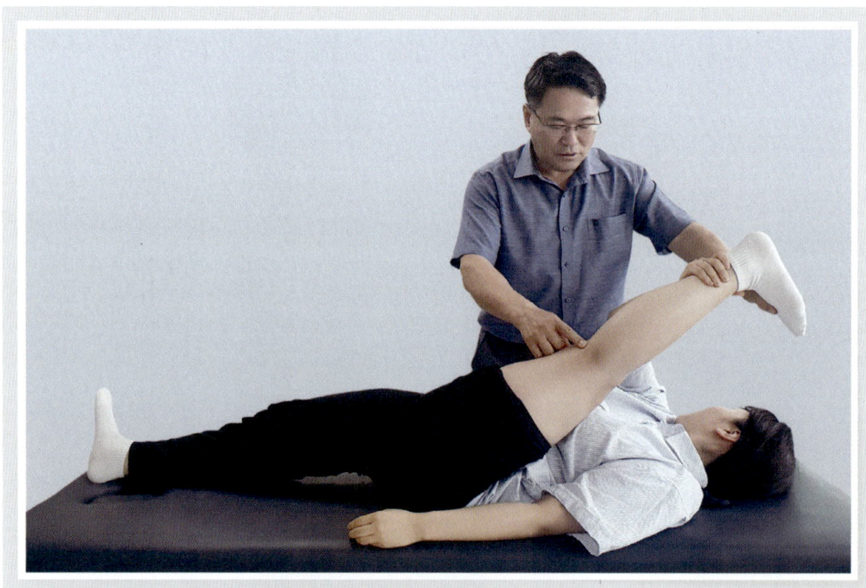

그림 6.143 궁둥신경의 길이 검사

대부분의 말초신경은 척추와 연결되어 있기 때문에 말초신경의 긴장은 척추에 전달될 수 있다. 그림 6.144는 시체(cadaver)에서 정중신경 긴장 검사 자세에서 정중신경의 긴장이 얼마나 되는지 확인한 것으로, 핀셋으로 당겨도 신경은 늘어나지 않고 목으로 스트레스가 전달된다. 그림 6.145처럼 머리를 슬링으로 지지한 상태에서 정중신경의 신경역동성(neurodynamic) 검사를 실시하자 목뼈에서 우측으로 21°의 가쪽굽힘이 발생하였다(그림 6.145). 이것은 정중신경의 긴장(tension)이 팔신경얼기(brachial plexus)에 전달된

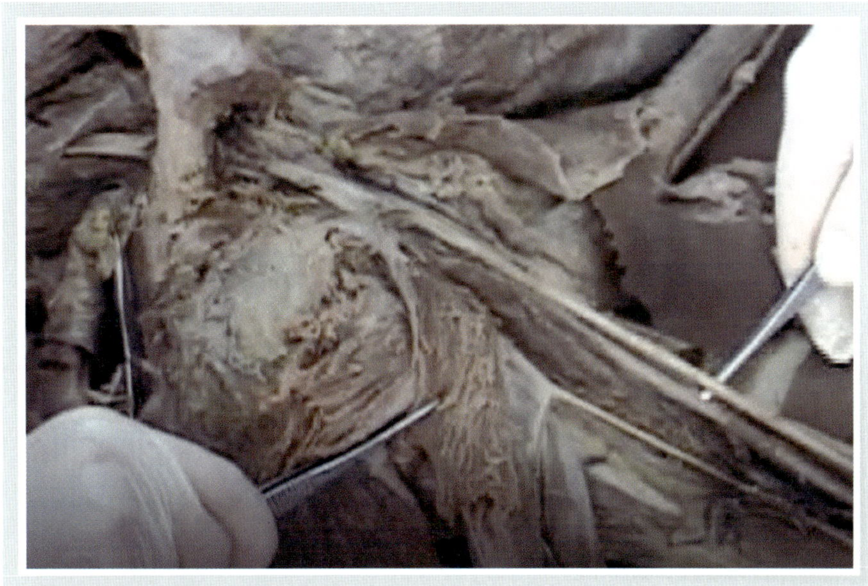

그림 6.144 시체에서 정중신경 긴장 검사 자세로 고정한 후 핀셋으로 신경을 당길 때의 정중신경 긴장이 목뼈로 전달됨

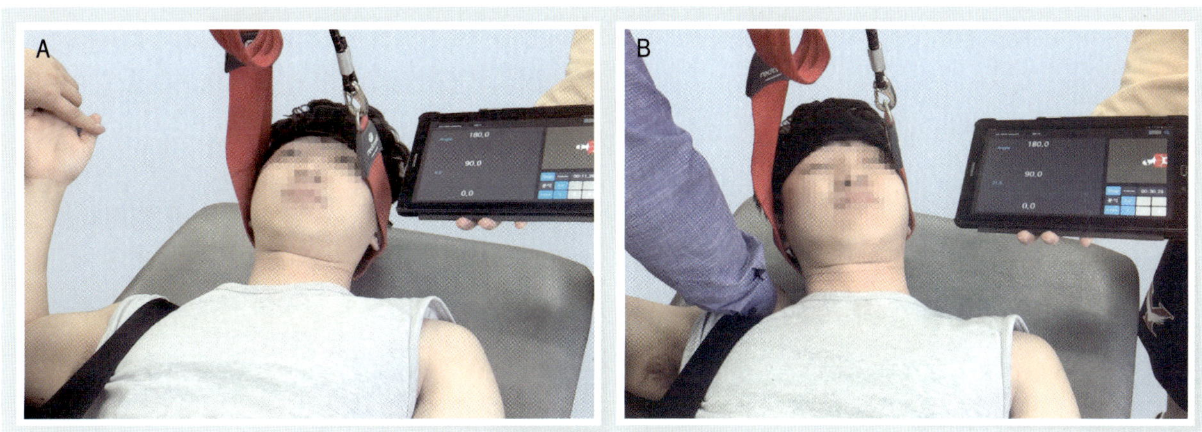

그림 6.145 정중신경 역동성 검사 시 목뼈에서 발생하는 가쪽굽힘 운동.
A: 검사 시작 자세, B: 목뼈가 오른쪽으로 21° 가쪽굽힘 발생

뒤 다시 목뼈에 전달된 것이다.

경막에 문제가 있는지 알아보기 위한 검사로 자주 사용되는 것이 SLUMP 검사이다. 그림 6.146A처럼 척추와 목뼈를 굽힌 자세에서 무릎을 펼 때와 목뼈를 그림 6.146B처럼 펴고 무릎을 폄할 때 폄 각도에 차이가 있는지 비교하는 것이다. 그림 6.146A의 자세에서 무릎이 펴지지 않고 신경에 긴장과 통증이 증가하고, 그림 6.146B의 자세에서는 무릎이 잘 펴지고 신경증상이 감소된다면 SLUMP 검사에서 양성이다. 그림 6.147처럼 양쪽 무릎을 펴는 것을 동시에 실시할 수도 있다.

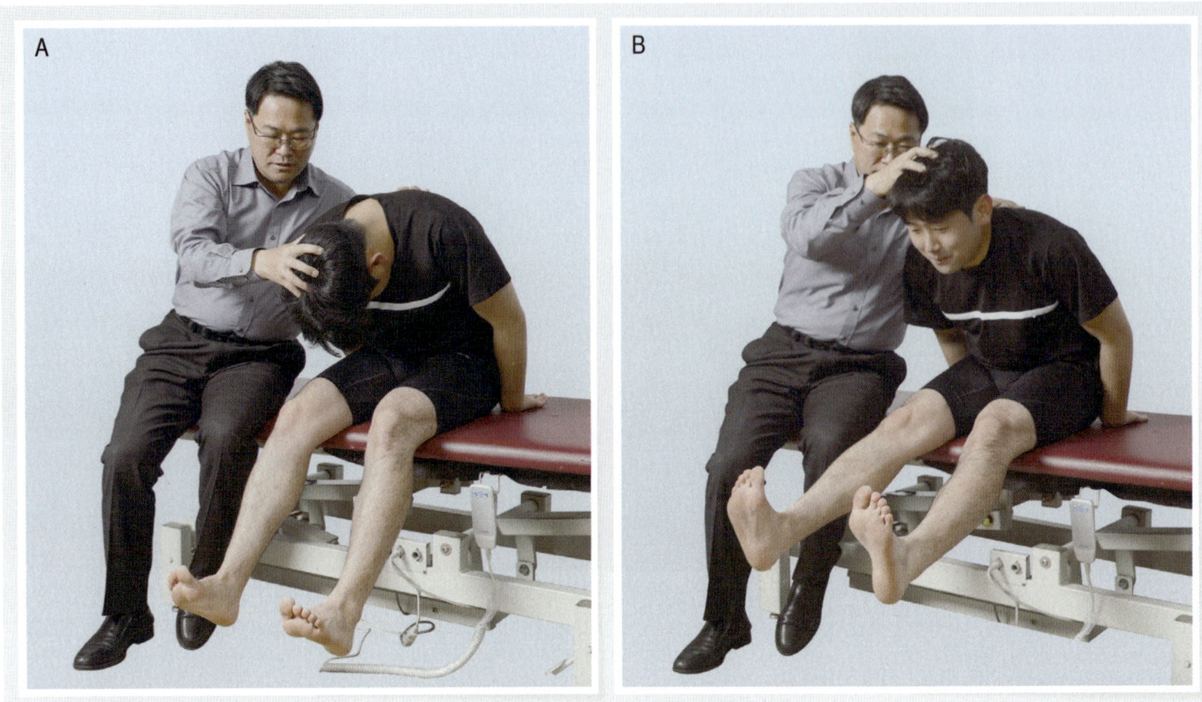

그림 6.146 SLUMP 검사. A: 목뼈 굽힘 자세에서 무릎관절 폄 각도, B: 목뼈 폄 자세에서 무릎관절 폄 각도 비교

그림 6.146의 남성은 목 통증, 두통, 허리 통증으로 다양한 약물 및 주사 치료를 2년간 실시했지만 증상의 호전이 없고 점점 심각해지고 있었다. 목뼈를 굽히는 SLUMP 검사 자세에서 무릎을 펴지 못하고(그림 6.148), 척추 경막의 긴장에 의한 경막 통증(dural pain) 증상이 나타났다. 머리를 들어 목뼈를 편 자세에서는 무릎이 펴지고 경막 통증 증상이 감소하였다. 누운 자세에서도 목뼈를 굽히면 무릎을 펴지 못하고 목뼈를 펴면 무릎을 펼 수 있었다(그림 6.149). 이와 같은 현상은 근육의 단축, 근력, 관절의 문제 때문에 발생하는 것이 아니라, 뇌수막(neuromeningeal)의 문제이기 때문에 평가 시 고려해야 한다. 그림 6.150의 남성은 신경수막에 대한 가동성을 높이기 위한 신경가동화(nerve mobilization) 운동을 2개월 실시한 후 목뼈를 굽혀도 SLUMP 검사에서 정상적인 반응을 보였고, 목 통증과 허리 통증이 없어져 정상적인 생활을 할 수 있었다.

또한 말초신경은 인접 조직이 압박을 받지 않도록 서로 미끄러짐이 발생해야 하고, 관절의 가동범위에 따라 길이가 늘어나고 줄어드는 역할을 할 수 있어야만 한다. 만약 신경이 통과하는 터널이 좁아지거나, 근육이나 근막의 단축으로 신경이 압박을 받게 되면 정상적인 운동이 발생하지 않고 신경이 압박되는 증상이 발생한다. KEMA 접근법에서는 신경수막 또는 말초신경의 역동성에 문제가 있는지 평가하고 신경 가동성에 문제가 발생하면 그 원인을 찾아 근본적인 원인을 해결하는 방법을 제공해 준다.

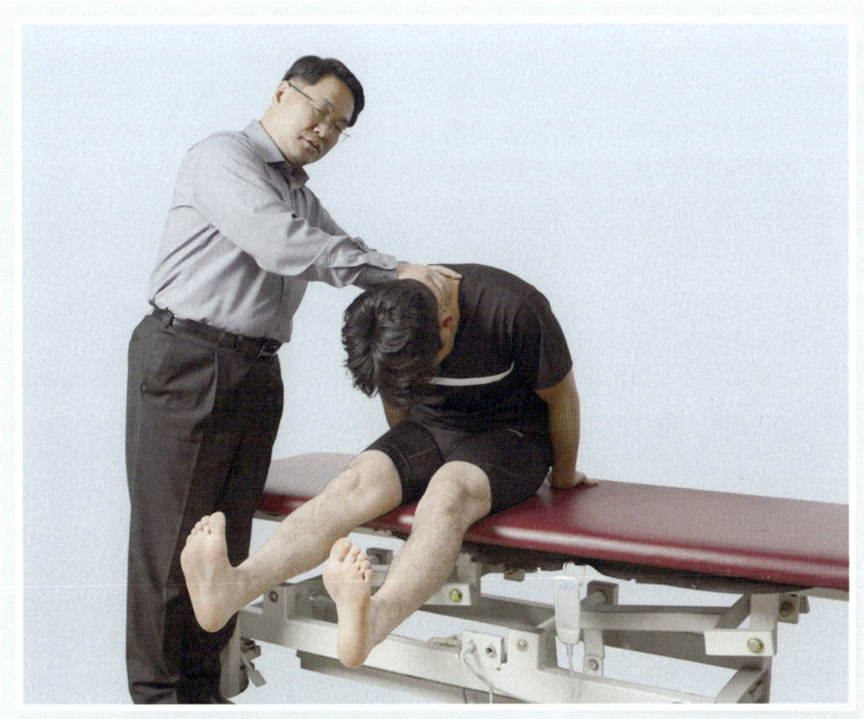

그림 6.147 양쪽을 동시에 검사하는 SLUMP 검사

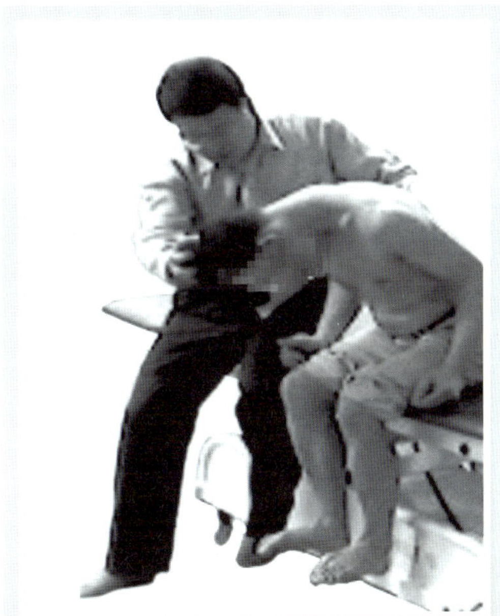

그림 6.148 SLUMP 검사 시 무릎관절 폄이 제한됨

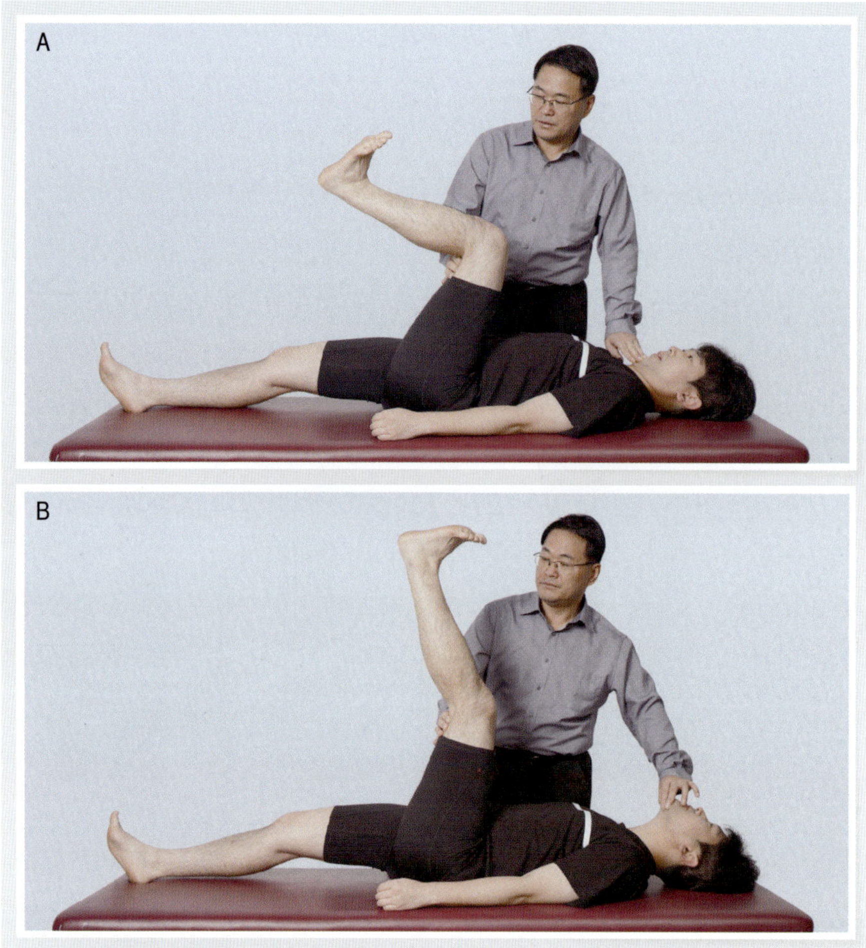

그림 6.149 A: 누운 자세에서 턱을 아래로 누른 상태에서 무릎관절 폄 각도-무릎을 펴지 못함, B: 턱을 들어 목을 편 상태에서 무릎관절 폄 각도-무릎 폄 각도 증가

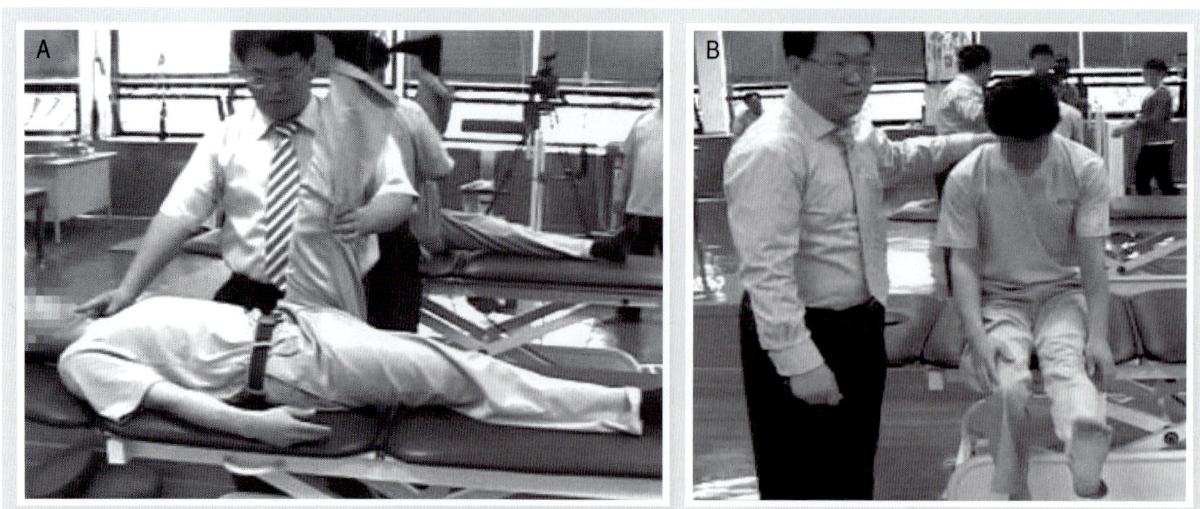

그림 6.150 신경가동화 운동 후 통증과 무릎 폄 각도 정상으로 회복. A: 누운 자세에서 목을 구부려도 무릎관절을 정상적으로 펼 수 있음, B: 앉은 자세에서 척추와 목을 구부린 자세에서도 무릎을 완전히 펼 수 있음

8 활동과 참여, 일과 운동손상

인간이 참여하는 모든 활동(activity)은 운동 시스템과 관련된 모든 요소(근육 뼈대, 신경, 심혈관, 호흡, 자세, 관절 시스템, 연부조직, 통증 및 질병)에 영향을 미친다. 개개인의 신체적 내성(tolerance)에 따라 어떤 활동은 건강에 도움을 주고 어떤 활동은 건강을 악화시킨다. 근골격계 시스템과 관련한 활동 중 반복이 지속되는 활동이 근골격계 시스템에 도움이 되는지 아니면 부정적인 영향을 미치는지 체계적으로 평가하여 필요에 따라 조정 또는 수정(modification)이 필요하다. 이러한 수정은 인체의 기능을 조정하는 방법이 있고, 환경을 수정하는 방법이 있다. 작업환경을 인체공학적으로 완벽하게 설계하였다 하여도, 신체의 기능이 뒷받침되지 않으면 무용지물이 될 수 있다. 반대로 아무리 인체의 기능을 극대화한다고 하여도 인간의 신체가 감당할 수 없을 정도의 환경이라면 근골격계 통증을 피할 수 없게 된다. 어떤 특수한 작업환경은 수정이 불가능할 수도 있다. 이러한 경우에는 인간의 신체능력을 극대화하는 전략이 필요할 때도 있다. 어깨나 허리에 통증이 있는 경우 일반적인 유연성 운동이나 근력 운동을 교육할 때 개개인이 종사하는 반복적이고 지속적인 작업이나 활동을 반드시 고려해야만 한다.

1) 활동, 작업 맞춤형 운동

예를 들어, 위등세모근에 근막동통 증후군이 있는 사람에게 일반적으로 위등세모근 스트레칭을 교육한다. 무거운 물건을 나르는 작업으로 어깨뼈가 아래쪽돌림되어 위등세모근이 늘어나 근 좌상을 받은 사람에게 (그림 6.151A) 위등세모근을 스트레칭하는 운동을 하는 것은 증상을 더욱 악화시킬 것이다(그림 6.151B).

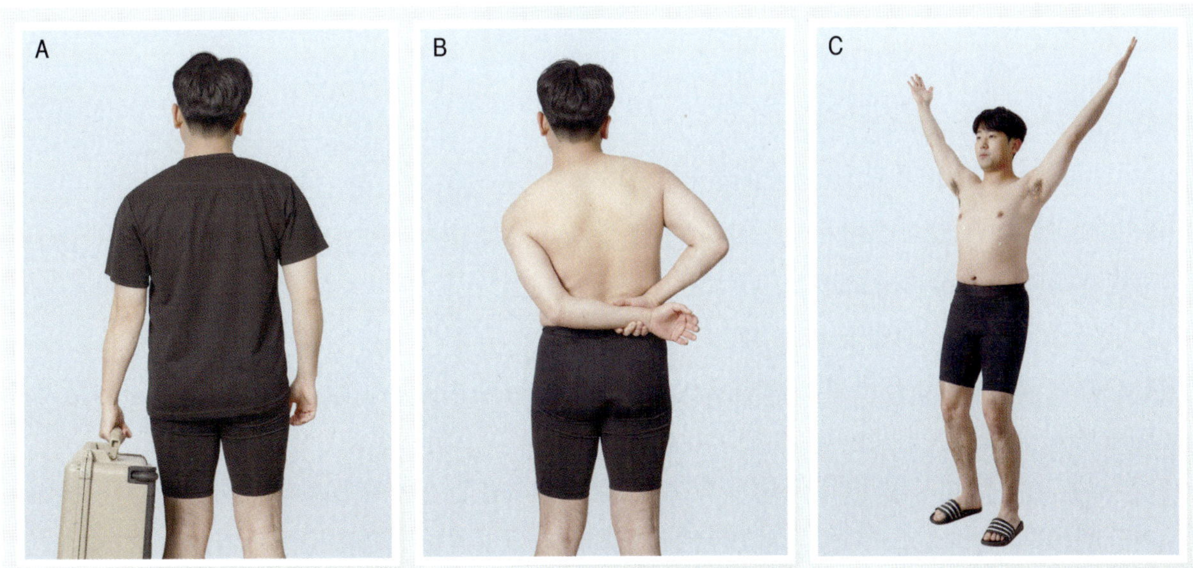

그림 6.151 A: 무거운 가방을 들어서 발생한 어깨뼈 아래쪽돌림, B: 증상을 악화시키는 어깨뼈 아래쪽돌림 운동, C: 증상을 호전시키는 어깨뼈 위쪽돌림 운동

벽에 붙어서 어깨뼈를 위쪽돌림시키는 운동이 필요할 것이다(그림 6.151C).

작업하는 동작을 자세히 평가하는 것은 운동손상에 대한 많은 정보를 제공한다. 그림 6.152는 작업을 할 때 지속적으로 어깨 통증과 어깨뼈 사이에 통증이 발생하는 사람의 사례이다. 작업할 때 조절 손잡이가 너무 돌출되어 손잡이를 잡기 위해 어깨뼈를 뒤당김시킨 자세로 장기간 작업을 하였다(그림 6.152A). 이러한 자세가 지속되면 중간등세모근과 마름근이 지속적으로 수축하여 통증과 단축이 발생하며 앞톱니근은 늘어나게 된다. 이런 사람에게 어깨뼈를 뒤로 젖히는 운동은 오히려 증상을 악화시킨다(그림 6.152B). 이러한 작업자세를 교정하기 위해 손잡이 위치를 앞쪽으로 옮기고 앞톱니근 근력 증진 운동으로 어깨뼈의 내밈 운동이 필요할 것이다(그림 6.152C).

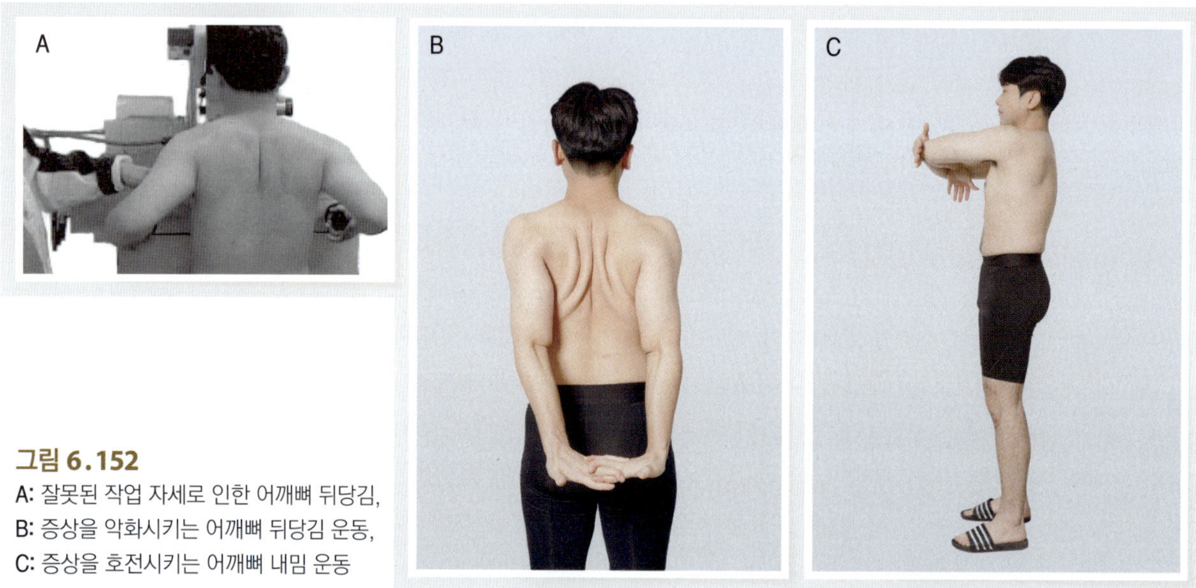

그림 6.152
A: 잘못된 작업 자세로 인한 어깨뼈 뒤당김,
B: 증상을 악화시키는 어깨뼈 뒤당김 운동,
C: 증상을 호전시키는 어깨뼈 내밈 운동

그림 6.153A처럼 작업 시 목뼈 굽힘 자세를 지속적으로 유지해 앞쪽 근육은 단축되고 뒤쪽 근육은 늘어난 사람에게 목을 앞으로 당기는 스트레칭은 증상을 더욱 악화시킨다(그림 6.153B). 이러한 사람에게는 주기적인 목뼈 폄 운동이 필요할 것이다(그림 6.153C).

허리를 구부리고 작업을 지속적으로 하여 척추의 뒤쪽 조직이 늘어난 사람에게(그림 6.154A), 그림 6.154B와 같은 운동들은 증상을 더 악화시킬 것이다. 이러한 사람들에게는 엉덩관절을 이용해 앞으로 구부리는 운동이 필요할 것이다(그림 6.154C).

그림 6.155의 여성은 장기간 윗몸일으키기(sit up) 운동을 실시한 후에 허리 통증이 발생한 사례이다. 장기간 반복적인 윗몸일으키기 동작이 허리뼈의 뒤쪽 돌출을 유발한 모습이다.

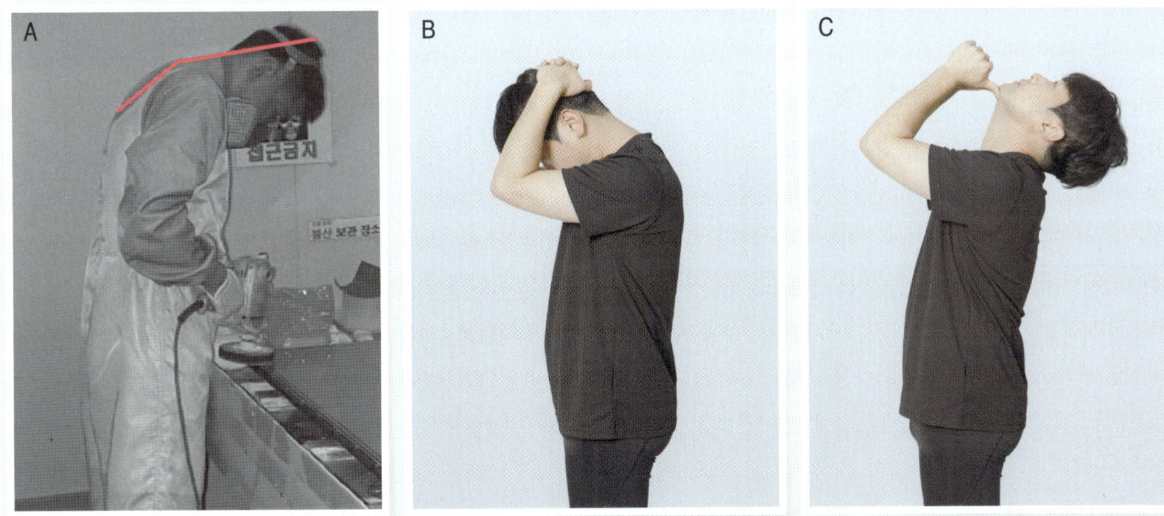

그림 6.153 A: 잘못된 작업자세로 인한 목 굽음, B: 증상을 악화시키는 목뼈 굽힘 운동, C: 증상을 호전시키는 목뼈 폄 운동

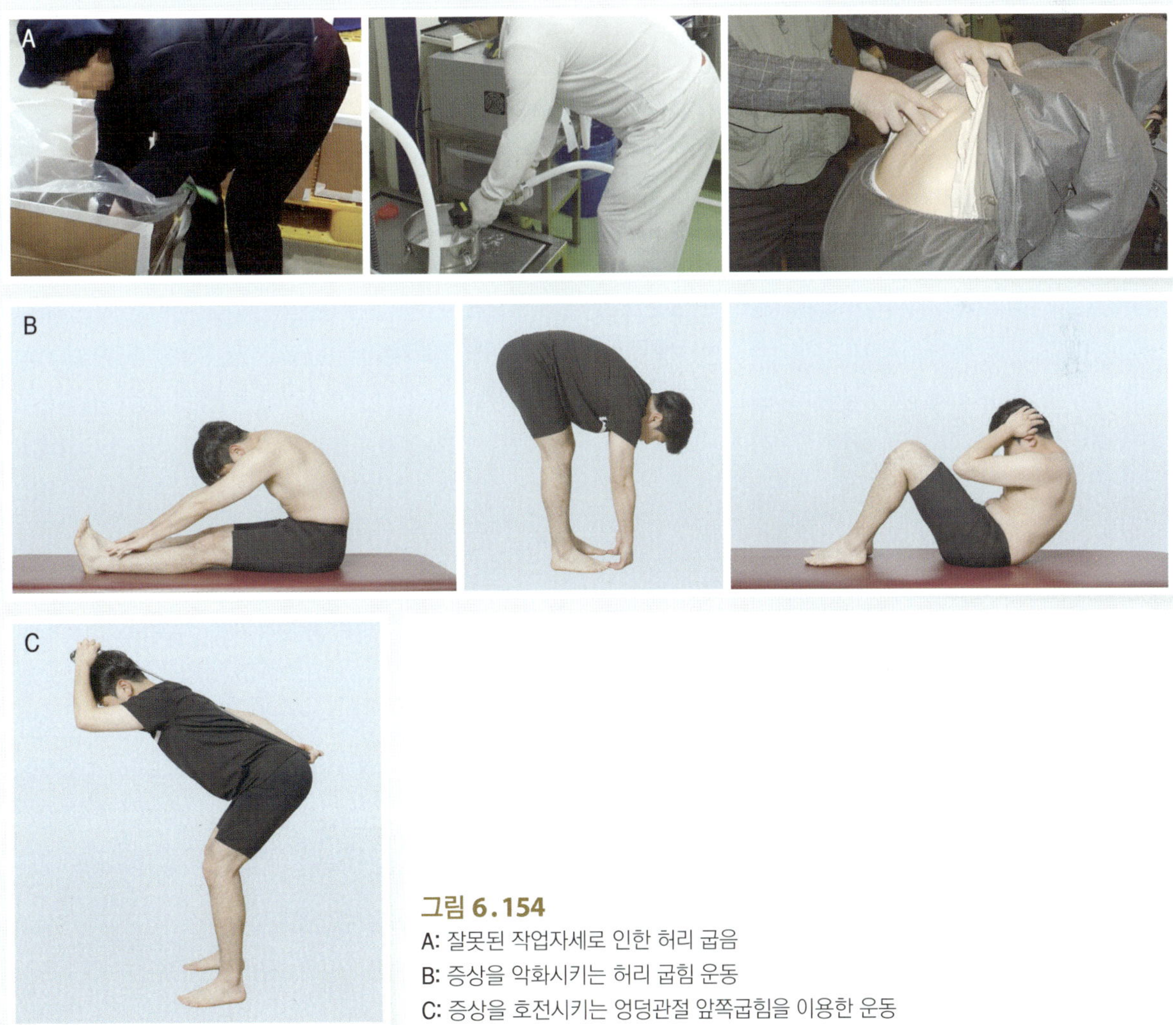

그림 6.154
A: 잘못된 작업자세로 인한 허리 굽음
B: 증상을 악화시키는 허리 굽힘 운동
C: 증상을 호전시키는 엉덩관절 앞쪽굽힘을 이용한 운동

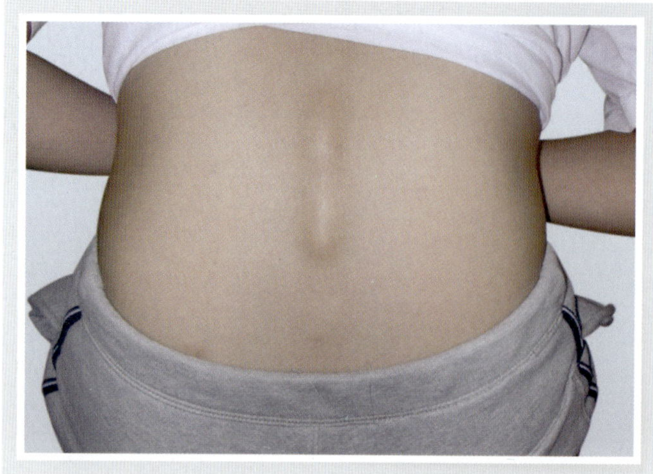

그림 6.155 장기간 윗몸일으키기 운동 후 발생한 허리뼈 돌출

그림 6.156A는 위장내시경 전문 의사가 목과 어깨의 통증을 호소한 경우이다. 모니터의 높이가 높아서 목뼈를 과도하게 편 자세로 하루 8시간을 근무한다. 이러한 사람들은 그림 6.153C처럼 고개를 뒤로 젖히는 목뼈 폄 운동을 피해야 한다. 모니터의 높이를 낮추고 목뼈 뒤쪽의 조직을 신장시키고, 앞쪽 깊은 굽힘근을 강화시키는 운동이 필요하다(그림 6.156B, C).

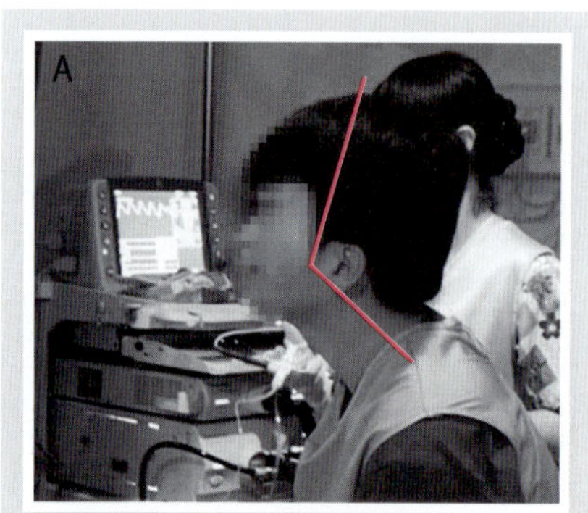

그림 6.156
A: 목뼈의 과다폄을 유발하는 작업자세,
B: 목의 과다폄에 좋은 뒤쪽 근육 신장 운동과 깊은 굽힘근 강화 운동

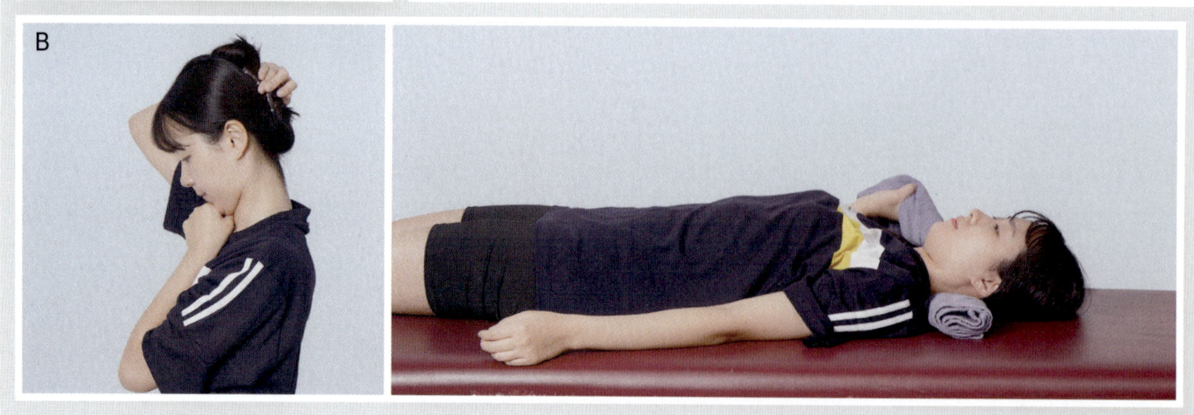

그림 6.157은 레슬링 선수로 허리를 뒤로 젖힐 때 때 통증이 발생한 경우이다. 반복적으로 안아 띄우기(arch throw) 동작을 왼쪽으로만 반복하는 훈련을 실시하여 허리뼈의 폄 및 회전 동작 시 허리 통증이 발생하였다. 이러한 경우에 McKenzie 폄 운동은 증상을 악화시킨다.

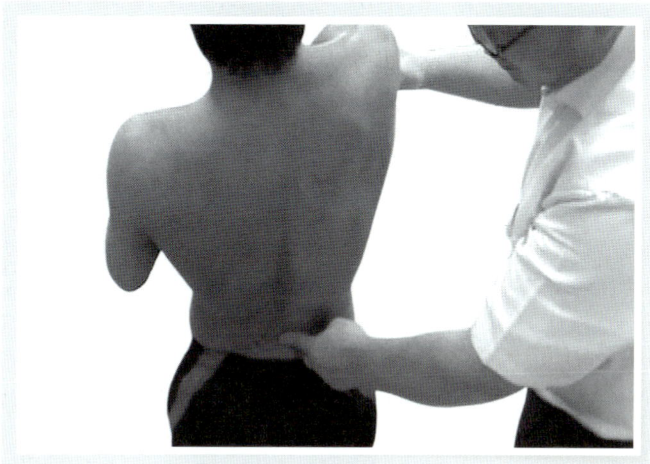

그림 6.157 허리에 과도한 폄과 회전이 유발되는 안아 띄우기 레슬링 동작

그림 6.158A는 허리뼈에 가쪽이동(lateral shift)이 발생한 경우이다. 가쪽이동이 발생하는 원인은 통증을 피하기 위한 보상자세로 설명할 수 있다. 이 남성은 허리뼈에서 가쪽이동이 발생하여 다양한 중재를 실시하였지만 허리 통증의 호전이 없었다. 작업자세를 확인한 결과, 작업자는 그림 6.158B와 같은 자세로 매일 작업을 하고 있었다. 이러한 사례의 경우에는 신체의 변화를 교정하기 위한 운동으로는 한계가 있었고, 작업환경과 작업자세를 수정한 결과 가쪽이동이 현저하게 감소하였고 통증이 없어졌다.

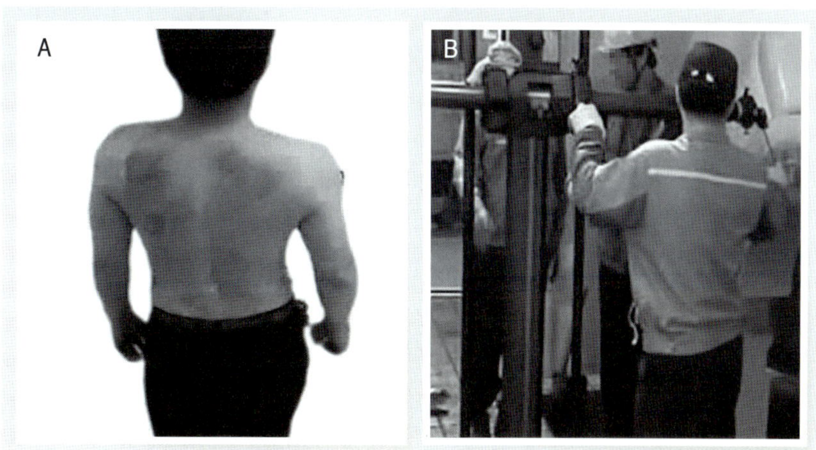

그림 6.158 A: 허리뼈의 가쪽이동, B: 허리뼈 가쪽이동을 유발하는 작업자세

2) 활동과 참여, 일과 KEMA 접근법의 연관성

반복적인 신체활동, 작업은 신체의 구조와 기능을 변화시킨다. KEMA 접근법은 운동손상을 유발한 활동, 작업, 스포츠 등 다양한 동작 등을 분석하여 운동손상을 유발하는 활동을 찾아 환경 개선, 동작 수정, 작업 맞춤형 운동(work specific exercise)을 통해 문제를 해결하는 방법을 제공해 준다.

9 통증과 질병 또는 부상과 운동손상

급성 통증이나 근골격계 질환 또는 부상(injury)에 의해 자세나 운동패턴이 변할 수 있다. 급성 통증의 경우 근육 경련(muscle spasm)이 동반되면서 운동에 제한이 발생할 수 있고, 때로는 통증을 줄이기 위해 비대칭적인 자세로 바뀔 수 있다. 통증을 피하기 위한 자세 변화의 대표적인 예로 척추협착증(spinal stenosis)이 있는 경우 허리뼈의 앞굽음을 줄이고 편평한 허리(flat lumbar) 자세를 취하는 경우가 있다. 이러한 경우 허리뼈의 앞굽음이 없고 평평한 허리뼈라고 생각하여 정상으로 만들기 위해 고객에게 허리뼈를 펴는 운동이나 자세를 요구해서는 안 된다. 이러한 이유 때문에 자세 이상과 통증은 때때로 상관성이 없는 경우가 있다. 통증에 대한 적응을 하는 두 가지의 유형이 있다. 첫 번째로 통증을 유발하는 자세를 스스로 피하는 유형이다. 예를 들어, 허리뼈 굽힘 시 통증이 있으면 허리뼈를 폄 상태로 유지하면서 엉덩관절을 사용하여 일상생활을 하는 사람이 있다. 이러한 사람은 통증 없이 일상생활을 할 수 있다. 어떤 사람은 허리뼈를 구부리면 통증이 발생하는 것을 알면서도 엉덩관절을 사용하지 못하고 계속 허리뼈를 구부려 통증을 느끼면서 생활하는 사람이 있다. 후자의 경우 운동조절을 다시 프로그램화하지 않으면 통증이 지속될 수 있다.

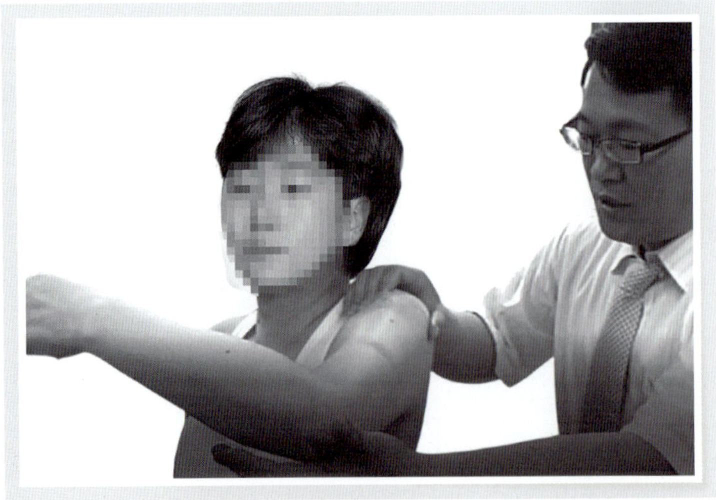

그림 6.159 유착성낭염으로 어깨관절 가동범위 제한

급성 통증으로 인한 근육 경련이 있는 경우에는 근육 경련을 줄이기 위한 strain and counter strain 또는 연부조직 이완술을 통해 근육 경련을 먼저 제거한 후에 자세나 올바른 운동 교육을 실시해야 한다.

특별한 원인 없이 발생하는 질병은 근골격계 통증 관리 시 특별한 관리가 필요하다. 대표적으로 어깨관절에 유착성낭염(adhesive capsulitis) 같은 경우에는 아직도 그 원인이 명확하지 않다. 그림 6.159의 남성의 경우, 왼쪽 어깨관절에 유착성낭염으로 어깨관절 운동에 운동손상이 발생한 사례이다. 이러한 질병은 몇 주 만에 관절가동범위를 회복하지 못한다. 개인마다 차이는 있지만 회복에는 평균 6~12개월의 기간이 필요하다. 1년 후에도 관절가동범위에 완전한 회복이 되지 않는 경우도 많다. 유착성낭염의 경우, 어깨관절의 인대 또는 관절주머니[예: 부리위팔인대(coracohumeral ligament), 회전 간격(rotator interval), 위오목위팔인대(superior glenohumeral ligament), 뒤아래관절주머니(posterior inferior capsule)]의 방향에 따라 적절한 관절가동술을 적용하는 것이 효과적일 수 있다. 또한 어깨관절의 제한으로 어깨뼈 동작이 과도하게 보상적으로 사용되어 어깨뼈 근육이나 목뼈에 통증이 유발될 수 있기 때문에 어깨관절뿐만 아니라 인접 관절의 운동손상도 관리해 주어야 한다. 관절주머니 패턴(capsular pattern)으로 관절주머니 단축이 여러 방향으로 움직임을 제한하는 관절 질병의 경우에는 관절 운동의 제한을 회복시키는 것이 선행되어야 한다.

10 정신사회적 요소

통증(pain)은 인체의 기능이며, 가장 우선순위의 소통 방법이다. 통증은 위험하다는 것을 알려 주는 것이고, 우리 몸에서 일어나지 말아야 하는 어떤 것이 일어나고 있다는 것을 말해주는 것이다. 통증의 원인이 어떤 것인지 찾아서 없애는 것이 치료이다. 때로는 이러한 통증의 원인과 관련 없이 정신사회적 요소에 의해 통증이 지속되거나 운동손상이 발생하는 경우도 있다. 운동에 대한 공포(fear of movement), 공포-회피(fear-avoidance), 자기효능감(self-efficacy), 우울(depression), 통증과 장애에 대한 참담함(catastrophizing in pain and disability), 소송, 보상(compensation), 업무만족도 등이 통증과 운동손상에 영향을 미친다(Alhowimel et al., 2018). 과거의 경험, 신념, 공포, 태도에 의해 영향을 받는 정서(emotion) 상태는 운동조절과 기능 수행에 영향을 준다(Hodges & Moseley, 2003). 공포, 불안, 불안정은 부적응성 보호(maladaptive protection)을 유발하여, 긴장된 자세, 근 긴장, 근 좌상을 유발할 수 있다.

공포-회피 모델은 근골격계 통증과 만성장애(chronic disability)의 연관성을 기술하는 모델로, 이 모델의 중심은 활동이 통증을 악화시킬 것이라는 공포이며, 어떻게 신체활동을 하면 그 결과로 통증이 발생한다는 공포-신념이 발달하여 활동을 피하거나 기능을 감소시키는 결과를 초래한다(Lethem et al., 1983; Vlaeyen & Linton, 2000). Waddell 등(1993)이 개발한 공포-회피 신념 설문지(Fear-Avoidance Beliefs Questionnaire, FABQ)의 내용은 주로 일과 활동에 대한 15개 항목의 설문지이다. 예를 들어, 나의 통증이 신체활동에 의해서 유발되었다. 신체활동이 나의 통증을 더 악화시킨다, 신체활동이 나의 허리를 해칠 수 있다. 나의 통증을 악화시키는 신체활동을 중단해야만 한다, 나의 통증은 내가 하는 일에 의해서 또는 일할 때 사고로 유발된 것이다. 나의 일이 나의 통증을 악화시켰다. 나는 나의 통증에 대하여 보상을 청구하였다. 나의 일은 나에게 과중하다. 나의 일은 통증을 악화시키거나 악화시킬 것이다. 나의 일은 나의 허리를 해칠 것이다. 나는 현재의 통증으로 정상 업무를 하지 말아야 한다. 나는 현재의 통증으로 정상 업무를 할 수 없다. 나의 통증이 치료되기까지 나는 정상 업무를 할 수 없다. 나는 3개월 내로 나의 정상 업무에 복귀할 것이라고 생각하지 않는다.

이러한 운동, 움직임, 일에 대한 공포를 호소하는 사람이 많고 이러한 사람은 움직이려는 것을 꺼리고, 정상적인 업무를 회피하려고 하며, 통증의 개선이 잘 되지 않고, 만성화가 되면서 우울과 불안이 발생하고, 이로 인한 직장 내에서 상사와의 갈등으로 심각한 정신적인 문제를 야기시킨다. 이러한 공포는 왜 오는지, 그 원인이 무엇인지를 찾는 것은 매우 중요하다.

어떤 근로자는 과거 10년간 두 손을 동시에 사용하는 같은 일을 반복해오고 있었고 이제까지는 어깨에 통증이 없었다. 그러나 일주일 전부터 오른쪽 어깨에 통증이 발생하기 시작하였다. 이러한 경우 일이 통증의 원인일 것인가? 매일 피트니스를 위해 자전거를 하루에 1시간씩 3년 동안 탔고 지난 3일 전까지는 통증 없이 동료들과 사이클을 즐길 수 있었다. 이틀 전에 사이클을 타고 오른쪽 무릎 가쪽에 통증이 발생했다. 사이클이 통증의 원인인가?

병원에서는 CT, MRI 등으로 진단 검사를 실시한 후, 고가의 의료비를 청구하면서 방사선, 근전도, 초음파검사에서 이상소견이 없다고 이야기한다. 정확한 원인 대신 반복 작업을 장기간 해서 또는 사이클을 너무 오래 타서 그런 것 같다고 말한다. 그리고 간단한 해결 방법을 제시해 준다. 현재 하는 일, 하는 운동을 중단하라고 한다. 이 말을 듣는 순간 대부분의 사람들은 자기가 하는 운동이나 작업이 통증의 원인이라고 생각하고 그런 신념이 발생하기 시작한다. 사이클 운동이 원인이었다면 왜 이제까지는 통증이 없이 사이클을 탈 수 있었을까? 현재의 작업이 통증의 원인이었다면 과거 10년 동안은 왜 문제가 없었을까? 또 다른 질문은 왜 양쪽 팔을 동시에 사용하는 작업을 했는데, 왜 오른쪽 어깨만 통증이 발생한 것인가? 사이클은 두 발을 이용하여 페달을 교대로 밟는데, 왜 오른쪽 무릎 가쪽만 통증이 발생하는가?

사이클 운동이 통증의 원인이라고 생각하는 순간 공포-회피 신념이 생기고 운동을 중지하기 시작한다. 본인이 하는 작업이 통증의 원인이라는 신념이 발생하면, 이 일을 더 이상 하기 싫어지고, 정상작업을 하지 못하고, 부서 이동을 고려하기 시작한다.

과거 30년간 같은 일을 하면서 근골격계 통증이 없이 건강한 사람과 근골격계 통증을 호소하는 사람을 목격하였다. 양쪽을 사용하는 활동이나 스포츠를 하는 사람, 두 발을 사용하여 걷기를 하는데도 한쪽 무릎, 발목, 엉덩관절에 통증을 호소하는 사람들을 만날 수 있었다. 이러한 차이는 왜 발생하는 것인가? 그 원인을 분명하게 찾아 주지 않으면 많은 사람들은 통증의 원인이 일과 운동이라고 생각하고 공포-회피 신념이 발생한다. 확실성(certainty)은 강력한 정신적인 파워를 준다. 원인이 확실하면 해결책을 만들 수 있거나 기존에 만들어진 해결책을 사용할 수가 있다. 불확실성은 해결책을 만들 수 없다. 근골격계 통증의 원인을 모르면 명확한 해결책을 모르기 때문에 스스로 대처를 할 수 없을 때 불안이 발생한다. 인간은 자기가 가지고 있는 증상이나 통증에 대하여 대처 매커니즘(coping mechanism)을 가지고 있다. 원인을 확실하게 알 수 없는 통증이 지속되면 다양한 치료 방법, 여러 병원을 방문하여도 해결되지 않으면 우울해지고 활동을 기피하기 시작한다. 더 심해지면 참담함(catastrophizing)이 발생한다. 이러한 공포-회피 신념이 지속되면 말초 중추신경계의 민감도(sensitivity), 신경동기(neural drive)에도 변화를 초래하여 만성통증으로 진행될 수 있다(Butler, 2000).

그 해결책은 근골격계 통증의 원인을 찾는 것이다. 일과 사이클이 원인인가? 그렇다면 일과 사이클을 중단하면 통증이 없어져야 할 것이다. 만약 일을 중단하고 사이클을 중단해도 통증이 지속된다면 어떻게 설명할 것인가?

실제적인 원인은 일과 운동 자체의 문제가 아닌 경우가 많다. 어떻게 일을 하고 어떻게 운동을 하는지, 어떻게 움직이는지, 오른쪽과 왼쪽은 어떻게 다르게 움직이는지를 찾고, 다르게 움직이는 것이 통증과 연관이 되는지를 찾고 해결해 주게 되면 심각한 정신적인 문제로 진행하는 것을 예방할 수도 있다. 이러한 문제를 해결하면 정서적 · 정신적 문제를 가지고 있던 사람도 해결할 수가 있다. 문제를 해결하는 데 중요한 열쇠는 불확실성을 해소해 주는 것이다. KEMA 접근법은 근골격계 통증의 원인을 찾아 불확실성을 해결해 줌으로써 운동과 일, 활동에 참여할 수 있도록 하여 공포-회피 신념으로 진행되는 것을 예방할 수 있는 해결방법을 제공하고 있다.

CHAPTER

7

관절 중립, 회전 조절, 운동의 다양성 손상

Impairment of Joint Centration, Rotation Control and Variety of Movement

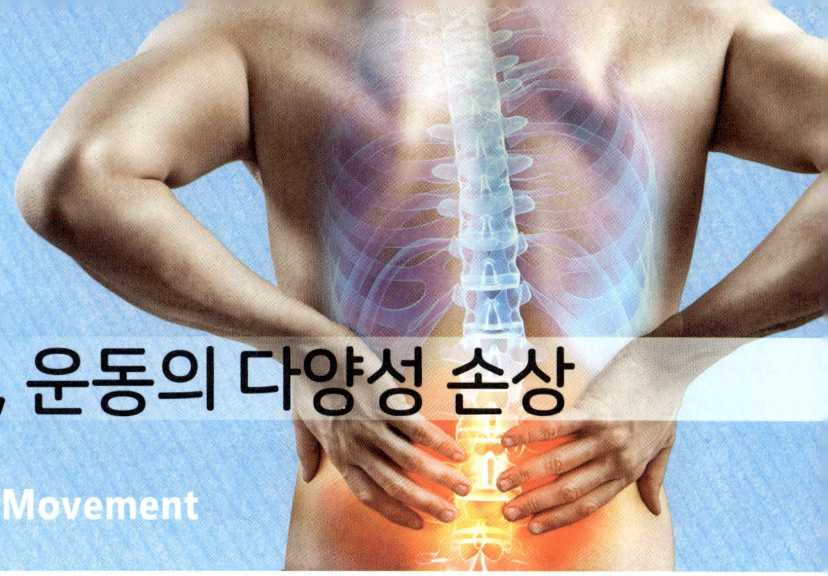

1 척추와 사지의 상호관계

척추는 희생자(victim)인가? 범죄자(culprit)인가? 공범(accomplice)인가? 척추의 안정성을 유지하는 것은 사지의 움직임을 효율적으로 수행할 수 있게 하고 척추관절의 건강을 유지하는 데 중요하다. 그러나 척추와 사지의 움직임은 상호연관되어 있기 때문에 여러 가지 원인으로 상호 간에 손상을 줄 수 있다.

척추관절은 종종 사지관절의 문제로 희생자가 되어 허리 통증이 발생할 수 있다. 예를 들어, 허리뼈 관절은 중립을 유지하려고 해도 엉덩관절의 문제 때문에 중립을 유지하지 못하는 경우가 있다. 만약 엉덩관절의 굽힘 각도가 85°밖에 되지 않는 사람이 바닥에 양반다리를 하고 앉아 있거나, 쪼그려 앉은 자세에서 작업을 한다면 엉덩관절의 굽힘 부족으로 허리뼈는 중립을 잃고 굽힘이 유발될 수 있고, 이 허리뼈의 굽힘이 지속되어 L4~5의 디스크가 탈출되고 허리 통증과 더불어 방사통(radiating pain)이 발생할 수 있다. 이러한 경우 엉덩관절 제한이 허리뼈 운동 손상을 발생시키는 범죄자가 될 수 있다.

다른 경우는 척추 자체가 중립을 유지하지 못해서 다리에 방사통이 발생하는 범죄자가 될 수 있다. 엉덩관절의 가동범위가 정상이고 하지기능에 문제가 전혀 없지만 허리뼈의 중립 유지 부족과 장시간 L1~2를 구부리고 습관적인 구부정한 자세로 앉아서 컴퓨터 작업을 하는 경우이다. 허리뼈 스스로 중립을 유지하지 못하여 L1~2의 디스크 탈출을 유발하였고, 허리뼈에는 아무 증상도 없으면서 L1~2 피부분절(dermatome)을 따라 방사통, 근육분절(myotome)에 상응하는 근육의 근력 약화, 감각저하가 하지에 발생할 수 있다. 비록 엉덩관절은 정상이지만 허리뼈가 범죄자 역할을 하여 하지의 통증과 기능이 소실되는 희생자가 되는 경우이다.

또 다른 경우는 공범 관계가 될 수 있다. 이 경우는 엉덩관절의 제한도 있고 허리뼈의 중립 유지 능력도 떨어져 있는 경우 엉덩관절 굽힘 시 허리뼈를 더욱 굽히게 하고, 습관적으로 구부정한 자세로 앉는 것이 골반의 뒤쪽기울임을 일으켜 허리뼈의 굽힘을 더욱 많이 발생시키는 관계가 되어 나중에는 허리 통증과 하지에 방사통, 근력 약화, 감각저하가 동시에 발생하는 공범관계가 있을 수 있다.

왜 일상생활에서 척주의 중립이 잘 유지되지 않는지는 척추가 희생자인지, 범죄자인지, 아니면 공범인지에 따라 문제 해결이 달라질 것이다. 허리뼈에 통증이 있다고 하여 허리뼈에만 국한된 평가와 중재는 종종 근본적인 문제를 해결하지 못하고 재발의 우려가 높기 때문에 다면적인 평가와 중재가 필요하다.

2 척추 중립

척추관절의 중립이 유지되는지, 보상운동이 발생하는지에 대한 평가가 중요하기 때문에, KEMA 접근법에서는 척추관절의 중립이 유지되는지 다양한 방법으로 평가한다.

척추 분절에서 중립이 유지되는지 아니면 보상운동이 발생하는지는 척추관절의 각 분절에서 발생하는 미세 운동(fine movement)을 방사선 이미징(radiological imaging) 방법을 사용하지 않는 한 정확한 측정은 불가능하다. 그러나 방사선 검사는 제한된 자세와 고정된 정적 자세에서 촬영되기 때문에 다양한 방향, 자세, 속도로 움직일 때 척추의 어떤 분절에서 어느 정도의 움직임이 발생하는지 측정하는 것은 불가능하다. 예를 들어, 엉덩관절의 85°로 굽힘 제한이 있는 사람이 앉은 자세에서 엉덩관절을 100° 굽히면, 엉덩관절의 15° 굽힘 제한을 보상하기 위해 허리뼈나 골반에서 보상운동이 발생한다. 이때 눈으로 보기에는 엉덩관절을 100° 굽힌 것 같지만 사실은 허리뼈에서 굽힘과 동시에 골반에서 뒤쪽기울임이 발생한다.

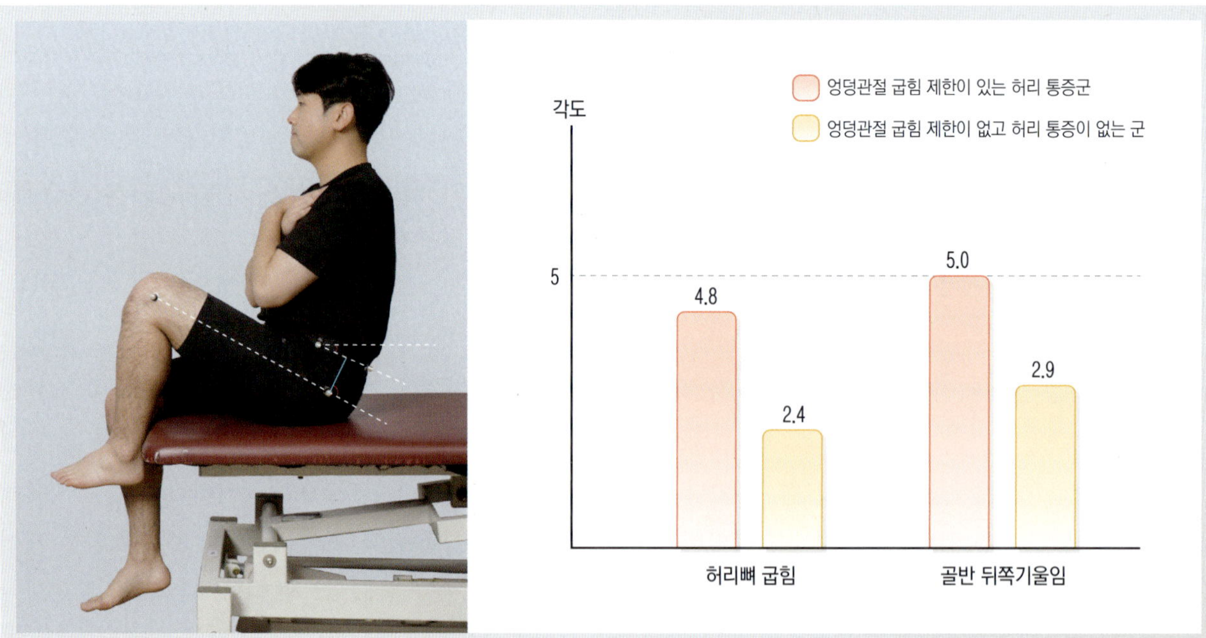

그림 7.1 엉덩관절 굽힘 시 허리뼈 굽힘, 골반 뒤쪽기울임 측정

Kim 등(2014)은 엉덩관절 굽힘에 제한이 있고(평균 101°) 허리뼈를 구부릴 때 통증이 발생하는 허리뼈 굽힘증후군(lumbar flexion syndrome)이 있는 대상자와 엉덩관절 굽힘에 제한이 없고(평균 122°) 허리 통증이 없는 대상자 간에, 앉은 자세에서 능동적으로 엉덩관절을 굽힐 때 골반과 허리뼈에서 발생하는 보상운동을 3차원 동작 분석 시스템을 이용하여 측정해 두 군 간의 각도를 비교하였다. 연구 결과 골반 뒤쪽기울임(평균 5°: 허리 통증군, 2°: 대조군), 허리뼈 굽힘(평균 4.8°: 허리 통증군, 2.9°: 대조군)이 엉덩관절 굽힘 제한과 허리 통증이 있는 군에서 유의하게 증가하였다. 다리를 들어 올릴 때 골반의 뒤쪽기울임과 허리뼈 굽힘뿐만 아니라, 가쪽굽힘(5.8°: 허리 통증군, 6.4°: 대조군), 허리뼈 회전(lumbar rotation)(3.3°: 허리 통증군, 2.3°: 대조군)도 동반되어 발생하였으나 두 군 간의 유의한 차이는 없었다(Kim et al., 2014).

이 연구에서 측정한 허리뼈의 굽힘과 회전, 가쪽굽힘은 허리뼈 전체에서 발생한 것이고 실제적으로 어떤 분절에서 이러한 운동이 발생했는지는 측정이 불가능하다. 방사선 측정법을 활용하지 않는 한 허리뼈의 어떤 분절에서 어느 정도의 굽힘, 가쪽굽힘, 회전이 발생되었는지는 측정이 불가능하다. 물론 손가락을 각 분절 사이에 위치시키고 촉진을 위해 가시돌기 움직임이 어떤 분절에서 상대적으로 굽힘이 많이 발생했는지 감지할 수는 있지만, 몇 도의 굽힘이 발생했는지는 객관적으로 정확히 측정할 수 없다.

3 척추 보상운동과 KEMA 접근법의 연관성

척추 한 분절에서 발생할 수 있는 운동의 가지 수는 회전(rotation), 병진(translation)을 고려하면 12가지 방향으로 움직일 수 있다(Panjabi, 1976)(그림 7.2). 분절 간에 서로 영향을 미치지 않고 독립적으로 운동이 발생한다고 가정하면 5개의 허리뼈와 마지막 L5~S1까지 6개 × 12방향=72개의 운동이 발생할 경우의 수가 존재한다. 앉은 자세에서 엉덩관절을 굽힘할 때 허리뼈 분절에서 72개의 보상운동이 발생할 수 있기 때문에, 이러한 보상운동이 어느 분절에서 얼마나 발생하는지는 현실적으로 측정이 불가능하다. 만약 각 분절이 움직일 때 위아래 분절에 영향을 미쳐 상호 의존적이라면 운동 발생의 경우의 수는 더 무수히 많을 것이다. 이론상 수학적으로 허리뼈 분절에서 발생할 수 있는 운동의 경우의 수를 계산할 수 있겠지만 실제적으로 허리뼈에 붙어 있는 많은 근육들이 상호 작용하고 있기 때문에 엉덩관절을 구부릴 때 허리뼈의 어떤 분절에서, 어떤 운동이, 어떤 방향으로, 얼만큼 발생할지 예측하는 것은 현실적으로 불가능하다.

골반과 허리뼈를 검사자가 고정을 하여 척추의 보상작용을 막았을 때 엉덩관절을 몇 도 굽힘할 수 있는지를 평가하면 허리뼈와 골반에서 보상이 있는지 알 수 있다. 예를 들어, 허리뼈와 골반을 고정하지 않았을 때 엉덩관절의 굽힘이 100° 일어나고, 고정했을 때 85° 구부렸다면, 엉덩관절에서 일어나야 할 15° 굽힘을 허리뼈와 골반에서 보상한 것이다. 정상적으로 허리뼈나 골반의 뒤쪽기울임이 발생하지 않고 중립자세에서 엉덩관절 굽힘이 몇 도 일어나야 정상인지는 아직 연구되지 않았지만, 엉덩관절 100° 굽힘은 가능해야 자동차를 타고 내릴 때, 의자에 앉아서 일상생활을 할 때 허리뼈에 굽힘 스트레스를 주지 않을 것이다.

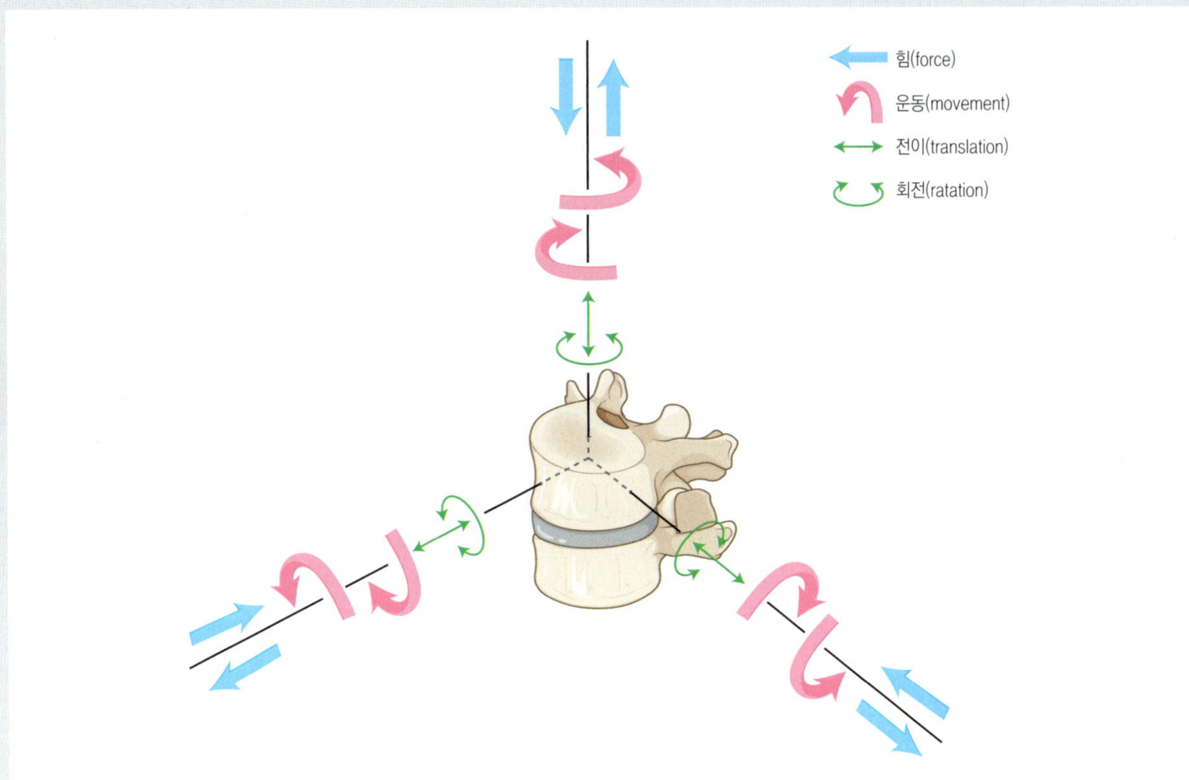

그림 7.2 척추 한 분절에서 발생할 수 있는 운동의 수

비록 현대의 최첨단 측정 기술로도 앉은 자세에서 다리를 들 때 척추의 어떤 특정 분절에서 어느 정도의 분절운동이 발생했는지 측정은 불가능하지만, 허리뼈를 중립자세로 고정한 상태에서 엉덩관절 굽힘이 가능한지를 통해 허리뼈에서 얼마만큼 보상운동이 발생했는지는 상대적으로 측정할 수 있다. 척추와 연결된 상지나 하지가 움직일 때 척추에서 어떤 보상작용이 발생하는지 측정이 불가능하기 때문에 KEMA 접근법에서는 척추관절에서 발생하는 보상작용을 방지했을 때 엉덩관절, 어깨관절, 어깨뼈에서 발생하는 운동 범위를 측정하여 척추에서 발생하고 있는 보상운동의 정도를 평가한다.

1) 목과 등뼈 관계

일반적으로 목뼈의 운동은 뒤통수고리관절(occipitoatlas joint)과 C1~7 관절 사이에서 발생하는 것으로 생각하고 있지만, 목뼈 굽힘에는 등뼈의 운동이 동반되는 경우가 대부분이다. 예를 들어, 목뼈 굽힘 관절가동범위의 경우 목뼈에서 31.8°, 위쪽 등뼈에서 11.9°, 아래쪽 등뼈에서 3.8°가 발생하고, 회전의 경우에도 좌측 회전 시 목뼈에서 60.6°, 위쪽 등뼈에서 7.1°, 아래쪽 등뼈에서 3.9° 발생한다(Tsang et al., 2013). 만약 목뼈에서의 운동이 제한된 경우에 등뼈에서 보상운동이 발생하고 보상운동이 과도해지면 목뼈 운동 시 등뼈에 통증이 발생할 수 있다. 이때 등뼈의 보상작용을 방지하기 위해 손가락으로 등뼈 관절을 고정하고 목뼈의 관절을 측정하면 목뼈의 운동이 많이 제한되는 것을 알 수 있다.

Tsang 등(2013)의 연구에서 목뼈에서 폄은 28° 발생하고 위쪽 등뼈에서는 10°, 아래쪽 등뼈에서는 3.3° 발생한다고 하였다. 그림 7.3은 목뼈를 폄할 때 등뼈에서 통증을 호소하는 남성이다. 이 남성은 선박엔진 조립 공장에서 크레인을 조작하는 기술자로, 크레인을 엔진에 연결할 때 지속적으로 공중에서 이동하는 크레인을 위로 쳐다보기 위해 목뼈를 펴고 작업을 실시하는 업무에 종사하였다. 목뼈를 펼 때, 등뼈에 부착한 종이테이프에 과도하게 주름이 발생하였고, 과도한 주름이 발생하는 위쪽 등뼈에 통증을 호소하였다. 목뼈 폄 시 목뼈 폄 각도의 제한으로 등뼈에서 펴는 동작을 보상하여 등뼈후관절(thoracic facet joint)에 과도한 압박 스트레스가 통증을 유발한 것이다. 위쪽 등뼈에서 폄이 발생하지 않도록 아래쪽 목뼈를 고정한 결과 목뼈의 폄 각도가 현저하게 감소하였고, 위쪽 등뼈 종이테이프에서는 주름이 발생하지 않았고, 통증도 없어졌다. 이와 같이 목뼈와 등뼈는 인접 관절이기 때문에 목뼈에 운동 제한이 등뼈 관절에 과운동성을 만들 수 있고, 또한 등뼈 관절의 제한이 목뼈에서 과운동성을 유발할 수 있다. 이 남성의 경우 목뼈에서 폄 동작이 정상적으로 발생할 수 있도록 운동을 하는 동시에 위쪽 등뼈의 폄을 제한하는 중재를 실시한 결과 통증 없이 크레인 업무를 실시할 수 있었다.

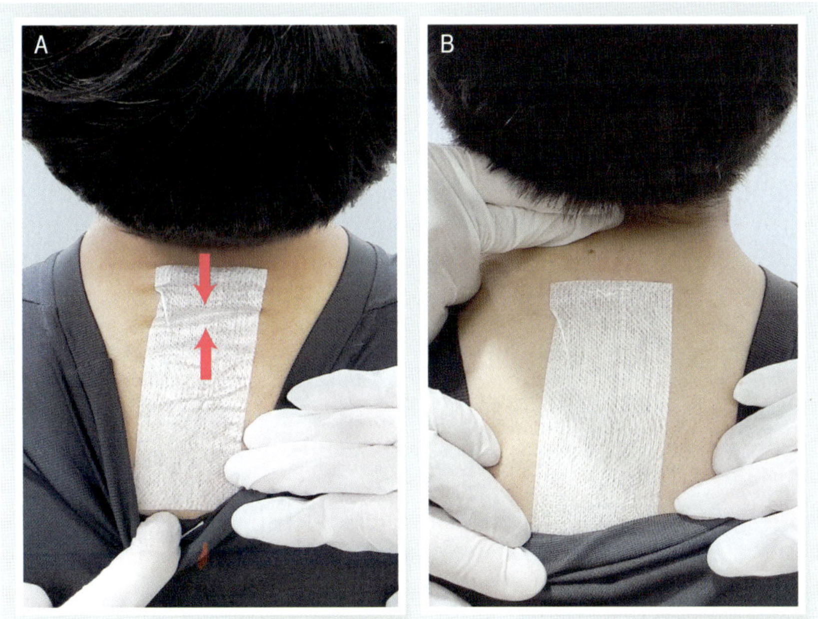

그림 7.3 A: 목뼈 폄 동작 시 등뼈에 과도한 폄 발생(종이테이프의 주름)으로 통증 유발,
B: 목뼈에서만 펴는 동작을 했을 때는 테이프에 주름이 발생하지 않고 등뼈에 통증도 없음

2) 목뼈의 중립화와 어깨올림근 단축의 관계

어깨뼈를 위쪽돌림할 때 목이 같은쪽으로 가쪽굽힘되고 회전이 발생한다면 목 관절에서 보상운동이 발생한 것을 의미한다(그림 7.4). 어깨뼈를 위쪽돌림할 때 어깨올림근은 짧고 뻣뻣하며, 목뼈의 안정성이 충분하지 않는 경우 어깨올림근이 어깨뼈를 아래쪽돌림시키는 근육이기 때문에 어깨뼈 위쪽돌림 시 단축된 근육의 길이를 보상하기 위하여 목뼈의 가쪽굽힘과 전이가 발생하게 된다. 그림 7.4A처럼 목을 가쪽굽힘하면 어깨뼈 위쪽돌림이 60° 발생하지만, 그림 7.4B처럼 목뼈의 보상작용을 막기 위해 C1~4를 고정하게 되면 어깨뼈가 위쪽돌림되는 것이 제한된다. 목뼈 고정 유무에 따라 어깨뼈 위쪽돌림 각도의 차이가 난다면 어깨뼈 위쪽돌림 시 목뼈에서 보상작용이 발생한다고 판단할 수 있다.

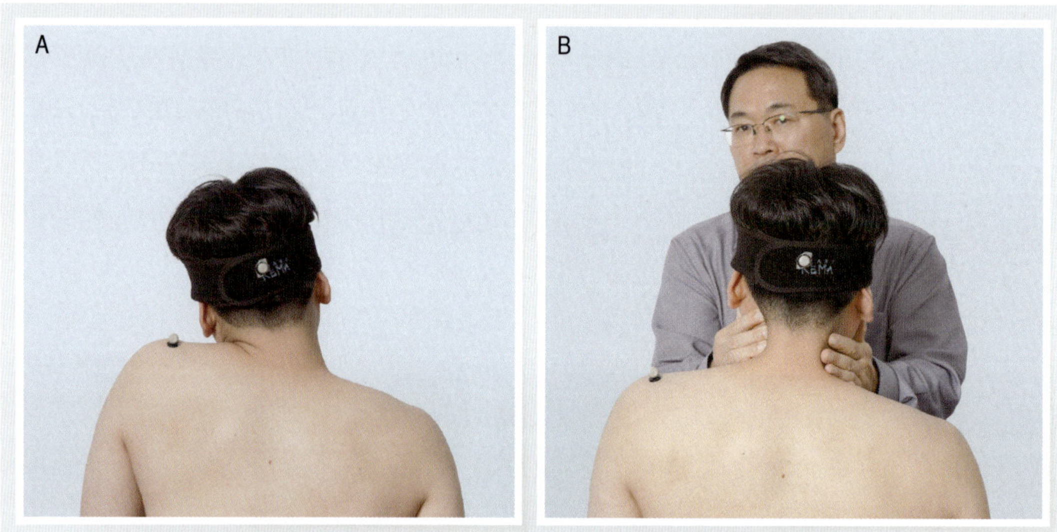

그림 7.4 A: 어깨뼈 위쪽돌림 시 목뼈의 가쪽굽힘과 전이가 발생함,
B: 목뼈의 가쪽굽힘을 제한하고 중립을 유지한 상태에서는 어깨뼈 위쪽돌림이 제한됨

목뼈의 중립을 평가하기 위한 또 다른 방법은 어깨관절을 벌릴 때 목뼈의 중립이 유지되는지 알아보는 검사이다(그림 7.5). 그림 7.5A처럼 어깨관절을 벌릴 때 머리와 목뼈가 같은쪽으로 가쪽굽힘, 회전과 전이가 동시에 발생하는지 관찰한다. 만약 이러한 현상이 발생한다면 그림 7.5B처럼 검사자는 C1~4를 손가락으로 고정한 후 다시 어깨 벌림을 지시한다. 이때 벌림 각도가 현저하게 줄어든다면 어깨올림근의 단축으로 인해 어깨뼈 위쪽돌림 제한을 목뼈에서 보상작용한다는 것을 알 수 있다.

어깨올림근에 단축이 있는 사람이 지속적으로 팔을 어깨 높이 이상으로 벌리는 동작을 반복한다면(배드민턴, 테니스, 팔을 올리는 작업 등), 그림 7.6에서처럼 목뼈의 디스크와 오른쪽 후관절에 압박이 증가하여 통증을 유발할 수 있다. 또한 목뼈에서 지속적으로 보상운동이 발생하여 상대적으로 목뼈의 안정성은 감소하여 어깨뼈 위쪽돌림 동작 시 목뼈 중립 유지가 더욱 어려워질 것이다.

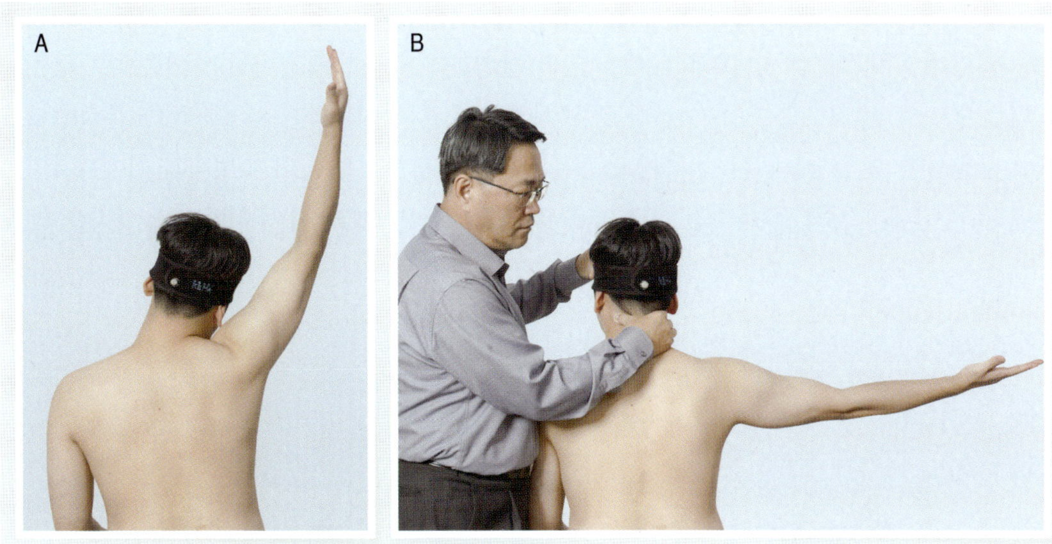

그림 7.5 A: 어깨관절 벌림 시 목뼈 가쪽굽힘과 전이 발생, B: 목뼈 중립자세에서는 어깨관절 벌림 각도 제한

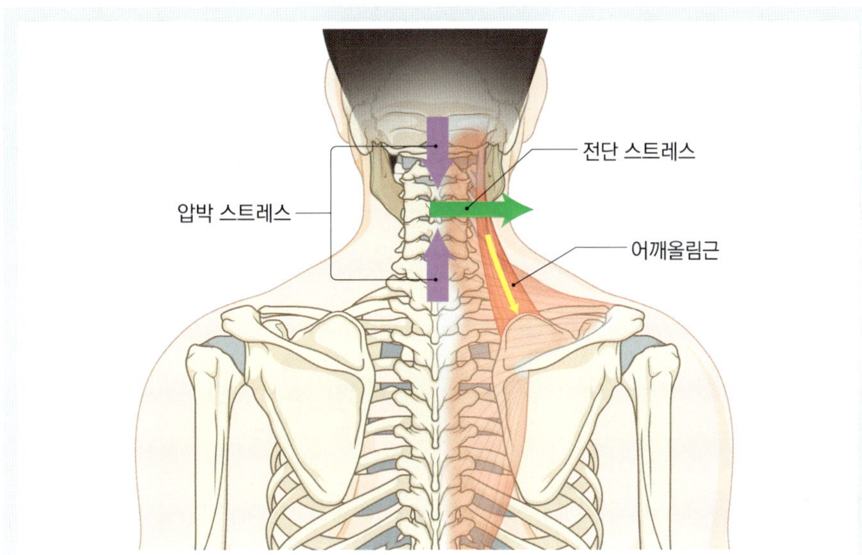

그림 7.6 어깨올림근에 의해 발생하는 디스크와 후관절의 압박과 전단 스트레스

3) 아래쪽 목뼈 중립과 작은마름근 단축의 관계

작은마름근은 C7과 T1의 가시돌기에 부착되어 있다. 따라서, 작은마름근의 단축이 발생한다면 그림 7.7A처럼 어깨관절을 벌리거나 또는 어깨뼈를 위쪽으로 돌릴 때 해당 관절의 압박과 동시에 반대쪽으로 가시돌기의 회전이 발생하게 된다. 어떤 경우에는 어깨를 벌리거나 어깨뼈를 위쪽으로 돌릴 때 자신경(ulnar nerve)을 따라 신경학적 증상으로 방사통이 발생할 수 있다. 그림 7.7B처럼 검사자는 C7과 T1의 가시돌기

를 고정하고 어깨를 벌림을 지시한다. 이때 벌림 각도가 현저하게 감소하면 작은마름근 단축이 발생한 것을 의미하고, 어깨뼈 위쪽돌림 시 C7과 T1에서 압박 발생과 가시돌기를 잡아당겨 왼쪽으로 척추 회전이 발생하게 되는 원인이 된다(그림 7.8). 이러한 경우 목뼈를 오른쪽으로 회전 시 C7과 T1 분절에서 오른쪽 회전에 제한이 발생할 수 있다. 작은마름근이 단축된 상태에서 반복적으로 어깨 벌림과 어깨뼈 위쪽돌림 동작을 하는 배드민턴, 테니스, 팔을 올리는 작업 등을 지속하게 되면 C7과 T1의 디스크가 압박을 받을 것이다(그림 7.8).

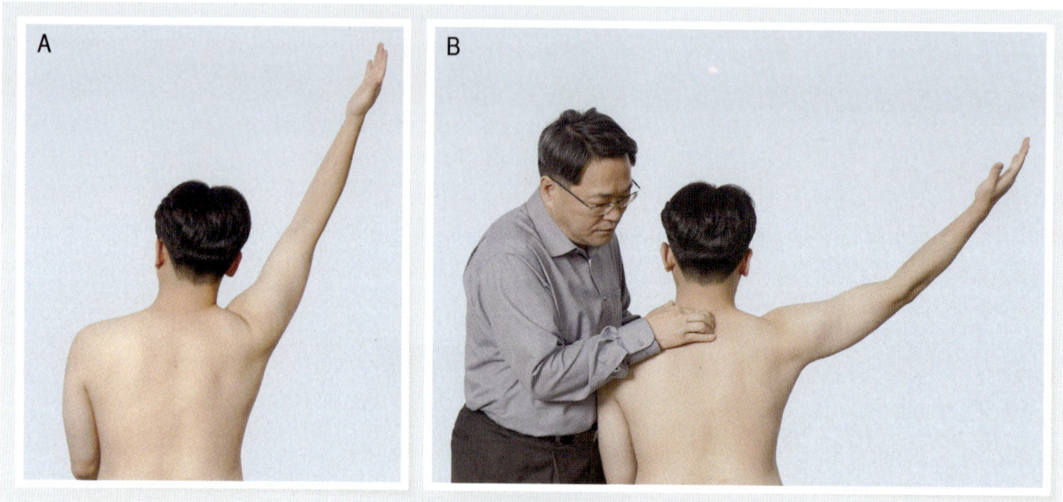

그림 7.7 A: C7~T1 고정 없이 어깨뼈 벌림, C7~T1에 통증 발생과 함께 자신경을 따라 방사통 발생, B: C7~T1 고정 시 어깨뼈 벌림 각도 제한

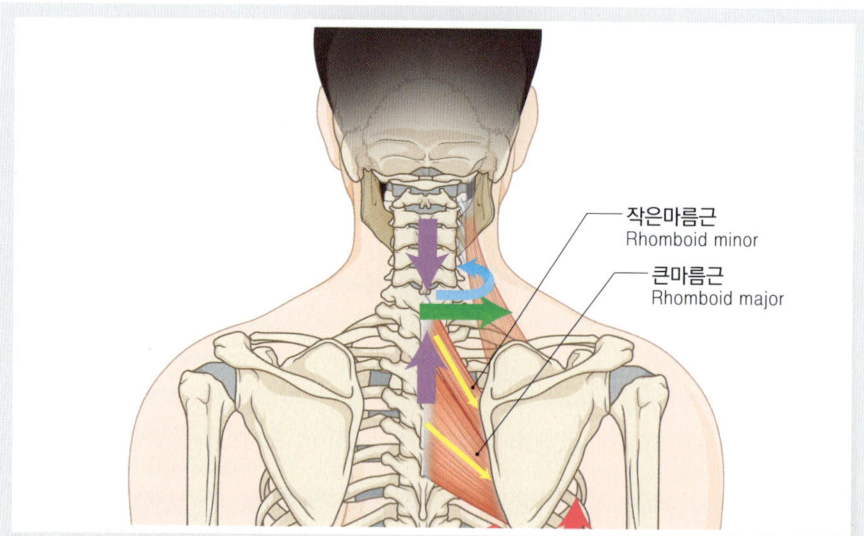

그림 7.8 작은마름근 단축으로 어깨관절 벌림 시 C7~T1 수준에 압박과 전단, 회전 스트레스 유발

4) 등뼈 중립화와 중간등세모근 단축의 관계

어깨뼈 내밈을 할 때 또는 어깨관절을 수평모음할 때 등뼈에서 회전이 과도하게 발생하는 경우 T2~5 수준에서 통증이 발생할 수 있다. 중간등세모근이 T1~5, 큰마름근(rhomboid major)이 T2~5 가시돌기에 부착되어 있다. 어깨뼈 모음(scapular adduction) 자세를 오랫동안 유지한 사람의 경우 이들 근육에 단축이 발생하여 어깨뼈의 내밈 동작 시 또는 어깨관절 수평모음 시 T1~5를 회전시킨다. 그림 7.9A에서 수평모음과 그림 7.9B에서처럼 T1~5의 가시돌기를 고정한 후 어깨뼈 내밈 동작 또는 수평모음 가동범위에 현저한 차이가 발생한다면, 등뼈에서 회전 보상운동이 발생하여 등뼈의 중립을 유지하지 못하는 것이다(그림 7.9).

그림 7.10의 남성은 어깨를 수평모음할 때 위쪽 등뼈에 통증을 호소하였고, 위쪽 등뼈에서 가시돌기가 왼쪽으로 끌려가면서 오른쪽으로 회전이 발생하였다. 손가락으로 T2~4 가시돌기를 고정하고 수평모음 시

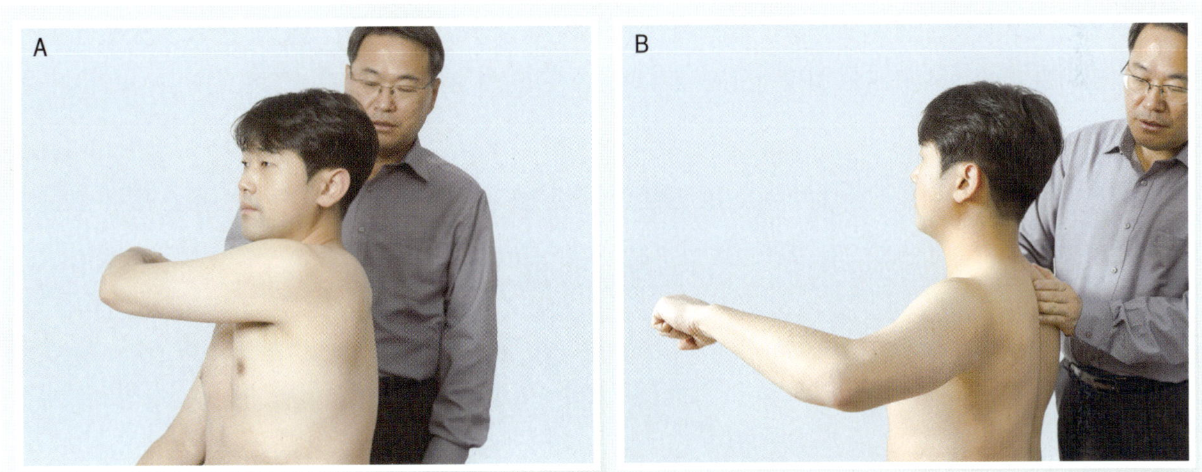

그림 7.9 A: 수평모음 시 위쪽 등뼈 회전과 통증 발생, B: 위쪽 등뼈 중립 시 수평모음 가동범위 제한

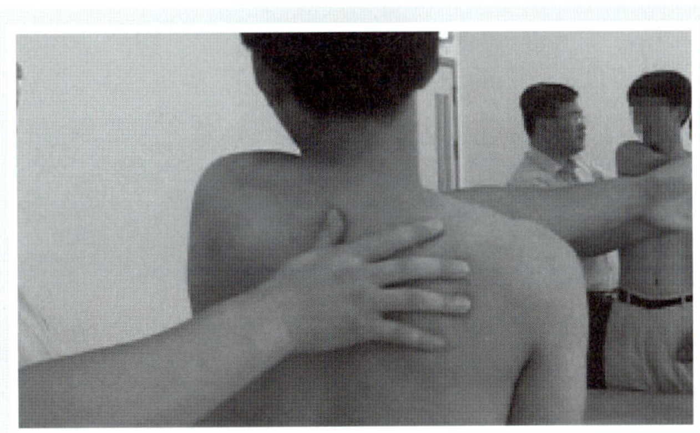

그림 7.10 수평모음 시 위쪽 등뼈의 오른쪽 회전과 함께 통증 발생

통증은 감소하였으나 수평모음 각도 또한 현저하게 감소하였다. 이 사례의 경우 T1~5 척추를 고정한 상태에서 중간등세모근을 신장시키고 등뼈를 중립 상태로 유지하면서 수평모음 운동을 실시한 결과 등뼈의 통증이 현저하게 감소하였다.

5) 허리뼈 중립과 골반-엉덩관절의 관계

허리뼈와 골반-엉덩관절은 기능적, 해부학적, 생체역학적으로 밀접하게 연결되어 있기 때문에 상호 의존적으로 영향을 미친다. 엉덩관절에서 발생하는 굽힘, 폄, 벌림, 모음, 안쪽돌림, 가쪽돌림 운동범위가 불충분하거나, 근력이 약한 경우 골반과 허리뼈에서 보상작용이 발생하여 허리뼈의 중립을 유지하는 것을 방해한다.

① 옆으로 누운 자세에서 엉덩관절 굽힘 제한-골반 뒤쪽기울임, 허리뼈 굽힘 보상운동

그림 7.11A에서는 허리뼈 보상운동을 제한하지 않고 엉덩관절 굽힘을 실시하면 125° 구부릴 수 있지만 허리뼈를 중립으로 유지한 상태에서는 엉덩관절을 45°밖에 굽힐 수 없다.

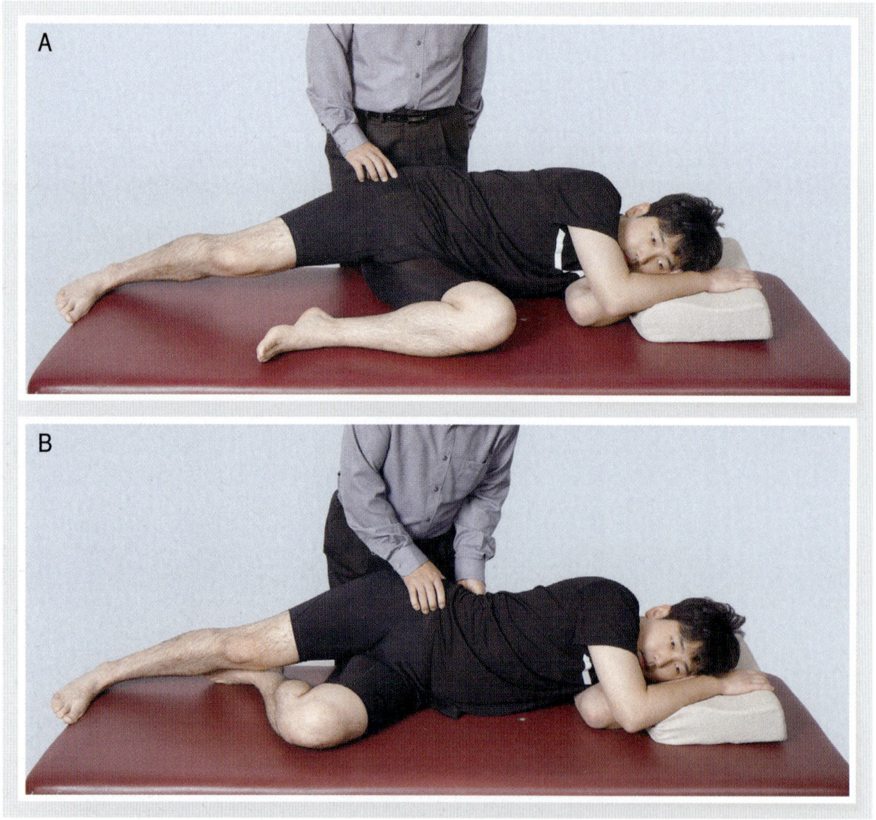

그림 7.11 A: 옆으로 누운 자세에서 엉덩관절 굽힘 시 허리뼈 굽힘 발생, B: 허리뼈 중립자세에서 엉덩관절 굽힘 가동범위 제한

그림 7.12는 허리 통증이 있는 허리굽힘패턴(lumbar flexion pattern)의 운동손상이 있는 남성의 사례이다. 옆으로 누운 자세에서 골반과 허리뼈의 보상작용 제한 유무에 따라 엉덩관절 굽힘 각도의 현저한 차이가 발생한다. 평소에 앉아 있거나 차에서 승하차할 때 옆으로 누워서 다리를 구부리고 잠을 자고 나면 허리 통증이 발생하였다. 그림 7.12A의 자세에서 허리 굽힘과 허리 통증이 발생하였다. 그림 7.12B에서처럼 허리뼈를 중립으로 유지하면 엉덩관절 굽힘이 45° 이상 불가능하였다.

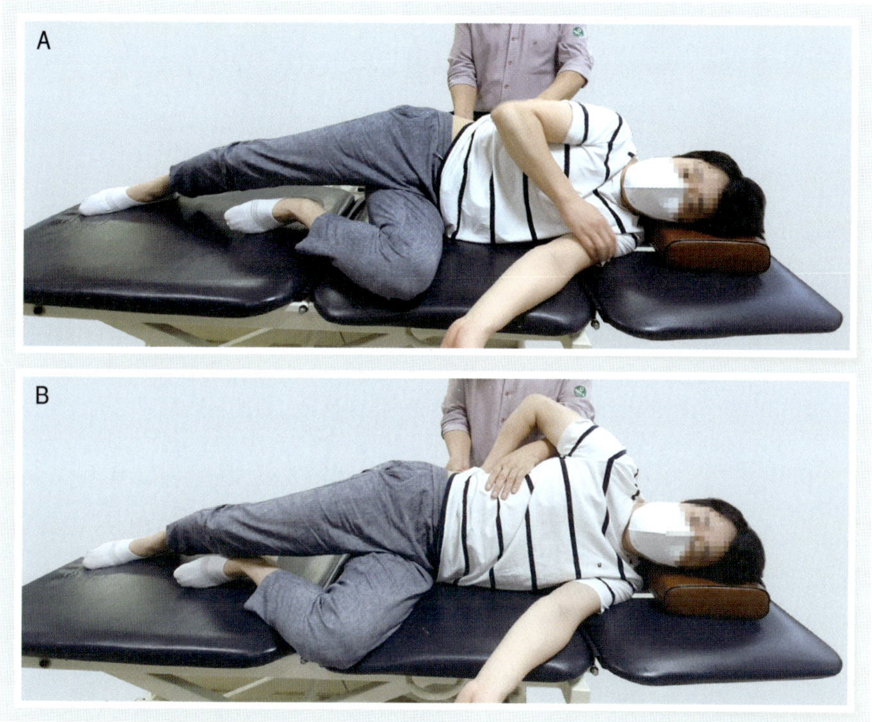

그림 7.12 A: 옆으로 누운 자세에서 엉덩관절 굽힘 시 허리뼈 굽힘 발생과 함께 허리 통증 발생,
B: 허리뼈 중립자세로 유지한 상태에서는 엉덩관절 굽힘 가동범위가 45°로 제한되지만 허리 통증은 사라짐

② 앉은 자세에서 엉덩관절 굽힘 - 엉덩관절 굽힘근 약화로 인한 허리뼈 폄, 가쪽굽힘 보상운동

엉덩관절 굽힘근에 약화가 있는 경우, 앉은 자세에서 다리를 들어 올릴 때 그림 7.13A처럼 허리뼈 폄과 가쪽굽힘으로 보상운동이 발생한다. 그림 7.13B처럼 보상운동이 발생하지 않도록 허리뼈를 고정하면 다리를 들어 올리지 못하거나 굽힘 각도가 감소 또는 가쪽돌림이 발생한다.

③ 선 자세에서 엉덩관절 굽힘-엉덩관절 굽힘근 약화, 골반 올리기, 허리뼈 가쪽굽힘 보상운동

엉덩관절 굽힘근에 약화가 있는 경우, 선 자세에서 다리를 들어 올릴 때 허리네모근이 수축되어 같은쪽 골반을 들어 올리고 허리뼈에 오른쪽으로 가쪽굽힘 보상운동이 발생한다. 골반이 올라가는 것을 제한하여 허리뼈를 중립으로 고정하면 다리를 들어 올리지 못하거나 엉덩관절 굽힘 각도가 감소하게 된다(그림 7.14).

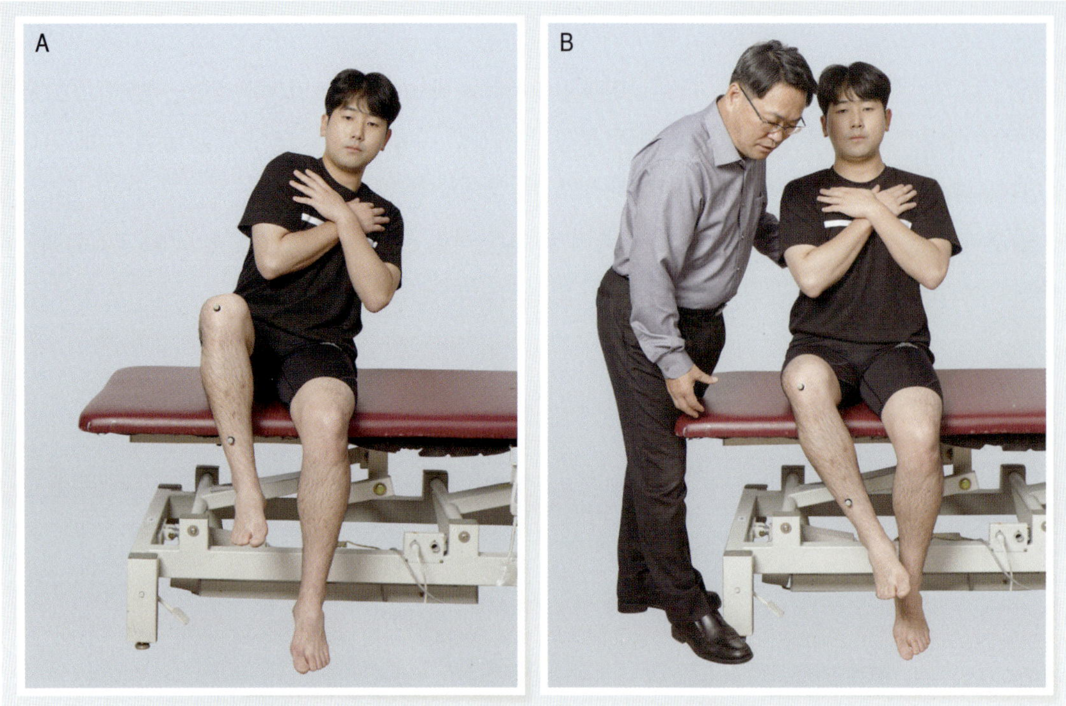

그림 7.13 A: 앉은 자세에서 엉덩관절 굽힘 시 허리에서 폄과 가쪽굽힘 발생,
B: 허리뼈를 중립자세로 유지한 상태에서는 엉덩관절 굽힘 가동범위 제한과 가쪽돌림 발생

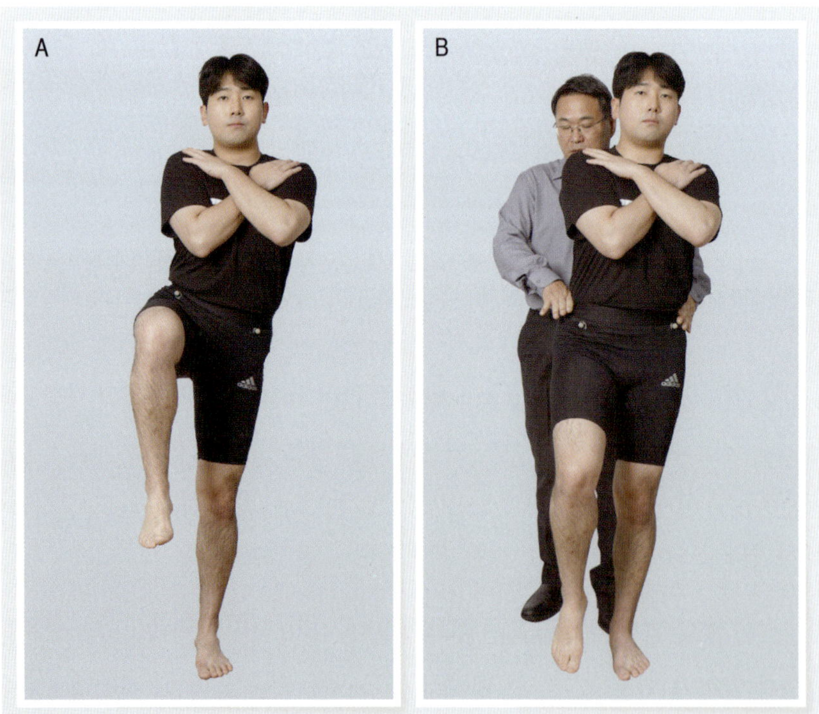

그림 7.14 A: 선 자세에서 엉덩관절 굽힘 동작 시 골반 올림과 오른쪽으로 허리뼈 가쪽굽힘 발생,
B: 골반과 허리뼈를 중립으로 유지한 상태에서는 엉덩관절 굽힘 각도가 현저하게 감소됨

④ 엉덩허리근 단축 - 엉덩관절 폄 시 허리 폄과 골반 앞쪽기울임 보상운동

엉덩허리근의 단축이 있는 경우 엉덩관절 폄 시 허리뼈 폄과 골반 앞쪽기울임 보상운동이 발생한다(그림 7.15A). 허리뼈 폄과 골반 앞쪽기울임을 제한하여 허리뼈를 중립으로 유지한 상태에서는 엉덩관절 폄 각도가 현저하게 감소한다(그림 7.15B). 누운 자세에서 엉덩허리근 길이 검사를 실시하면 허리뼈에서 보상하는 정도를 평가할 수 있다.

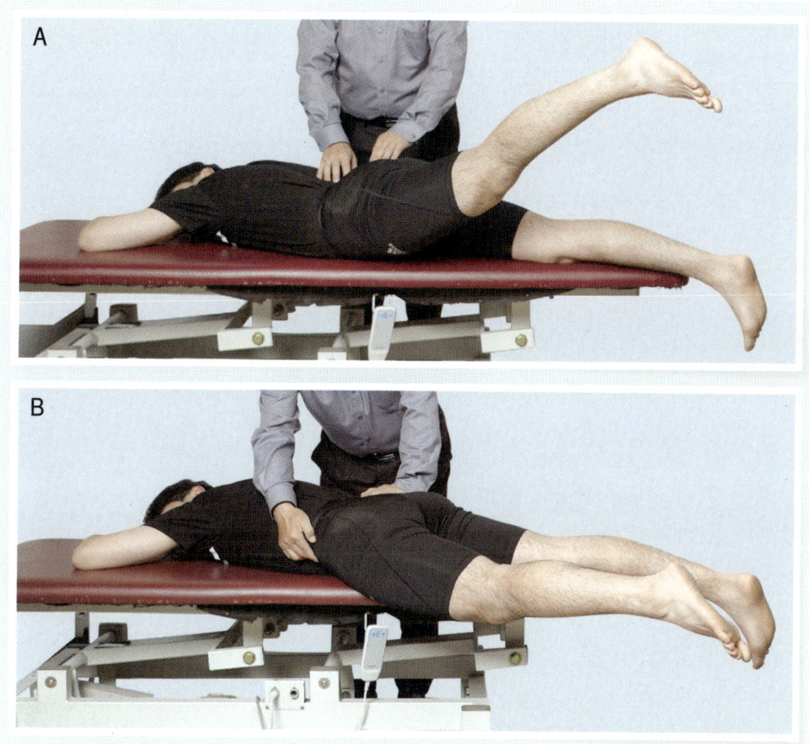

그림 7.15 A: 엎드린 자세에서 엉덩관절 폄 동작 시 허리뼈의 폄과 골반 앞쪽기울임이 발생하면서 허리 통증 발생, B: 골반을 중립으로 유지한 상태에서는 엉덩관절 폄 동작이 제한됨

⑤ 엉덩관절 회전 제한 - 골반 회전, 허리뼈 회전 보상운동

엎드린 자세에서 엉덩관절 안쪽 및 가쪽돌림 시 골반과 허리뼈에서 회전이 발생하며(그림 7.16A), 골반과 허리뼈 회전을 제한하여 허리뼈를 중립으로 유지한 상태에서는 엉덩관절 회전 각도가 현저하게 감소한다(그림 7.16B).

⑥ 중간볼기근 약화 - 엉덩관절 벌림, 골반 올리기, 허리뼈 가쪽굽힘 보상운동

중간볼기근(gluteus medius)의 근력이 약한 경우, 옆으로 누운 자세에서 엉덩관절 벌림 시 약한 중간볼기근의 근력을 보상하기 위해 허리네모근을 수축하여 같은쪽 골반을 들어 올려 허리뼈 가쪽굽힘의 보상운동이 발생한다(그림 7.17A). 이 보상운동을 제한하고 허리뼈의 중립을 유지한 상태에서는 엉덩관절을 벌리지 못하거나 벌림 각도가 현저하게 감소한다(그림 7.17B).

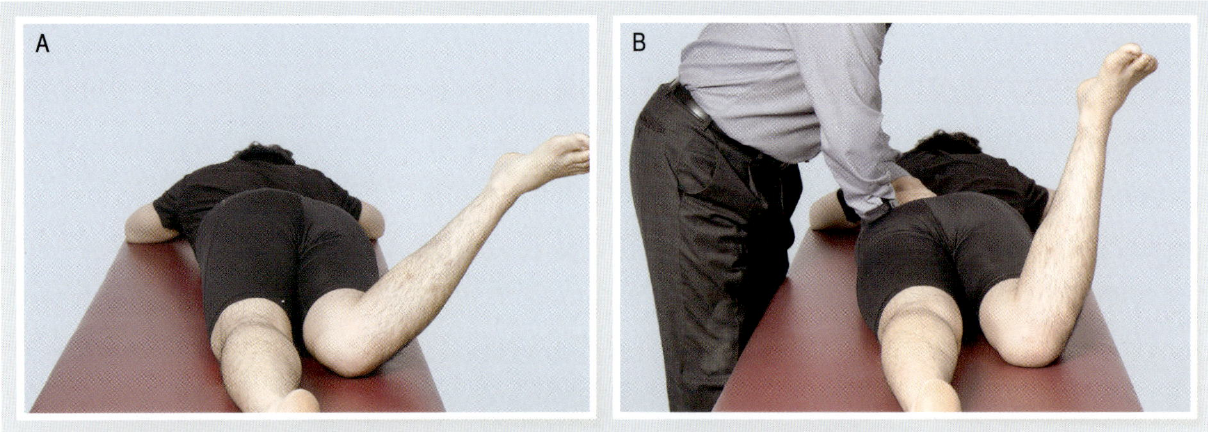

그림 7.16 A: 엉덩관절 안쪽돌림 시 골반과 허리뼈 돌림 발생, B: 골반과 허리뼈 중립 시 엉덩관절 안쪽돌림 제한

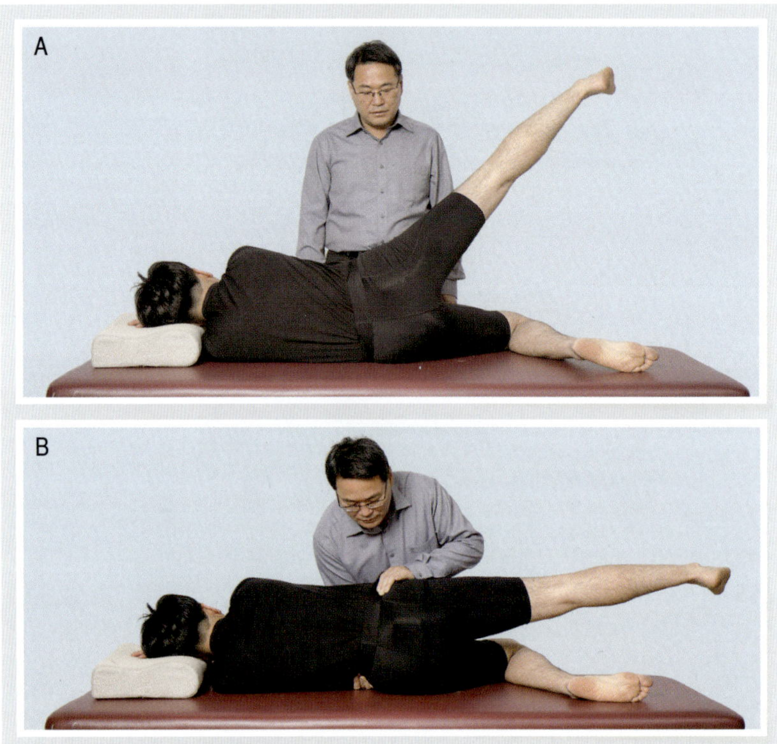

그림 7.17 A: 옆으로 누운 자세에서 엉덩관절 벌림 시 골반이 올라가고 허리뼈의 가쪽굽힘 발생,
B: 허리뼈 중립 유지 시 엉덩관절 벌림 가동범위 제한

6) 허리뼈 중립과 무릎관절의 관계

무릎관절의 굽힘과 폄에 관여하는 근육 중 두관절근육(two joint muscle)인 뒤넙다리근은 궁둥뼈결절(ischial tuberosity)에 부착하고, 넙다리곧은근(rectus femoris)은 앞아래엉덩뼈가시(anterior inferior iliac spine)에 부착되어 있다. 이 근육이 수축할 때 골반의 자세가 중요하다. 특히 이들 근육이 단축되거나 뻣뻣

해지면 무릎관절을 움직일 때 골반의 보상운동이 발생하고, 그 결과로 허리뼈 분절에 보상운동이 발생하여 무릎관절 운동 시 허리뼈를 중립으로 유지하지 못한다.

뒤넙다리근 단축으로 인해 무릎관절을 펼 때 골반에서는 뒤쪽기울임이 발생하고, 뒤쪽기울임은 허리뼈의 굽힘으로 보상되어 나타난다. 무릎 폄 시 뒤넙다리근의 단축으로 인해 발생하는 허리뼈 굽힘 보상정도는 허리뼈와 골반을 중립 상태로 고정하고 무릎관절을 펼 때 무릎관절 폄 각도를 측정하면 평가할 수 있다. 이러한 검사는 옆으로 누운 자세와 앉은 자세에서 평가가 가능하다. 그림 7.18A의 자세에서 무릎관절 폄 각도와 그림 7.18B처럼 허리뼈를 중립으로 유지한 상태에서 무릎 폄 각도를 측정하여 비교하면 뒤넙다리근 단축에 의한 허리뼈 보상운동의 정도를 평가할 수 있다.

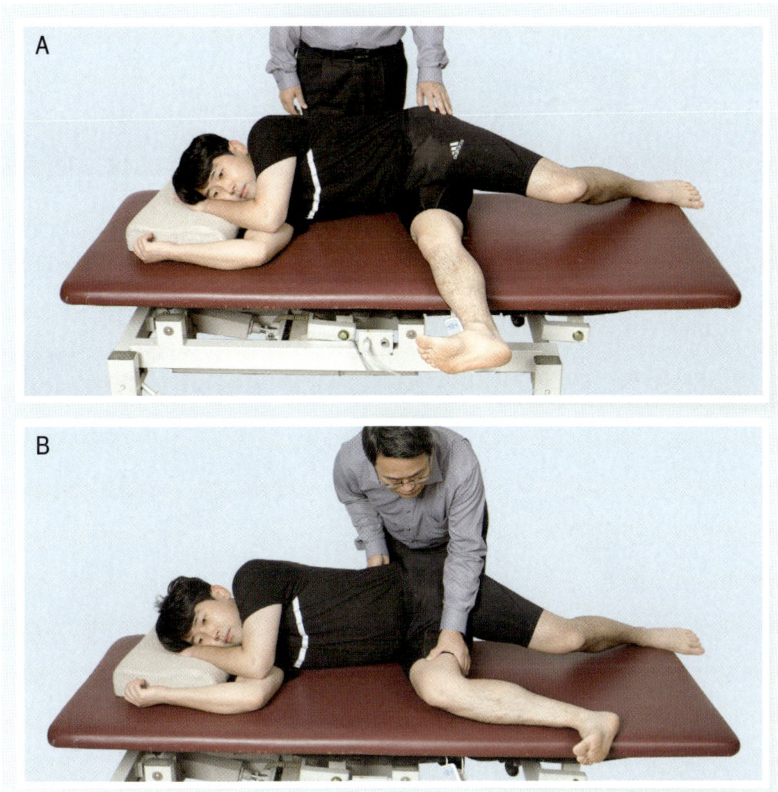

그림 7.18 A: 허리 보상운동으로 무릎 폄, B: 허리관절을 중립으로 유지 시 무릎 폄 각도 제한

넙다리곧은근 단축으로 인해 무릎관절을 굽힐 때 골반에서는 앞쪽기울임이 발생하고 앞쪽기울임과 허리뼈 폄으로 보상동작이 나타난다. 무릎 굽힘 시 넙다리곧은근의 단축으로 인해 발생하는 허리뼈 폄 보상정도는 그림 7.19A의 자세에서 측정한 무릎관절 굽힘 각도와 그림 7.19B와 같이 허리뼈와 골반을 중립으로 고정한 상태에서 무릎관절을 굽힐 때 무릎관절의 굽힘 각도를 비교하며 평가할 수 있다.

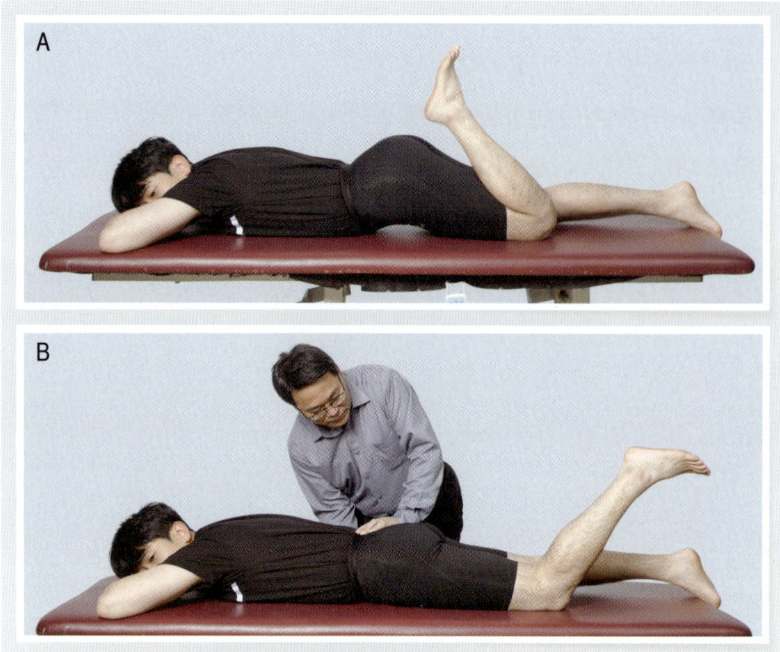

그림 7.19 A: 엎드린 자세에서 무릎관절 굽힘 시 골반의 앞쪽기울임과 허리뼈의 폄 발생,
B: 허리뼈를 중립으로 유지한 상태에서 무릎관절 굽힘 가동범위가 감소됨

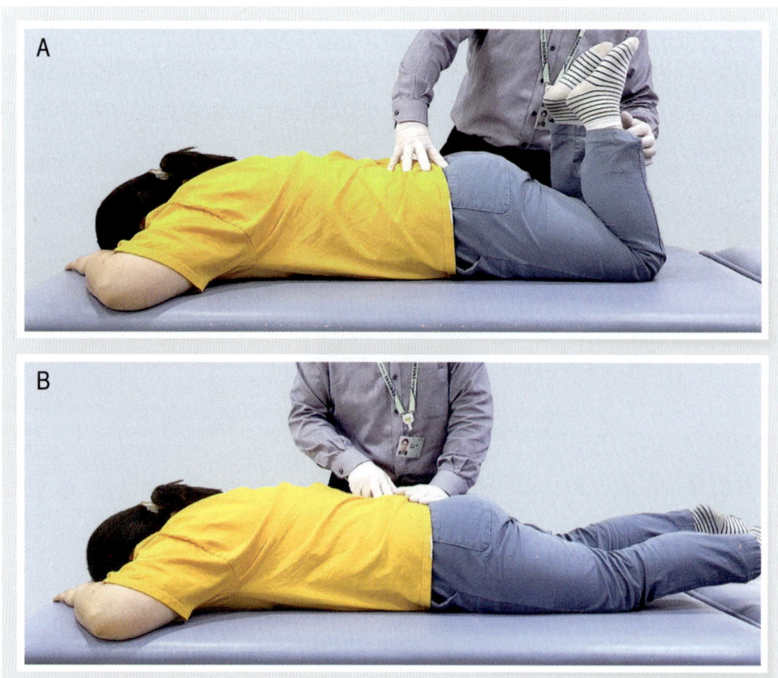

그림 7.20 A: 무릎관절 굽힘 시 앞쪽기울임과 허리뼈 폄 증가와 함께 허리 통증 유발됨,
B: 허리뼈 중립자세에서는 무릎관절 굽힘이 현저하게 감소되었으나 허리 통증은 없음

그림 7.20은 서 있거나 보행 시 심한 허리 통증을 느끼는 여성으로, 허리뼈의 앞굽음이 증가되어 있었다. 엎드린 자세에서 무릎을 구부릴 때 골반 앞쪽기울임과 허리뼈 폄이 증가하고 허리 통증이 발생하였다. 허리뼈와 골반의 움직임을 고정한 중립자세에서는 무릎관절을 약 20°밖에 구부릴 수 없었다. 허리뼈를 중립으로 유지하고 무릎관절을 구부릴 때는 허리 통증이 없었다. 이 여성의 경우 허리뼈를 중립으로 유지하고 무릎관절을 90° 구부릴 수 있도록 운동을 실시한 후 허리 통증이 사라졌다.

4 사지관절의 중립

어깨관절이나 엉덩관절을 정적인 자세와 움직일 때 중립상태로 유지할 수 있는 능력은 매우 중요하다. 어깨관절이나 엉덩관절에 운동손상이 있는 경우에는 정적인 자세나 동작으로 움직일 때 관절을 중립자세로 유지하지 못하는 경우가 있다.

1) 엉덩관절의 중립

그림 7.21처럼 테이블에 앉은 자세에서 수동적으로 엉덩관절을 모음/벌림, 안쪽돌림/가쪽돌림 중립 상태에서 수동적으로 엉덩관절을 100° 굽힘 자세로 위치시킨 상태로 20초 유지하게 했을 때, 엉덩관절을 중립자세로 잘 유지하는지 평가한다. 마커를 무릎관절 앞과 정강뼈 먼쪽에 부착시키고 고정된 카메라로 촬영한 후 각도 변화를 확인하면 엉덩관절을 중립자세로 잘 유지했는지 알 수 있다. 엉덩관절 기능이 정상적인 사람은 그림 7.22A처럼 20초 동안 엉덩관절을 중립자세로 잘 유지한다. 그러나 엉덩관절에 운동제한과 운동손상이 있는 사람은 그림 7.22B처럼 엉덩관절을 중립으로 유지하지 못하고 가쪽돌림되는 것을 알 수 있다.

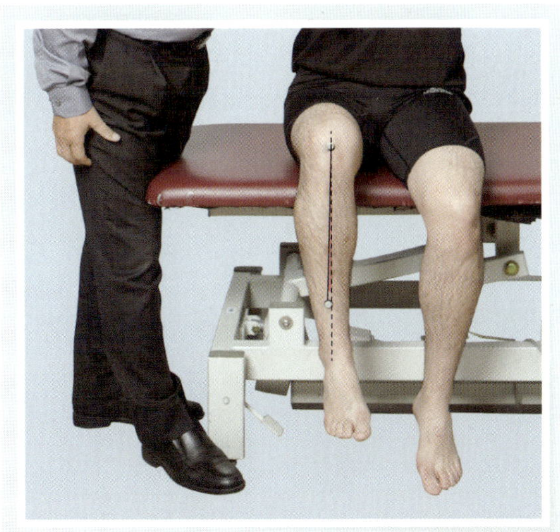

그림 7.21 엉덩관절에서 넙다리뼈머리의 중립 허리 검사 자세

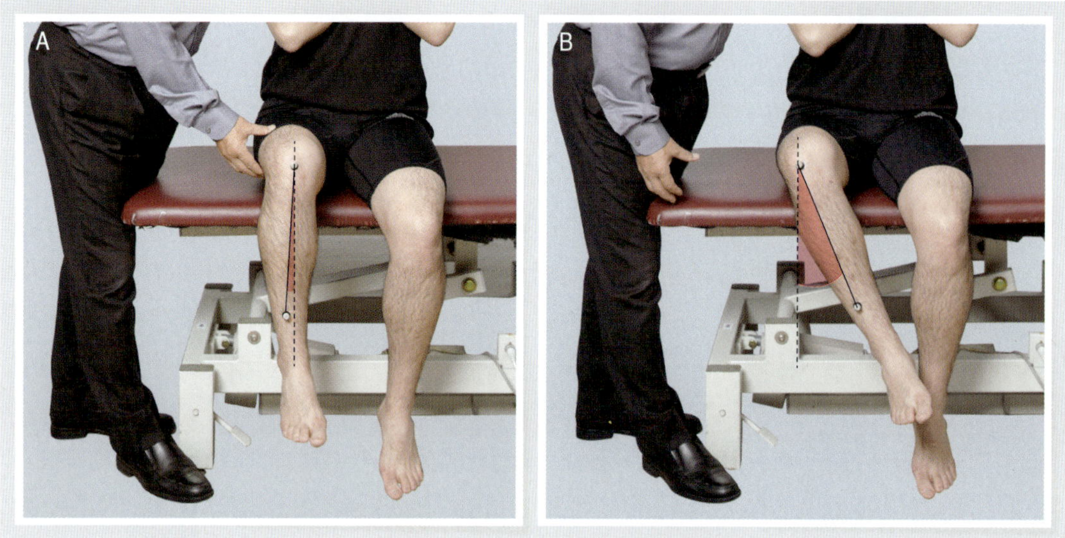

그림 7.22 A: 20초 동안 중립자세를 유지함, B: 시간이 경과함에 따라 가쪽돌림이 발생

엉덩관절에서 회전을 할 때 회전중심 조절 능력은 앉은 자세에서 평가를 실시한다. 앉은 자세에서 엉덩관절과 무릎관절을 90° 굽히고 무릎 앞쪽에 마커를 부착한 후 엉덩관절을 중립자세로 위치시킨다. 엉덩관절을 가쪽돌림/안쪽돌림 하게 한다. 이때 촬영한 영상으로 마커의 궤적을 그려 보면 가쪽/안쪽돌림 시 엉덩관절에 중립이 유지되는지 평가할 수 있다(그림 7.23).

또한 엉덩관절 굽힘 시 엉덩관절이 중립을 유지하는지 확인할 수 있다. 앉은 자세에서 엉덩관절을 굽힐 때 두 마커가 그림 7.24A처럼 수직 이동하는지 아니면 그림 7.24B처럼 돌림 또는 모음/벌림되는지 평가할 수 있

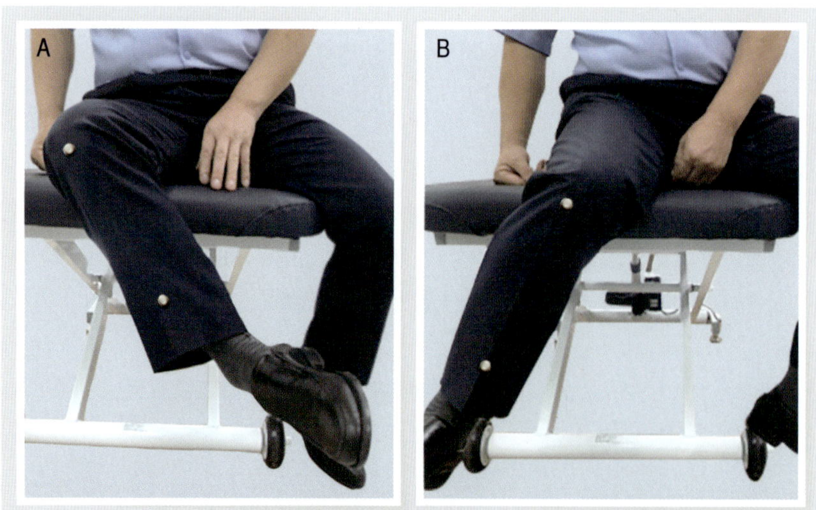

그림 7.23 앉은 자세에서 엉덩관절 돌림 시 회전 중심 조절 검사

다. 만약 그림 7.24C처럼 몸이 기울어지는 경우 그림 7.24D처럼 손으로 테이블을 지지하고 엉덩관절을 굽힐 때 중립이 유지된다면, 엉덩관절의 문제라기보다는 허리뼈의 중립을 유지하는 허리 안정화의 운동손상일 수 있다.

옆으로 누운 자세에서 엉덩관절 가쪽돌림 또는 안쪽돌림 자세로 넙다리뼈머리를 관절오목에 유지할 수 있는지 평가한다. 그림 7.25처럼 2kg의 무게를 발목에 매달고 20초 동안 가쪽돌림 또는 안쪽돌림 자세에서 넙다리뼈머리를 관절오목에 지속적으로 유지가 가능한지 확인한다.

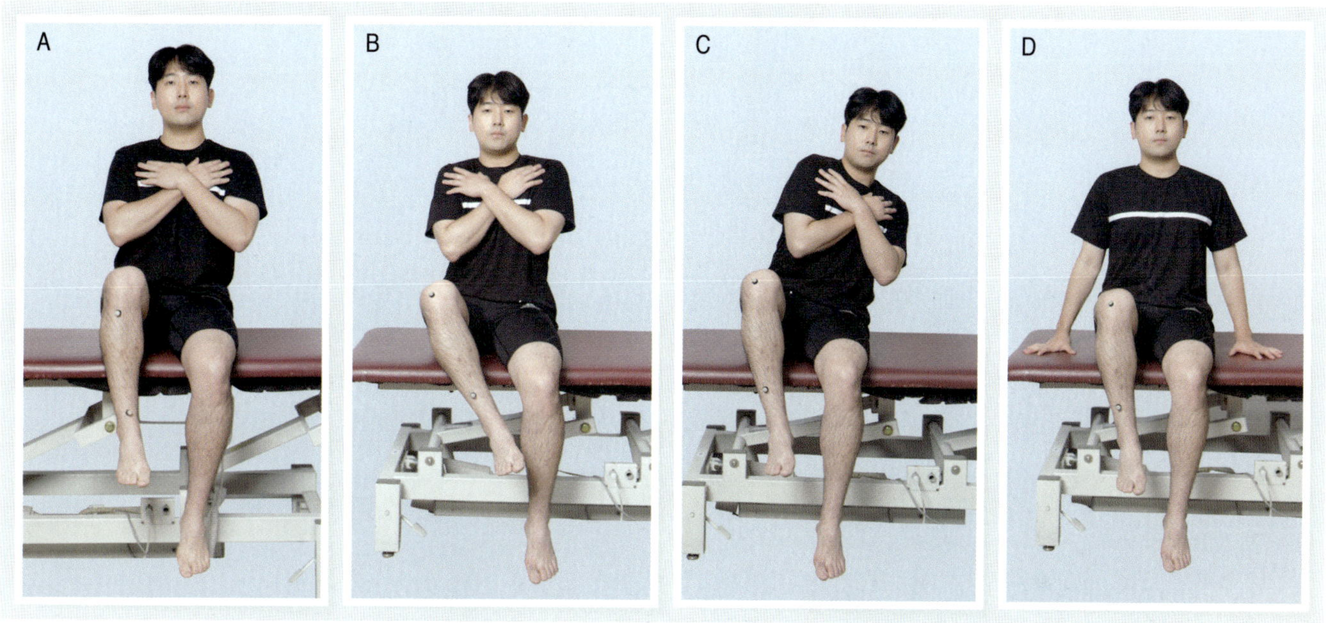

그림 7.24 엉덩관절 굽힘 시 중립 검사. A: 엉덩관절 굽힘 시 두 마커가 수직을 유지하면서 중립을 유지함, B: 엉덩관절 중립자세를 유지하지 못하고 벌림과 가쪽돌림 발생, C: 몸통이 기울어짐, D: 손으로 지탱하여 몸통 중립을 유지해 주면 엉덩관절 중립자세로 엉덩관절을 구부림

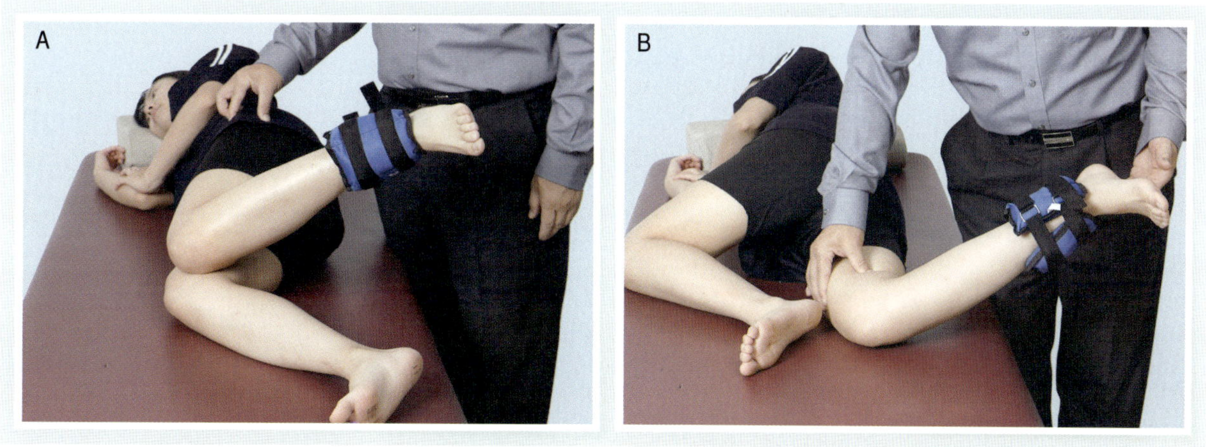

그림 7.25 옆으로 누운 자세에서 2kg 무게를 발목에 달고 엉덩관절의 자세를 유지할 수 있는지 검사. A: 안쪽돌림 자세, B: 가쪽돌림 자세

엎드린 자세에서 엉덩관절 폄 자세에서 넙다리뼈 머리를 중립으로 유지하는지 평가한다(그림 7.26). 검사자가 폄 중립자세로 다리를 위치시키고 20초간 유지하도록 지시한다. 그림 7.26A처럼 두 개의 마커가 수직을 유지하면 중립을 유지할 수 있는 것이고, 그림 7.26B처럼 시간이 경과함에 따라 엉덩관절에서 돌림이 발생하면 중립 조절 기능이 손상된 것이다.

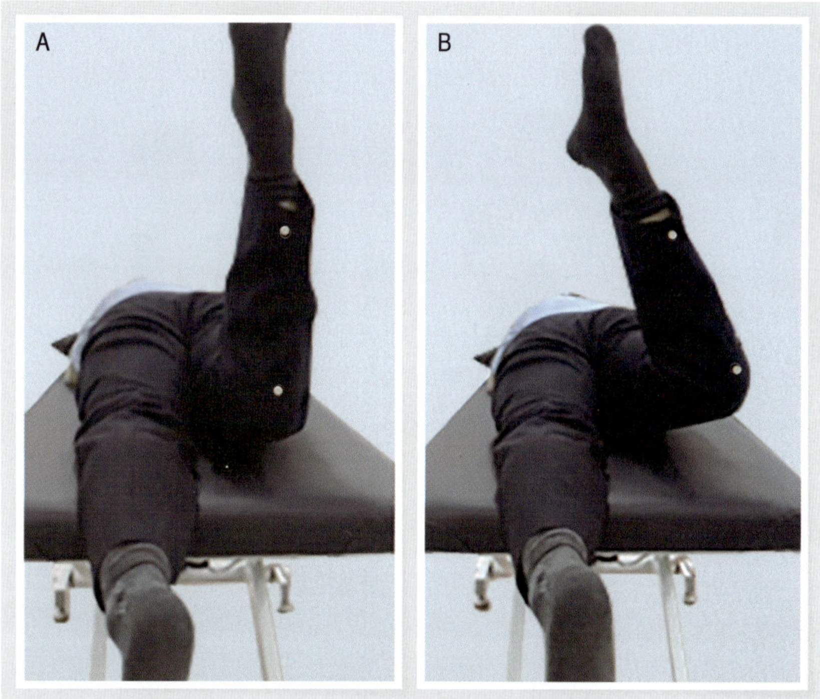

그림 7.26 엉덩관절 폄 자세에서 중립 유지 검사.
A: 시작 자세, B: 시간이 경과함에 따라 엉덩관절에 중립을 유지하지 못하고 가쪽돌림 발생

2) 어깨관절의 중립

어깨관절에서 중립자세 유지 능력을 평가할 수 있다. 그림 7.27A처럼 검사자는 팔꿈치머리의 높이를 눈의 높이와 일치시키고 양팔의 간격을 얼굴 폭만큼 두 팔을 수동적으로 수직으로 올려서 위치시킨 후 그 자세를 20초간 유지하도록 지시한다. 두 개의 마커를 팔꿈치와 아래팔 중간에 부착하고 고정된 카메라로 촬영하여 동작분석 프로그램을 통해 궤적을 구한다.

그림 7.27B는 오른쪽 어깨관절에 통증이 있는 사람의 중립 조절 검사 자세에서 오른쪽 마커의 궤적이 왼쪽보다 더 많이 가쪽 아래 방향으로 이동한 것을 볼 수 있다. 정상적인 사람의 경우에는 20초간 어깨관절의 중립자세를 유지할 수 있다.

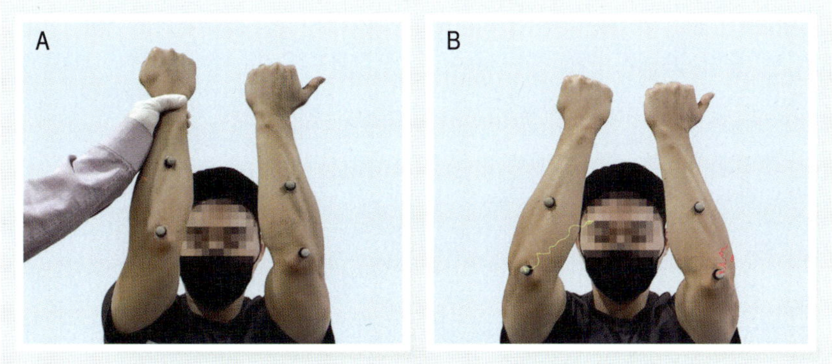

그림 7.27 어깨관절 굽힘 자세에서 중립 조절 검사.
A: 중립 조절 검사 시작 자세, B: 시간이 경과함에 따라 어깨관절에서 가쪽돌림과 벌림이 발생하는 궤적을 측정함
(어깨관절에 통증이 있는 오른쪽에서 가쪽돌림과 벌림이 많이 발생함)

어깨관절을 굽힘하면서 올릴 때 두 개의 마커가 수직을 이루면서 어깨관절을 굽힘하는지 회전과 벌림이 발생하는지 궤적을 통하여 평가한다. 두 팔을 동시에 할 수도 있고 한쪽씩 번갈아 실시할 수도 있다(그림 7.28).

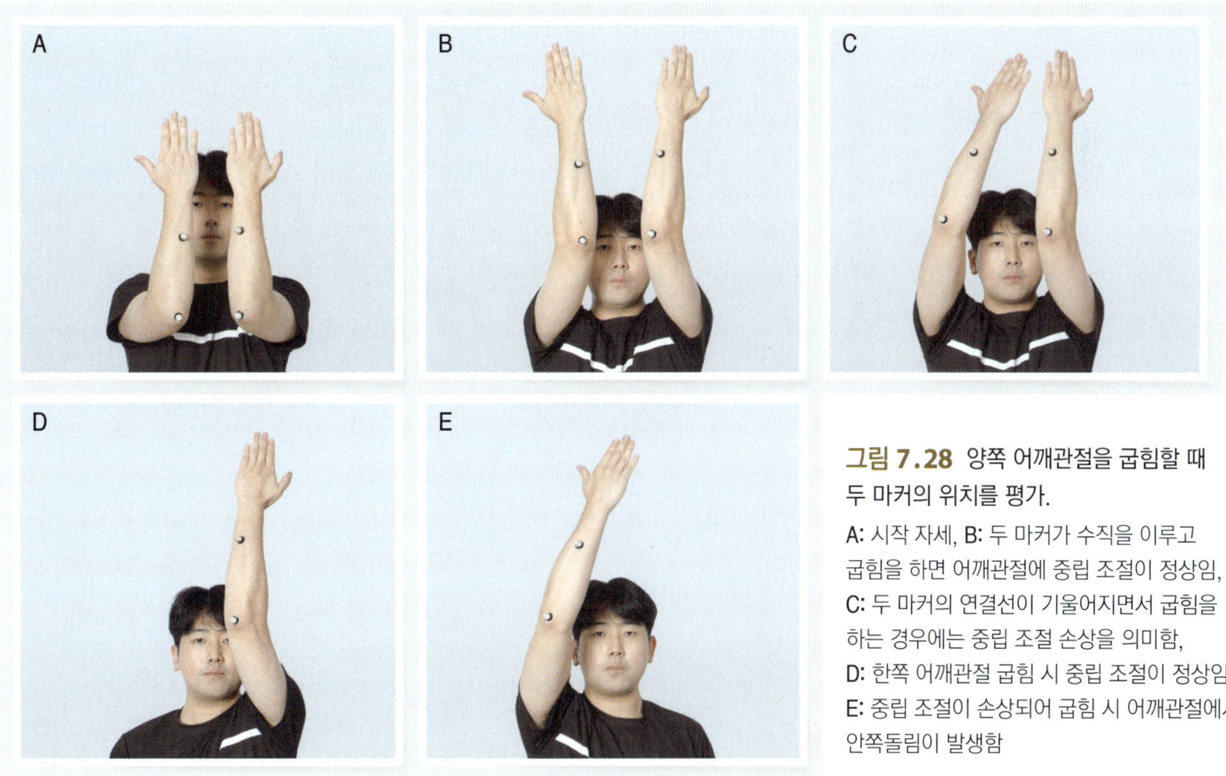

그림 7.28 양쪽 어깨관절을 굽힘할 때 두 마커의 위치를 평가.
A: 시작 자세, B: 두 마커가 수직을 이루고 굽힘을 하면 어깨관절에 중립 조절이 정상임, C: 두 마커의 연결선이 기울어지면서 굽힘을 하는 경우에는 중립 조절 손상을 의미함, D: 한쪽 어깨관절 굽힘 시 중립 조절이 정상임, E: 중립 조절이 손상되어 굽힘 시 어깨관절에서 안쪽돌림이 발생함

정적인 자세에서 중립자세 유지 능력은 부하(남: 2kg, 여: 1kg)를 제공한 상태에서도 측정한다(그림 7.29). 부하 없이는 중립 조절이 가능하면서 어깨관절 굽힘을 할 수 있지만, 부하를 제공하면 중립 조절이 손상받은 경우에는 회전근개(rotator cuff) 근육 약화에 의한 것으로 판단할 수 있다.

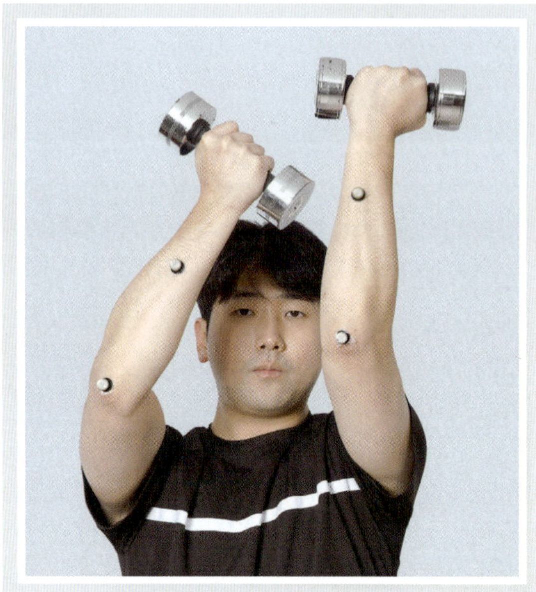

그림 7.29 2kg 부하를 준 상태에서 어깨관절의 중립 조절 검사

어깨관절 안쪽돌림/가쪽돌림 시 중립 조절이 잘 되는지 알아보기 위해서 팔꿈치머리에 마커를 붙인다. 검사자는 팔을 들어 어깨관절 90°, 팔꿉관절 90° 자세로 어깨면(scapular plane)으로 수동적으로 들어 올려 준다. 이 자세를 유지한 상태로 어깨관절을 안쪽돌림/가쪽돌림 하게 한다. 고정된 카메라로 옆에서 촬영한 영상을 통해 궤적을 확인한다. 그림 7.30의 경우 어깨관절 돌림 시 위팔뼈머리(head of humerus)를 관절오목에 중립으로 유지하지 못하여 궤적이 뒤쪽 아래쪽으로 이동한 것을 알 수 있다.

옆으로 누운 자세에서 아래팔로는 위팔의 먼쪽을 고정하고 팔꿉관절은 90°로 유지한 상태로 어깨관절을 가쪽돌림시킨 상태에서 2kg의 부하로 어깨관절 중립자세를 20초간 유지할 수 있는지 확인한다(그림 7.31).

그림 7.32는 어깨관절 가쪽돌림 시 관절 앞 위쪽에 통증을 호소하는 남성이다. 1.5kg의 부하를 제공했을 때 관절의 중립을 유지하지 못하여 팔이 아래로 떨어지는 것을 보여 주고 있다. 이는 가쪽돌림 회전근개가 약하다는 것을 의미한다.

팔꿉관절을 굽힌 상태에서 어깨를 벌림할 때 위팔뼈머리를 중립자세로 유지하고 어깨면을 따라 팔을 벌림할 수 있는지 평가한다. 그림 7.33B는 궤적이 수직으로 움직여 위팔뼈머리가 앞뒤로 움직이지 않고 중립을 유지하면서 팔을 정상적으로 벌린 것이다. 그림 7.33C는 벌림 시 위팔뼈 폄이 발생한 것이다. 폄이 발

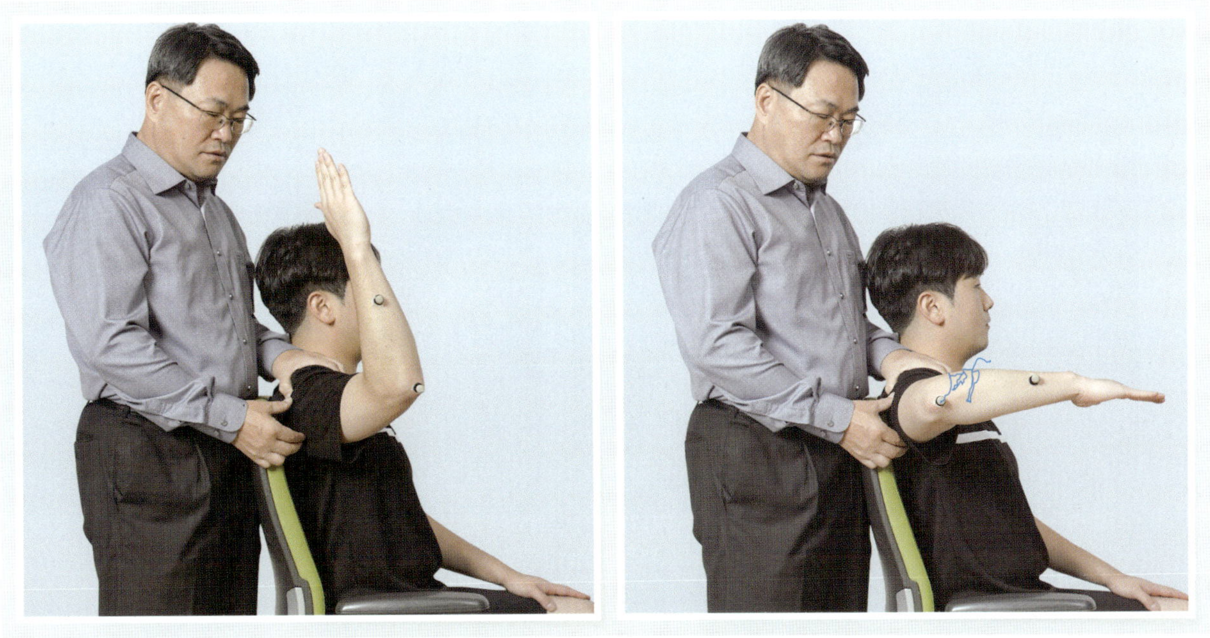

그림 7.30 어깨관절 안쪽/가쪽돌림 시 회전 중심 조절 능력 검사

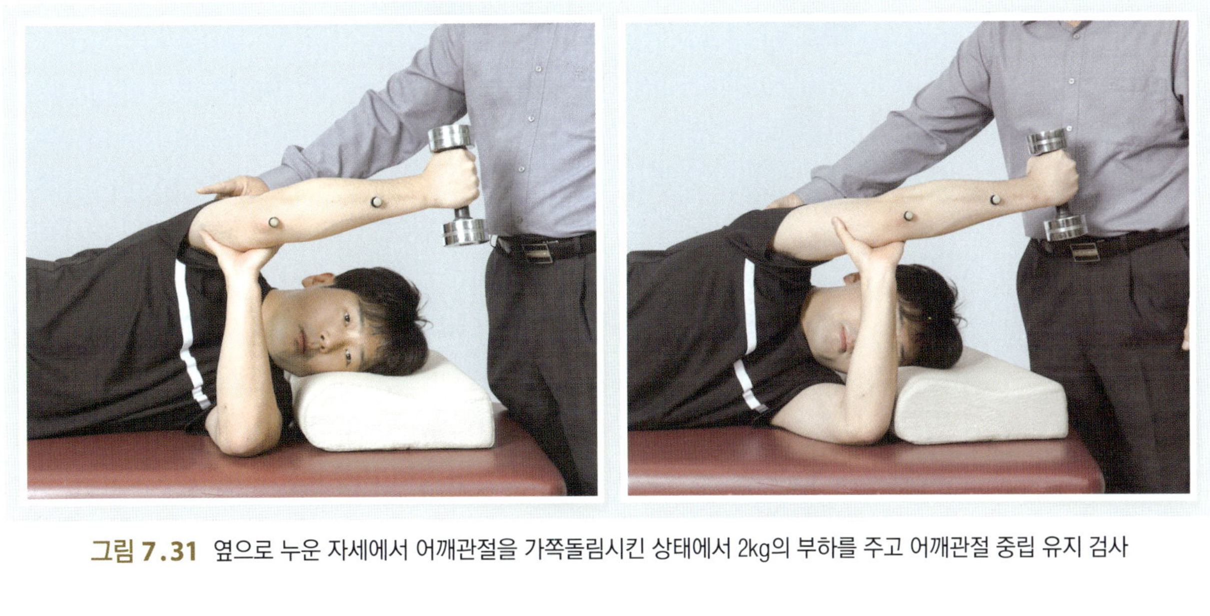

그림 7.31 옆으로 누운 자세에서 어깨관절을 가쪽돌림시킨 상태에서 2kg의 부하를 주고 어깨관절 중립 유지 검사

생한 이유는 (1) 앞쪽삼각근보다 뒤쪽삼각근이 우세하게 작용한 결과일 수도 있고, (2) 앞쪽 관절주머니가 과도하게 늘어나서 앞쪽 미끄러짐이 발생한 경우일 수도 있다. 또한 두 가지가 모두 작용하여 위팔뼈 벌림 시 위팔뼈머리를 관절 소켓에 중립으로 유지하지 못하고 앞쪽으로 미끄러짐이 발생한 것이다.

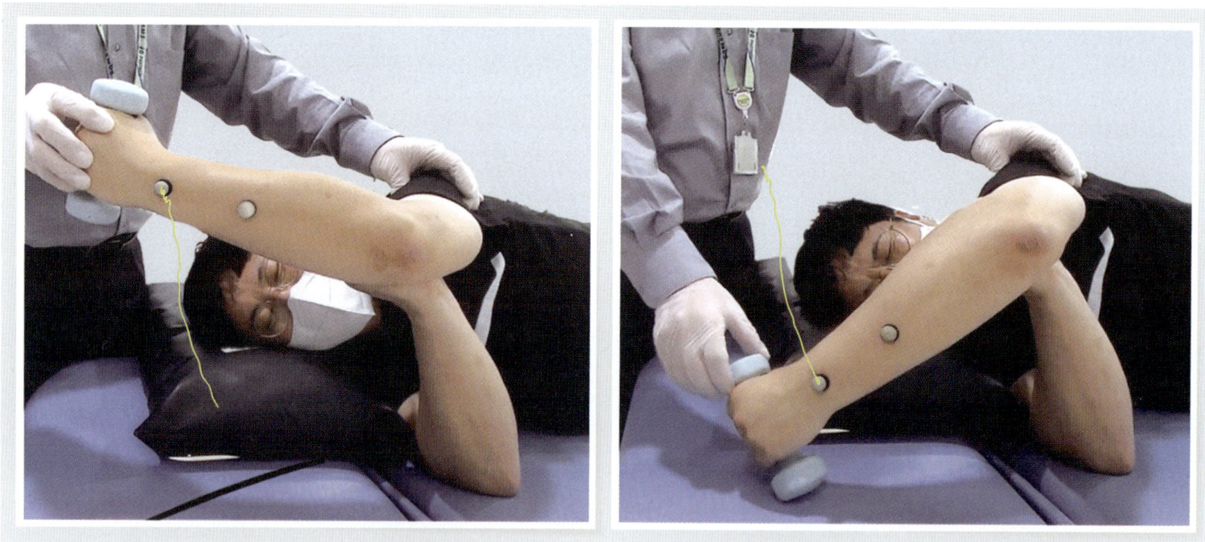

그림 7.32 1.5kg의 부하에 중립자세를 유지하지 못함

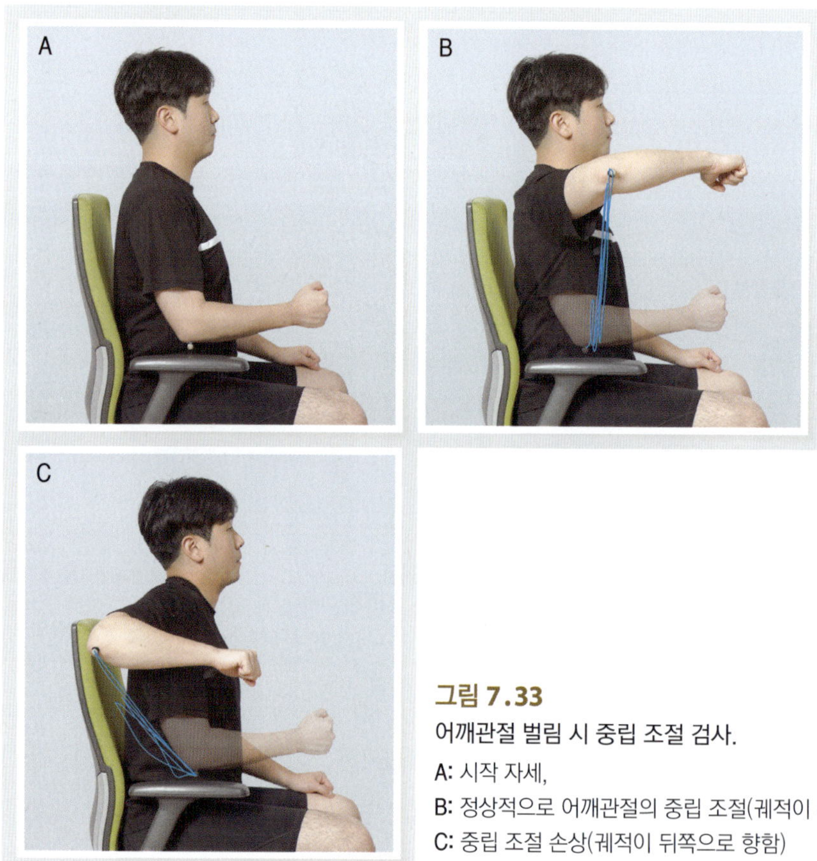

그림 7.33
어깨관절 벌림 시 중립 조절 검사.
A: 시작 자세,
B: 정상적으로 어깨관절의 중립 조절(궤적이 수직을 이룸),
C: 중립 조절 손상(궤적이 뒤쪽으로 향함)

3) 무릎관절의 중립

무릎관절 굽힘 시 시상면에서 중립을 유지하는지 알아보는 방법은 옆으로 누운 자세에서 엉덩관절을 펴고 중립자세로 유지한 상태에서 무릎관절을 구부리도록 지시한다. 시작 자세는 가쪽복사뼈(lateral mallelolus)를 바닥에 밀착시킨 상태에서 무릎관절을 구부리도록 지시한다. 가쪽복사뼈를 지면에 밀착 · 유지하면서 무릎관절을 쉽고 편안하게 구부릴 수 있으면 시상면에서 중립을 유지할 수 있는 것이다. 그러나 정강뼈가 회전하면서 발이 들리고 무릎관절을 구부리는 사람은 무릎관절을 시상면에서 중립으로 조절하지 못한다(그림 7.34B). 이러한 원인은 (1) 정강뼈 비틀림, (2) 연골 손상, (3) 안쪽뒤넙다리근보다 가쪽넙다리두갈래근의 우세한 수축에 의해서 발생될 수 있다. 무릎관절 수술 후 무릎관절의 시상면에서 중립을 유지하고 무릎관절을 구부리지 못하는 경우도 종종 발생한다.

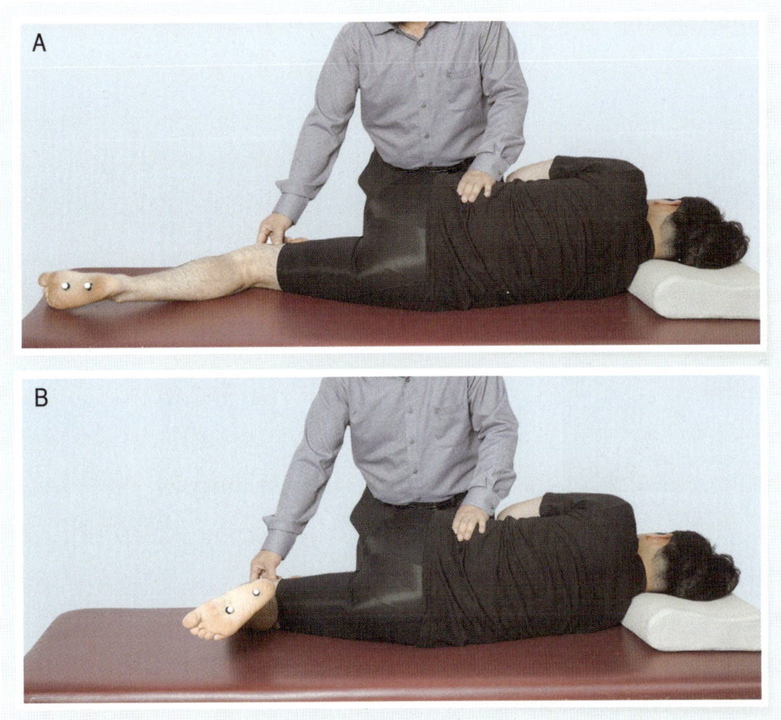

그림 7.34 A: 무릎관절 굽힘 시 회전 조절 검사 자세, B: 무릎관절 굽힘 시 비정상적인 무릎관절의 가쪽 회전

4) 손목관절의 중립

손목을 구부리거나 펼 때 손목의 중립이 유지되는지 평가해야 한다(그림 7.35). 그림 7.35A처럼 손목을 중립자세로 시작한다. 이 자세에서 싸인펜을 지면과 수평이 되도록 잡는다. 그림 7.35B는 손목 폄 시 노쪽손목폄근(radial extensor)을 과도하게 사용하여 노쪽으로 치우침(deviation)되고 회전이 발생한 경우이다.

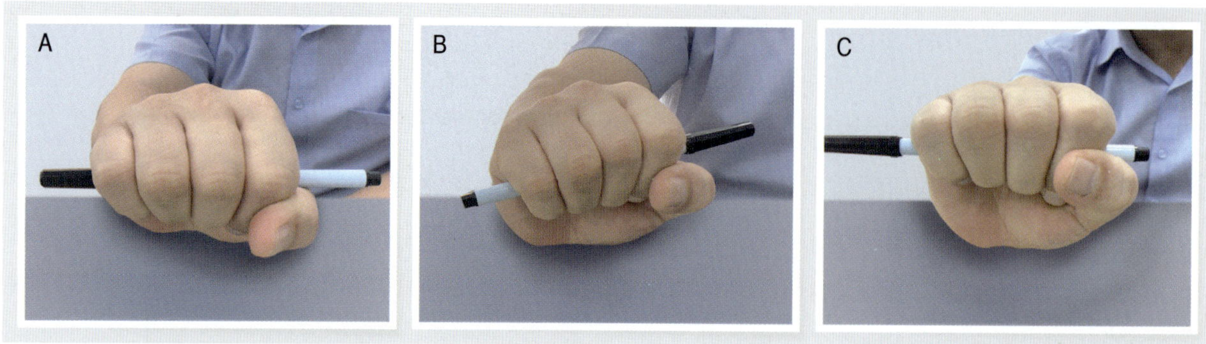

그림 7.35 손목관절 폄 동작 시 중립 조절 검사. A: 시작 자세, B: 노쪽치우침, C: 손목의 중립자세에서 폄

그림 7.36B는 손목 굽힘 시 자쪽손목굽힘근(flexor carpi ulnaris)을 과도하게 사용하여 자쪽으로 치우침되고 회전이 발생한 경우이며, 그림 7.36C는 중립이 유지된 경우이다.

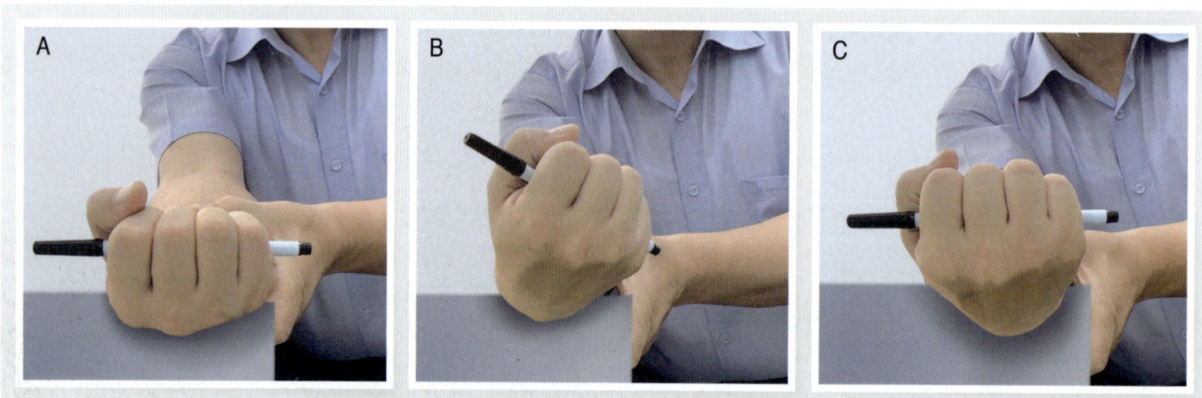

그림 7.36 손목관절 굽힘 동작 시 중립 조절 검사. A: 시작 자세, B: 자쪽 치우침, C: 손목의 중립자세에서 굽힘

그림 7.37의 남성은 컴퓨터 작업 시 손목관절 자쪽(ulnar side)에 통증을 호소하였다. 컴퓨터 작업 자세를 확인한 결과, 약 50° 정도의 과도한 자쪽치우침(ulnar diviation)이 발생하면서 하루 8시간 프로그래밍 작업을 실시하고 있었다. 주먹을 쥐고 있을 때는 그림 7.38A에서처럼 손목이 중립을 유지하지만 손가락을 펴면 그림 7.38B에서처럼 손목관절에서 13°의 자쪽치우침이 자동적으로 발생하면서 손목을 중립으로 유지하지 못하였다. 컴퓨터 작업 시 자쪽치우침 동작이 지속적으로 반복되면서 손가락을 펼 때도 중립을 유지하는 능력을 소실한 경우이다. 키보드를 오른쪽으로 옮기고 자쪽치우침 방지를 위한 테이핑을 적용한 결과, 컴퓨터 작업 시 자쪽치우침이 20°로 감소하였고 통증이 사라졌다.

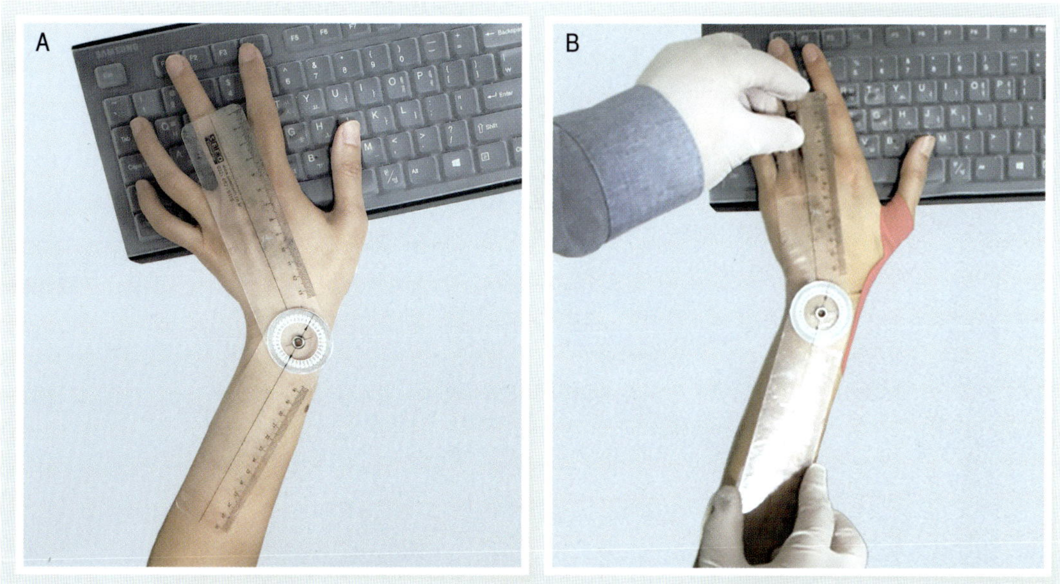

그림 7.37 A: 타이핑 시 손목관절의 자쪽치우침, B: 자쪽치우침 방지 테이핑 적용과 키보드 위치 변경으로 통증 사라짐

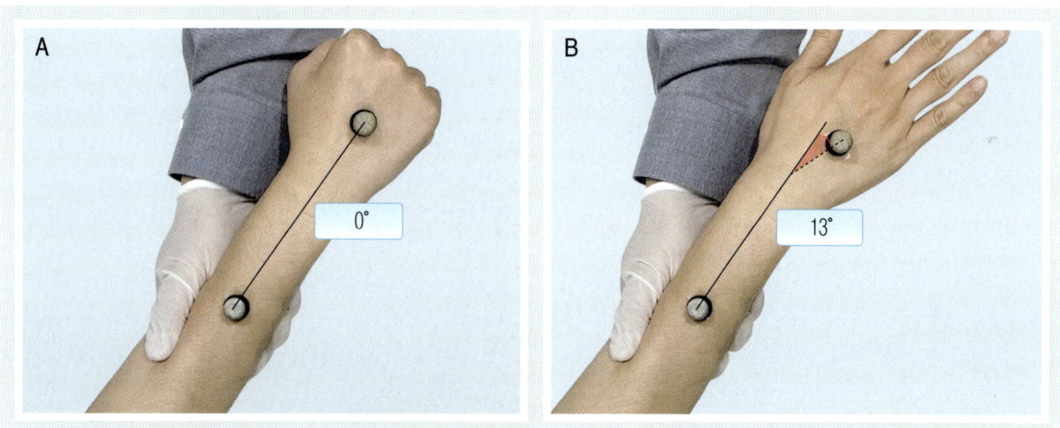

그림 7.38 **손가락을 펼 때 손목의 중립자세 검사.** A: 시작 자세, B: 손가락을 펴는 동작 시 자쪽치우침 발생

식당에서 음식을 조리할 때 손목을 자주 구부리는 사람의 경우(그림 7.39A), 주먹을 쥐고 있을 때는 손목의 각도가 25° 폄 자세를 유지하지만(그림 7.39B), 손가락을 펼 때는 손목에서 21° 굽힘이 증가(그림 7.39C)하여 손목의 중립을 유지하지 못한다. 이러한 작업동작을 반복하여 손목굴증후군(carpal tunnel syndrome)이 발생한 사례이다.

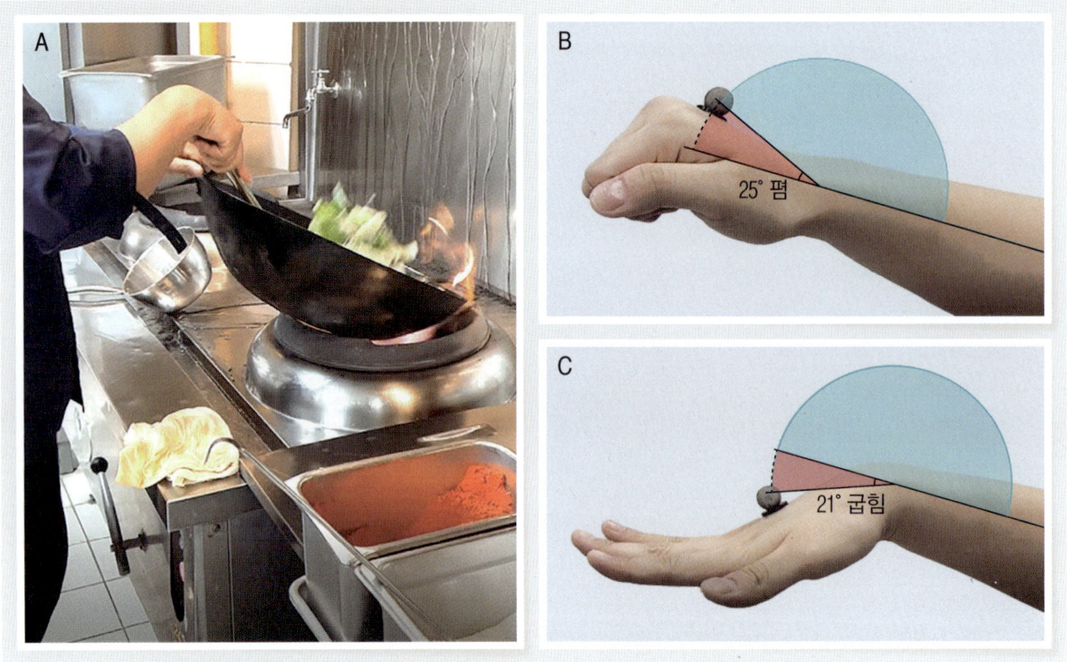

그림 7.39 A: 음식을 조리할 때 과도한 손목 굽힘 자세, B: 주먹을 쥔 상태에서 손목관절 25° 폄, C: 손가락을 펴면 손목관절에서 21° 굽힘 발생

손목의 중립이 유지되는 사람은 주먹을 쥐거나 펴더라도 손목에서의 굽힘이 발생하지 않고 중립을 유지한다(그림 7.40).

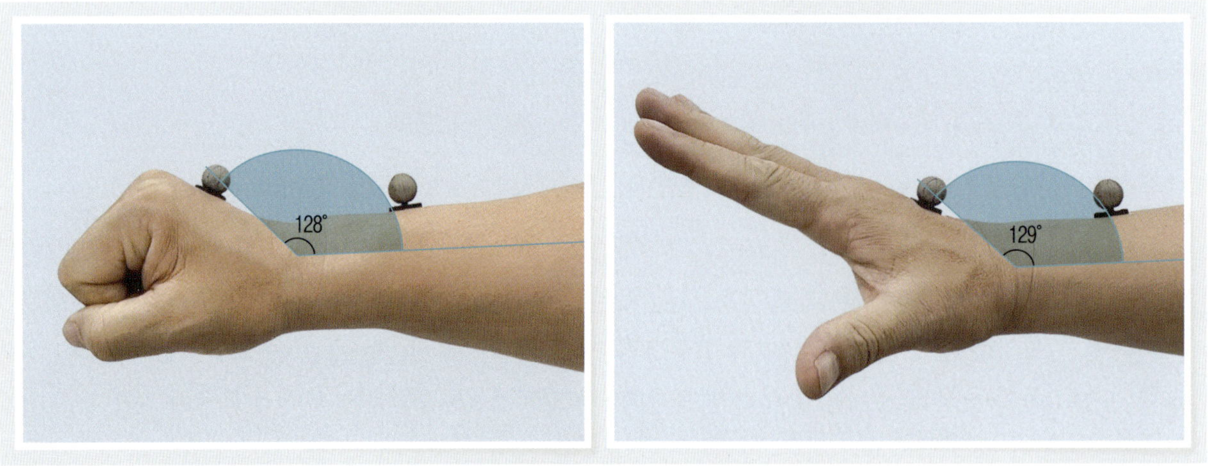

그림 7.40 손가락을 펼 때 손목관절 중립 유지

5) 닫힌사슬운동 시 무릎 중립

계단을 오르고 내려가는 동안 하지 관절의 중립을 유지하는 것은 관절 스트레스를 감소시키는 데 중요하다.

그림 7.41A처럼 체중을 지지하는 왼쪽 하지는 비교적 좌우로 무릎이 움직이지 않고 잘 조절하면서 계단

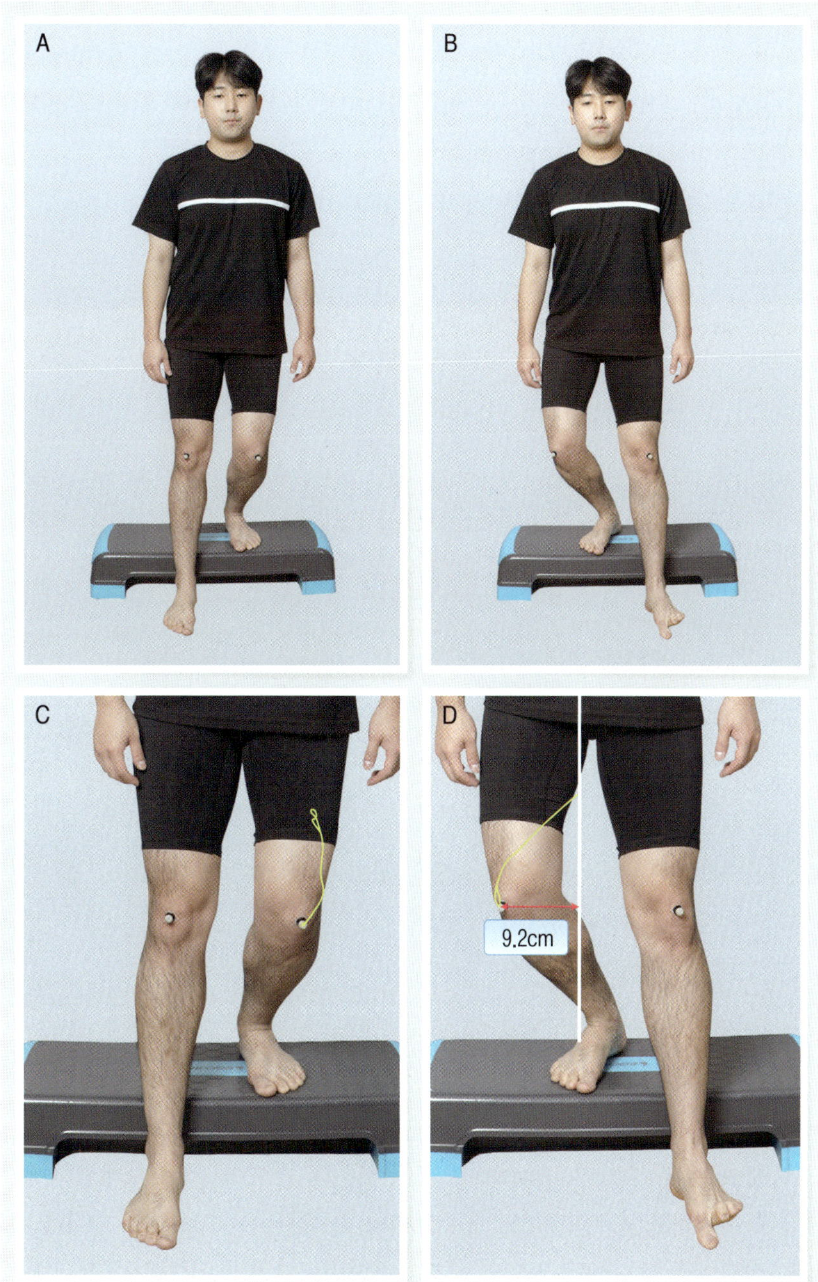

그림 7.41 계단을 내려올 때 무릎관절의 중립 조절 검사. A: 정상적으로 무릎이 중립자세 유지, B: 무릎이 중립을 유지하지 못함, C: 계단을 내려올 때 측정한 궤적이 비교적 중립을 유지, D: 궤적이 가쪽으로 많이 이동하고 무릎관절에 중립 조절 손상이 있음

을 내려온 반면, 그림 7.41B의 오른쪽 다리는 계단을 내려올 때 가쪽으로 많은 변위를 발생시키면서 중립을 유지하지 못했다. 그림 7.41C에서의 궤적은 비교적 수직을 유지하지만 그림 7.41D에서는 무릎의 궤적이 가쪽으로 9.2cm 이동한 것을 볼 수 있다. 마커를 무릎에 부착하고 계단을 내려갈 때 무릎관절의 궤적을 그려보면 어느 방향으로 어떤 변위가 발생하는지 평가할 수 있다. 이렇게 중립을 유지하지 못하고 반복적으로 계단을 많이 오르내린 사람은 젊은 나이임에도 퇴행성 변화가 발생할 수 있다. 계단을 오르내릴 때 무릎이 중립을 유지하지 못하는 이유는 무릎관절 자체의 문제가 있을 수 있고, 엉덩관절의 중립 조절장애 또는 발목관절의 유연성 부족, 평발(pes planus), 엎침발, 뒤침발 등 다양한 원인이 단독 또는 복합적으로 작용하기 때문에 그 원인을 찾아서 해결해야 한다.

점프(jump)와 같은 동작은 빠르게 진행되기 때문에 시각적으로 분석이 어려울 수 있다. 그러나 궤적을 그려 착지 시 무릎관절의 중립이 시상면에서 잘 조절되는가를 평가할 수 있다. 그림 7.42의 경우, 착지 시 오른쪽 무릎이 순간적으로 시상면에서 조절이 잘 되지 않고 안쪽으로 이동했다가 다시 가쪽으로 이동한 경로를 확인할 수 있다. 왼쪽의 경우에는 비교적 관상면 조절이 잘 되고 있다.

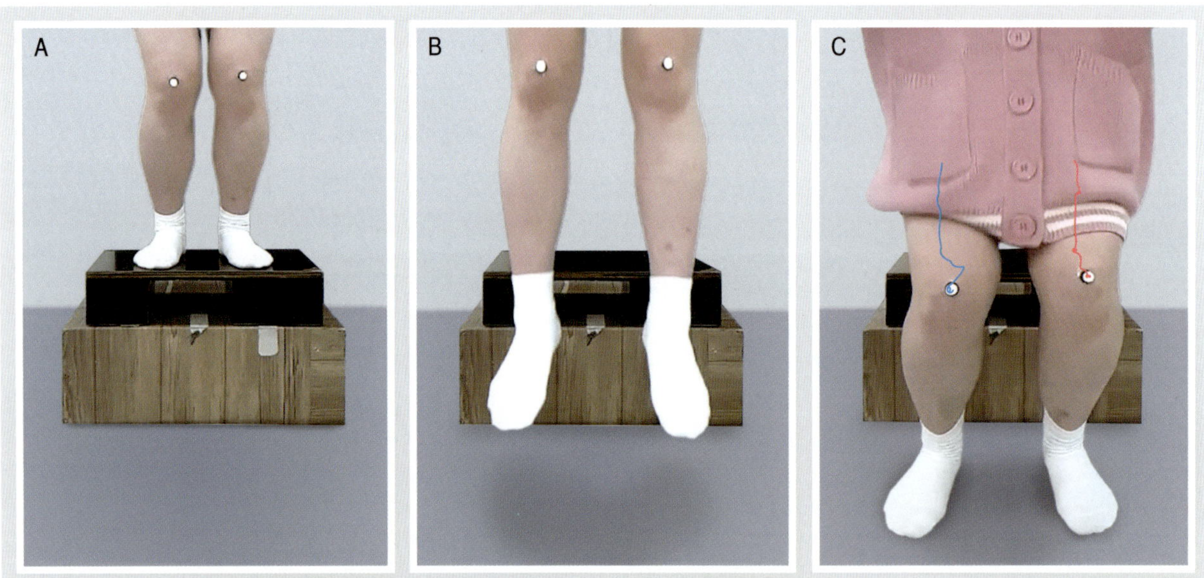

그림 7.42 착지 시 무릎관절의 중립 조절 검사. 착지 시 오른쪽 무릎의 궤적이 좌우로 움직임

막대나 골프채를 두 번째 발가락 10cm 앞에 위치시키고 런지(lunge) 자세로 무릎 중앙을 골프채에 밀착시킨 상태로 자세를 유지하면서 뒤쪽 발을 지지면에서 들 때 무릎이 최초의 자세에 유지되는지 평가한다(그림 7.43). 무릎을 중립으로 유지하지 못하는 사람은 무릎의 위치가 골프채 안쪽으로 이동한다(그림 7.43C). 이러한 기능평가에서 중립을 유지하지 못하면, 엉덩관절 또는 발목관절에서 중립을 유지하지 못하여 발생

할 수 있기 때문에 엉덩관절의 문제인지, 발목관절의 문제인지 아니면 두 관절 모두에서 중립 조절 손상이 있는지 평가를 실시해야 한다.

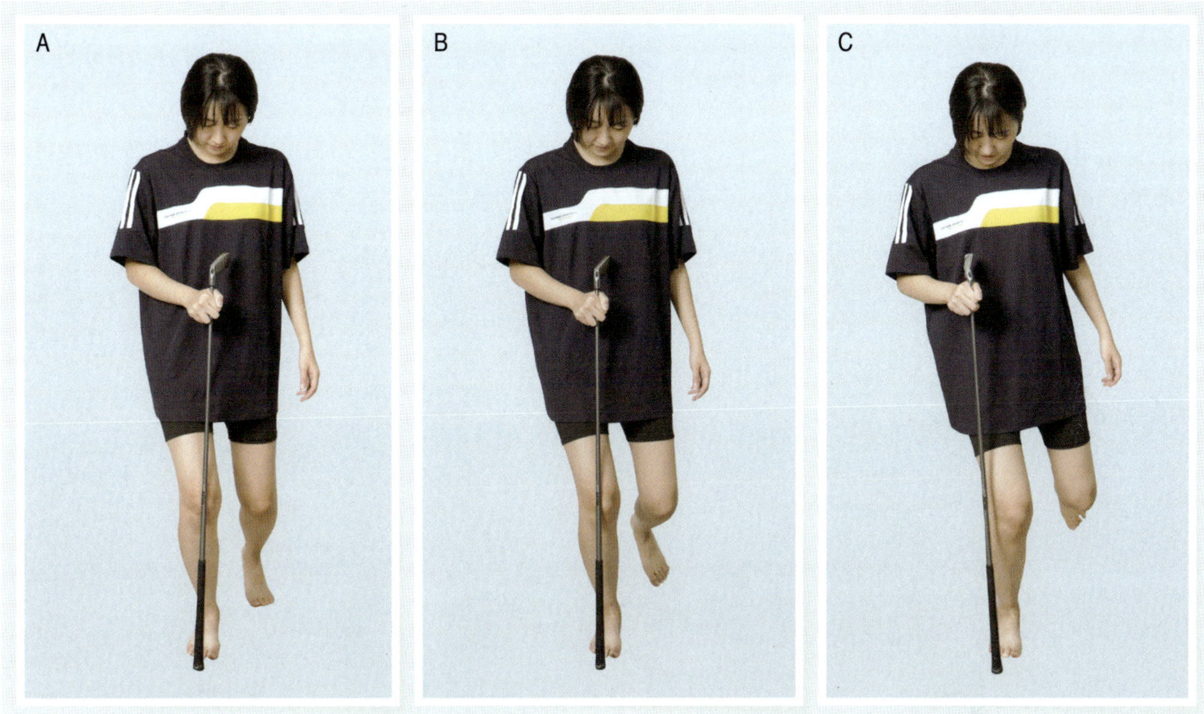

그림 7.43 **런지 자세에서 한 발로 설 때 무릎 중립 검사.** **A:** 시작 자세, **B:** 무릎 중립 유지, **C:** 무릎 중립을 유지하지 못함

6) 무릎뼈 중립

무릎뼈는 무릎관절을 펴고 구부릴 때 도르래고랑 내에서 위아래 방향으로 움직인다. 무릎뼈 연골연화증(chondromalacia)이나 무릎-넙다리뼈 통증(patellofemoral pain)이 있는 사람의 경우 무릎뼈가 고랑에서 중립을 유지하지 못하고 위, 아래로 움직인다. 일반적으로 그림 7.44에서처럼 가쪽 미끄러짐(lateral glide)이 흔하다. 이러한 원인은 안쪽넓은근(vastus medialis)과 가쪽넓은근(vastus lateralis) 사이의 근육 불균형이나, 넙다리근막긴장근-엉덩정강근막띠 복합체의 단축으로 인해 발생할 수 있다.

무릎뼈가 넙다리네갈래근의 수축 시 어느 방향으로 이동하는지를 평가하기 위해서는, 검사자의 손가락을 무릎뼈 옆에 밀착시키고 손가락에 마커를 부착한 후 넙다리네갈래근을 수축시킬 때 위에서 바닥면으로 영상을 촬영하여 궤적을 그려 보면 알 수 있다. 그림 7.45의 대상자는 무릎뼈가 1.43cm 가쪽으로 이동한 것을 알 수 있다.

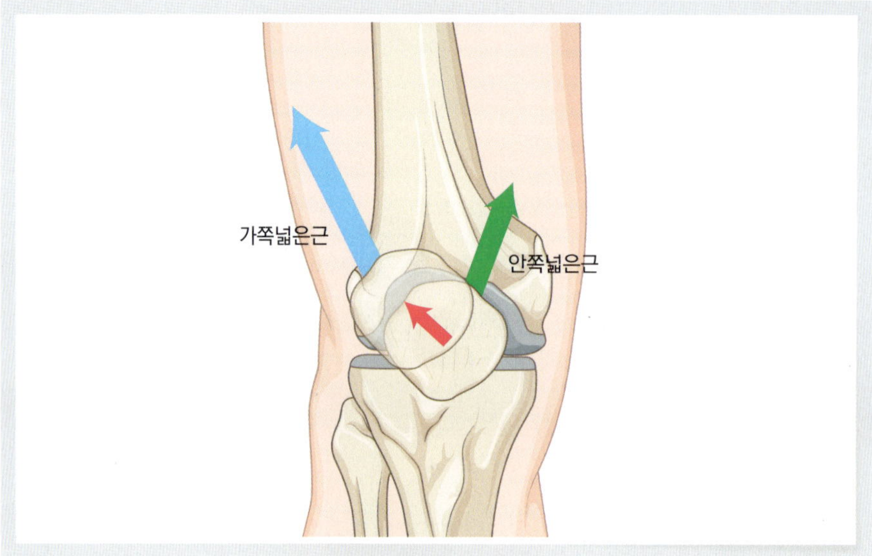

그림 7.44 **무릎뼈 중립 검사.** 가쪽넓은근이 우세하게 수축하면 무릎뼈는 가쪽으로 끌려감

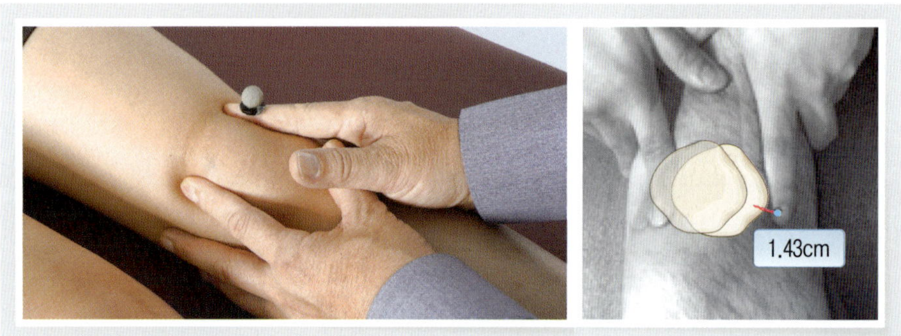

그림 7.45 넙다리네갈래근 수축 시 무릎뼈의 이동 경로를 알아보기 위한 궤적: 1.43cm 가쪽 이동 발생

5 척추관절과 사지관절의 중립, 회전 조절과 KEMA 접근법의 연관성

척추관절 운동성이 요구될 때는 척추의 폄, 굽힘, 회전운동을 할 수 있는 가동성과 유연성이 필요하다. 반면 앉거나 선 자세를 유지할 때 또는 사지를 움직일 때 척추관절은 중립을 유지하는 안정성이 필요하다. 중립을 유지할 때, 관절에 가해지는 스트레스가 분산되면 압박이 척추 한 부위에 집중되는 것을 방지할 수 있다. 어깨관절, 엉덩관절을 포함한 대부분의 관절에서 움직임이 발생할 때, 관절이 소켓 안에서 중립을 유지해야 관절 내의 연골이나 관절 주위 조직에 스트레스를 주지 않는다.

이처럼 인체에서 일어나는 관절의 중립과 회전 조절이 중요하지만 여러 가지 원인; 근육과 관련된 요인, 신경 조절과 관련된 요인, 관절과 관련된 요인, 연부조직과 관련된 요인, 활동, 일과 관련된 요인, 질병과 관련된 요인 등에 의해 인체가 움직일 때 관절의 중립화와 회전 조절에 손상이 일어나고, 그로 인해 운동손상이 발생한다. 이처럼 관절의 중립과 회전 조절은 운동분석에서 중요한 요소이지만, 이제까지는 대부분 시각 또는 촉진과 같은 주관적 평가를 이용하는 질적인 평가 방법을 사용하였다. KEMA 접근법은 척추, 관절의 중립, 회전 조절 능력에 대한 평가를 객관적으로 측정하여 데이터에 기반한 평가와 중재를 제공하고 있다. 이러한 데이터 기반의 평가 분석 방법은 앞으로 운동손상 발생 기전과 중재 효과에 대한 연구에 활용될 수 있는 기틀을 제공하고 있다.

6 운동의 다양성 손상과 KEMA 접근법의 연관성

운동을 수행하는 전략은 사람마다 신체조건, 학습된 운동전략, 환경에 따라 다양할 수 있다. 팔을 들어 올려 180cm 높이 선반에 물건을 올릴 때 다양한 운동전략이 있을 것이다.

몇 가지 가능한 운동전략으로

① 어깨뼈 50° 위쪽돌림, 어깨관절 120° 굽힘, 팔꿉관절 0° 폄, 아래팔 중립, 손목관절 0° 중립, 몸통 중립으로 목표 지점에 도달

② 어깨뼈 40° 위쪽돌림, 어깨관절 140° 굽힘, 팔꿉관절 0° 폄, 아래팔 엎침, 손목관절 0° 중립, 몸통 중립으로 목표 지점에 도달

③ 어깨뼈 60° 위쪽돌림, 어깨관절 110° 굽힘, 팔꿉관절 0° 폄, 아래팔 뒤침, 손목관절 0°, 몸통 중립으로 목표 지점에 도달

④ 어깨뼈 40° 위쪽돌림, 어깨관절 140° 굽힘, 팔꿉관절 0° 폄, 아래팔 중립, 손목관절 20° 폄, 몸통 중립으로 목표 지점에 도달

⑤ 어깨뼈 60° 위쪽돌림, 어깨관절 140° 굽힘, 팔꿉관절 10° 굽힘, 아래팔 엎침, 손목관절 20° 폄, 몸통 중립으로 목표 지점에 도달

⑥ 어깨뼈 40° 위쪽돌림, 어깨관절 110° 굽힘, 팔꿉관절 0° 폄, 아래팔 뒤침, 손목관절 0°, 몸통 가쪽굽힘 20°

이와 같은 동일한 목적을 달성하는 데 운동전략의 다양성이 유지되는 경우와 다양성이 없는 경우가 있다. 운동전략의 다양성이 있는 경우에는 여러 가지 운동패턴을 사용하여 특정한 한 관절에 스트레스가 집중되는 것을 예방할 수 있다. 만약 어떤 한 가지 운동패턴을 사용할 때 통증이 발생한다면, 다른 운동패턴을 사용하여 통증이 발생하지 않고 과업을 수행할 수 있다.

예를 들어, 몸통을 앞쪽으로 기울일 때 여러 가지 운동전략이 가능하다. 엉덩관절을 사용해서 앞쪽기울임을 할 수 있고, 등뼈 관절을 이용할 수도 있고, 허리뼈를 사용할 수도 있다. 또한 엉덩관절, 등뼈, 허리뼈를 동시에 사용하여 앞쪽기울임을 할 수 있다. 그림 7.46의 여성의 경우에는 등뼈에 통증이 있고 뒤굽음증

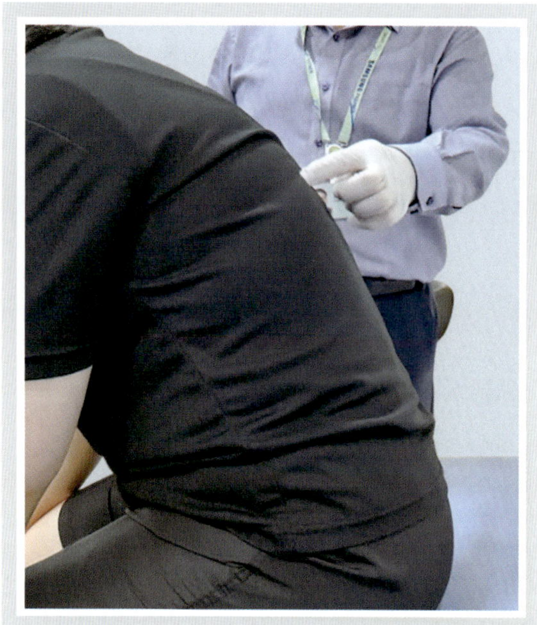

그림 7.46 앞쪽기울임 동작 시 등뼈에서 굽힘이 집중적으로 발생함

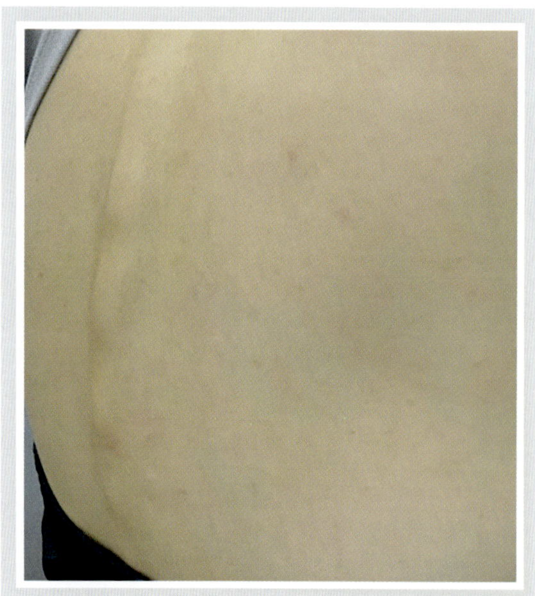

그림 7.47 앉은 자세: 과도한 허리뼈 굽힘 자세

이 있는 사람으로 앞쪽기울임 동작 시 다른 운동전략을 사용하지 못하고 등뼈의 몇 개 분절에서만 굽힘이 발생하였다. 다른 관절을 사용하여 앞쪽기울임을 수행하도록 요구했지만 다른 관절은 사용할 수가 없었다.

그림 7.47의 남성의 경우에는 앉은 자세에서 허리뼈에 굽힘이 집중되어 있고, 뒤쪽락킹(backward rocking) 동작에서도 허리뼈에 굽힘이 많이 발생하였으며, 허리뼈의 굽힘을 막은 중립자세에서는 뒤쪽락킹이 제한되었다(그림 7.48). 앞쪽굽힘 시에도 허리뼈에서 과도한 굽힘이 발생하였고(그림 7.49A), 허리뼈를 중립으로 유지한 상태로 엉덩관절을 이용한 앞쪽굽힘은 매우 제한되어 있었다(그림 7.49B). 앞쪽굽힘을 엉

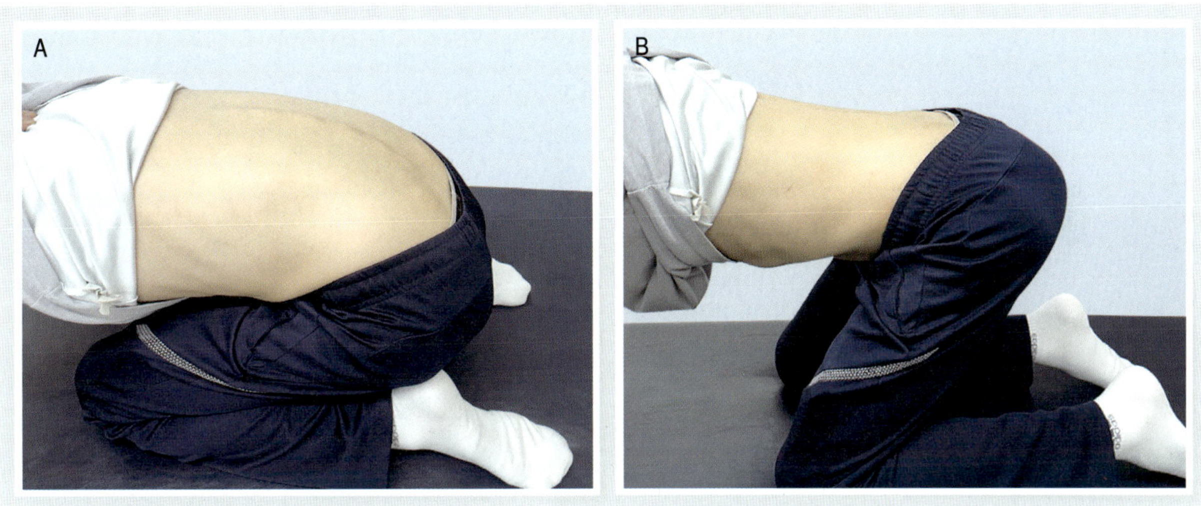

그림 7.48 뒤쪽락킹 검사. A: 뒤쪽락킹 시 허리뼈에서 과도한 굽힘 발생, B: 허리뼈 중립 시 뒤쪽락킹 제한

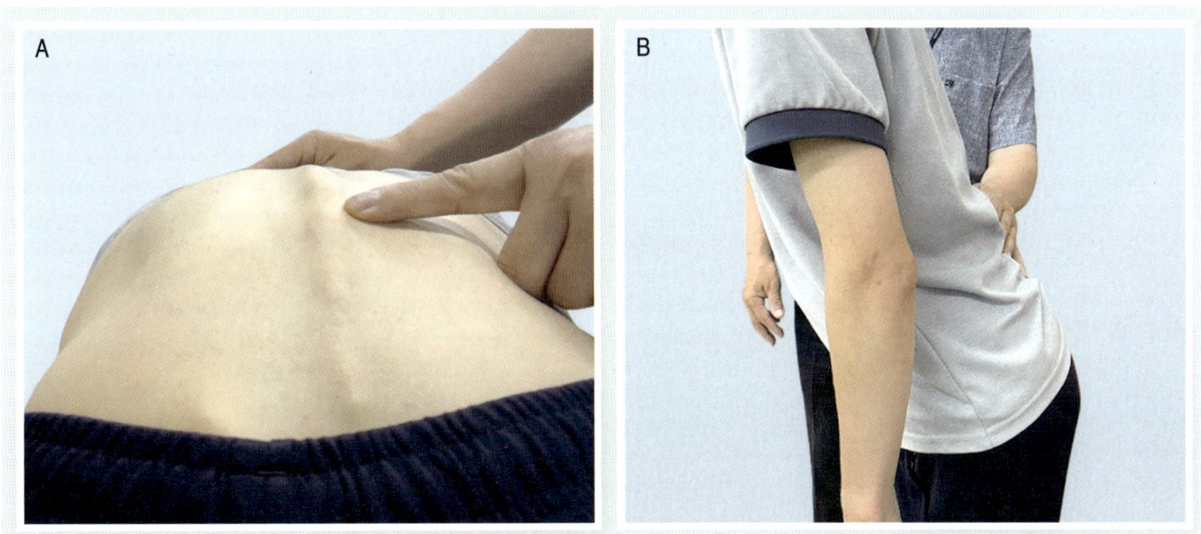

그림 7.49 A: 앞쪽굽힘 시 허리뼈의 과도한 굽힘, B: 허리뼈 중립자세에서 앞쪽굽힘 제한

덩관절을 사용하는 방법으로 수행하는 다양성이 없기 때문에 허리뼈에서 굽힘이 반복되어 허리 통증이 발생한 경우이다. 이처럼 운동패턴의 다양성(variety)이 손상받은 경우에 한 곳에서만 운동이 반복 · 집중되어 조직에 손상을 초래하여 통증을 유발할 수 있다.

운동의 다양성은 근골격계 통증 발생과 밀접한 관련이 있다. KEMA 접근법에서는 운동의 다양성 손상으로 어떤 동작을 할 때 한 관절이나 근육, 연부조직에 스트레스가 가해지는지 확인하고 운동의 다양성을 만들고 일상생활에서 활용할 수 있도록 교육하여 조직에 가해지는 스트레스를 분산시켜 어떤 특정 관절, 근육, 연부조직의 손상을 예방할 수 있는 전략을 제공해 준다.

CHAPTER

8

근골격계 통증 발생 특성과 분류

Characteristics and Classification of Musculoskeletal Pain

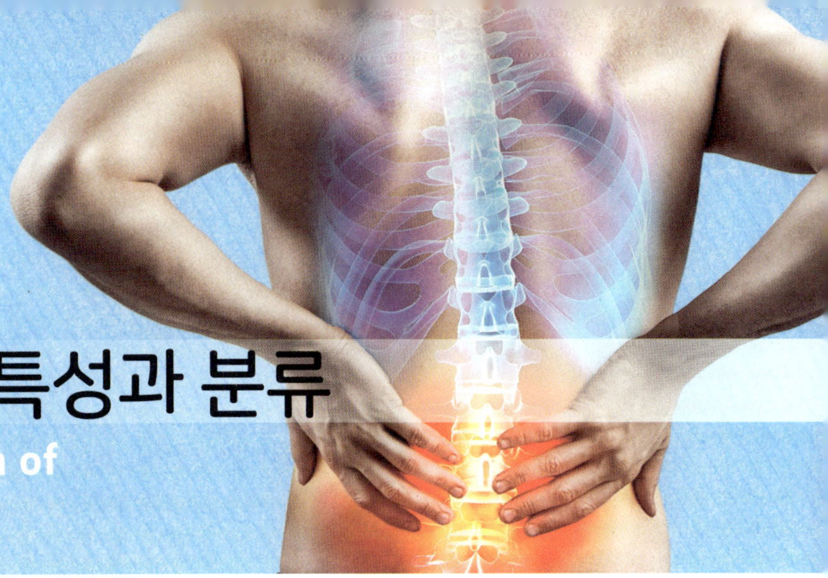

1 근골격계 통증 발생의 특성

운동손상이 있다고 하여도 근골격계 통증이 발생하는 경우도 있고, 통증이 발생하지 않는 경우도 있다. 허리 통증과 관련된 다양한 요인이 복합적으로 통증 유발에 영향을 미친다. 운동손상이 있더라도 스트레스를 유발하는 동작과 자세에 얼마나 노출되었는지에 따라 근골격계 통증은 발생할 수도 있고, 통증이 없을 수도 있다. 신체적 손상과 운동손상은 서로 상호 영향을 미친다. 신체적 손상이 정교한 운동을 방해하여 운동 손상을 유발할 수 있다. 운동손상과 관련된 근골격계 통증 발생의 특성을 이해하는 것은 근골격계 통증 관리에 매우 중요하다.

1) 비특이성 근골격계 통증의 다양한 원인

근골격계 통증은 특이성(specific) 통증이 있고, 비특이성(nonspecific) 통증이 있다. 특이성 통증은 원인이 분명한 통증을 의미한다. 예를 들어, 발목 염좌(ankle sprain)로 인한 통증은 원인, 진단, 치료, 예후가 분명하다. 허리 디스크 탈출(lumbar disc herniation) 또한 MRI를 통해 분명한 디스크 탈출을 확인할 수 있고, 그로 인한 증상이 일치된다. 또한 감염, 암, 내장질환에 의해서도 전이 통증이 발생할 수 있다. 그러나 많은 근골격계 통증은 해부병리학적 원인이 없이 통증이 발생하는 경우가 많다. 특히 잘못된 자세나 운동습관으로 인한 스트레스의 누적으로 서서히 발생되는 통증은 방사선 상의 병리학적 소견이 없으면서도 비특이성 통증이 발생하고, 이것이 지속되면 나중에 병리학적 이상이 발견된다(그림 8.1).

만성 허리 통증의 경우 비특이성 통증이 80%를 차지한다. 통증은 있지만 원인을 찾지 못하는 경우 해결 방법도 찾기 어렵다. 통증은 있는데 원인이 없다는 것은 있을 수 없다. 단지 현대 의학적 검사 방법으로 확인이 되지 못할 뿐이다. 이러한 비특이성 근골격계 통증의 원인은 많은 요인들이 복잡하게 상호작용을 하고 있기 때문에 다양한 요소를 평가하고 그 원인을 찾아야 한다.

통증을 유발하는 원인은 기계적 통증(mechanical pain)과 비기계적 통증(nonmechanical pain)이 있다. 기계적 통증이란 물리적 스트레스에 기인한 통증이며, 비기계적 통증은 염증, 감염, 내장질환, 암과 같은

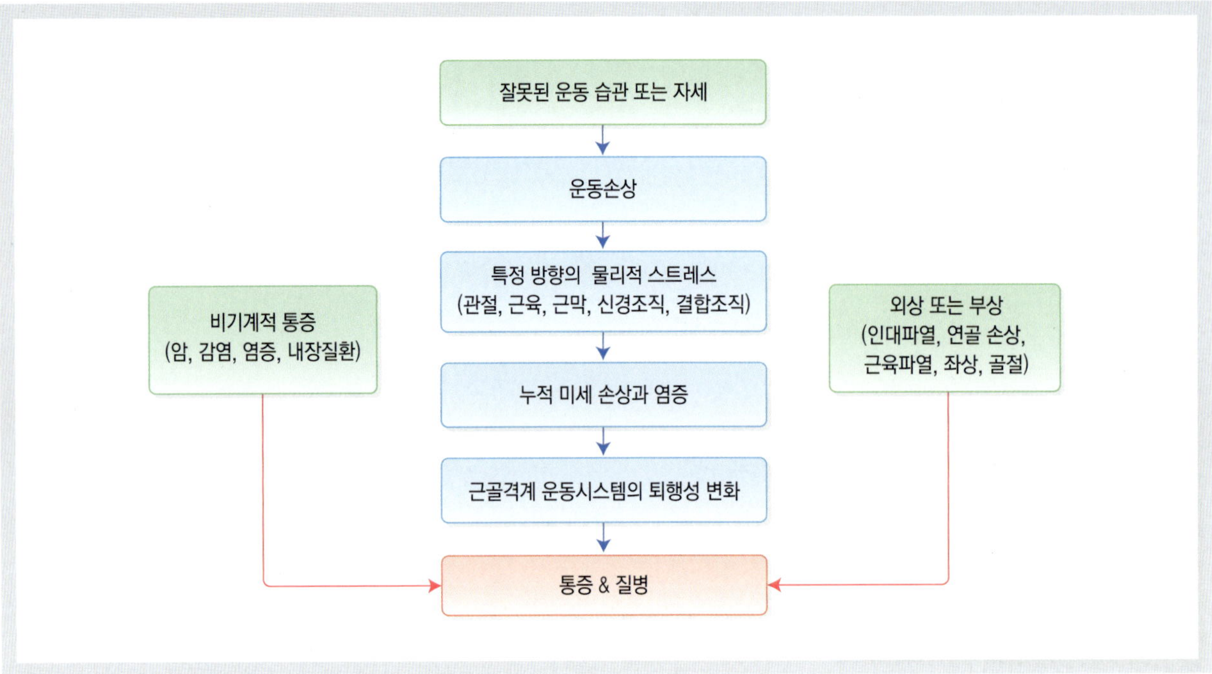

그림 8.1 근골격계 통증 발생 원인

화학적인 자극에 의해서 발생하는 통증을 의미한다. 화학적인 통증은 염증 유발로 인한 통증으로 지속적으로 통증이 발생한다. 자세 변화나 휴식과 상관없이 지속적으로 통증이 발생하는 것이다. 이러한 통증은 각 분야의 전문가가 해결해야만 한다.

비특이성 기계적 허리 통증(nonspecific mechanical low back pain)의 분류 중 하나인 허리 폄 증후군(lumbar extension syndrome)은 허리뼈가 펴지면서 통증이 발생하는 경우이다. 허리가 펴질 때 통증이 발생하는 운동패턴에 대한 분류는 저자마자 다르게 명명되고 있다. Sahrmann은 허리 폄 증후군, O'sullivan은 능동 폄 패턴(active extension pattern), Comerford는 조절되지 않는 허리 폄 운동(lumbar extension uncontrolled movement)라고 분류하였다(Sahrmann, 2001; O'sullivan, 2004; Comerford, 2012)(박스 8.1). 과도하고 반복적으로 허리뼈가 펴지면서 통증이 발생하는 것으로 의학적 진단명으로는 후관절증후군(facet syndrome), 척추 협착(spinal stenosis)이 있다. 이러한 허리 폄이 쉽게, 과도하게 발생되는 원인은 다양하다(박스 8.2).

허리 폄 증후군과 관련된 신체적 손상(physical impairment)으로는:

- 허리를 펼 때 분절에서 과도한 폄(segmental hyperextension of lumbar spine)이 허리뼈의 1~2개 분절에서 발생한다.
- 과도한 허리앞굽음증(excessive lordosis) 또는 굽은등 자세로 허리뼈의 후관절에 압박을 증가시킨다.

박스 8.1 허리 폄 패턴에 대한 진단적 분류

- Sahrmann(운동손상증후군): 허리 폄 증후군
- O'sullivan(운동조절손상): 능동 폄 패턴
- Comerford: 조절되지 않는 허리 폄 운동

박스 8.2 폄 패턴 허리 통증 원인

신체적 손상(Physical impairment)

- 허리 분절 과다폄
- 과도한 허리앞굽음증, 굽은등 자세
- 등뒤굽음증
- 복근 약화
- 코어 안정성 저하
- 큰볼기근 약화
- 넙다리네갈래근 약화
- 엉덩관절 굽힘근 약화
- 엉덩허리근 뻣뻣함, 단축
- 엉덩관절 폄 제한
- 허리주위근 단축
- 넙다리곧은근 단축
- 넓은등근 단축
- 허리주위근의 과도한 수축

인체공학적 요인(Ergonomic factor)

- 서서 일하는 작업
- 머리 위로 팔을 올리는 작업
- 하이힐 착용

개인적 요소(Personal factor)

- 키가 작은 사람
- 다리 길이가 짧음: 발이 바닥에 닿지 않고 의자에 앉음

활동 요인(Activity factor)

- 엉덩관절 폄을 자주 하는 댄서나 체조
- 허리를 펴는 동작이 많은 레슬링, 장대 높이뛰기, 높이뛰기, 요가, 필라테스

- 등뒤굽음증(thoracic kyphosis)이 있는 경우, 등을 펼 때 허리뼈의 폄이 증가한다.
- 복근 약화(weakness of abdominal)와 길이가 늘어난 경우, 골반을 뒤쪽기울임시킬 수 없다.
- 코어 안정성 부족(insufficiency of core stability)의 경우, 허리뼈를 중립자세로 유지하기 어렵다.
- 큰볼기근 약화(weakness of gluteus maximus), 넙다리네갈래근 약화(weakness of quadriceps)는 앉은 자세에서 일어날 때 엉덩관절 폄 대신 허리 폄근을 과도하게 사용하게 만든다.
- 엉덩허리근(iliopsoas)의 단축이나 근육이 뻣뻣해지면 엉덩관절 폄 시 허리뼈에서 폄이 발생한다.
- 엉덩관절 폄 가동범위 제한이 있는 경우, 보행 시 또는 서 있을 때 보상작용으로 골반 앞쪽 기울임이 발생하여 허리 폄이 증가한다.
- 허리 폄근인 허리주위근(lumbar paraspinal muscle)의 단축 또는 뻣뻣함이 있는 경우, 골반의 중립 또는 뒤쪽기울임을 수행하지 못한다.

- 넙다리곧은근 단축이 있거나 뻣뻣함이 있는 경우, 엎드린 자세에서 무릎관절 굽힘 시 골반의 앞쪽기울임과 허리뼈의 폄이 발생한다.
- 넓은등근 단축이 있거나 뻣뻣함이 있는 경우 또는 어깨관절에 굽힘 제한이 있는 경우, 팔을 들어 올릴 때 허리뼈의 폄이 발생한다.
- 엉덩관절 폄 시 큰볼기근보다 허리 폄근을 과도하게 수축한다. 이러한 과도한 수축은 허리의 폄을 유발하고 압박을 증가시킨다.

이와 같은 신체적 손상이 있는 경우 그림 8.2에서처럼 허리뼈 후관절에 압박 스트레스, 위관절면과 아래관절면에 전단 스트레스(shear stress), 척추뼈 몸통(body of lumbar vertebra) 뒤쪽에 압박과 앞쪽 전단 스트레스(anterior shear stress)를 증가시키고 척추의 중립을 유지할 수 없게 만들 것이다. 이와 같은 스트레스를 지속적으로 받게 되면 후관절에 퇴행성 변화를 유발할 수 있다(Sahrmann, 2001).

개인적 요소로 키가 작은 사람의 발이 땅에 닿지 않고 의자 앞쪽에 걸터 앉아 있거나, 하이힐(high heel)을 자주 신는다면 이 또한 허리 폄을 유발할 수 있다. 인체공학적 요소로 하루 8시간을 서서 근무하거나, 물건을 머리 위로 들어 올리는 작업, 손을 머리 위로 올리는 작업을 지속적으로 한다면 증상이 더 빨리 나타날 것이다. 또한 팔을 머리 위로 들어 올리는 배드민턴, 배구, 테니스, 농구와 같은 스포츠나 직접적인 허리 폄이 많이 요구되는 레슬링, 높이뛰기, 장대 높이뛰기와 같은 스포츠 활동도 허리 폄을 가속화시킬 것이다.

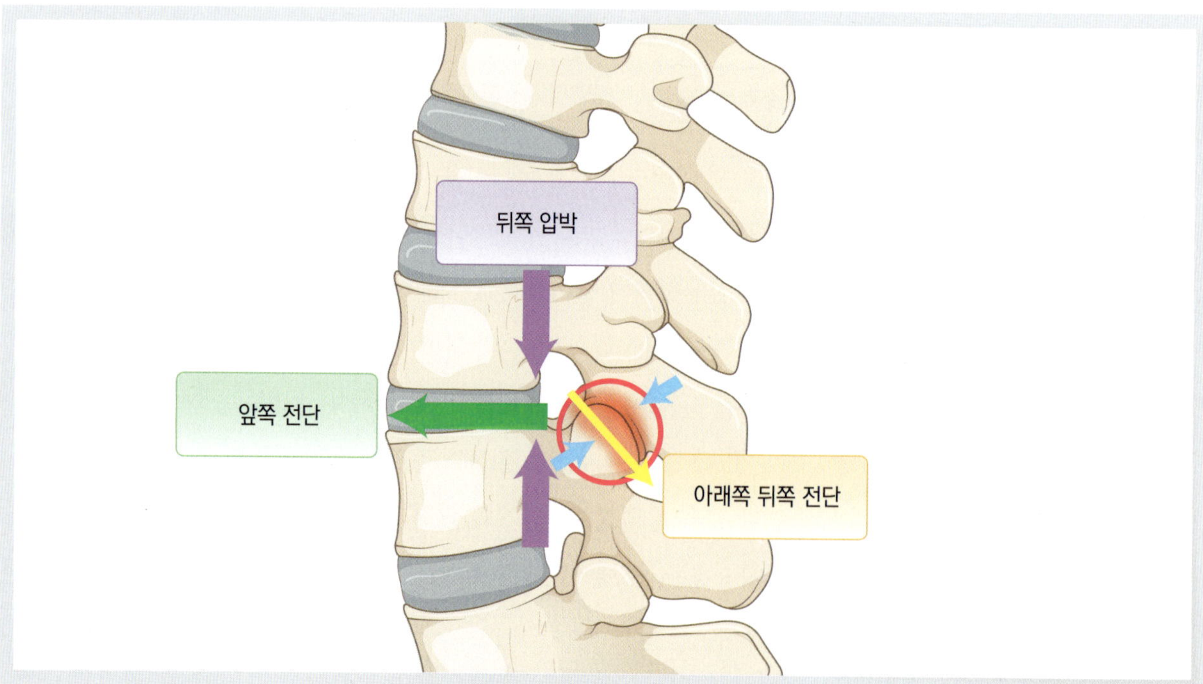

그림 8.2 허리 폄 유형에서 발생하는 척추 분절의 기계적 스트레스

2) 다양한 요소의 복합적 작용으로 발생하는 근골격계 통증

허리 펌 증후군과 같이 통증이 발생할 가능성은 여러 가지 요소와 관련되어 있다(그림 8.3). 운동손상이 있으면 통증으로 이어질 수도 있고 혹은 그렇지 않을 수도 있다. 신체적 손상이 1~2개만 있고, 스트레스에 노출이 적고, 신체의 내성(tolerance)과 회복능력, 통증에 대한 민감도 역치가 높은 사람의 경우에는 통증이 발생하지 않을 것이다. 스트레스 역치(stress threshold) 수준은 인체가 견딜 수 있는 내성을 의미한다. 인체의 모든 조직은 외적인 스트레스에 골절, 인대 파열, 근육 파열 없이 뼈나 인대, 연부조직이 견딜 수 있는 역치가 있다. 만약 이 신체의 역치를 넘어서게 되면 조직이 파열된다. 조직이 손상받는 경우에는 한 번에 강한 힘과 부하에 의해 손상받을 역치와 적은 부하가 장기간 반복되고 누적되어 손상을 받는 역치가 있을 수 있다. 짧은 시간에 강한 부하가 작용했을 때 손상 없이 견딜 수 있는 역치는 조직의 강도(strength), 유연성(flexibility), 점탄성(viscoelasticity)에 따라 달라질 것이다. 조직의 강도, 유연성이 좋은 사람의 경우에는 그렇지 못한 사람보다 부상이나 손상이 발생하지 않을 것이다. 그러므로 같은 강도의 스트레스에 노출되었다 하여도 인체 조직의 내성 정도에 따라 조직에 손상이 발생하지 않을 수 있고, 조직의 마모, 부상, 파열이 발생할 수도 있다.

신체적 요소 손상만으로 근골격계 통증 유발 예측 인자를 설명할 수 없다. Rudolfsson 등(2012)은 위쪽

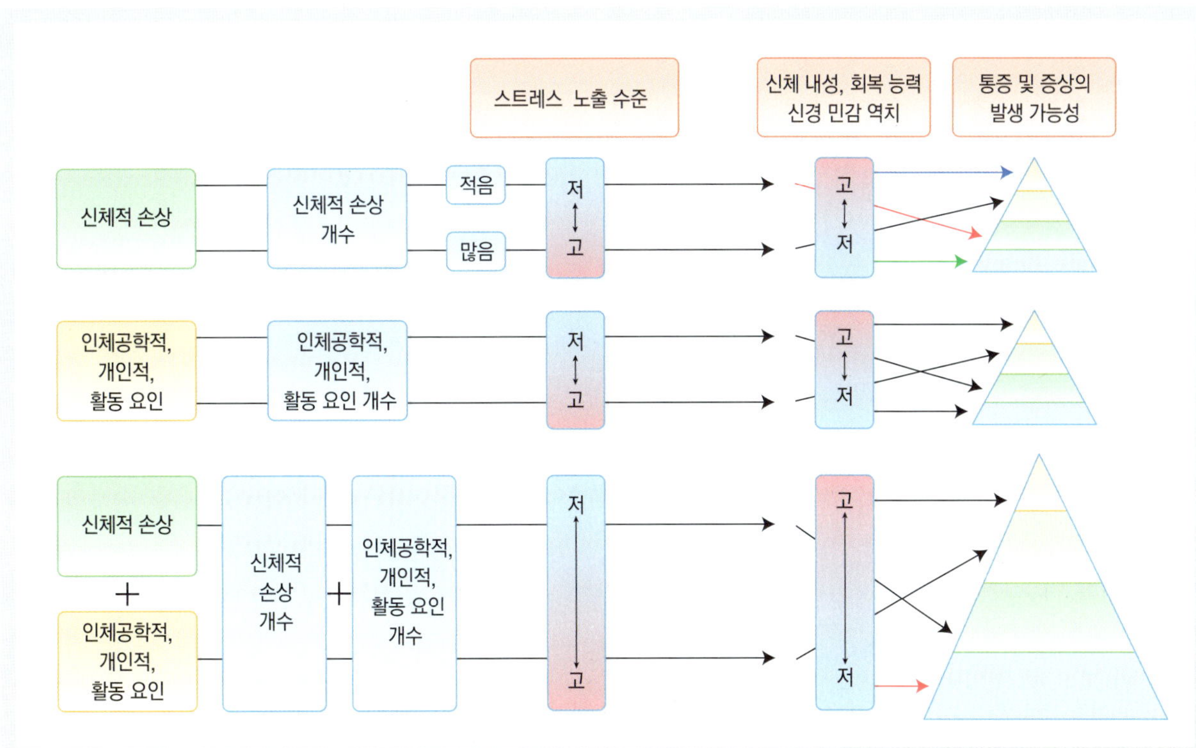

그림 8.3 통증 발생에 기여하는 다면적 요소

및 아래쪽 목뼈의 회전과 NDI (neck disability index), DASH (disability of the arm, shoulder, and hand) 변수 중 머리운동과 관련된 문제, 활동제한, 증상과의 관련성을 알아보기 위한 연구 결과, 목뼈 관절가동범위와 이들 변수 간에는 약한 상관성을 보인다고 하였고, 위쪽 목뼈 굽힘, 폄 관절가동성의 설명력은 16%, 아래쪽 목뼈 관절은 19%, 축회전은 20%의 설명력을 보인다고 하였다.

Jung(2018) 등은 만성 비특이성 허리 통증 환자 중 굽힘 유형(flexion pattern) 하위분류(subgroup)로 분류한 108명을 대상으로 13개의 변수, 통증(visual analog scale, VAS), Oswestry Disability Index (ODI), Short Form-36 (SF-36)과 정신적 요소인 Beck Depression Inventory (BDI), 신체적 요인인 엉덩관절 안쪽돌림 각도(hip internal rotation range of motion), 엉덩관절 굽힘 각도, 앉은 자세에서 허리뼈를 중립으로 유지하고 발목관절 중립에서 무릎관절 폄 각도, 발목 발등굽힘 자세에서 무릎관절 폄 각도, 앞쪽굽힘 비율(엉덩관절/허리 굽힘 비율), 무릎관절 폄 근력, 엉덩관절 굽힘 근력, 허리골반 안정화(lumbopelvic stability) 변수 간에 어떤 요인이 예측 변수(predictors)인지를 알아본 결과 VAS 예측 요인은 무릎관절 폄과 BDI 점수였으며, 설명력은 8.1%였고, ODI 점수 예측 요인은 엉덩관절 굽힘 근력이었으며, 설명력은 21.2%였고, SF-36 예측 요인은 BDI, 성별, 발목관절 발등굽힘 자세에서 무릎관절 폄 각도, 연령이었으며, 설명력은 38.8%였다고 보고하였다.

또한 Hwang 등(2019)은 서서 근무하는 서비스업 근로자 중 78명을 대상으로 폄 유형(extension pattern)의 만성 비특이성 허리 통증이 있는 근로자를 대상으로 VAS, ODI, Borg Rating of Perceived Exertion (RPE) Scale, Korean Occupational Stress Scale (KOSS), 골반 앞쪽기울임 각도(pelvic anterior tilting angle, PATA), 엉덩관절 굽힘, 폄, 무릎관절 굽힘 각도, 엉덩관절 폄근 근력, 엉덩관절 가쪽돌림근 근력, 엉덩관절 가쪽돌림, 안쪽돌림근 근력, 무릎관절 폄근 근력, 무릎관절 굽힘근 근력, 허리골반 안정화 변수 간에 어떤 요인이 예측 변수인가를 알아본 결과, VAS 예측 요인으로는 엉덩관절 가쪽돌림근 근력, 허리골반 안정화, 골반 앞쪽기울임 각도, KOSS, 엉덩관절 폄 각도였으며, 설명력은 40.1%였고, ODI 예측 요인은 엉덩관절 가쪽돌림근 근력, 연령이었고, 설명력은 11.9%라고 보고하였다.

이와 같은 연구가 비록 전향 코호트(prospective cohort) 연구가 아닌 단면연구(crosssectional study)로 정확한 예측 요인을 밝히는 데에는 한계가 있지만, 허리 통증 환자를 하부분류(subclassification)하여 연구대상자의 이질성(heterogeneous)을 줄였음에도 불구하고 신체적 손상이 통증의 정도나 장애를 예측하는 모델의 설명력은 높지 않다. 이러한 연구 결과는 근골격계 통증은 신체적 손상에 의한 운동손상의 결과로만 발생하는 것이 아님을 알 수 있다.

여러 가지의 신체적 손상이 있다고 하여도 그림 8.3에서처럼 인체공학적, 개인적, 활동 유해 요인이 없고, 신체 내성이 높고, 회복력이 좋은 경우에는 통증 발생 가능성이 상대적으로 적을 것이다. 그러나 신체적 손상 요인도 많고, 유해한 인체공학적, 개인적, 활동 요인도 동시에 복합적으로 가지고 있고, 스트레스 노출 강도나 횟수가 많고, 신체적 내성이 감소되어 있고, 회복능력이 낮고, 통증 역치가 낮다면 통증 발생 가능성이 다른 경우보다 상대적으로 높을 것이다. 이와 같은 많은 요소들이 상호 연관되어 근골격계 통증 발생에 기여하기 때문에 어떤 단편적인 하나의 검사로 통증 발생을 예측하기 어렵고, 한 가지 테크닉으로 치료하기가 어렵다. 또한 개인마다 특성이 다르기 때문에 쿠키 커터(cooky cutter) 식으로 동일한 방법으로 해결되지 않는 경우가 대부분이다. 그러므로 다면적(multi-dimensional)으로 분석하여, 통증 유발의 기전(mechanism)을 찾아 문제를 해결하는 접근법이 중요하다.

3) 운동손상에 의해 서서히 진행되는 근골격계 통증

운동손상에 의한 통증이나 증상이 나타나는 것은 마치 심장 혈관의 관상동맥 죽상경화증(coronary artery atherosclerosis)과 같다. 관상동맥 죽상경화증이 있다고 하여도 초기에 50%의 혈관이 좁아지기 전까지는 증상이 발생하지 않는다(그림 8.4A). 마찬가지로 인체에 운동손상을 몇 개 가지고 있다고 통증이나 증상이 발

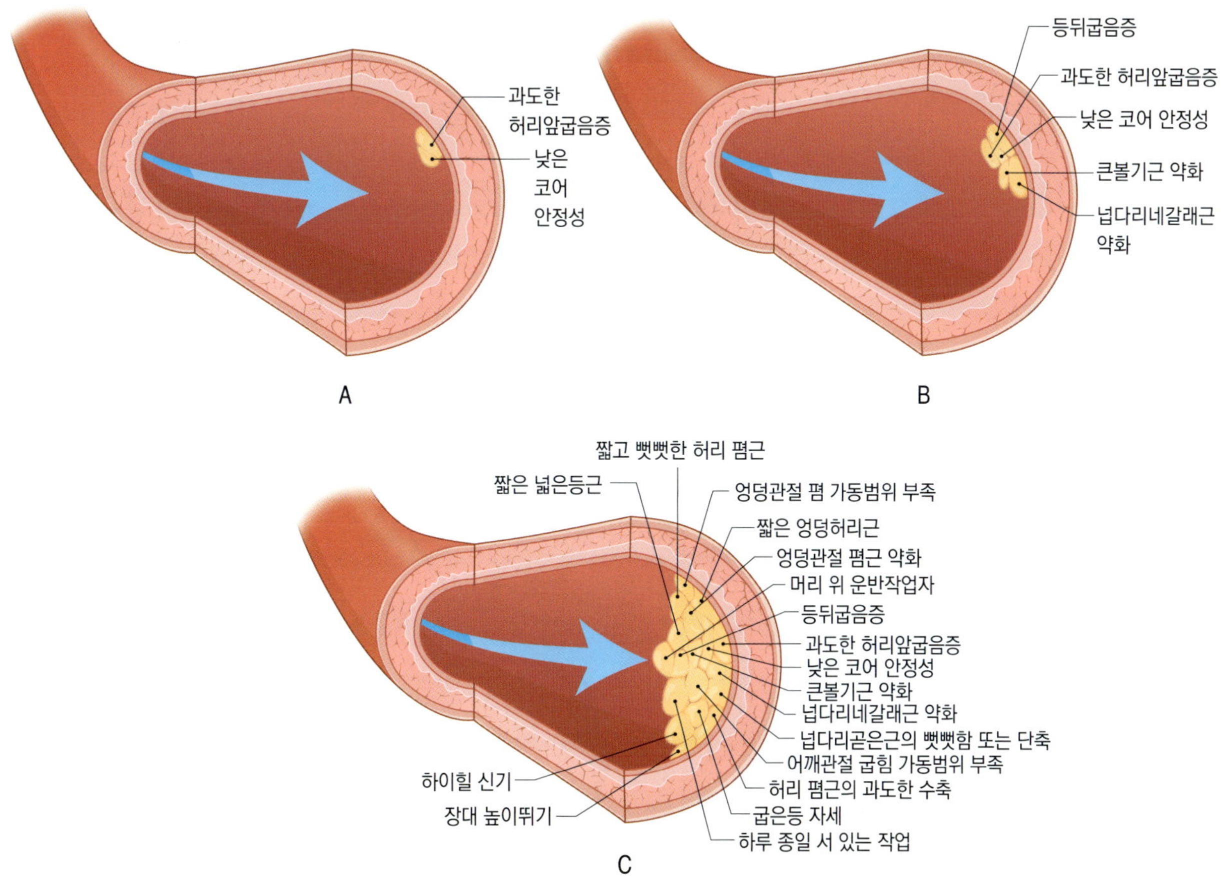

그림 8.4 관상동맥 질환과 근골격계 질환 증상 발생. A: 통증 및 증상 없음, B: 통증 및 증상 없음, C: 통증 및 증상 발생

생하지 않는다(그림 8.4B). 여러 개의 요인이 증가하면서 각각의 요인이 상호작용하여 손상을 가속화시켜 통증이나 증상이 발생한다(그림 8.4C). 나중에 시간이 지나면 방사선 검사 상 비정상적인 병리학적 상태로 나타난다.

관상동맥 죽상경화증이 있어도 증상이 없을 때는 예방 수단밖에는 해결책이 없다. 운동손상도 증상이 없을 때 미리 발견하여 해결한다면 근골격계 통증이나 퇴행성 질환으로 진행되는 것 예방할 수 있다. 또한 적절한 운동으로 근골격계 건강을 더 최적화하여 부상을 예방할 수도 있다.

2 근골격계 통증 분류

의술은 기본적으로 분류를 하고 그 분류에 의한 진단을 한 후 치료를 결정한다. 만성허리통증의 경우 재발이 자주 발생하고 주기적으로 통증이 발생하지만, 명백한 진단과 분류, 치료방법이 없는 상황이다(Dankaerts et al., 2006). 동질의 하위그룹(homogenous subgroup)으로 분류하는 것은 효과적인 선택적 치료(targeted treatment)와 치료 효과를 극대화하며, 치료의 효과를 연구하는데 필수적인 것이다(Ford & Hahne, 2013). 물리치료분야에서도 이러한 분류를 지속적으로 시도하고 있고 발전시키고 있지만 아직도 표준화되지 못하고 있다. 분류는 여러 가지 방법으로 시도되어 왔다. 특히 통증을 유발하는 자세와 운동에 따라 또는 반복적인 자세와 동작을 실시했을 때 증상의 변화에 따른 분류방법이 제안되었다.

미국물리치료협회에서 제공하고 있는 가이드라인에서는 허리 통증을 손상-기반의 분류(impairment-based category)로,

- 운동성 결함(mobility deficits)이 있는 급성 또는 아급성 허리 통증
- 운동협응 손상(movement coordination impairment)이 있는 급성 또는 아급성 허리 통증
- 하지 통증과 연관된(전이된) 급성 허리 통증
- 방사통(radiating pain)이 있는 급성, 아급성 또는 만성 허리 통증
- 인지 또는 감정 문제와 연관된 급성 또는 아급성 허리 통증
- 일반 통증(generalized pain)과 연관된 만성 허리 통증

이러한 분류를 제시했지만 하위분류를 활용하여 연구 대상자를 선정한 후 치료효과를 알아보기 위한 연구 결과는 아직 없다(Delitto, 2012).

기존에 병리해부학 요인(pathoanatomical factor)에 의한 허리 통증의 분류는 골절, 암 등 위험 신호(red flag)를 확인하는 데는 활용될 수 있지만, 병리해부학적 손상이 통증과 증상과 상관관계가 낮고, 85%의 요통은 비특이적으로 진단되기 때문에 병리해부학적, 진단방사선(diagnostic imaging) 결과에 기초한 분류는 전체 만성 허리 통증 중에서 일부분만 분류할 수 있기 때문에 제한점이 있고, 치료를 결정하는 데 한계

가 있다(Pearce, 2000). 병리해부학적 요인에 근거한 단면적 분류시스템(uni-dimensional classification system)은 만성 허리 통증의 특성을 모두 반영하지 못하고, 효과적인 중재도 제공하지 못한다(Dankaerts et al., 2006). 이러한 이유 때문에 허리 통증은 단지 병리해부학적 질환(pathoanatomical disorder)의 관점에서 다원인적 생-정신-사회적 질환(multifactorial bio-psycho-social disorder)으로 관점이 변화되고, 평가나 분류도 병리해부학, 생-정신-사회적 요인을 포괄하는 방향으로 변화되고 있다(Borkan et al., 2002).

징후(sign)와 증상(symptoms)에 의한 분류는 징후와 증상으로 군(cluster)으로 묶어서 분류하여 각 군에 맞는 치료를 결정하는 치료 기반 접근법(treatment based approach)이다(Delitto et al., 1995). 이것은 급성 허리 통증인 경우에 활용될 수 있지만 만성 허리 통증의 경우 활용되기 어렵다. 또한 단지 징후와 증상에만 의존하는 단면적 접근법으로 기전-기반의 분류체계(mechanism-based classification system)를 할 수 없다(Dankaerts et al., 2006).

기전-기반(mechanism-based) 분류 중 운동손상에 따른 분류 방법은 O'sullivan 분류 방법, Saharmann, Mckinze, Comerford 분류 방법이 있다(그림 8.5). O'sullivan은 만성 허리 통증을 크게 운동손상과 운동조절손상(motor control impairment)으로 분류하고 방향에 따라 5개로 구분하였다. 굽힘 패턴(flexion pattern), 능동 폄 패턴(active extension pattern), 수동 폄 패턴(passive extension pattern), 가쪽 밀림 패턴(lateral shifting pattern), 다방향 패턴(multidirectional pattern)으로 구분하였다(Dankaerts et

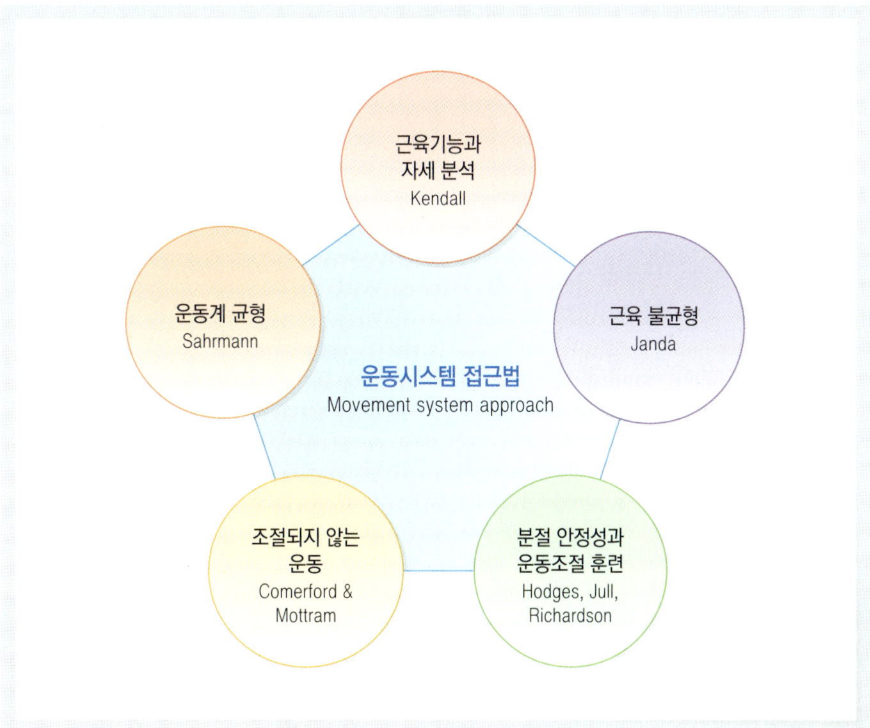

그림 8.5 운동시스템 기반 접근법

박스 8.3 운동시스템 접근법의 제한점

- 객관적, 데이터 기반이 아닌 시각적 분석(visual assessment)
- 정상과 비정상 운동에 대한 기준의 불명확
- 서로 다른 용어(terminology)
- 연구자료 부족
- 유발 요인에 대한 불명확
- 하위그룹(subgroup)으로 분류의 불일치와 세분화되지 못함
- 다른 의료인과 의사소통의 어려움

al., 2006). Sahrmann(2001)은 허리 통증을 유발하는 자세와 운동 방향에 따라 굽힘 증후군, 폄 증후군, 돌림 증후군, 굽힘-돌림 증후군, 폄-돌림 증후군으로 분류하였다. MeKenzie(1981)는 반복 운동과 자세에 따라 통증의 발생이나 증상의 말초화(peripheralization), 중심화(centralization)가 있는지에 따라 부정렬 증후군(derangement syndrome), 기능장애 증후군(dysfunction syndrome), 자세 증후군(postural syndrome)으로 진단 및 분류하였다. 그러나 이 접근법의 타당성은 제한적이다. Comerford와 Mottram(2012)은 허리골반(lumbopelvic) 부위에 조절되지 않는 운동(uncontrolled movement, UCM)이 있는지에 따라 허리뼈 굽힘(lumbar flexion), 허리뼈 폄(lumbar extension), 허리뼈 돌림/가쪽기울임(lumbar rotation/side bending) UCM으로 분류하였다. 그러나 허리 운동손상을 유발하는 원인은 매우 다양하지만 단지 4~5개의 분류만으로 원인을 찾아 중재를 선택하는 것은 한계가 있다. 운동손상에 의한 분류는 질병의 급성, 아급성, 만성 단계, 통증 부위, 특이성과 비특이성 허리 통증에 대한 것을 고려하지 않고, 모든 허리 통증이 이 분류 내에 존재한다고 가정하고 있으며, 다른 생-정신-사회적 요인은 고려하지 않고 있다(Dankaerts et al., 2006).

이제까지 운동 관련 접근법은 운동이 정상인가 비정상인가 또는 운동손상이 있는지 알아보기 위하여 다양한 운동분석을 실시하고 다양한 평가 방법들이 소개되었다. 그러나 이러한 운동분석 방법이 대부분 검사자의 눈을 통해 시각적으로 분석되기 때문에 정확한 기준이 없고, 정상과 비정상에 대한 기준이 없고, 치료 후에 운동조절능력이 향상되었는지 측정할 수 없기 때문에 객관적인 데이터에 의한 판단이 어렵다. 그리고 또한 용어가 서로 다르고, 연구 결과가 부족하며, 의료인 간 의사소통에 어려움이 있다. 하위그룹에 대한 기준이 명확하지 않고, 유발 요인에 대한 것을 밝히는 데 한계점을 보이고 있다(박스 8.3). 이러한 분류법의 타당성(validity)과 신뢰도는 아직 임상에서 활용하기에 일반화되지 못하고 있다.

과학적 접근을 추구하기 위한 질적 평가에서 양적 평가가 필요하다. 과거에 치료법이 개발될 당시에는 운동을 객관적으로 측정하거나, 임상이나 현장에서 쉽게 분석할 수 있는 방법이 없었기 때문에 눈으로 질적 평가에 의존할 수밖에 없었을 것이다. '운동의 질적 평가는 어떻게(how) 운동이 일어나는가?', '어느(where) 관절에서 운동이 시작하는가?', '어떤(how) 순서로 발생하는가?', '어느(where) 관절에서 보상운

동이 발생하는가?', '얼마나(how) 쉽게 운동이 일어나는지?', '척추는 중립(centration)이 유지되는가?'를 평가하는 것이다. 그러나 이러한 평가는 대부분 시각적(visually)으로 또는 촉진(palpation)을 통해 주관적인 판단에 의존해 왔다. 운동은 힘과 방향이 있는 벡터량으로 발생하는 것으로 양적으로 평가가 가능한 요소이지만, 과거에는 측정 도구가 없었기 때문에 시각에 의존한 양적 평가를 실시해 왔다.

고비용의 3차원 동작분석 시스템이 활용되고 있지만 실험실에서 제한적으로 사용할 수밖에 없다. 최근 들어 스마트 기기, 웨어러블 장치, 동작 센서, 영상분석 시스템이 발달하여 이러한 도구를 이용하면 질적 평가에서 양적 평가로 운동을 분석할 수 있다. 이러한 양적 평가는 데이터로 저장되고 빅데이터(big data)를 모을 수 있고, 데이터 기반에 인공지능 분석 시스템을 이용한 운동분석이 가능하게 된다. KEMA 접근법은 운동평가 시스템을 개발하고 운동을 데이터로 측정하여 데이터 기반의 결정을 할 수 있는 시스템을 구축하고 있다(그림 8.6).

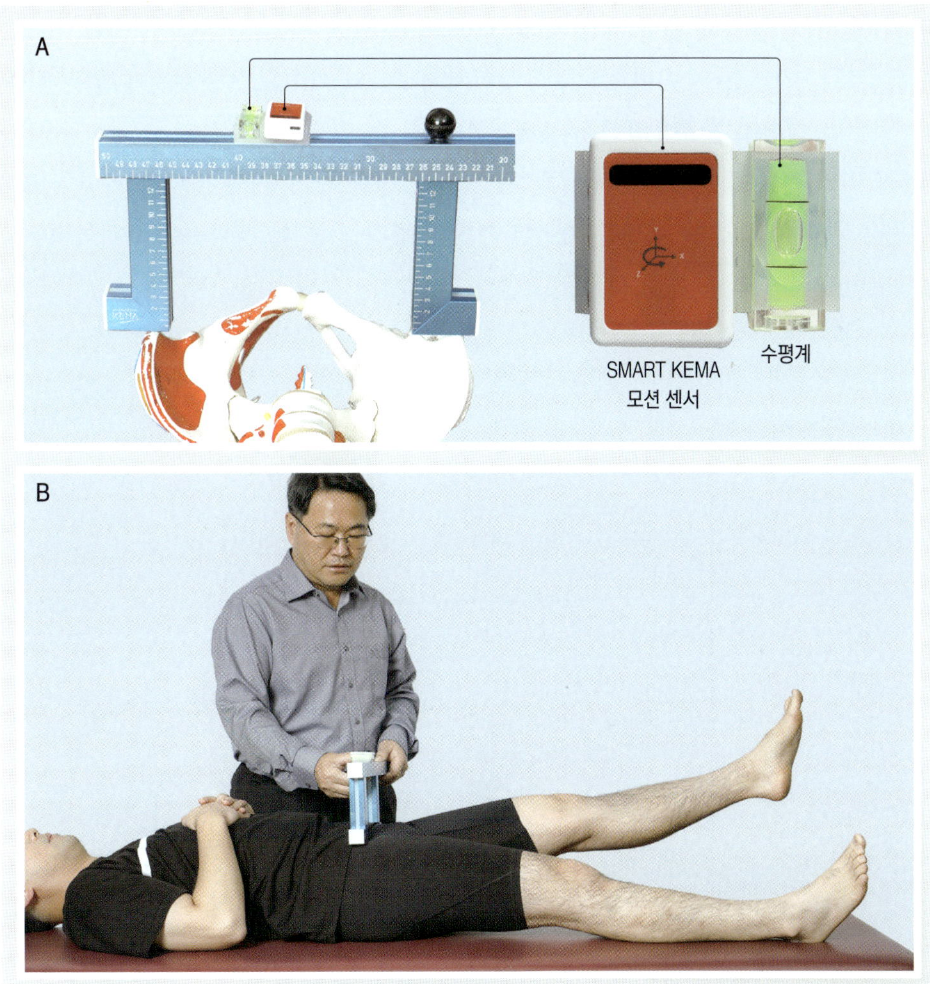

그림 8.6 골반 기울임을 정량적으로 측정하는 SMART KEMA 운동분석 시스템.
A: SMART KEMA 골반 돌림 검사 모션 센서, B: SMART KEMA 모션 센서를 이용한 골반 돌림 각도 측정

예를 들어, 누운 자세에서 골반의 비대칭은 허리골반 통증, 불안정(instability)을 평가하는 데 사용된다. 그리고 누운 자세에서 다리를 들어 올릴 때 골반의 돌림은 허리안정화(lumbar stability) 정도를 평가하는 데 중요한 지표로 활용되어 왔다. 그러나 이제까지 대부분의 평가는 촉진이나 시각에 의존해 왔다. 골반 돌림 KEMA 측정 시스템을 통해 객관적인 측정이 가능하다. Yoo(2021) 등은 허리 통증이 있는 사람과 없는 사람 간에 누운 자세에서 측정한 골반 돌림 비대칭은 허리 통증이 있는 군에서는 1.03° ± 0.53°, 대조군에서는 1.18° ± 0.41°로 유의한 차이가 없었다. 누운 자세에서 다리를 들 때 골반 돌림은 허리 통증이 있는 군에서 4.38° ± 1.17°, 대조군에서 3.33° ± 1.18°로 허리 통증이 있는 군에서 유의하게 골반 돌림이 증가하였다(Yoo, 2021)(그림 8.7). 그러나 그 차이가 평균 1°이기 때문에 이러한 차이를 촉진으로 구분하는 것은 불가능하다. 네발기기 자세에서 팔을 들어 올릴 때 척추에 돌림이 얼마나 발생하는지 측정이 불가능하여 허리에 막대를 올려놓고 시각적으로 판단했지만(그림 8.8A), SMART KEMA 모션 센서(motion sensor)를 이용하면 돌림 각도를 정확히 측정할 수 있다(그림 8.8B).

현재까지 근골격계 통증에 대한 분류 방법은 완벽하지 않고, 계속 발전하고 있다. 완벽한 분류를 위해서는 통증을 유발하는 기전 또는 기여요소가 무엇인지 찾고, 그 기여요소가 어떻게 운동손상을 발생시키는 기전을 밝혀야 좀 더 타당하고 효율적인 분류체계를 갖출 수 있을 것이다. KEMA 접근법은 근골격계 통증의 근본적인 원인이 되는 운동손상을 발생시킬 수 있는 기전을 찾기 위해 데이터 기반의 평가 방법과 시스템 개발 및 연구를 실시하고 있다. 이러한 데이터 기반의 평가는 좀 더 객관적이고 과학적인 근골격계 통증 분류체계를 개발하는 데 기초 자료를 제공할 수 있을 것이다.

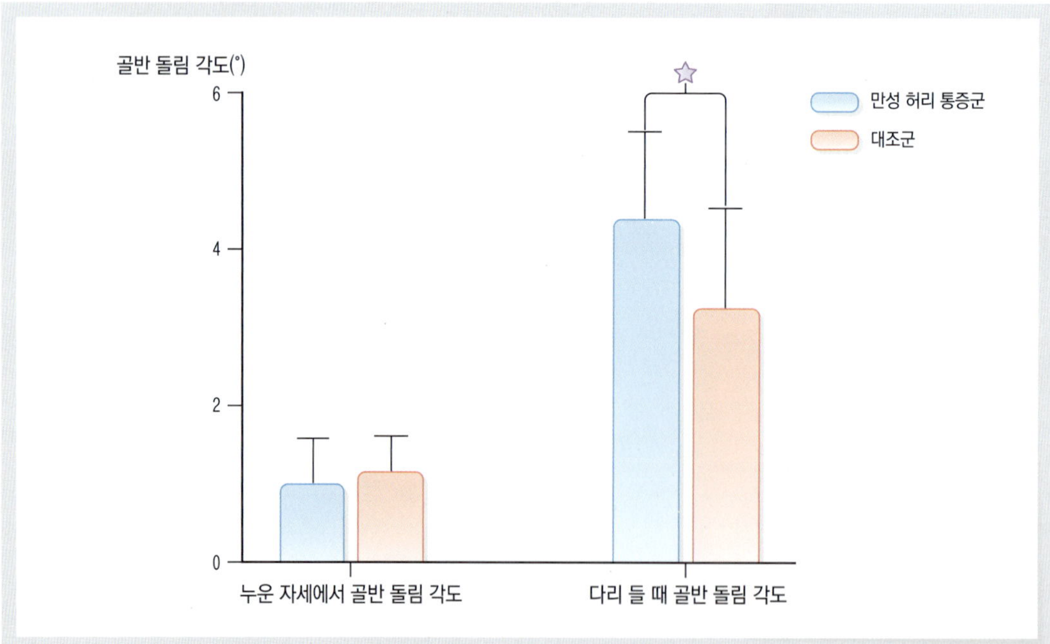

그림 8.7 만성 허리 통증이 있는 군과 없는 군 간의 골반 돌림 각도 비교

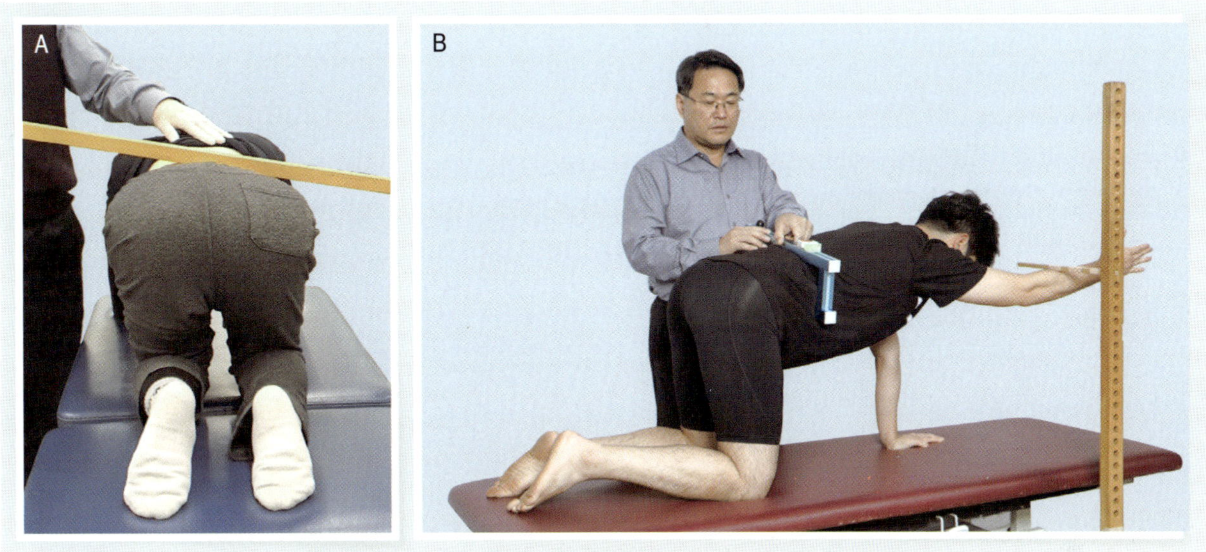

그림 8.8 네발기기 자세에서 팔을 들어 올릴 때 허리뼈 돌림 측정.
A: 시각적 평가, B: SMART KEMA 운동분석 시스템을 이용한 정량적 측정

CHAPTER

9

KEMA 접근법 원리

Principles of KEMA Approach

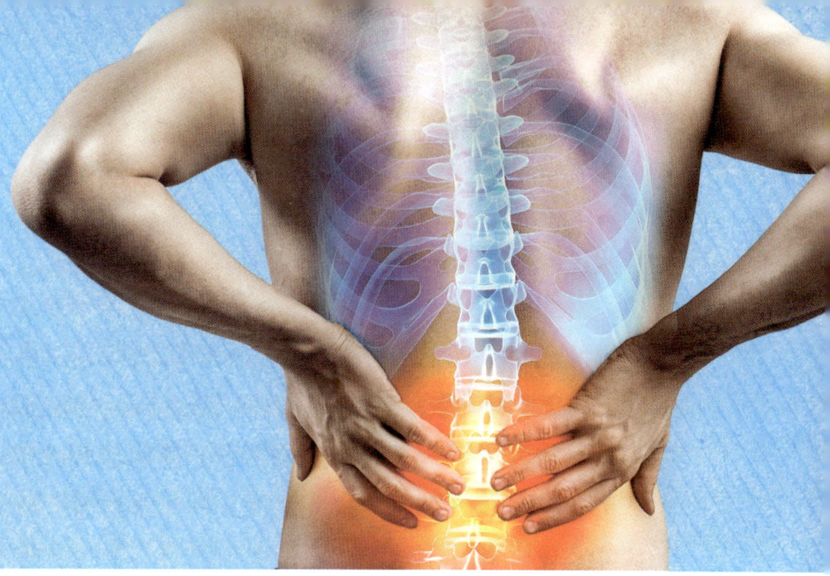

1 다면적, 기전-기반 접근법

다면적(multi-dimensional), 기전-기반 접근법(mechanism-based approach)이란 과거에 하나의 관점, 예를 들어 관절 시스템 하나에 집중된 평가와 치료 또는 근육 시스템에만 국한된 평가와 치료가 아닌 여러 시스템을 종합적으로 분석하여 그 원인과 기전을 찾는 것이다. 그 원인과 기전을 찾은 후에 각각의 유발 원인에 따라 해결책을 제공하는 것이다. 이러한 예로 만약 어깨관절 충돌증후군(shoulder impingement syndrome)이 발생했다면 그 원인은 다양할 것이다(그림 9.1).

의학적 진단명은 어깨봉우리아래 충돌증후군(subacromial impingement syndrome)이지만 충돌증후군을 유발하는 원인과 기전은 다양하다. 이러한 다양한 원인에 대하여 평가하고 충돌증후군 발생 기전에 맞는 중재를 제공해야 한다. 어떤 사람의 경우에는 한 가지 원인 때문에 충돌증후군이 발생할 수 있고, 여러 가지 요인이 복합적으로 상호작용하여 충돌증후군이 발생할 수 있기 때문에, 그림 9.1에서 나열한 여러 가지 기전을 면밀하게 평가 후 각 유발기전에 맞는 중재방법을 선택해야 할 것이다.

봉우리아래 공간에서 위팔뼈머리와 어깨봉우리아래 조직 사이에서 발생하는 압박 스트레스로 인해 발생하는 어깨봉우리아래 충돌증후군은 압박을 받는 기전을 잘 이해해야만 근본적인 문제를 해결할 수 있다. 만약에 어깨관절을 벌림할 때 어깨뼈 위쪽돌림이 30°로 제한된 것이 압박 스트레스를 증가시키는 원인이라면, 위쪽돌림이 발생하지 않는 6가지 문제를 확인하고 각 경우에 맞는 해결책을 제공해야만 할 것이다. (1) 위쪽돌림근(위등세모근, 아래등세모근, 앞톱니근)의 근력이 약한 경우 근력을 증진시키는 운동이 필요할 것이다. (2) 아래쪽돌림근(어깨올림근, 마름근, 작은가슴근)에 단축이 있다면 이 근육을 신장시키기 위한 근막이완술, 연부조직 이완술, 근육 스트레칭 등 다양한 방법을 적용할 것이다. (3) 부리빗장관절(coracoclavicular joint)에 제한이 있는 경우와 부리어깨봉우리인대(coracoacromial ligament), 봉우리빗장인대(acromioclavicular ligament)가 단축된 경우, 이 인대의 방향을 고려하여 직접 인대를 신장시키는 방법을 사용하고, 관절주머니에 제한이 있는 경우에는 관절가동술을 통해 관절주머니를 늘리고 관절플레이 운동성을 증가시킬 것이다. (4) 빗장밑근육(subclavius muscle)이 단축되면 빗장뼈의 위쪽돌림을 방해하기

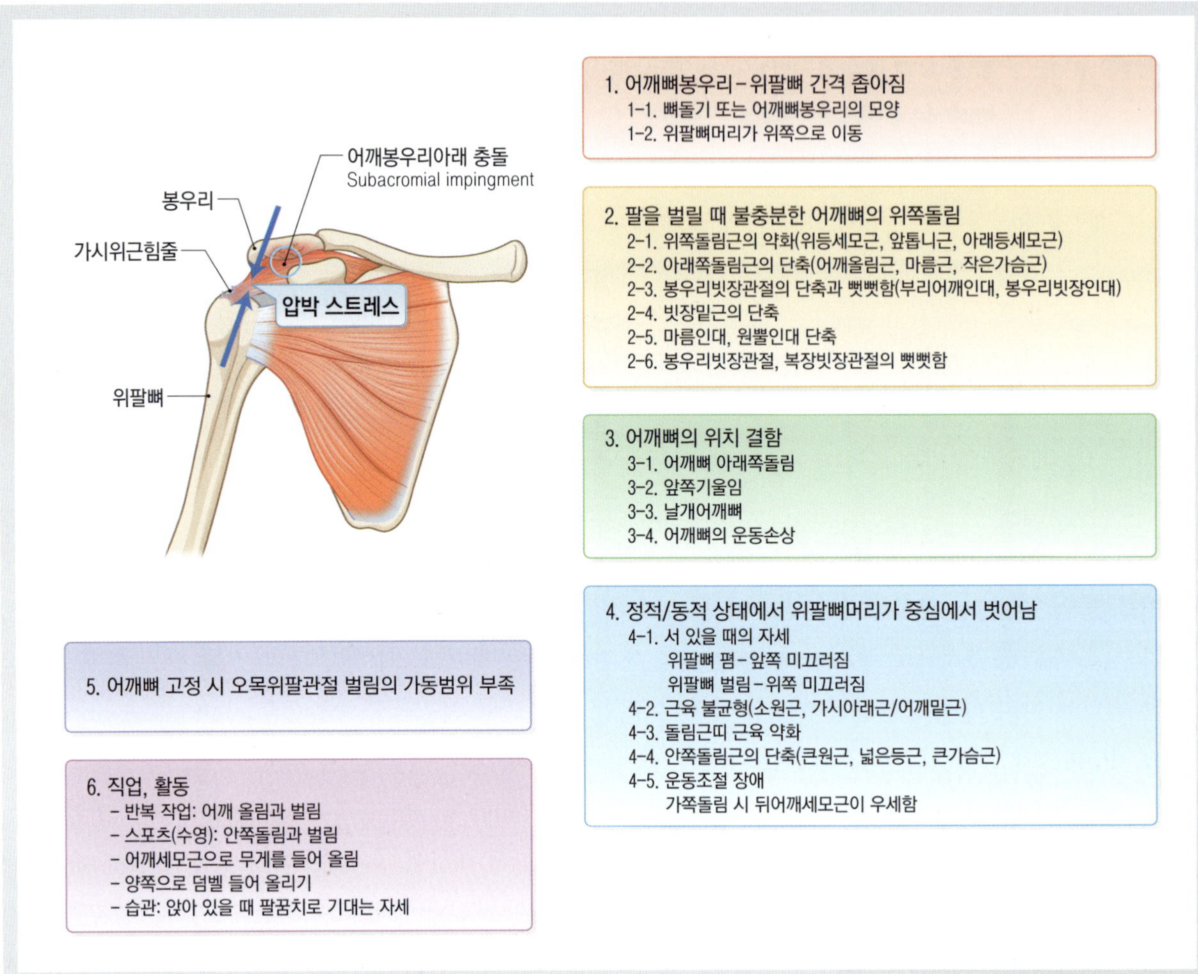

그림 9.1 어깨 충돌증후군이 발생하는 기전

때문에 이 근육을 선택적으로 신장시켜야만 한다. (5) 부리빗장인대(coracoclavicular ligament)에는 마름인대(trapezoid)와 원뿔인대(conoid ligamnent)가 단축되면 이 인대를 신장시켜야 어깨뼈의 위쪽돌림을 증가시킬 수 있다. (6) 봉우리빗장인대와 복장빗장인대(sternoclavicular ligament)의 단축이 있는 경우에는 이 인대를 늘려 주고, 필요에 따라서 관절가동술을 통해 관절주머니를 늘리고 관절플레이(joint play) 운동성을 증가시켜야 한다. 이러한 문제를 해결한다고 하여도 물리적 압박 스트레스를 지속적으로 가하는 작업 또는 스포츠 동작을 반복하거나 근육을 키우기 위한 옆으로 바벨 들어 올리기(lateral dumbbell)(그림 9.2), 팔로 상체 무게를 지지하기 위해 기대는 습관 등이 계속되어 압박 스트레스에 계속 노출된다면 다시 재발될 수 있다. KEMA 접근법은 근골격계 통증을 발생시키는 다양한 원인과 기전을 분류하여 선택적인 해결 방법을 제공하는 다면적, 기전-기반 접근법이다.

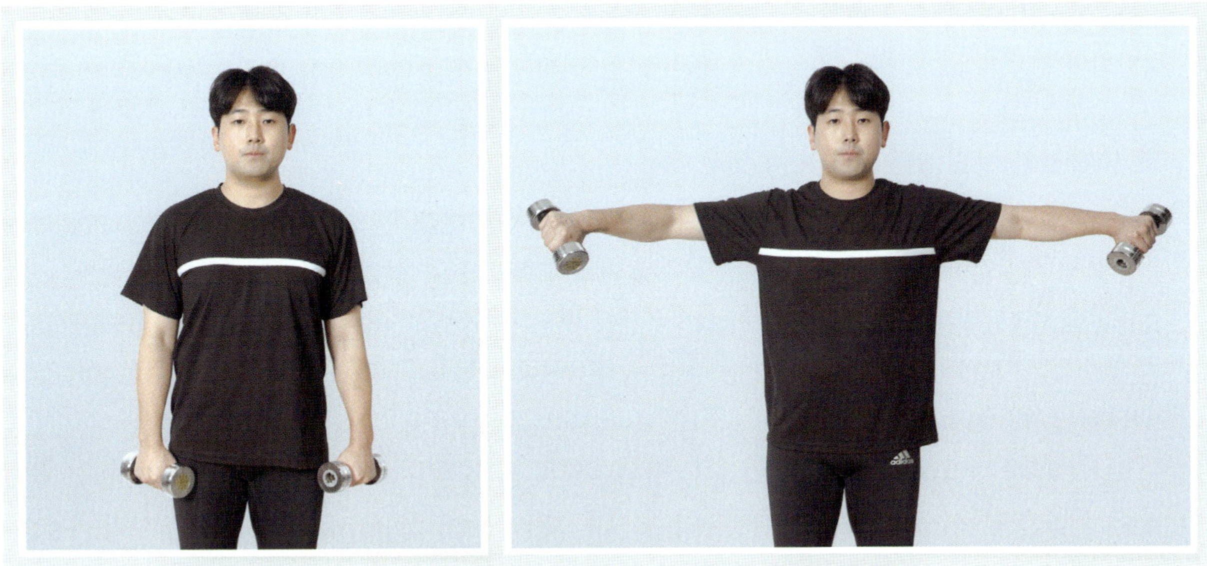

그림 9.2 충돌증후군을 유발하거나 악화시키는 운동 자세

2 KEMA 접근법의 원칙

1) 운동손상 찾기

근골격계 통증을 유발하는 원인은 다양하다. 직접적인 외상, 질병, 전신적 질환(systemic disease), 암, 내장질환에 의해서도 발생할 수 있다. 운동계 시스템과 관련된 운동손상에 의해 발생한 통증인지를 감별할 수 있어야 한다. 운동손상에 의한 근골격계 통증은 기계적 통증(mechanical pain)이다. 즉, 관절과 연부조직에 물리적 스트레스(physical stress)를 증가시키는 자세나 동작 시 통증이 증가하고, 물리적 스트레스를 제거하면 통증이나 증상이 감소해야만 운동손상에 의한 근골격계 통증일 가능성이 높다. 만약에 물리적 스트레스에 반응하지 않는다면 다른 관련 전문가에게 반드시 의뢰해야만 한다. 운동손상에 기인한 근골격계 통증인지 아니면 다른 원인에 의한 것인지를 분명히 감별하는 것은 고객을 보호하고, 증상의 악화를 예방하는 데 필수적인 것이다.

2) 운동손상의 원인 찾기

운동손상을 발생시키는 요소로는 근골격계 요소(musculoskeletal factor), 신경학적 요소(neurological factor), 관절 시스템 요소(articular system factor), 연부조직(결합조직) 요소[soft tissue (connective tissue) factor], 심혈관 · 호흡계 요소(cardiovascular, pulmonary factor), 직업, 취미, 스포츠와 관련된 활동 요소(activity factor), 정신사회적 요소(psychosocial factor), 개인적 요소 등 다양한 원인에 의해서 발생

한다. 이러한 요소들은 독립적으로 작용하여 운동손상을 유발할 수도 있고, 상호 의존적으로 여러 요인이 복합되어 운동손상을 발생시킬 수 있기 때문에 다면적이고 기전-기반의 평가가 필요하다.

3) 보상운동이 발생하는 부위와 방향 찾기

인체 운동의 특성 중에 가장 큰 것은 어떤 분절에 관절가동성 결함, 근육기능의 결함이 발생하면, 기능적인 동작을 멈추는 것이 아니라 다른 운동 전략으로 보상하면서 기능적인 활동을 지속적으로 수행하는 것이다. 습관화된 보상운동은 뇌에 조직화된다. 보상운동이 발생하지 않도록 척추나 관절을 중립화(centration)시키면 정상적인 기능적 가동범위를 수행할 수 없게 된다. 이러한 경우는 뇌에 보상운동 프로그램이 고착화된 운동손상을 의미한다.

보상운동이 발생하는 원인도 다양하다. 심부근육(deep muscle)에 대한 표층근육(superficial muscle) 보상, 척추 상-하(above-below) 관절 제한에 대한 보상, 근력 약화에 대한 보상, 인접 관절 가동범위 제한에 의해 발생하는 보상운동, 인접 관절에서 근육의 상대적 뻣뻣함(relative stiffness)에 의해 발생하는 보상운동, 근육 단축(muscle shortness)에 의해 발생하는 보상운동, 뼈의 구조적 변형에 의해 유발되는 척추 보상운동, 통증 회피를 위한 보상운동 등과 같이 다양한 원인이 있기 때문에 보상운동을 유발한 원인을 찾아야 한다.

대부분의 근골격계 통증은 보상운동이 발생하는 관절 부위에서 발생하며, 어떤 관절에서 발생할 지는 개인마다 모두 다르다. 보상은 저항이 가장 적은 관절(least resistance), 가장 약한 지점(weakest point)에서, 저항이 가장 적은 방향으로 발생한다. 보상운동의 원인, 부위, 방향을 찾는 것은 운동손상을 해결하는데 가장 중요한 요소 중에 하나이다. 보상운동을 방치한 상태로 운동을 실시하면 운동의 효과가 떨어지며, 때로는 보상운동을 더욱 강하게 만들 수 있다.

4) 조직이 받는 물리적 스트레스 확인

인체의 조직은 지속적으로 물리적 스트레스를 받고 그에 대하여 반응을 한다. 적절한 스트레스는 운동시스템 건강을 유지 · 증진시키지만, 조직 내성 이상의 물리적 스트레스는 조직에 손상을 가한다. 긴장, 압박, 전단, 비틀림 중 어떤 스트레스가 조직에 발생하는지 확인해야 한다. 스트레스가 가해지는 조직이나 관절에 직접 영향을 줄 수도 있지만, 보상운동이 발생하는 경우에는 멀리 떨어져 있는 다른 관절에도 발생한다. 보상운동이 발생하는 방향을 찾으면 조직에 어떤 스트레스가 가해지는지 찾을 수 있다.

통증이 있는 곳에 가해지는 스트레스의 유형과 방향 크기를 확인하고, 작업도구, 작업자세, 작업환경, 개인의 신체적 특성, 스포츠 활동 등에 대한 다면적인 분석을 통해 조직에 가해지는 스트레스를 분산시키거나 줄여 주는 대책을 제공해야 한다. 필요에 따라 작업환경, 작업자세 교정 또는 자가 압박제거(self-decompression), 보조도구, 테이핑, 스프린트(splint) 등 다양한 방법을 활용해야 한다.

5) 가동범위 제한 먼저 해결

어떤 특정 관절에서 가동범위에 제한이 있으면서 반드시 인접 관절에 보상운동이나 비정상적인 운동패턴, 과긴장을 만든다. 가동범위에 제한이 있으면 올바른 운동패턴을 통한 뇌를 훈련시킬 수 없다. 관절가동범위 제한의 원인을 찾아야 한다. 연부조직 제한(근막, 피부), 신경막(neuromenigeal), 길항근의 경련, 길항근 단축 또는 뻣뻣함 때문인지 확인한다. 제한을 유발하는 자세나 운동패턴을 제거해야 한다. 예를 들어, 그림 9.3처럼 잠을 자는 습관이 있다면 엉덩관절 가쪽돌림근은 계속 단축이 발생하고, 더불어 엉덩관절 뒤쪽 관절주머니도 단축이 발생하며 골반은 왼쪽으로 돌아갈 것이다. 또한 태아 자세(fetal position)로 잠을 자면 궁둥신경, 엉덩허리근, 뒤넙다리근이 단축될 것이다(그림 9.4).

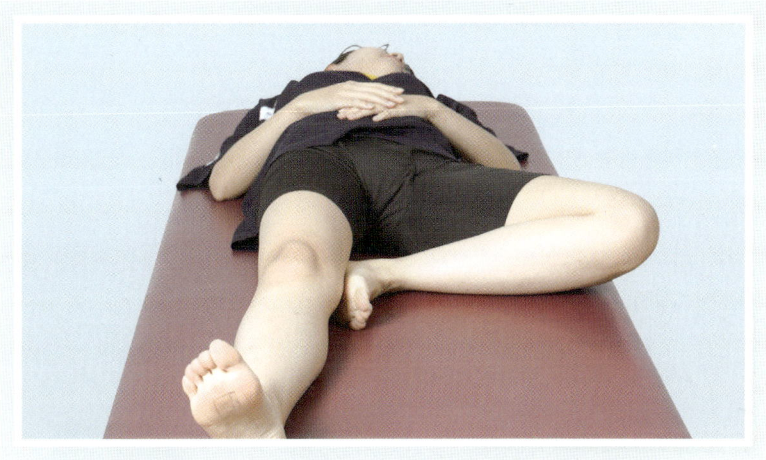

그림 9.3 엉덩관절 가쪽돌림근의 단축과 골반 돌림을 유발하는 잠자는 자세

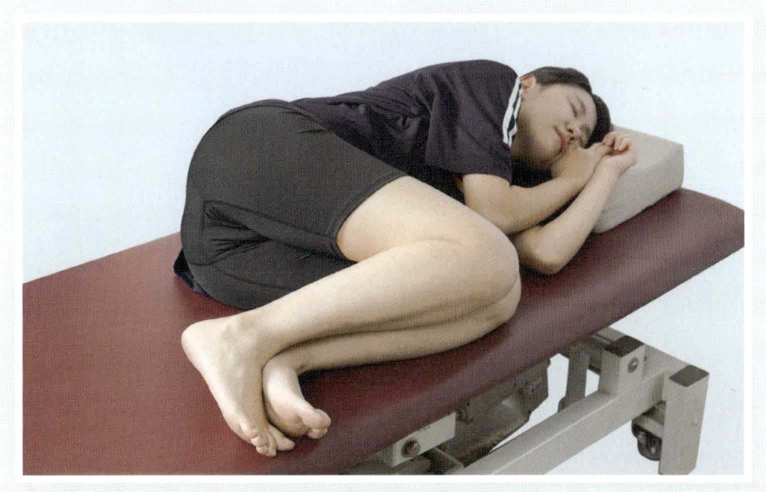

그림 9.4 뒤넙다리근과 엉덩허리근의 단축을 유발하는 태아 자세

엎드려 머리를 한쪽으로 돌리고 8시간 동안 수면을 취한다면 목 근육의 비대칭과 관절가동범위의 비대칭이 발생할 것이다(그림 9.5). 목의 비대칭, 허리뼈의 돌림이 유발될 뿐만 아니라, 오른쪽 엉덩관절의 가쪽돌림근, 뒤쪽 관절주머니, 뒤넙다리근의 단축이 발생한다.

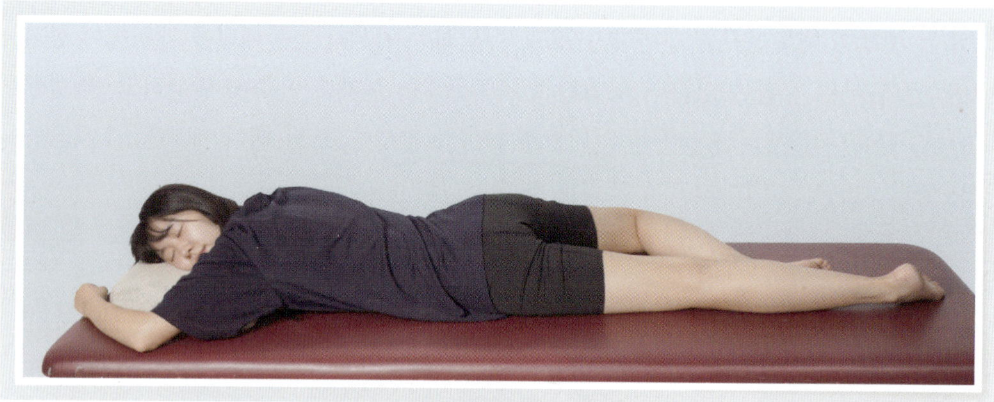

그림 9.5 목의 비대칭, 허리뼈 돌림, 오른쪽 엉덩관절의 가쪽돌림근, 뒤쪽 관절주머니, 뒤넙다리근의 단축을 유발하는 잠자는 자세

두 개의 평면 모니터를 사용하면서 고개를 한쪽 방향으로 장시간 회전하게 되면 근육 길이의 비대칭이 발생할 수 있다(그림 9.6).

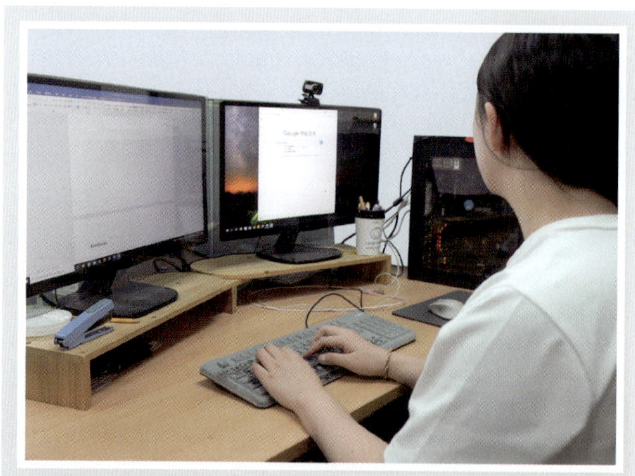

그림 9.6 목의 회전을 유발하는 모니터 위치

가동범위 제한의 원인에 따라 다양한 방법을 선택해야 한다. 예를 들어, 머리를 오른쪽으로 회전하는데 제한이 있다면 다양한 가능성을 고려해야 한다. 그리고 가능하면 다음 순서에 준하여 관절가동범위를 증가시킨다.

- 1단계: 대항근의 근육을 이완시킨다.

갑작스럽게 잠을 잘 못 자거나 갑작스러운 충격 후에 오른쪽 돌림의 제한이 있다면 왼쪽에 있는 대항근의 근경련(muscle spasm)으로 오른쪽 돌림을 제한할 수 있다. 이 경우에는 오른쪽 돌림근의 대항근을 촉진하여 근육의 경련이 있는지 확인해야한다. 목뼈에서 오른쪽 돌림이 제한된 경우에는 목뼈 관절에 부착한 근육의 경련이 있는지 확인해야 한다. 오른쪽 목빗근, 위등세모근, 목갈비근 그리고 왼쪽 어깨올림근, 머리널판근(splenius capitis), 아래머리빗근(obliques capitis inferior)을 촉진하여 통증과 경련이 있다면 근육을 이완시키는 자세적 이완법(positional release)인 strain−counter strain 기법, 근육에너지 기법(muscle energy technique)인 등척성 수축−이완(hold−relax) 기법을 사용할 수 있을 것이다.

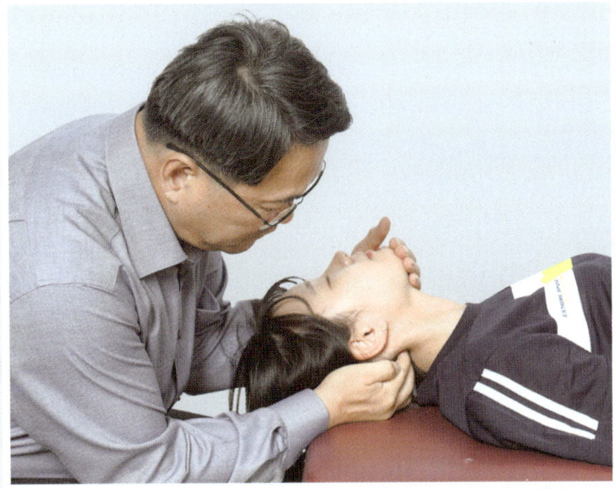

그림 9.7 자세적 이완법

- 2단계: 위에서 열거한 대항근의 뻣뻣함 또는 단축이 있는 경우 근육을 신장시킨다.

근육의 뻣뻣함이나 신장을 위한 방법으로는 근막이완법(myofascial release), 연부조직 이완법(soft tissue release technique), 근육에너지 기법, 근육 스트레칭 방법을 사용한다.

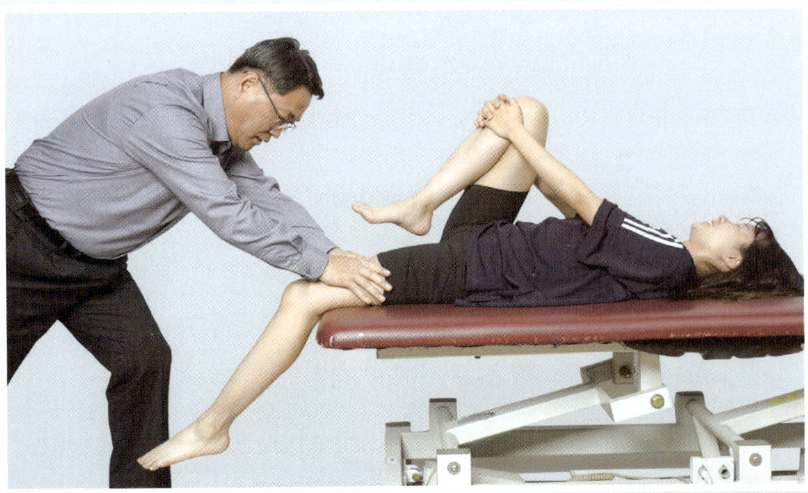

그림 9.8 넙다리곧은근을 신장시키기 위한 연부조직 이완법

- **3단계: 관절에 제한이 있는 경우 관절가동술 기법을 사용한다.**

1~2단계의 기법을 사용하여도 관절가동범위에 제한이 있는 경우에는 관절가동술 기법을 적용한다.

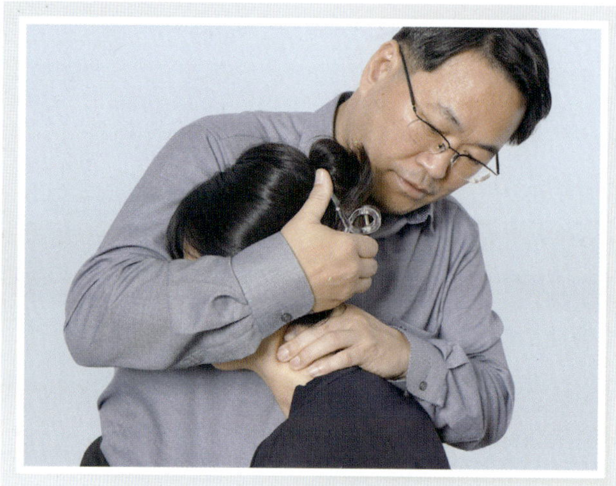

그림 9.9 위쪽 목뼈 폄을 위한 관절가동술

- **4단계: 밀기 기법을 적용한다.**

1~3단계로 정상적인 가동범위가 회복되지 않으면 안전하게 타켓 분절에만 힘이 가해지는 짧은 지렛대(short lever) 밀기를 사용한다. 작은 범위(small amplitude), 짧고(short), 빠른 속도(high speed)로 타겟 관절에만 밀기(thrust) 기법을 적용한다. 긴 지렛대(long lever) 매니퓰레이션은 위험성을 고려하여 사용하지 않는다.

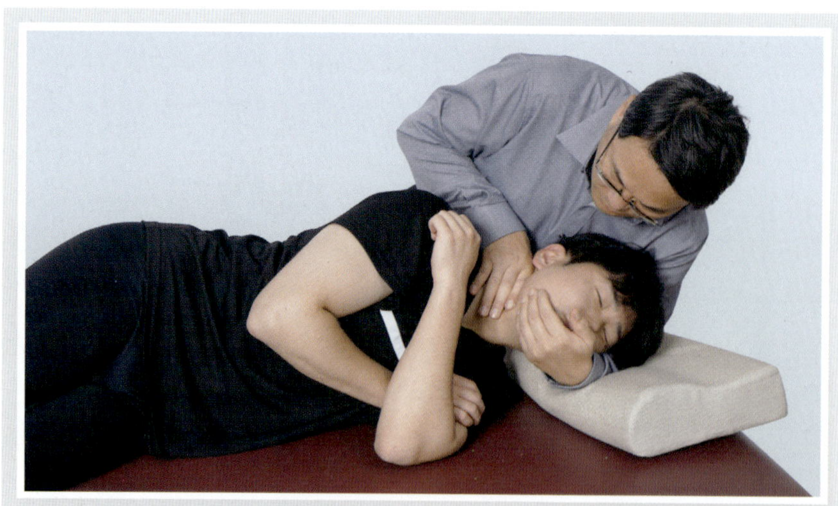

그림 9.10 고리중쇠관절의 돌림을 증진시키기 위한 밀기 기법

■ 5단계: 능동적으로 가동범위를 유지한다.

1~4단계의 수동적 치료 방법에 의해 증가된 가동범위는 일시적이다. 실제적으로 근육 길이의 증가는 근절(sarcomere) 수의 증가를 위해 근육세포 내에서 단백질을 만들어야 하며, 이 과정은 1~2회의 스트레칭을 통해 만들어지는 것이 아니다. 근막 역시 새로운 콜라젠이 섬유아세포(fibroblast)에서 만들어져 재배열되어야 실제적인 근막의 길이가 변한다. 단백질 합성과 콜라젠 생성을 유도하기 위해서는 지속적인 장력 스트레스를 근육세포나 섬유아세포에 전달해야 한다. 그렇기 때문에 수동적 중재(passive intervention)로 확보한 가동범위를 유지하기 위한 스스로의 노력이 필요하다. 가동범위를 증가시키기 위한 신장운동은 본인 스스로 할 수 있는 방법을 제공하여야 한다. 획득한 가동범위를 유지하기 위한 1~2시간마다 5~10회를 반복적으로 실시한다. 능동운동은 가장 쉬운 자세에서 최소의 노력(minimal effort)으로 긴장 없이(no tension), 통증 유발 없이(no pain) 운동을 시작한다. 예를 들어, 위쪽 목뼈에 대한 능동관절 가동범위 운동을 위한 것으로 가위 운동(scissor excercise), 3 손가락(3 fingers) 운동을 통해 1~4단계를 통해 획득한 관절가동범위를 지속적으로 유지해야 한다.

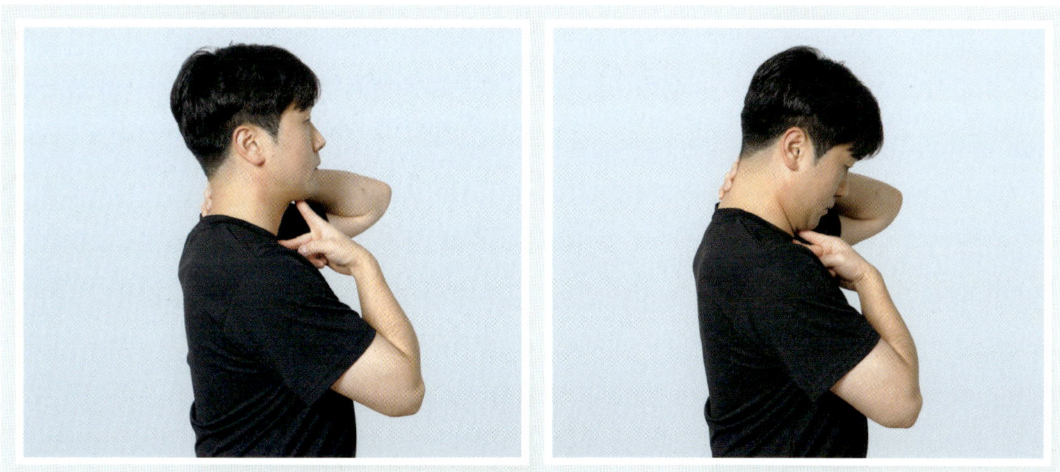

그림 9.11 위쪽 목뼈 굽힘 증진을 위한 가위 운동

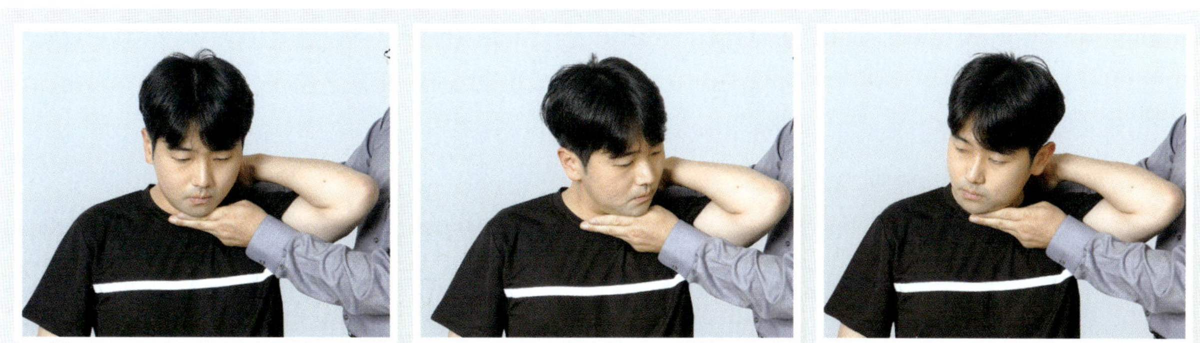

그림 9.12 위쪽 목뼈 돌림 증진을 위한 3 손가락 운동

6) 근력, 근 길이, 뻣뻣함의 균형 회복

근력의 약화가 있으면 정상적인 운동패턴을 만들 수 없고, 다른 근육을 과사용, 잘못 사용하고 보상운동 패턴을 유발한다. 1~5단계를 통해 확보한 가동범위 내에서 약화된 근육의 근력을 증진시킨다. 중력 방향(gravity direction)으로 시작해서 중력 제거 자세(gravity elimination position), 항중력 자세(antigravity position), 저항 운동 순서로 점진적으로 실시하며 보상 운동 없이 수행해야만 한다. 부하가 없는 자세(unloaded position)에서 완전한 올바른 운동패턴을 달성한 후에 점진적으로 부하를 제공한다.

예를 들어, 어깨뼈 앞쪽기울임이 있는 경우 작은가슴근과 아래등세모근 간의 균형을 고려해야 한다. 이 경우에 첫 번째 해야 할 것은 작은가슴근을 늘리는 것이다(그림 9.13A, B). 작은가슴근의 신장을 통해 근육의 뻣뻣함을 줄여 준 후 누운 자세에서 중력 방향으로 어깨뼈 뒤쪽기울임을 능동적으로 실시하게 한다(그림 9.13C, D). 운동부하가 가장 적은 자세에서 완전히 올바르게 아래등세모근의 수축을 통한 뒤쪽기울임 패턴을 습득한 후 다음 단계로 넘어간다. 어깨뼈가 뒤쪽기울임이 올바르게 발생하는지 손가락으로 촉진하여 모니터링한다(그림 9.13E, F). 중력 제거 자세인 옆으로 누운 자세에서 어깨뼈 뒤쪽기울임 조절을 완전하게 수행할 수 있을 때까지 어깨뼈 뒤쪽기울임 운동을 실시한다(그림 9.13G, H). 이 자세에서 뒤쪽기울임이 완전하게 조절되면 그림 9.13I, J처럼 반 옆으로 누운 자세에서 약간의 중력을 극복하면서 운동하고, 이 자세에서 진전이 되면 완전히 엎드린 자세에서 항중력 자세에서 어깨뼈 뒤쪽기울임을 실시한다(그림 9.13K, L). 그 다음 단계는 그림 9.13 M, N처럼 서서히 팔을 머리 위에서 들어 올리면서 저항운동을 실시하고, 점진적으로 그림 9.13 O, P처럼 팔을 펴서 저항을 증가시키고 어깨뼈 뒤쪽기울임 운동을 실시하며, 이것이 완전히 가능하면 마지막에는 네발기기 자세에서 머리를 바닥에 고정하고 들어 올린다(그림 9.13Q, T).

근육의 약화가 있는 경우 약화의 원인을 찾는 것은 매우 중요하다. 예를 들어, 컴퓨터 마우스가 너무 멀리 위치하여 어깨뼈를 앞쪽으로 내밀면 어깨뼈의 앞쪽기울임이 발생할 수 있다. 이 경우 마우스의 위치를 바꿔 주고 어깨뼈의 올바른 자세를 유지하면서 작업을 해야 한다(그림 9.14).

특히 근육이 과도하게 늘어나는 자세를 오래 유지하는 것은 근육의 길이를 늘어나게 하여 과신장 근력약화(over-stretched weakness)가 발생할 수 있기 때문에 이러한 자세를 유지하지 않도록 해야 한다. 그림 9.15의 여성은 잠을 잘 때 한쪽 다리를 구부려서 바닥에 대고 잠을 잔다. 이 여성은 지속적으로 이와 같은 자세로 잠을 자는 습관이 있고, 엉덩관절과 허리에 통증을 호소하였다. 검사 결과 엉덩관절 벌림과 가쪽돌림근의 근력이 매우 약하여 불량+(poor +) 등급을 보였다. 골반이 넓은 경우, 옆으로 잘 때 반드시 무릎을 지지해 주어야 중간볼기근 뒤섬유(posterior fiber)와 가쪽돌림근이 과도하게 늘어나는 것과 넙다리근막긴장근의 단축을 방지할 수 있다.

항상 근력을 주관적인 판단보다는 객관적인 데이터에 근거하여 근력을 평가 후 근력증진 운동을 실시해야 한다. 주동근(agonist)과 대항근(antagonist)의 근력, 근육 길이에 불균형(imbalance)이 발생하지 않도록 주의해야 한다. 뻣뻣함은 주동근, 대항근, 인접 관절의 유연성과 안정성을 고려하여 균형을 맞춰야 한다.

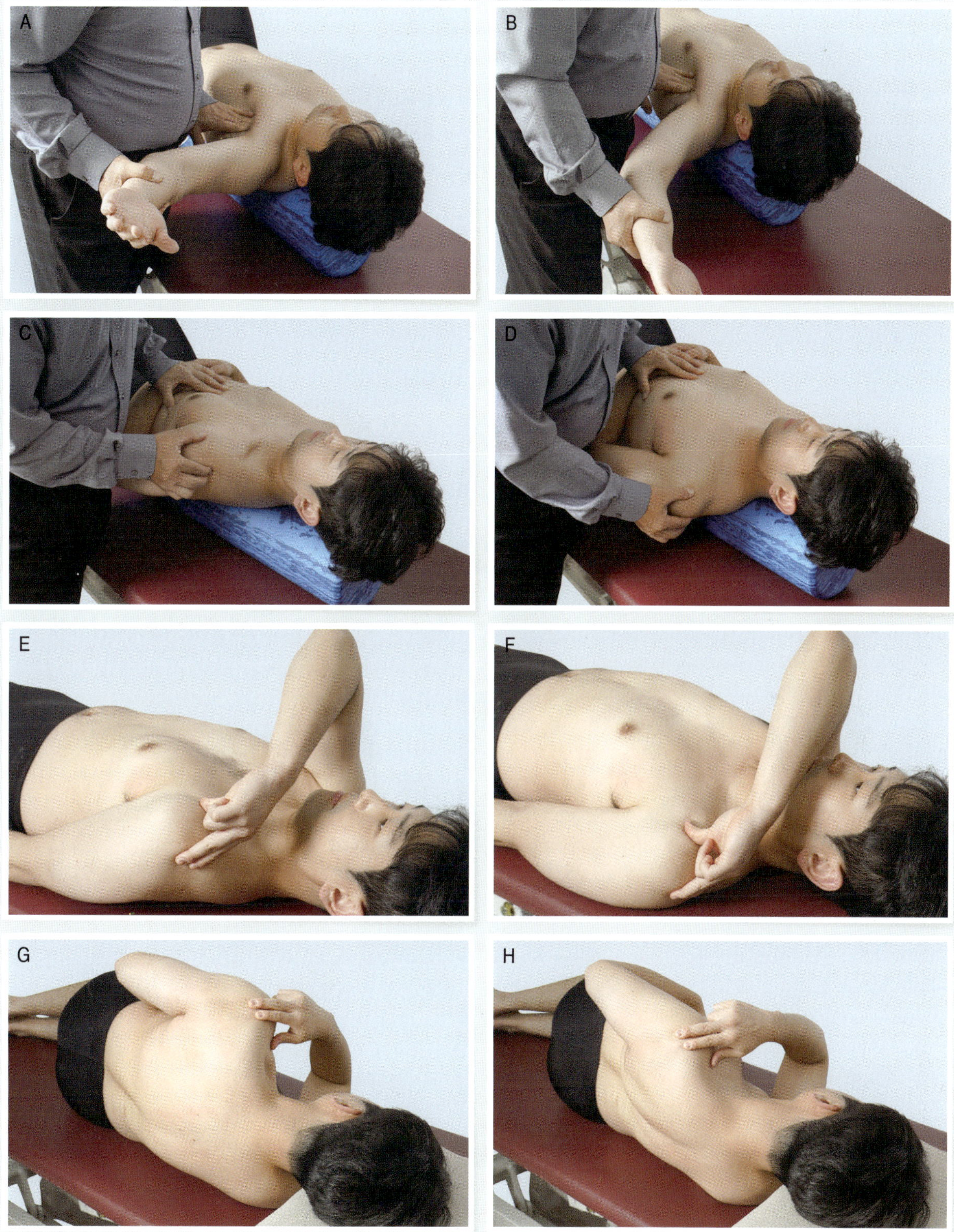

그림 9.13 작은가슴근의 이완과 아래등세모근의 근력 증진을 통한 어깨뼈 앞쪽기울임을 교정하기 위한 운동 단계

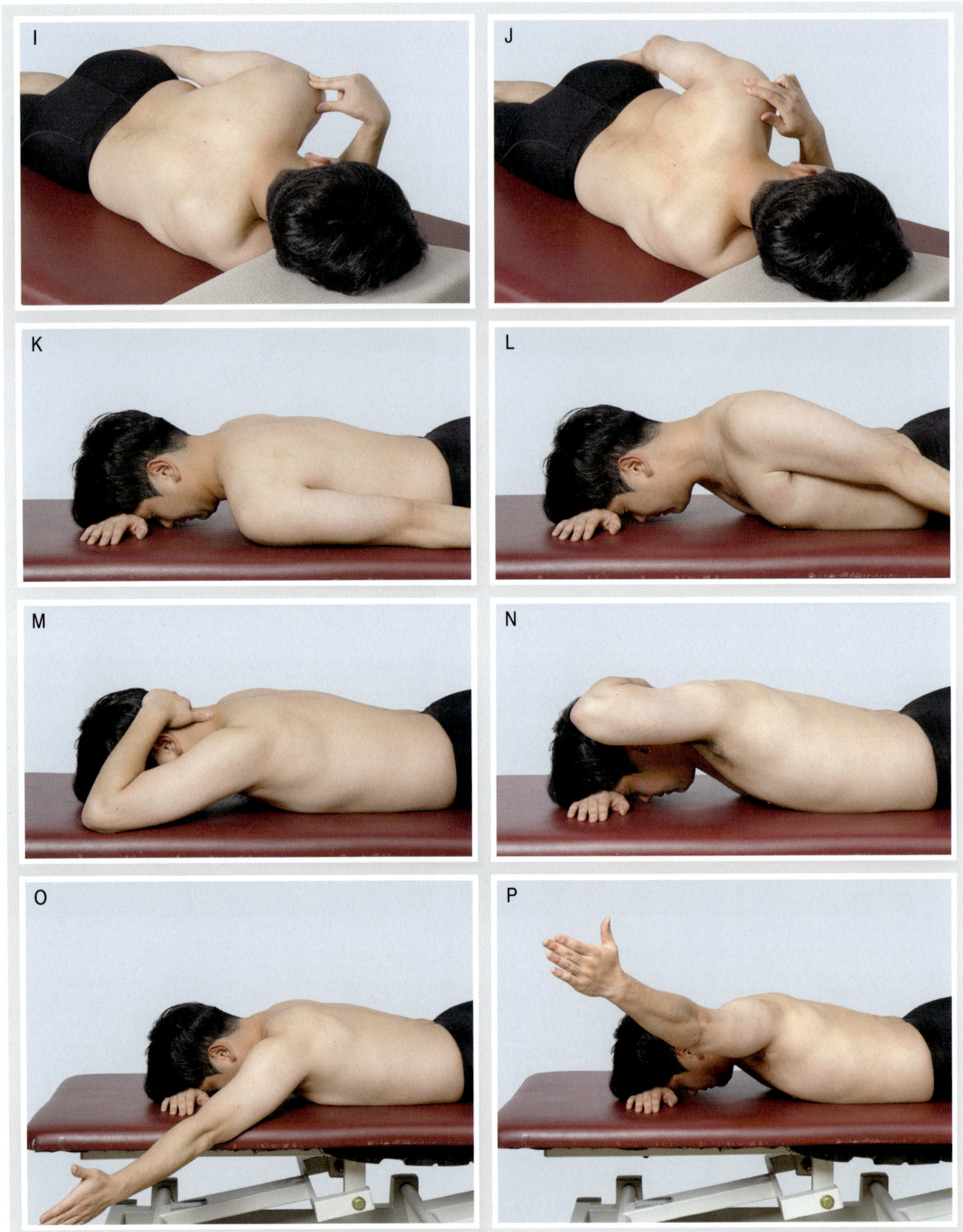

그림 9.13 작은가슴근의 이완과 아래등세모근의 근력 증진을 통한 어깨뼈 앞쪽기울임을 교정하기 위한 운동 단계(계속)

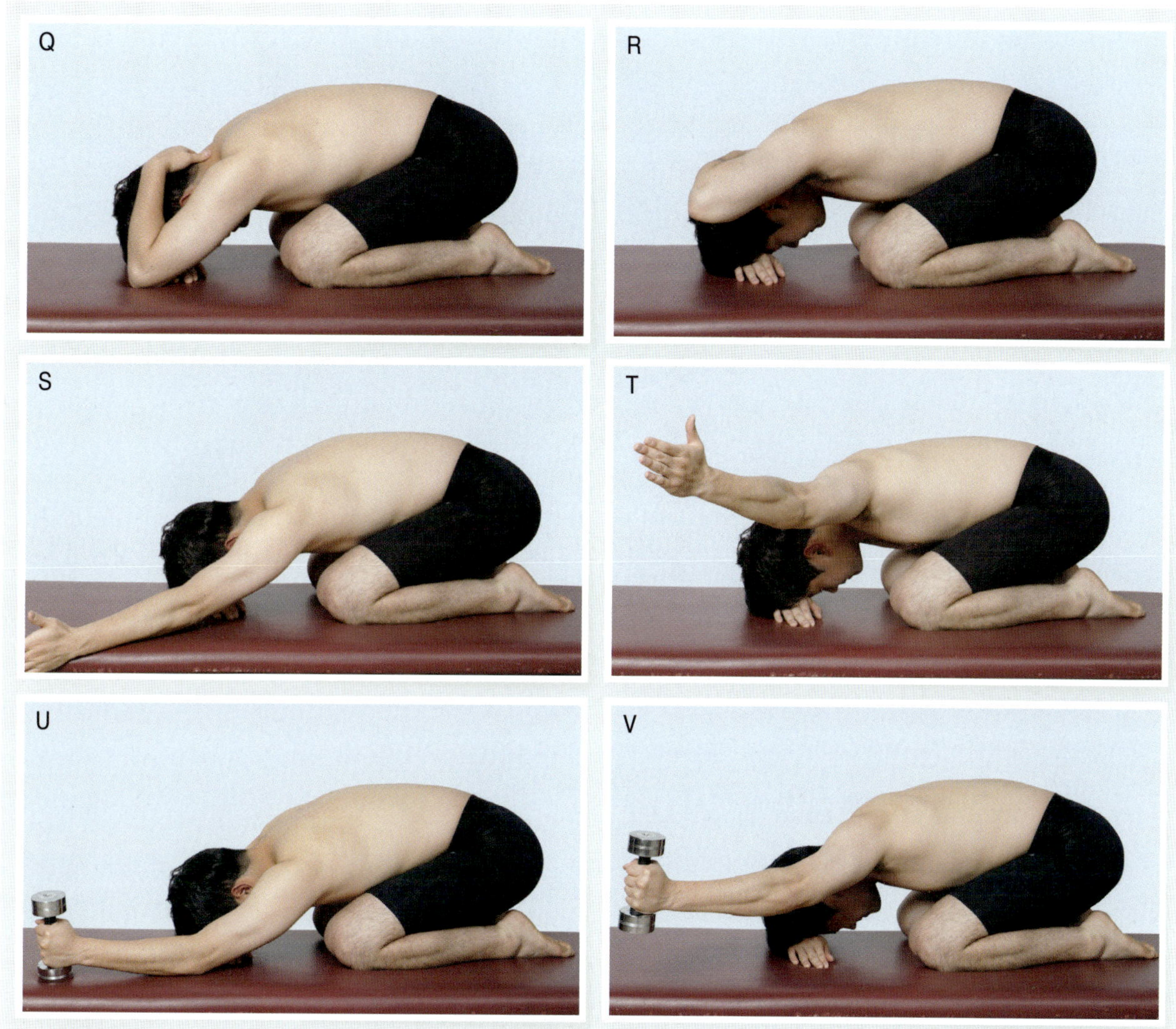

그림 9.13 작은가슴근의 이완과 아래등세모근의 근력 증진을 통한 어깨뼈 앞쪽기울임을 교정하기 위한 운동 단계(계속)

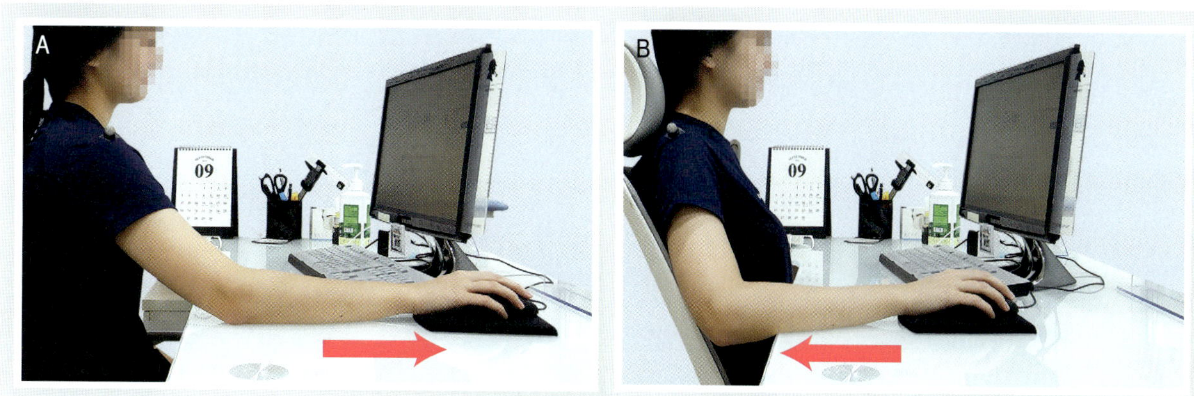

그림 9.14 어깨뼈 앞쪽기울임을 예방하기 위한 마우스 위치 조정.
A: 마우스가 멀어서 어깨뼈 앞쪽기울임을 유발하는 자세, B: 마우스 위치를 바꿔 어깨뼈의 위치를 정상적으로 유지하는 작업자세

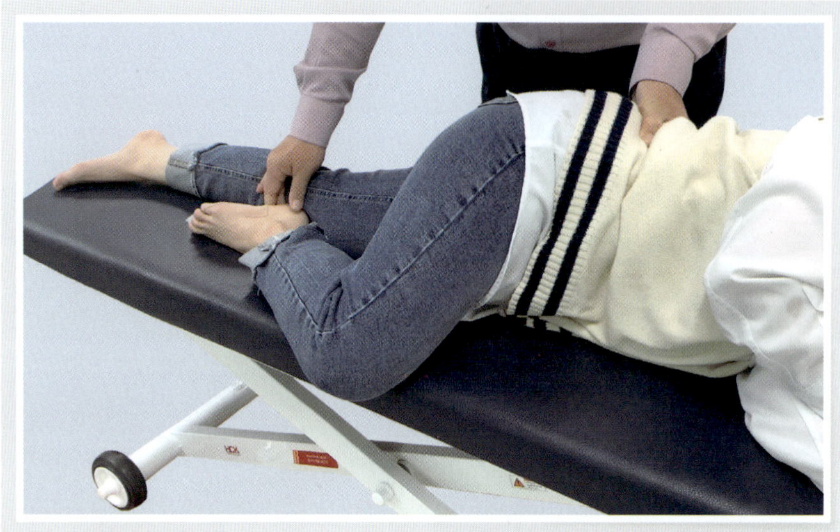

그림 9.15 엉덩관절 벌림과 가쪽돌림근의 길이가 늘어나고 넙다리근막긴장근 단축이 유발되는 옆으로 누운 수면 자세

뻣뻣함이 부족한 경우 근비대를 통해 증가시켜야 한다. 근력이 근비대에 의해 증가하기 위해서는 4주 이상의 근력운동이 필요하다.

7) 지각-운동 조절 재학습 훈련 실시

지각(perception)은 보거나 듣거나 만지거나 냄새를 맡는 등의 행위를 통해 얻은 감각 정보를 해석해 주변 세상을 이해하는 것을 의미한다. 뇌에 신경가소성(neuroplasticity)을 증진하기 위해 운동조절 학습을 실시해야 한다. 운동에 대한 지각은 운동조절 학습에 매우 중요하다.

잘못된 운동이 반복적으로 발생하면 그로 인해 운동손상이 발생하고, 운동손상이 지속되면 근골격계 통증을 유발한다. 그러므로 내 몸에서 올바른 운동이 발생하는지를 지각하면서 운동조절 학습을 실시해야 한다. 운동을 지각하는 것은 운동을 정교하고 스스로 조절 가능하게 해주며 운동 학습을 도와준다. '지각'하는 방법은 SMART KEMA 센서(모션 센서, 근력 센서, 압력 센서, 근전도 센서)를 이용하여 직접 정확하고 정교한 데이터를 눈으로 확인하고 바이오피드백 시스템으로 운동 학습 효과를 높이는 방법이 있다(그림 9.16). 그림 9.17은 SMART KEMA 압력 바이오피드백(pressure biofeedback) 센서를 이용하여 허리안정화를 증진시키는 방법이다.

또한 손으로 촉진(tactile), 시각적(visual)으로 거울을 이용하여 자신의 운동을 지각하는 방법이 있다. 스스로 근육을 촉진하여 근육의 상태를 파악하는 것은 매우 중요하다. 어깨관절을 벌림할 때 손가락으로 위등세모근이 얼마나 과도하게 수축하는지 감지할 수 있다. 그리고 과도한 수축이 비정상이라는 것을 뇌에서 인지하는 것은 올바른 운동조절 학습을 촉진할 수 있다.

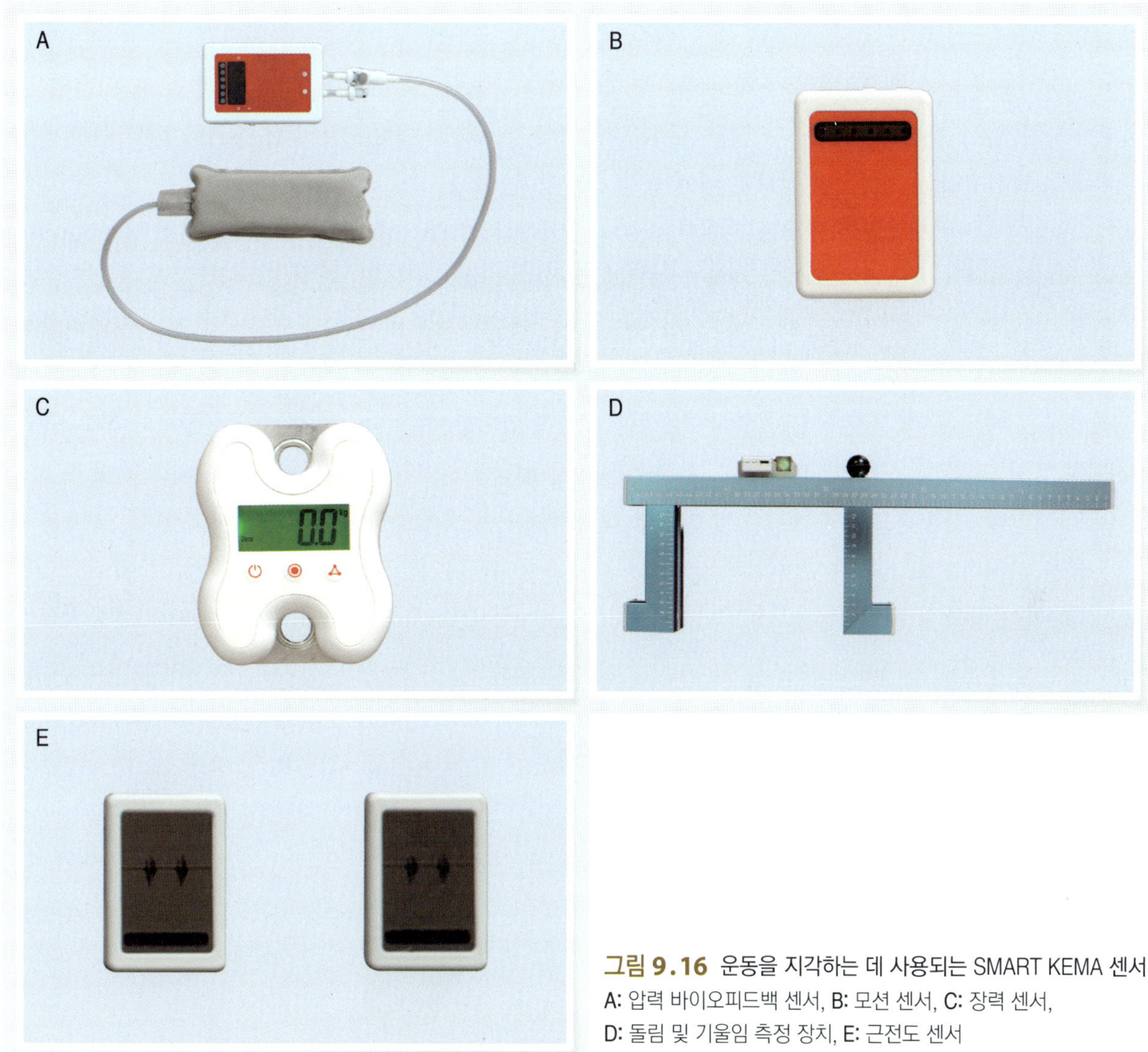

그림 9.16 운동을 지각하는 데 사용되는 SMART KEMA 센서.
A: 압력 바이오피드백 센서, B: 모션 센서, C: 장력 센서,
D: 돌림 및 기울임 측정 장치, E: 근전도 센서

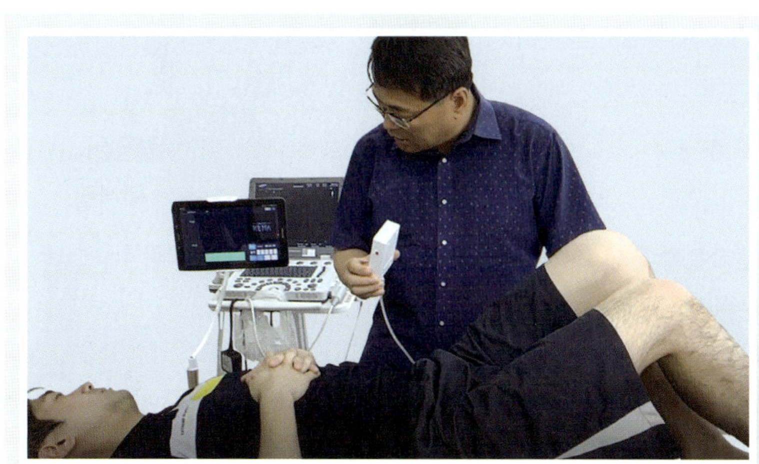

그림 9.17 SMART KEMA 센서를 활용한 허리 안정화 훈련

시각 역시 뇌의 재조직을 촉진하는 중요한 감각이다. 거울을 보면서 어깨관절을 벌릴 때 머리의 돌림 또는 가쪽굽힘이 발생하는지 알 수 있고, 목의 안정성을 유지하고 어깨관절 벌림 동작을 하면 목뼈에서 보상운동이 없어진다는 시각적인 정보를 뇌에 즉시 전달할 수 있다.

운동에 대한 지각을 위해서는 천천히(slow), 쉽게(easy), 생각하면서(mindful), 점진적(progressive)으로 실시해야 한다. 너무 힘들거나 강하고 빠르게 실시하면 섬세한 조절, 심부근육 조절, 자세조절 근육을 훈련할 수 없다. 허리를 앞으로 빠르게 구부리면 굽힘이 엉덩관절에서 먼저 시작되는지 또는 허리뼈에서 먼저 시작되는지 인지할 수 없다. 쉽게 조절하는 운동 대신 강한 힘을 쓰는 운동은 몸 전체의 큰 근육이 동시에 작용하기 때문에 각 분절에서 일어나는 섬세한 운동을 인지할 수 없다. 큰 범위의 운동보다 작은 범위의 운동을 먼저 조절하는 것이 필요하다. 대부분의 일상생활에서 일어나는 자세 조절은 무의식 속에서 자동적으로 발생한다. 자동적으로 자세 조절이 발생할 때까지는 운동에 집중하고 운동을 인지하면서, 올바른 자세와 운동을 의식적으로 반복 수행해야 뇌에서 자동적인 운동패턴을 프로그램화할 수 있다.

지각-운동조절 재학습(perceptuo-movement control relearning, PMCR)을 통해 대뇌 운동피질 안에서 습관적 운동결함(habitual movement fault)을 올바른 운동패턴으로 재구성(reorganization)하는 것이다. 운동손상과 관련된 통증을 해결하기 위해서는 실제적으로 뇌를 훈련시키는 것이다. 뇌 가소성(brain plasticity)을 이용하여 운동을 재구성할 수 있도록 연습을 하는 것이 중요하다. 인간의 근육은 믿기 어려울 만큼의 적응능력을 가지고 있는 것처럼, 뇌의 가소성 또한 믿기 어려울 만큼의 신경 경로(pathway)를 가지고 있다. 근육시스템의 적응은 뇌에 반영된다. 근육의 활성화의 빈도나 강도는 뇌의 신경 경로에 반영된다.

KEMA 접근법에서는 운동이 올바르게 발생하는지를 다양한 방법으로 지각하면서 운동을 실시한다.

- 의자에 앉은 자세에서 무릎을 펼 때 골반이 뒤쪽기울임과 동시에 허리에서 굽힘이 발생하는지 손으로 촉진을 통해서 감지하는 것이다(그림 9.18). 또한 동작 센서를 통해 골반에서 어느 정도의 뒤쪽기울임이 발생하는지 눈으로 감지하는 것이다.

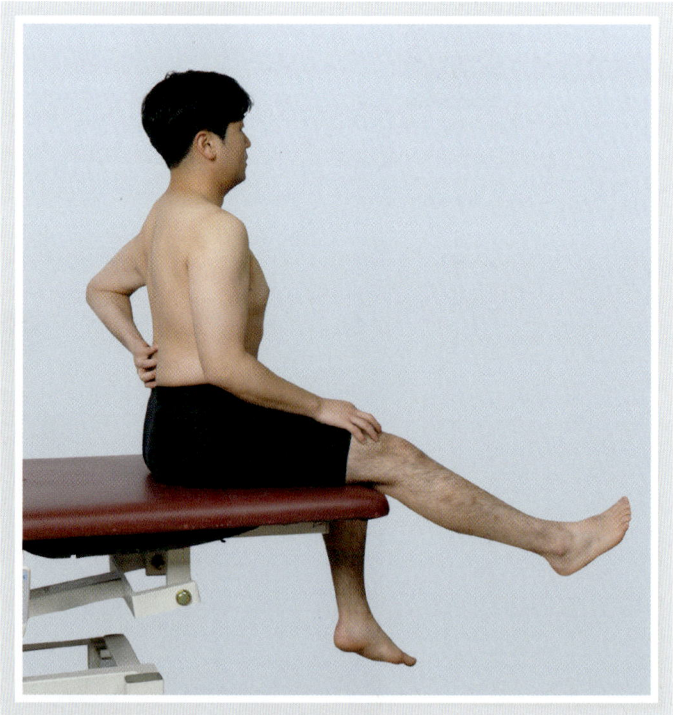

그림 9.18 허리뼈의 중립을 인지하면서 무릎 펴기 운동

- 목뼈를 굽히기 위해 머리를 숙일 때 손가락으로 목뼈의 움직임을 촉진한다. 평상시 고개를 끄덕(nodding)일 때 어떤 관절을 사용해서 목 굽힘을 하는지 인지하면서 위쪽 목 굽힘을 자가 운동을 할 수 있다.
- 그림 9.19처럼 누워서 다리를 들 때 골반의 움직임을 인지한다.

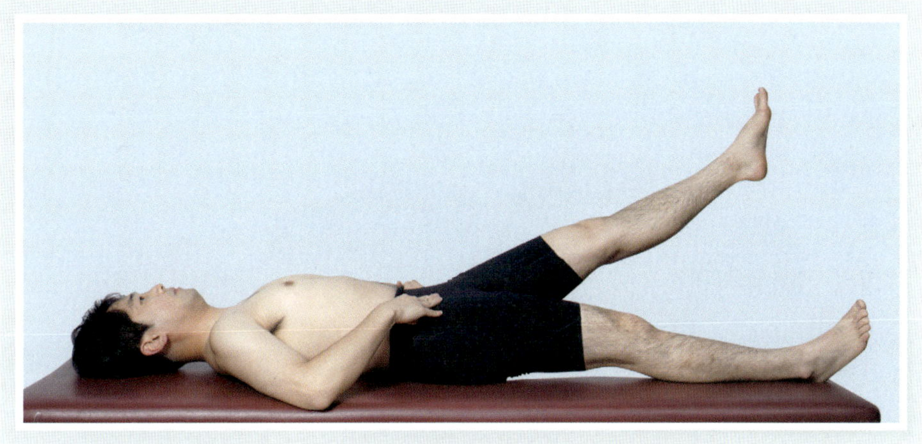

그림 9.19 골반의 중립을 인지하면서 다리 들기 운동

- 목을 돌리는 운동을 할 때 위쪽 등뼈 가시돌기가 돌아가는지 촉진한다.

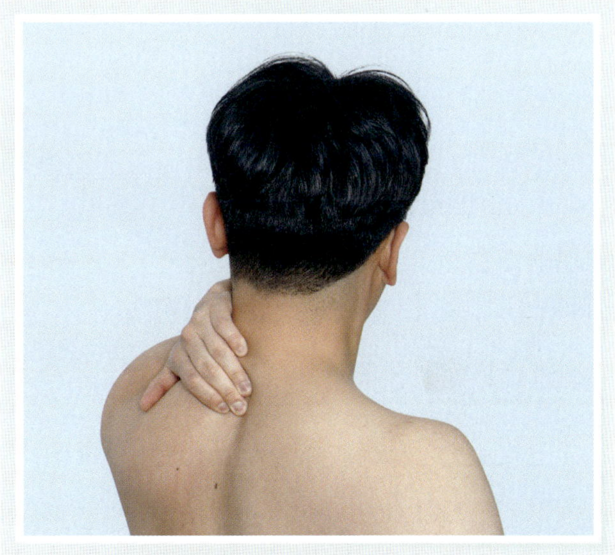

그림 9.20 위쪽 등뼈의 중립을 인지하면서 목의 돌림 운동

- 어깨뼈를 위쪽돌림할 때 거울을 보고 머리의 가쪽굽힘 및 돌림이 발생하는지 확인한다.
- 옆으로 누운 자세에서 허리뼈의 가시돌기를 촉진하고, 엉덩관절 굽힘, 무릎관절 폄 시 허리뼈에서 굽힘이 발생하는지 확인한다.

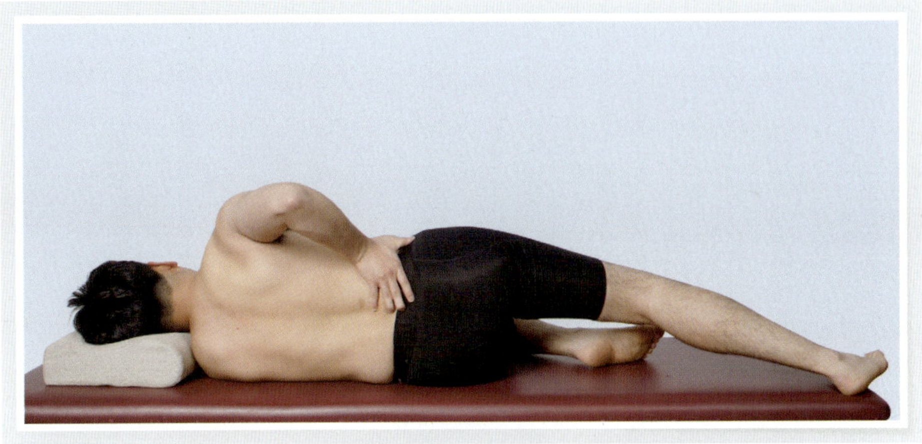

그림 9.21 허리뼈의 중립을 인지하면서 엉덩관절 굽힘 운동

- 옆으로 누운 자세에서 허리뼈 가시돌기를 촉진하고, 엉덩관절을 벌림할 때 허리뼈가 아래쪽으로 내려가는지 확인한다.

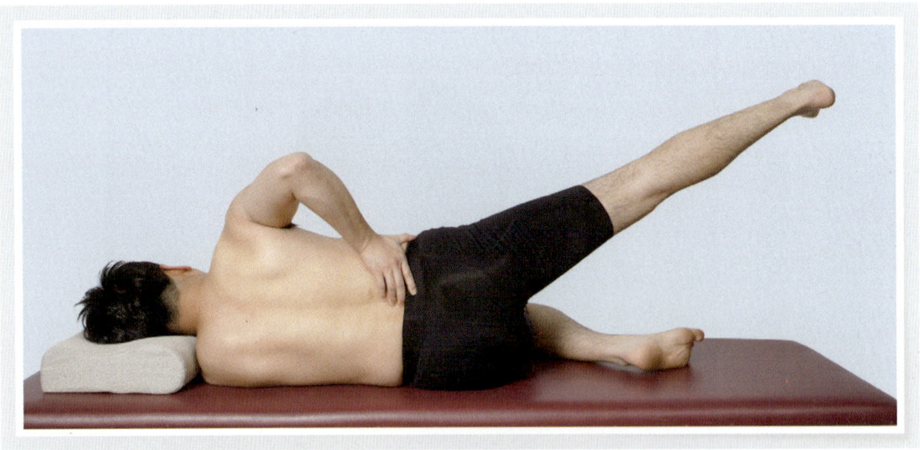

그림 9.22 허리뼈의 중립을 인지하면서 엉덩관절 벌림 운동

- 누운 자세에서 다리를 들어 올릴 때 넙다리뼈 큰돌기(greater trochanter)를 촉지하여 안쪽 또는 가쪽으로 돌림이 발생하는지 확인한다.

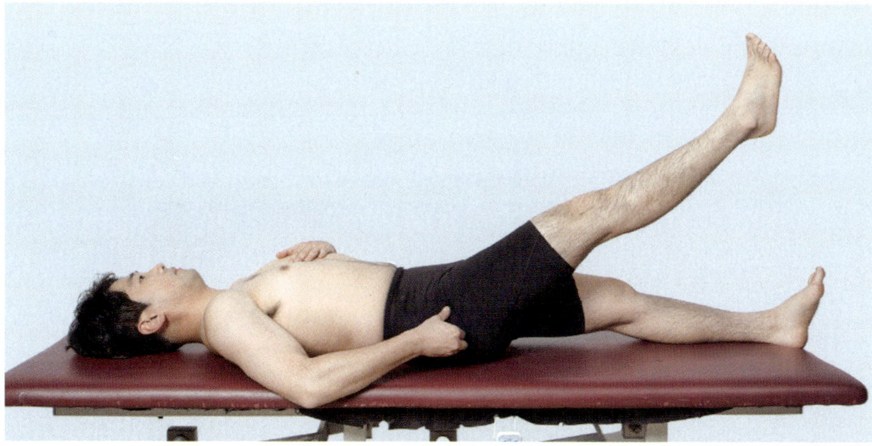

그림 9.23 넙다리뼈 큰돌기의 중립을 인지하면서 다리 들기

- 어깨봉우리에 손가락을 촉지하고 어깨뼈가 위쪽돌림을 하는지, 올림을 하는지 확인한다.

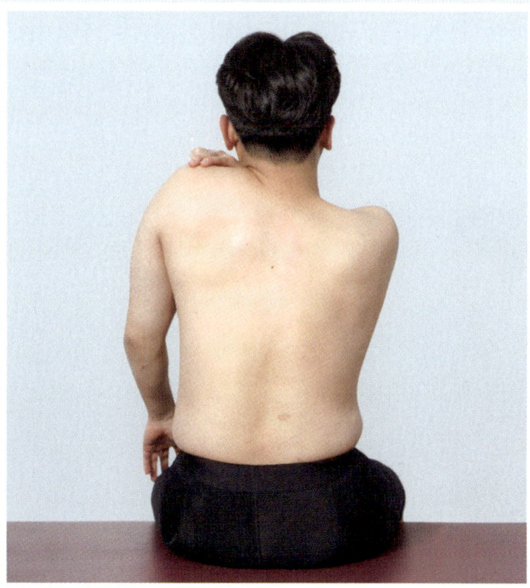

그림 9.24 어깨봉우리의 움직임을 인지하면서 어깨뼈 운동

- 누운 자세에서 목뼈의 심부 굽힘 운동 시 손가락으로 목뼈의 가시돌기를 촉지하고 어떤 분절에서 운동이 발생하는지 인지한다. 심부 굽힘 운동을 하지만 두개골과 C1 사이에서 뒤통수뼈관절융기(occipital condyle)가 C1 위쪽관절면(superior articular surface)에서 뒤쪽 전위(posterior translation)가 발생하고 있는지 아니면 중간 또는 아래쪽 목뼈에서 굽힘이 발생하는지 알 수가 없다. 이러한 경우 4개의 손가

락 끝을 C2~6의 가시돌기에 대고 심부 목 굽힘을 할 때 C2~6에서 굽힘이 발생하는지 확인하면서 머리척추 굽힘(craniovertebral flexion) 운동을 시행할 수 있다. 또한 다른 손으로 목빗근(sternocleidomastoid)이 수축하는지 확인한다.

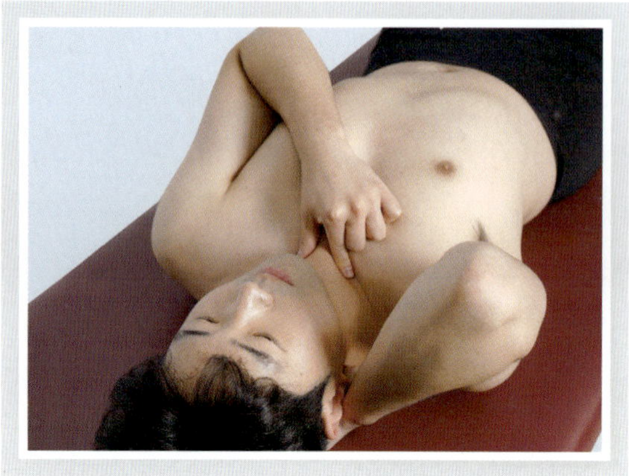

그림 9.25 목뼈의 심부 굽힘 운동 시 아래쪽 목뼈와 목빗근을 인지

- 앞쪽굽힘 시 한 손은 넙다리뼈 큰돌기를 촉진하고, 다른 손은 허리뼈 가시돌기를 촉진하여 어떤 뼈가 움직이는지 인지한다.

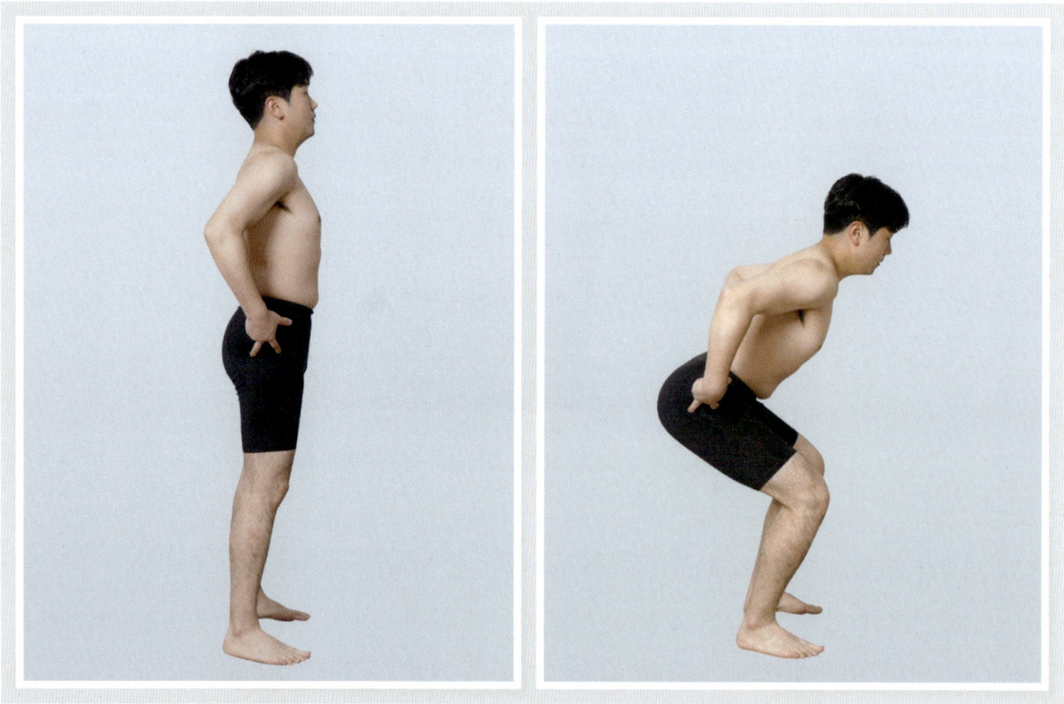

그림 9.26 넙다리뼈 큰돌기의 뒤쪽 이동을 인지하면서 앞쪽굽힘 운동

- 어깨관절을 돌림할 때 엄지손가락을 겨드랑이 앞쪽에 위치시키고, 돌림 시 위팔뼈머리가 앞쪽으로 미끄러지는지 촉진한다.

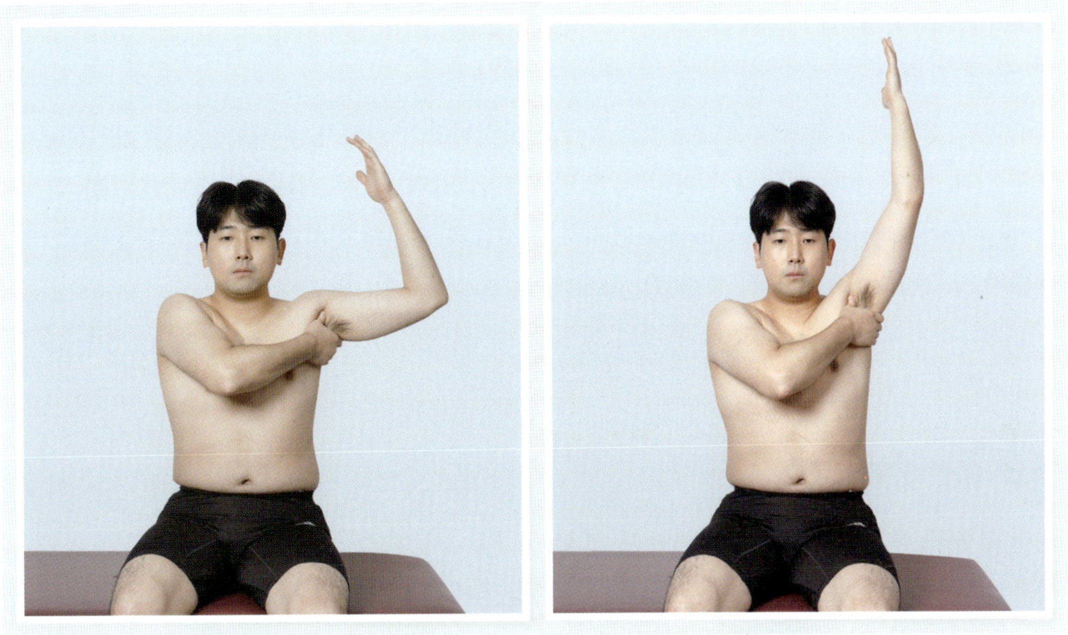

그림 9.27 위팔뼈머리의 움직임을 인지하면서 어깨관절 운동

이와 같은 다양한 방법으로 운동이 정상 패턴인지 아니면 비정상 패턴인지 스스로 지각하고, 왜 비정상적인 운동패턴이 발생하는지 그 원인을 이해한 후에 정상적인 운동패턴으로 운동조절 재학습 훈련을 실시한다.

학습은 집중, 지각, 경험, 반복이 있어야만 가능하다. 수동적인 기법을 통해 가동범위를 증가시켰으면 증가된 가동범위를 유지하고 운동 패턴이 학습될 때 까지는 올바른 운동을 반복하여 뇌의 운동프로그램을 다시 만들어가는 것이 중요하다. 반복 운동을 통해 올바른 운동패턴을 재프로그램(reprogramming)시켜야 자동적인 운동조절을 달성할 수 있다. 뇌는 큰 표층근 하나하나를 의식적으로 수축할 수 있지만, 기능적인 동작을 할 때는 운동패턴으로 조직화하여 프로그램화시킨다. 올바른 운동패턴으로 반복할 때 뇌의 조직화가 올바르게 형성된다. 반복이 많을수록 뇌의 경로는 두 곳을 연결하는 속도가 고속화된다. 반복은 기술 습득의 어머니이다.

수동적인 기법(수동적 스트레칭, 관절가동술, 매니퓰레이션, 근막이완술)은 치료사들에 의해 근육, 근막, 신경, 연부조직, 관절주머니를 신장하기 위해 사용될 수 있다. 수동적 운동으로 환자가 인지할 수 있는 것은 단지 근육이 당기는 느낌, 불편함, 통증, 압박뿐이다. 신장운동 또한 환자 스스로 단축되거나 경련이 있는 근육을 촉진하면서 실시해야 근육의 상태를 인지할 수 있고, 스스로 의식적으로 이완할 수 있을 것이다. 수동치료는 아무리 반복해도 운동조절을 바꿔 줄 수 없다. 올바른 운동패턴을 뇌에 재구조화(reorganization)하기 위해서는 능동적 운동(active movement)을 올바르게 경험하고 반복하는 것이 필수적이다.

8) 관절 중립과 회전 조절의 회복 및 주기적 평가

관절 중립과 정교한 회전 조절은 운동시스템이 정상적이고 건강하게 유지되는지를 확인하는 지표이다. 기능적 운동(예: 앞쪽굽힘, 앉았다 일어서기, 엉덩관절 굽힘 폄, 회전, 벌림, 무릎관절 굽힘 폄, 어깨뼈 운동)을 할 때 척추 중립(spinal centration)을 유지하는 것을 회복해야 한다. 어깨관절, 무릎관절, 엉덩관절의 정적 중립(static centration), 동적 중립(dynamic centration) 조절, 회전 조절(rotation control)을 회복시키고 주기적으로 평가해야 한다. 척추나 관절의 중립을 유지하면서 기능적 운동패턴을 수행하는 것은 KEMA의 가장 중요한 핵심이다.

9) 통증 유발 없애기

운동 시 통증은 정상 운동패턴을 방해한다. 또한 통증은 보상운동을 만드는 데 일차적인 요인이다. 운동 중에 통증이 발생한다는 것은 조직에 과도한 스트레스가 가해지고 있다는 것을 의미한다. 운동 중 통증이 발생하면 통증이 발생하는 곳에 비정상적인 운동이 발생하고 있다는 것을 의미한다. 따라서 운동 시 절대로 통증을 유발하지 말아야 한다.

10) 습득한 올바른 운동패턴 일상생활에 적용 및 통합

습득한 올바른 운동패턴을 일상생활에서 지속적으로 활용해야 한다. 예를 들어, 세수를 할 때 허리를 구부리지 말고 엉덩관절을 사용하고, 물건을 들어 올릴 때, 자동차를 타거나 내릴 때, 양말이나 바지를 입고 벗을 때, 보행할 때 올바른 운동패턴을 지속적으로 사용해야 지각-운동 조절 재학습 효과가 지속될 수 있다.

3 2M6S 원칙

2M은 Multi-dimension, Mechanism-based approach의 첫 글자인 M을 의미한다. 환원주의(reductionism)에서 "Reduction"은 '줄이다', '감소시키다'라는 용어로 복잡하고 높은 단계의 개념에서 하위 개념으로 세분화하여 연구하는 것으로, 부위별로 세분화하여 논리적 · 객관적으로 분석하는 것이다. 과거에 근육 시스템만으로 근골격계 통증을 분석하고, 관절시스템만으로 근골격계 통증을 해석하려고 한 것이 환원주의적 접근법이다. 관절에만 집중된 평가, 치료, 저가동성(hypomobility)에만 집중된 접근법은 국부적

(regional), 국소적(local) 접근이다. 예를 들어, 목의 통증이 있으면 어떤 분절에 저운동성(hypomobility)이 있는지 찾아서 관절의 운동성을 증진시키는 관절가동술 또는 매니퓰레이션을 적용했다. 왜 그 분절에 저가동성이 발생했는지 원인을 찾기 위한 노력이나 평가 방법을 개발하지 않았다.

목과 머리의 중립 조절은 위쪽 등뼈, 어깨, 목뼈의 중립자세가 중요하다. 심지어 골반의 자세도 목의 운동에 영향을 미친다. 예를 들어, 누운 자세에서 머리척추 굽힘(craniovertebral flexion)을 실시할 때 골반을 뒤쪽기울임 자세와 앞쪽기울임 자세에서 실시해 보면, 골반 뒤쪽기울임 자세에서보다 골반 앞쪽기울임 자세에서 더 쉽게 머리척추 굽힘이 발생하는 것을 알 수 있다(그림 9.28).

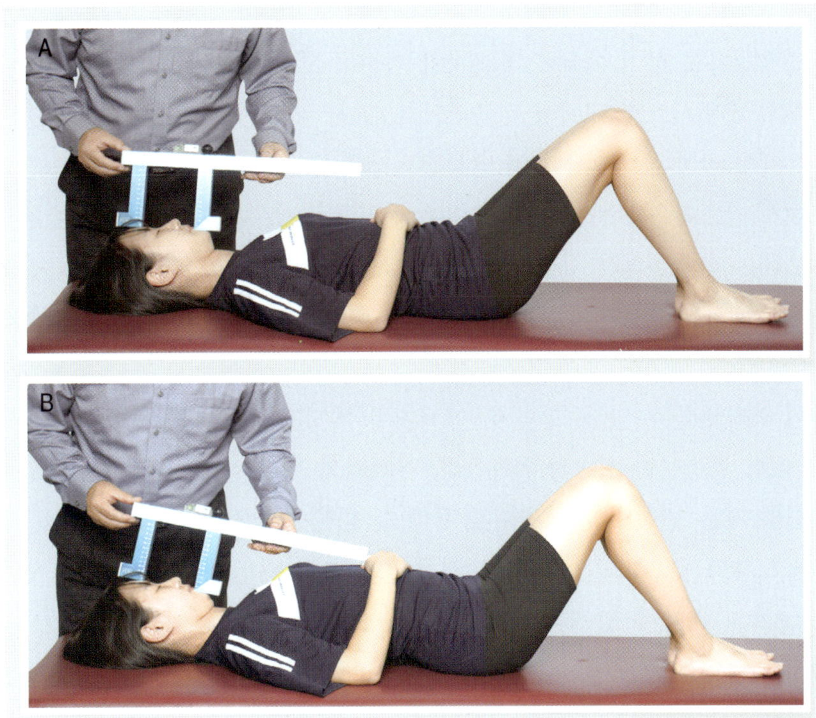

그림 9.28 머리척추 굽힘 각도. A: 골반 뒤쪽기울임 시, B: 골반 앞쪽기울임 시

환원주의적 접근법은 각 부위에 문제를 구체적으로 밝히는 데 필요한 요소이지만, 간혹 '나무만 보고 숲은 보지 못한다', '장님 코끼리 만지기식 접근법'이 될 수도 있다.

어떤 운동방법 및 중재가 만성 허리 통증에 골드 스텐다드(gold standard)인가를 찾기 위한 연구에서 편견(bias) 없이 동질성(homogeneous)의 대상자를 선발하여 무작위 대조군 연구를 실시한다. 동질성 있는 대상자를 선정하기 위해 연령, 성별, 기간, 급성, 만성, 아급성, 통증 수준, 통증 정도, 통증 유발 자세, 통증 유발 부위, 방사통, 구조적 문제(디스크 탈출, 협착증, 척추전방전위증), 통증의 민감도, 근력, 유연성,

코어 안정성, 상대적 뻣뻣함, 비만, 정서적 상태, 재발 유무, 주기적인 운동 등을 맞춰서 연구 대상자를 선정하면 너무 세부적인 환원주의적 연구가 되기 때문에 연구 결과를 만성 허리 통증 전체에 일반화하는 데 한계점이 있을 수 있다. 이러한 이유 때문에 운동치료, 중재의 효과를 입증하는 데 어려움이 많다(Wallden, 2015).

인체에서 일어나는 운동은 매우 복잡하게 상호작용을 하고 있다. 상호작용이 많을수록 과학적으로 인과관계를 연구하기가 어렵다. 등뼈 11개 분절에서 일어날 수 있는 운동의 경우의 수도 396가지이다(Panjab et al., 1981). 등뼈에 붙어 있는 많은 근육의 작은다발(fascicle) 개수도 수 없이 많을 것이다. 우리 인간은 이러한 각 근육의 작은 다발을 뇌에서 의식적으로 조절할 수 없다. 이러한 수많은 작은 근육 다발들이 상호 조화를 이뤄 필요에 따라 자세를 유지하고, 안정성을 제공하며 다양한 방향, 각도, 힘으로 움직인다. 이렇게 복잡하게 상호작용을 하기 때문에 부분적인 기능이 모여서 전체적으로 어떤 운동을 유발하는지에 대한 분석이 필요하다. 운동시스템 내에서 전체주의(holism)는 전체를 연결하여 역동적으로 운동시스템 전반에서 발생하는 문제를 찾아 운동손상이 왜 발생했는지를 찾아 해결하는 것이다. 인간의 운동시스템은 여러 가지 요소가 모여서 상호작용을 하기 때문에 기존에 전통적으로 사용했던 한 가지 유발 기전(single causative mechanism)보다는 환원주의적 사고와 전체주의적 사고를 적절히 통합해야 근복적인 원인과 결과(cause and result)의 관계를 규명할 수 있는 다면적(multi-dimension) 접근이 가능하다(Wallden, 2015).

Mechanism-based approach는 기전-기반 접근법이다. 근골격계 통증을 유발하는 각각의 기전을 찾아야 해결 방법이 명확해질 수 있다. 그림 9.1에서처럼 어깨 충돌증후군을 유발하는 기전도 크게 봉우리-위팔뼈 머리 간격 부족, 불충분한 위팔뼈 위쪽돌림, 어깨뼈의 자세 결함, 위팔뼈머리의 중립 이탈, 오목위팔관절의 벌림 가동범위 제한, 반복적인 충돌 유발 동작 등 다양한 기전에 의해서 발생하며, 이러한 원인은 단독적일 수 있고, 상호 복합적일 수도 있다. 이와 같은 충돌 유발 기전을 찾고 각 원인에 따른 중재를 선택하고 실시해야 효과적으로 관리할 수 있을 것이다.

6S는 Specificity(맞춤형), Scientific(과학적), Systematic(체계적), Smart(스마트), Self-management(자가관리), Safety(안전성)의 첫 글자를 의미한다.

① 맞춤형 Specificity

개인마다 가지고 있는 운동손상과 그 운동손상이 발생한 기전, 개인적 특성, 직업적 특성이 모두 다르기 때문에 각 개인의 문제를 해결할 수 있는 맞춤형 해법을 제공한다.

② 과학적 Scientific

지금까지의 운동 평가는 대부분 촉진이나 시각적 평가에 기초한 주관적인 판단이었다. 또한 운동의 양적 평가가 아닌 질적 평가에 치중되어 있었다. 질적 평가와 주관적 판단은 과학적 접근으로의 발전을 방해한다. KEMA 접근법은 질적 평가 체계를 양적 평가 체계로 변환할 수 있는 측정 도구와 방법을 제공하고 있다.

③ 체계적 Systematic

근골격계 통증을 유발하는 운동손상에 대한 평가, 중재, 결과 분석을 체계적으로 정립하여 제공하고 있다.

④ 스마트 Smart

SMART KEMA 운동 분석 시스템을 통해 자료를 수집하고, 수집된 많은 데이터를 다양한 알고리즘(algorithm)으로 분석 · 처리한다. 데이터 기반으로 평균값 등 다양한 기준값을 빠르고 정확하게 제공하여 논리적으로 의사결정을 할 수 있는 자료를 제공하고 있다. 예를 들어, 근력을 측정하면 클라우드에 저장되어 있는 자료를 바탕으로 근력이 어느 수준인지 성별, 연령별, 좌우 비대칭 자료를 제공해 준다.

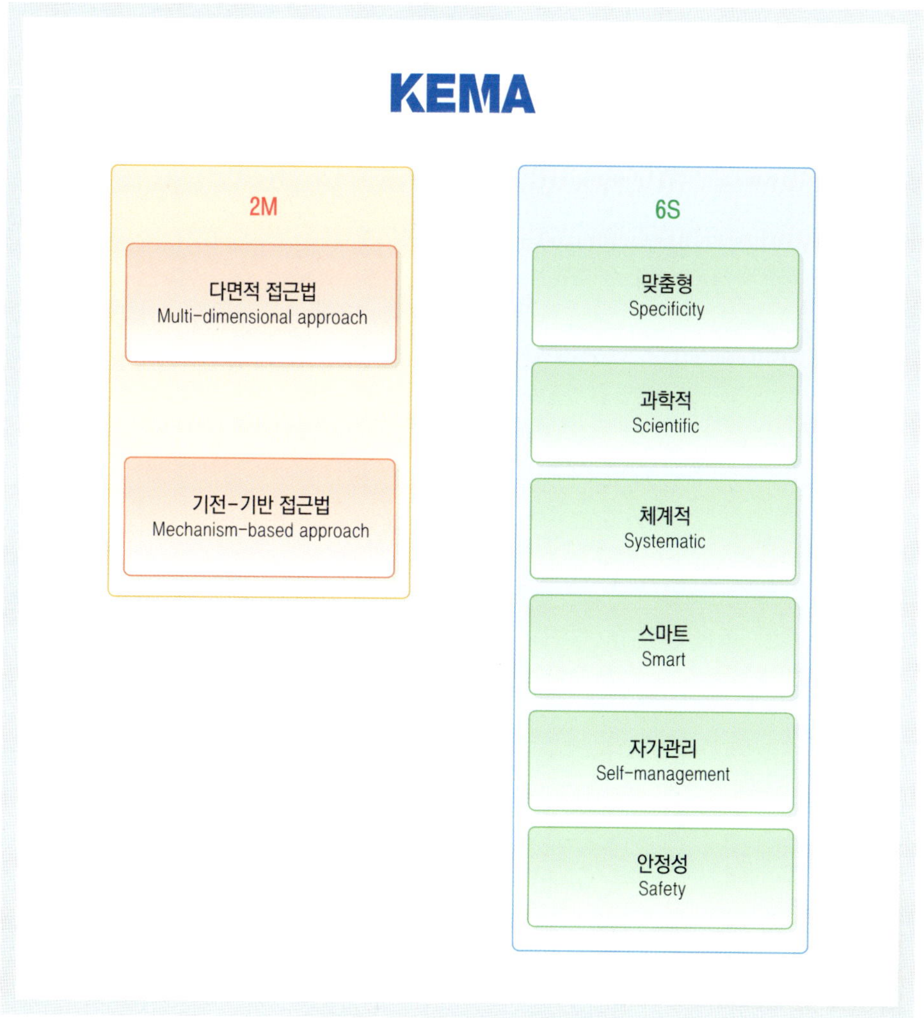

그림 9.29 KEMA 접근법의 원칙

⑤ 자가관리 Self-management

통증 발생의 원인과 해결방법을 교육하여 고객이 스스로 운동하는 방법을 제공하고 있다. 통증의 원인을 알게 되면 개인 스스로 해결할 수 있는 방법을 학습할 수 있고, 필요시 자가관리를 할 수 있게 프로그램을 제공한다.

⑥ 안전성 Safety

신체에 과도한 물리적인 스트레스가 가해지거나 잘못된 자세, 잘못된 방법으로 운동을 실시하면 조직에 손상을 초래할 수 있고, 비정상적인 운동패턴을 만들 수 있다. KEMA 접근법은 지각-운동 조절 재학습을 통해 운동손상을 예방 관리하는 접근법으로 안전한 운동방법을 제공한다. SMART KEMA 센서(모션 센서, 근력 센서, 압력 센서)를 이용하여 직접 데이터를 눈으로 확인하면서 또는 손으로 촉진하고 시각적으로 지각하면서 천천히, 쉽게, 생각하면서, 단계별로 진행되기 때문에 가장 안전한 운동방법이다.

CHAPTER

10

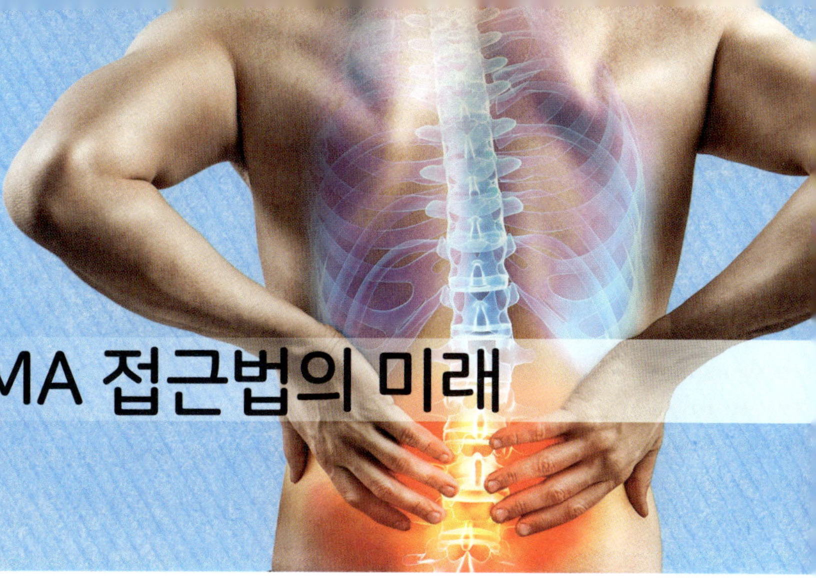

KEMA 전문가와 KEMA 접근법의 미래

KEMA Specialists and Future

1 KEMA 전문가

인간의 반은 남성과 여성으로 나눠지고, 그중에 운동손상이 있는 사람과 없는 사람으로 구분된다. 운동손상이 있으면서 근골격계 통증이 있거나, 운동손상이 없으면서 근골격계 통증이 있는 근골격계 통증 환자와 통증이 없는 사람으로 나눠진다. 통증이 있는 환자는 의료기관에서 전문적인 지식을 가지고 있는 의료 보건 전문가에 의해 관리될 것이다. 근골격계 통증 원인이 운동손상에 의한 것이라면 운동손상 분석과 관리 교육을 받은 KEMA 전문 치료사가 근골격계 통증의 원인과 기전을 찾고 그에 상응하는 중재방법을 선택하여 치료할 것이다(그림 10.1).

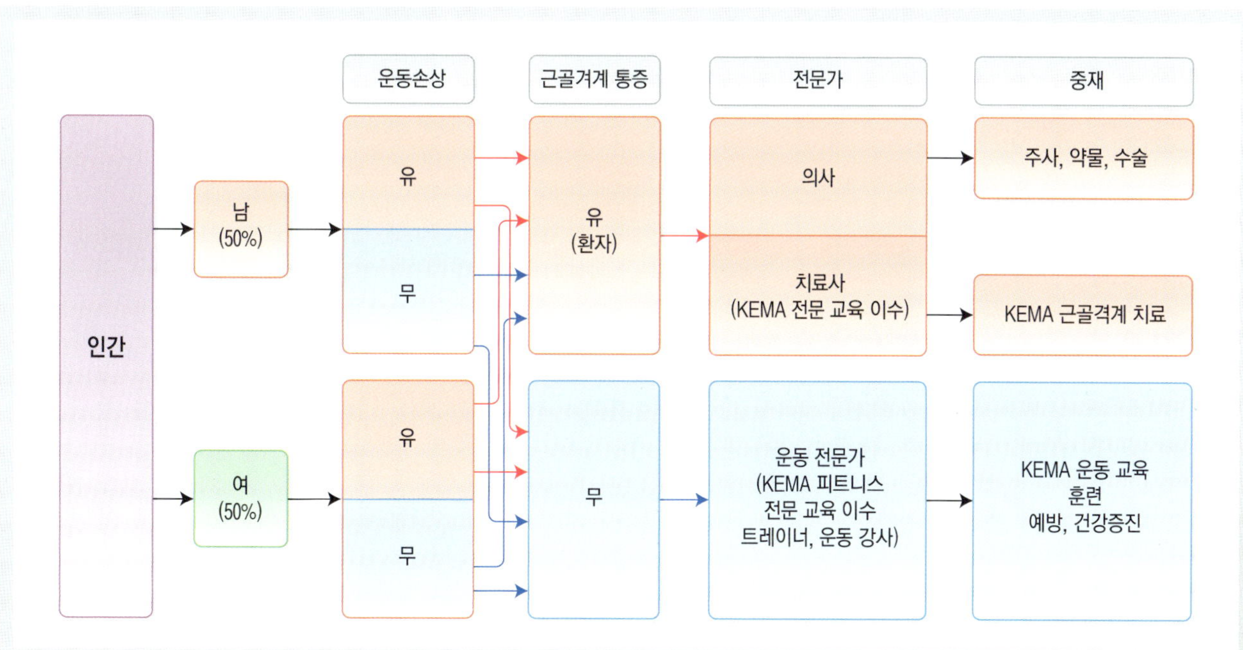

그림 10.1 KEMA 접근법이 필요한 전문가

운동손상이 있다고 모두 근골격계 통증이 발생하는 것은 아니다. 운동손상이 있지만 근골격계 통증이 없는 사람은 의료기관을 찾기보다는 건강증진을 위한 운동센터를 방문할 것이다. KEMA 교육을 이수하고 다양한 운동센터에서 근무하는 KEMA 전문 운동 트레이너(movement trainer), 운동교육가(movement educator), 인간공학자(ergonomist)는 운동손상이 발생하는 원인을 잘 이해하고 운동을 교육해야 근골격계 통증을 예방할 수 있고, 근골격계 시스템을 더욱 건강하게 만들 것이다. 개인의 특성을 고려하지 않고 일률적인 운동을 지도하여 운동손상이나 부상을 초래하는 경우가 많다. 운동손상 분석과 관리를 위한 KEMA 접근법을 학습하고, 운동손상 발생 기전을 이해한다면, 고객들에게 잘못된 운동으로 인해 발생하는 근골격계 부상을 예방하고 건강증진에 도움을 줄 수 있을 것이다.

2 KEMA 접근법의 미래

현대사회가 아날로그에서 디지털 사회로 변화하면서 많은 분야에서 데이터 기반의 산업으로 전환되고 있다. 의학도 과거에는 개인의 경험과 주관적인 판단에 의해서 의사결정을 했던 예술 의학(art of medicine) 시대에서, 2000년부터 근거 기반 의학(evidence-based medicine)으로 전환되었다. 이제는 의료 현장에 모든 자료들이 디지털화되면서 데이터를 얻고 분석하여 질병을 분류하고 치료를 선택하는 데이터 기반 의학(data-driven medicine)으로 전환되고 있다(그림 10.2).

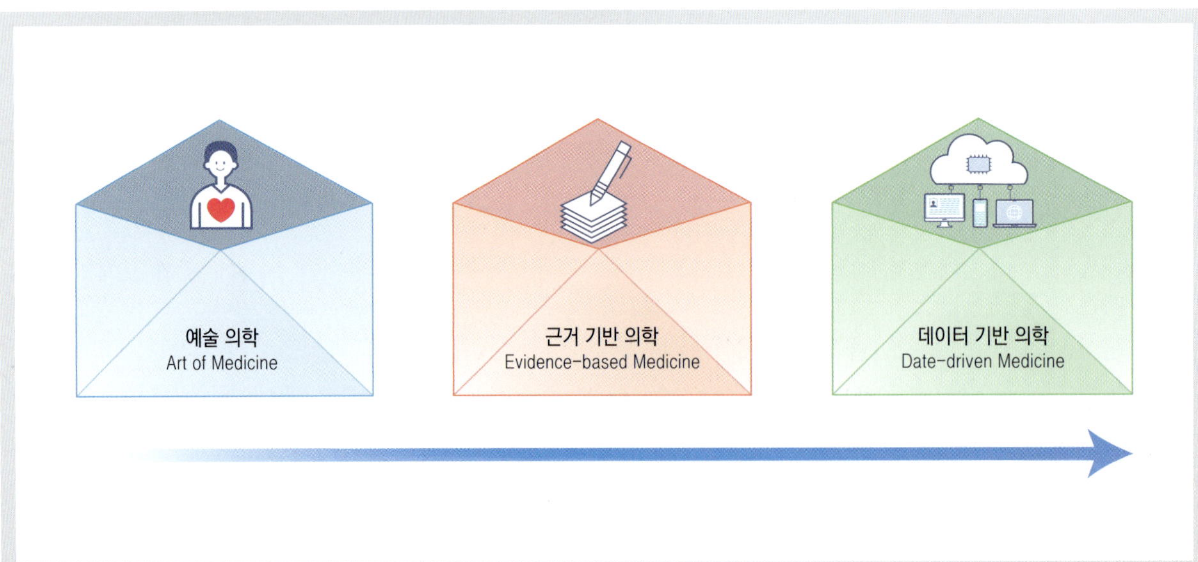

그림 10.2 의료 패러다임의 변화

근골격계 통증과 관련된 접근도 과거에는 통증이 있는 곳에 전기치료를 하고 마사지와 관절가동술을 적용했던 증상 기반(symptom-based)의 통증 관리 시대에서, 통증을 유발하는 자세나 운동패턴에 따라 분류하고 그 분류에 상응하는 치료방법을 결정하는 패턴 기반(pattern-based)의 통증 관리 시대로 변화하였다. 앞으로는 데이터에 기초한 알고리즘 기반의 분류와 치료를 결정하는 시대로 발전하게 될 것이다. 알고리즘에 의한 분류와 중재를 위해서 가장 필요한 것은 데이터를 수집하는 것이며, 수집된 데이터를 분류하고 치료법을 선택할 수 있는 알고리즘 기반의 접근법이 필요하다(그림 10.3).

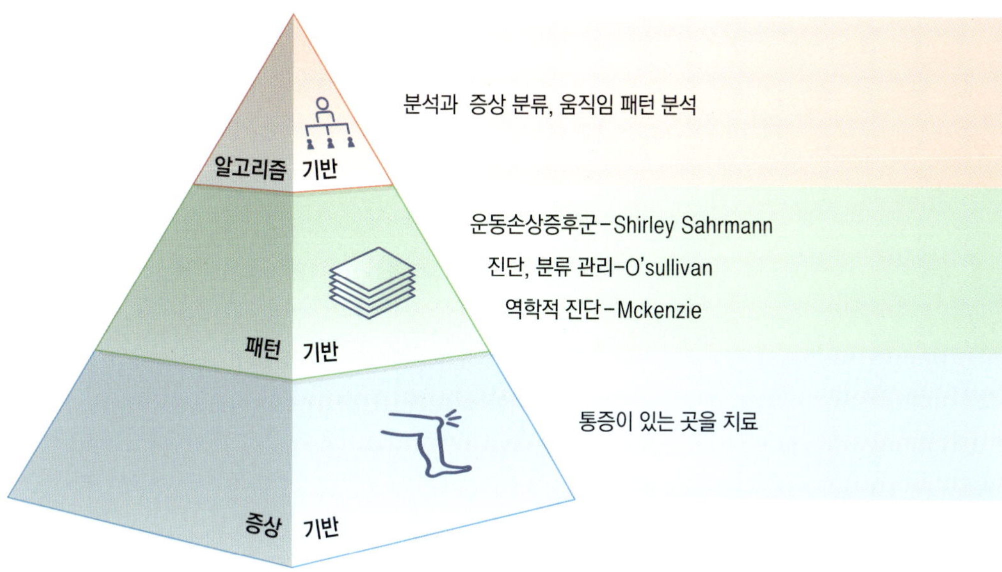

그림 10.3 통증 관리 패러다임의 변화

근골격계 통증은 단순히 헬스장에서 근력을 증진시키거나 요가나 필라테스로 유연성을 증진시키거나 배를 조이는 방법(abdominal bracing)만으로 해결되지 않는다. 허리 통증이 발생하는 기전은 100가지 이상이 된다. 허리통증 유발 기전을 모르면 해결책은 없을 것이고 시도-실수(trial-error)를 반복할 것이다. 인체에서 발생하는 운동을 예측하는 것과 통증을 유발하는 운동손상을 분류하고, 통증발생의 기전을 완벽하게 해결하는 것은 매우 어렵고 도전적인 과제이다. 이러한 측면에서 인체에서 발생하는 운동을 연구하는 운동과학(movement science)이야말로 인류가 정복하기 어려운 마지막 과학(last science)이 될 것이다. KEMA 접근법은 운동손상을 평가하기 위해 사용했던 주관적인 질적 평가에서 객관적인 양적 평가를 통해 수집된 데이터를 이용한 알고리즘을 만들어 근골격계 통증을 유발하는 운동손상의 기전을 과학적으로 밝히고, 인류에게 근골격계 통증이 없는 건강한 삶을 제공하는 학문으로 발전하는 걸음마에 기여하고자 한다.

참고문헌

- Ahn S, Kwon O, Hwang U, Jung S, Kim H, Kim J. The association between genu recurvatum angle and the strength of the hip and knee muscles in standing workers. Work. 2020;66:173-181.
- Alhowimel A, AlOtaibi M, Radford K, Coulson N. Psychosocial factors associated with change in pain and disability outcomes in chronic low back pain patients treated by physiotherapist: A systematic review. SAGE Open Medicine. 2018;6:1-8.
- AL-Khayat HA. Three-dimensional structure of the human myosin thick filament: clinical implications. Global Cardiology Science and Practice. 2013;36:280-302.
- Barrel J. The Thorax. Eastland Press, 5th ed, Seattle, 2001.
- Borkan J, Van Tulder M, Reis S, Schoene ML, Croft P, Hermoni D. Advances in the field of low back pain in primary care: a report from the fourth international forum. Spine. 2002;27(5):E128-32.
- Brooks, S. V., & Faulkner, J. A. Contraction-induced injury: recovery of skeletal muscles in young and old mice. Am. J. Physiol. 1990;258:C436-42.
- Brooks, S. V., & Faulkner, J. A. Skeletal muscle weakness in old age: underlying mechanisms. Med. Sci. Sports Exer. 1994;26:432-9.
- Butler DL, Grood ES, Noyes FR. Biomechanics of ligaments and tendons. Exercise and Sports Science Review. 1978;1079:6,125-181.
- Butler DS. The sensitive nervous system. NOI Group Publications, Adelaide, Australia, 2000.
- Chaitow L. Positional Release Techniques. Churchill Livington Elsevier, Edinburgh, 3rd ed, 2007.
- Chleboud GS, Howell JN, Conatser RR, Giesey JJ. The relationship between elbow flexor volume and angular stiffness at the elbow. Clin Biomech. 1997;12(6):383-392.
- Chou R, Huffman LH. Nonpharmacologic therapies for acute and chronic low back pain: a reviw of the evidence for an American Pain Society/American College of Physicians clinical practice guidline. Ann Intern Med 2007;147:492-504.
- Choung S, Kwon O, Park K, Kim S, Cynn H. Short-term effects of self-mobilization with a strap on pain and range of motion of the wrist joint in patients with dorsal wrist pain when weight bearing through the hand: A case series. Manual Therapy. 2013;18:568-5725.
- Comerford M, Mottram S. Kinetic control: The management of Uncontrolled movement. Churchill Livingston, Edinburgh, 2012.
- Dagenais S, Haldeman S. Evidence-based management of low back pain. Elsevier Mosby. St. Lois, 2012.
- Dagenais S, Mayer J. Lumbar stabilization exercise. In Dagenais S, Haldeman S(ed): Evidence-based Management of Low Back Pain. St. Louis, Elsevier MOSBY, 2012;91-103.
- Dankaerts W, O'sullivan PB, Straker LM, Burnett AF, Skouen JS. The inter-examiner reliability of a classification method for non-specific chronic low back pain patients with motor control impairment. Man Ther. 2006;11:28-39.
- Delitto A, Erhard RE, Bowling RW. A treatmentbased classification approach to low back syndrome: identifying and staging patients for conservative treatment. Phys Ther. 1995;75(6):470-89.
- Delitto A, George SZ, Van Dillen L, Whitman JM, Sowa G, Shekelle P, Denninger TR, Godges JJ, Low Back Pain: Clinical Practice Guidelines Linked to the International Classification of Functioning, Disability, and Health from the Orthopaedic Section of the American Physical Therapy Association. Orthop Sports Phys Ther. 2012;42(4):A1-A57.
- Faulkner, J. A., & Brooks, S. V. Muscle Fatigue in Old Animals: Unique Aspects of fatigue in elderly humans. In G. S., editor. e. al. (Ed.), Fatigue (pp. 471-80). New York, NY: Plenum Press. 1995.
- Ford JJ, Hahne AJ. Pathoanatomy and classification of low back disorders. Man Ther. 2013;18:165-168.
- Freubdt JK, Linke WA. Titin as a force-generating muscle protein under regulatory control. J Appl Physiol. 2019;126:1474-1482.

참고문헌

- Gabriel DA, Kamen G, Frost G. Neural adaptations to resistive exercise: mechanisms and recommendations for training practice. Sports Med. 2006;36:133-149.
- Gwak G, Ahn S, Kim J, Weon Y, Kwon O. Prediction Model for the Risk of Scapular Winging in Young Women Based on the Decision Tree. Phys Ther Korea. 2020;27(2):140-148.
- Gwak G, Hwang U, Jung S, Kim H, Kim J, Kwon O. Comparison of MRI cross-sectional area and functions of core muscles among asymptomatic individuals with and without lumbar intervertebral disc degeneration. BMC Musculoskeletal Disorders. 2019;20:576-585.
- Gyer G, Michael J. Advanced osteopathic and chiropractic techniques for manual therapists. Singing Dragon. London, 2020.
- Hack K, Primio GD, Rakhra K, Beaule PE. Prevalence of Cam-type femoroacetabular impingement morphology in asymptomatic volunteers. J Bone Joint Surg Am. 2010;92:2436-44.
- Hayden JA, van Tulder MW, Malmivaara A, Koes BW. Exercise therapy for treatment of non-specific low back pain. Cochrane Database Syst Rev. 2005;CD000335. CD000335. http://dx.doi.org/10.1002/14651858.CD000335.pub2
- Hengeveld E. The Maitland concept: Evidence-based practice and the movement science. In: Hengeveld E, Banks K, ed. Maitland's peripheral manipulation. Churchill Livington Elsevier, Edinburgh, 2014.
- Hicks G, Fritz J, Delitto A, Mishock J. Interrater reliability of clinical examination measures for identification of lumbar segmental instability. Arch Phys Med Rehabil. 2003;84:1858-1864.
- Higuchi H, Nakauchi Y, Maruyama K, Fujime S. Characterization of f3-Connectin (Titin 2) from Striated Muscle by Dynamic Light Scattering. Biophys J. 1993;65:1906-1915.
- Hislop HJ. Tenth Mary McMillan Lecture: The not-so-impossible dream. Phys Ther. 1975;55:1069-1080.
- Hodges PW, Moseley GL. Pain and motor control of the lumbopelvic region: effect and possible mechanism. J Electromyogr Kinesiol. 2003;13:361-370.
- Hodges PW, Richardson CA. Feedforward contraction of transverse abominis is not influenced by the direction of arm movement. Experimental Brain Research. 1997;114:362-370.
- Horak FB, Nashner LM. Central programming of postural movement: Adaptation to altered support surface configurations. J Neurophysiol. 1986;55(6):1369-81.
- Huijing PA, Baan GC. Myofascial force transmission: muscle relative position and length determine agoinst and synergist muscle force. J of Applied Physiol. 2003;94(3):1092-1107.
- Hwang U, Kwon O, Jung S, Ahn S, Kim H. Predictors of pain intensity and Oswestry Disability Index in prolonged standing service workers with nonspecific chronic low back pain subclassified as active extension pattern. Musculoskeletal Science and Practice. 2019;40:58-64.
- ICF: International Classification of functioning, Disability, and Health. Geneva: World Health Organization. 2008.
- ICIDH: International Classification of Impairments, Disabilities and Handicap: A Manual of Classification Relating to Consequences of Disease. Geneva: World Health Organization. 1980.
- Jeon I, Kwon O, Yi C, Cynn H, Hwang U. Ankle-Dorsiflexion Range of Motion After Ankle Self-Stretching Using a strap. Journal of Athletic Training. 2015;50(12):1226-1232.
- Jung S, Hwang U, Ahn S, Kim H, Kim J, Kwon O. Lumbopelvic motor control function between patients with chronic low back pain and healthy controls: a useful distinguishing tool The STROBE study. Medicine. 2020;99:15-20.
- Jung S, Kwon O, Yi C, Cho S, Jeon H, Weon J, Hwang U. Predictors of dysfunction and health-related quality of life in the flexion pattern subgroup of patients with chronic lower back pain: The STROBE study. Medicine. 2018;97:29-37.

- Kaltenborn FM. Manual mobilization of the joints. Norli, Oslo 7th ed. 2014.
- Kauther MD, Piotrowski M, Hussmann B, Lendemans S, Wedemeyer C. Cervical range of motion and strength in 4,293 young male adults with chronic neck pain. Eur Spine J. 2012;21(8):1522-1527.
- Kellermayer MSZ, Smith SB, Granzier HL, Bustamante C. Folding-unfolding translations in single titin molecues characterized with laser tweezers. Science. 1997;276:1112-1116.
- Kendall FP, McCreary EK, Provance PG. Muscle testing and function. Lippincott William & Wilkins. Philadelphia. 4th ed. 1993.
- Key J. Freedom to Move: Movement therapy for spinal pain and injuries. Handspring Publishing: Edinburgh. 2018.
- Kim J. Kwon O . Kim M. Differentially expressed genes and morphological changes during lengthened immobilization in rat soleus muscle. Differentiation. 2007;75:147-157.
- Kim S, Kwon O, Chung-hwi Yi C, Cynn H, Ha S, Park K. Lumbopelvic motion during seated hip flexion in subjects with low-back pain accompanying limited hip flexion. Spine. 2014;23:142-148.
- Klein, C. S., Marsh, G. D., Petrella, R. J., & Rice, C. L. Muscle fiber number in the biceps brachii muscle of young and old men. Muscle & Nerve: Official Journal of the American Association of Electrodiagnostic Medicine. 2003;28(1):62-68.
- Kulig K, Landel RF, Powers CM. Assessment of Lumbar Spine Kinematics Using Dynamic MRI: A Proposed Mechanism of Sagittal Plane Motion Induced by Manual Posterior-to-Anterior Mobilization. J Orthop Sports Phys Ther. 2004;34(2):57-64.
- Kwon O, Tuttle LJ, Johnson JE, Mueller MJ. Muscle imbalance and reduced ankle joint motion in people with hammer toe deformity. Clinical Biomechanics. 2009;24:670-675.
- Kwon OY, Mueller MJ. Walking patterns used to reduce forefoot plantar pressures in people with diabetic neuropathies. Phys Ther. 2001;81:828-835.
- Labeit S, Kolmerer B. Titins: Giant protein in charge of muscle ultrastructure and elasticity. Science 1995;270:293-296.
- Lakie M, Campbell KS. Muscle thixotropy-where are we now? J Appl Physiol. 2019;126(6):1790-1799.
- Lederman E. Therapeutic stretching: towards a functional approach. Elsevie, 2013.
- Lee D. The pelvic Girdle: An approach to the examination and treatment of the lumbopelvic-hip region. 3rd ed, Chu rchillLivingstone, Edinburgh. 2004.
- Lee M, Gal J, Herzog W. Biomechanics of manual therapy. In: Dvir J, ed. Clinical Biomechanic. Churchill Livingston. New York. 2000.
- Lee P, Helewa A, Goldsmith CH, Smythe HA, Stitt LW. Low back pain: prevalence and risk factors in an industrial setting. J Rheumatol. 2001;28:346-351.
- Lennon S, Baxter D, Ashburn A. Physiotherapy based on the Bobath concept in stroke rehabilitation: a survey within the UK. Disabil Rehabil. 2001;23(6):254-262.
- Lethem J, Slade P, Troup J, et al. Outline of a fear-avoidance model of exaggerated pain perception-I. 1983;21:401-408.
- Liu B, Liu Z, VanHoof T, Kalala J, Zeng Z, Lin X. Kinematic study of the relation between the instantaneous center of rotation and degenerative changes in the cervical intervertebral disc. Eur Spine J. 2014;23:2307-2313.
- Macedo LG, Maher CG, Latimer J, McAuley JH. Motor control exercise for persistent, nonspecific low back pain: A system Review. Phys Ther. 2009;89:9-25.
- Maitland GD. Peripheral manipulation. Butterworth-Heineman, London. 3rd ed. 1991.
- Martonfalvi Z, Bianco P, Naftz K, Ferenczy GG, Kellermayer M. Force generation by titin folding. Protein Science, 2017;26(7):1380-1390.

참고문헌

- McKenzie R. The lumbar spne. Mechanical diagnosis and therapy. Waikanae, New Zealand: Spinal Publications. 1981.
- Mennell JM. The musculoskeletal system: Differential diagnosis from symptoms and physical signs. Aspen Publication, Gaithersburg. 1992.
- Moritani T, deVries HA. Neural factors vs. hypertrophy in the time course of muscle strength gain. Am J Phys Med Rehabil. 1979;58:115-130.
- Mueller MJ, Maluf KS. Tissue adaptation to physical stress: A proposed "Physical stress theory" to guide physical therapist practice, education, and research. Phy Ther. 2002;82(4):383-403.
- Muscolino JE. The Muscular System Manual: The Skeletal Muscles of the Human Body. 4th ed. Elsevier. 2019.
- Myers TW. Anatomy Trains. 2nd ed. ChurchillLivingstone, Ed inburgh. 2009.
- Nagi, S. Some conceptual issues in disability and rehabilitation. In Sussman MB(ed): Sociology and Rehabilitation. Washington, DC: American Sociological Association, 1965;100-113.
- National Advisory Board on Medical Rehabilitation Research, Draft V: Report and Plan for Medical Rehabilitation Research. Bethesda, MD: National Institute of Health. 1992.
- Newham DJ, McPhail G, Mills KR, Edwards RH. Ultrastructural changes after concentric and eccentric contractions of human muscle. J Neurol Sci. 1983;61(1):109-122.
- O'Sullivan PB. Clinical instability of the lumbar spine: it's pathological basis, diagnosis and conservative management. In: Boyling JD, Jull GA, editors. Modern Manual Therapy. Elseciver. 2004;1:311-22.
- Paci M. Physiotherapy based on the Bobath concept for adults with post-stroke hemiplegia: a review of effectiveness studies. J Rehabil Med. 2003;35(1):2-7.
- Page P, Frank CC, Lardner R. Assessment and treatment of muscle imbalance: The Janda approach. Human Kinetics. Champaign, 2010.
- Panjabi MM, Brand RA, White AA. Mechanical properties of the human thoracic spine. JBJS. 1976;58(A):642.
- Pearce JM. Aspects of the failed back syndrome: role of litigation. Spinal Cord. 2000;38(2):63-70.
- Persson P, Hirschfield H, Nilsson-Wikmar. Associated saggital spinal movements in performance of head pero and retraction in healthy women: A kinematic analysis. Man Ther. 2007;12(2):119-125.
- Petera AK,Chenga H, Rossa RS, Knowltona KU, Chena J. The costamere bridges sarcomeres to the sarcolemma in striated muscle. Prog Pediatr Cardiol. 2011; 31(2):83-88.
- Rasmussen-Barr E, Ang B, Arvidsson I, Nilsson-Wikmar L. Graded exercise for recurrent low-back pain: a randomized, controlled trial with 6-, 12-, and 36-month follow-ups. Spine (Phila Pa 1976). 2009;34:221-228.
- Richardson C, Jull G, Hodges P, Hides J. Therapeutic exercise for spinal segmental stabilization in low back pain. Churchill Livingstone, London. 1999.
- Rief M, Gautel M, Oesterhelt F, Fernandez JM, Gaub H. Reversible Unfolding of individual Titin immunoglobulin domain by AFM. Science. 1997;276:1109-1112.
- Rudolfsson T, Bjorklund M, Djupsjobacka M. Range of motion in the upper and lower cervical spine in people with chronic neck pain. Manual Therapy. 2012;17:53-59.
- Sahrmann SA. Diagnosis and treatment of movement impairment syndrome. Mosby: St. Louis. 2001.
- Sahrmann SA.The human movement system: our professional identity. Phys Ther. 2014;94(7):1034-1041.
- Sale DG. Neural adaptation to resistance training. Med Sci Sports Exerc. 1988;20(5 Suppl):S135-S148.
- Tabary JC, Tabary C. Tardieu C, Tardieu G, Golddspink G. Physiological and structural changes in the cat's soleus muscle due to immobilization at different lengths by plaster casts. J of Physiol. 1972;224:231-244.
- Tardieu C, Tabary C, Taradiew C, et al: Adaptation of sarcomere numbers to length imposed on muscle. In Guba F, Marechal G, Takacs O (eds): Mechanism of

muscle adaptation to functional requirements. Elmsford, NY. Pergamon Press. 1981:99-114.

- Tsang S, Szeto G, Lee R. Normal kinematics of the neck: The interplay between the cervical and thoracic spines. Manual Therapy. 2013;18:431-437.
- Turinna A, Martinez-Gonzalez MA, Stecco C. The muscular force transmission system: Role of the intramuscular connective tissue. J Bodyw Mov Ther. 2013;17(1):95-102.
- Vlaeyen JW, Linton SJ. Fear-avoidance and its consequences in chronic musculoskeletal pain: a state of the art. 2000;85:317-332.
- Waddell G, Newton M, Henderson I, Somerville D, Main C. A Fear-Avoidance Beliefs Questionnaire (FABQ) and the role of fear-avoidance beliefs in chronic low back pain and disability. Pain. 1993;52(2):157-168.
- Wallden M. "But we are infinitely more complex than a car": A systems approach to health and performance. J Bodyw Move Ther. 2015;19(4):697-711.
- Weon Y, Ahn S, Kim J, Gwak G, Kwon O. Relationship Between the Closed Kinetic Chain Upper Extremity Stability Test and Strength of Serratus Anterior and Triceps Brachii Muscles. Phys Ther Korea. 2021;28(3):208-214.
- Wikholm JB, Bohannon RW. Hand-held Dynamometer Measurements: Tester Strength Makes a Difference. J Orthop Sports Phys Ther. 1991;13(4):191-8.
- Williams PE, Goldspink G. Changes in sarcomere length and physiological properties in immobilized muscle J. Anat. 1978;127(3):459-468.
- Williams PE, Goldspink G. Longitudinal growth of striated muscle fibers. J of Cell Sci. 1971;9:751-761.
- Williams PE, Goldspink G. The effect of immobilization on the longitudinal growth of striated muscle fibres. Journal of Anatomy. 1973;116:45-55.
- Yoo H, Hwang U, Ahn S, Gwak G, Kwon O. Comparison of pelvic rotation angle in the transverse plane in the supine position and during active straight leg raise between people with and without nonspecific low back pain. Clin Biom. 2021;83. In press
- Zou J, Yang H, Miyazaki M, Morishita Y, Wei F, McGovern S, Wang JC. Dynamic Bulging of Intervertebral Discs in the Degenerative Lumbar Spine. Spine. 2009; 34(23):2545-2550.

"Physical Inactivity: A global Public Health Problem." World Health Organization, www.who.int/ncds/prevention/physical-activity/inactivity-global-health-problem/en/

INDEX

INDEX

ㄹ

ㅁ

INDEX

ㅇ

INDEX

INDEX

INDEX

ㅎ

A

B

C

INDEX

INDEX

N

O

P

INDEX